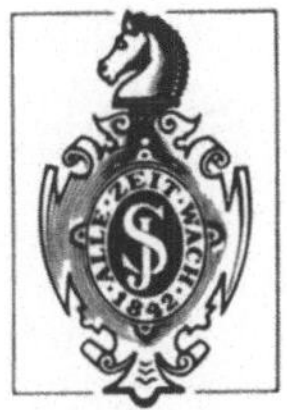

Serumferritin

Methodische und klinische Aspekte

Herausgegeben von
J. P. Kaltwasser und E. Werner

Unter Mitarbeit von
C. P. Alfrey P.-B. Bechstein G. Biregård
S. J. Cragg M. Dörner J. Drews P. Drings
J. Düllmann H. G. van Eijk E. P. Frenkel
E. Göltner K. Hausmann H. C. Heinrich F. Ičagić
B. M. Jones J. P. Kaltwasser K. M. Koch E. Kofler
R. Kuse R. Lamerz W. Linkesch M. J. Newton
N. Panitz R. Pavelka W. Pribilla O. Scherak
R. G. Sheeham R. Trampe N. C. Verhoef
M. Wagstaff I. Wedekind G. Weippl E. Werner
H. Wohlenberg M. Worwood J. Zähringer
F. M. J. Zuyderhoudt

Mit 101 Abbildungen

Springer-Verlag Berlin Heidelberg New York 1980

Privatdozent Dr. med. Joachim Peter Kaltwasser
Zentrum der Inneren Medizin, Abteilung für Hämatologie
Theodor-Stern-Kai 7, D-6000 Frankfurt am Main 70

Dr. phil. nat. Eckhard Erich Werner
Gesellschaft für Strahlen- und Umweltforschung
Abteilung für Biophysikalische Strahlenforschung
Paul-Ehrlich-Straße 20, D-6000 Frankfurt am Main 70

ISBN-13: 978-3-540-09155-4   e-ISBN-13: 978-3-642-67158-6
DOI: 10.1007/978-3-642-67158-6

CIP-Kurztitelaufnahme der Deutschen Bibliothek
Serumferritin : method. u. klin. Aspekte / hrsg. von J. P. Kaltwasser u. E. Werner. Unter Mitarb.
von C. P. Alfrey . . . – Berlin, Heidelberg, New York : Springer, 1980.
ISBN 3-540-09155-6 (Berlin, Heidelberg, New York)
ISBN 0-387-09155-6 (New York, Heidelberg, Berlin)
NE: Kaltwasser, Joachim P. [Hrsg.]; Alfrey, Clarence P. [Mitarb.]

Druck- und Bindearbeiten: Beltz Offsetdruck, Hemsbach/Bergstraße
2121/3140-543210

Vorwort

In den zurückliegenden Jahren haben in London (1973), Louvain-la-Neuve (1975) und
New York (1977) 3 Symposien über die Biochemie der beiden Eisenstoffwechselproteine
Ferritin und Transferrin stattgefunden. Die rasche Aufeinanderfolge der Tagungen zu einem
so eng umrissenen Themenkreis dokumentiert ein neu erwachtes Interesse an den biochemischen und biologisch-medizinischen Aspekten dieser eisenspezifischen Proteine. Zu
dieser Intensivierung des Interesses verschiedener wissenschaftlicher Fachgebiete hat die
Entdeckung beigetragen, daß Ferritin entgegen früherer Auffassung in geringer Konzentration ein normaler Bestandteil des zirkulierenden Blutes ist und sich als Maß für die
Beurteilung der Körpereisenreserven eignet.

Das Serumferritin ist damit zu einem für die medizinische Diagnostik wertvollen Parameter geworden und hat Eingang in die Routinediagnostik auf verschiedenen Gebieten
der klinischen Medizin gefunden.

Das vorliegende Buch faßt die Beiträge zu einem am 13. und 14. Oktober 1978 in Frankfurt am Main unter der Schirmherrschaft der Deutschen Gesellschaft für Hämatologie
und Onkologie durchgeführten Internationalen Symposium über methodische und klinische Aspekte des Serumferritins zusammen.

Die Herausgeber haben sich bemüht, die in den Referaten und in der Diskussion sicht-
bar gewordenen Differenzen zu zahlreichen Problemen der Serumferritinbestimmung
in ihrer kontroversen Form wiederzugeben, da dem Symposium das Ziel gesetzt war,
eine erste Zusammenfassung vor allem der klinischen Erfahrungen mit dem neuen Eisen-
stoffwechselparameter Serumferritin zu geben. Es hat sich gezeigt, daß trotz unterschiedlicher Auffassungen in der Beurteilung der Wertigkeit des Serumferritins in der klinischen
Anwendung diesem Parameter schon jetzt ein bedeutender Stellenwert für die Bewertung
des Körpereisenstatus zukommt.

Die Veranstalter danken an dieser Stelle vor allem dem Fachbereich Humanmedizin der
J.W.Goethe-Universität und der Gesellschaft für Strahlen- und Umweltforschung, sowie
allen beteiligten Mitarbeitern beider Institutionen für ihre Hilfe bei der Organisation des
Symposiums. Unser besonderer Dank gilt Frau G. Rohrbach für die Mithilfe bei der Er-
stellung des Manuskripts und dem Springer-Verlag für die geduldige Unterstützung bei
der Herausgabe dieses Buches.

Frankfurt, Mai 1980   J. P. Kaltwasser, E. Werner

Inhaltsverzeichnis

Verzeichnis der Mitarbeiter

Alfrey, C. P., M. D., Professor, Dept. of Internal Medicine, Baylor College of Medicine, Houston, Texas, U. S. A.

Bechstein, P.-B., Dr., Abt. für Nephrologie, Zentrum der Inneren Medizin der J.W.Goethe-Universität, Theodor-Stern-Kai 7, D-6000 Frankfurt/Main 70

Birgegard, G., M. D., Dept. of Internal Medicine, Medicinkliniken, Akademiska sjukhuset, S-750 12 Uppsala 14

Cragg, S. J., M. D., Dept. of Haematology, Welsh National School of Medicine, Cardiff CF4 4XN, United Kingdom

Dörner, M., Dr. med., Medizinische Universitätsklinik, Bergheimer Str. 58, D-6900 Heidelberg

Drews, J., Dr. med., II. Medizinische Klinik und Poliklinik, der Christian-Albrechts- Universität, Metzstr. 53/57, D-2300 Kiel

Drings, P., Professor Dr. med., Medizinische Universitätsklinik, Bergheimer Str. 58, D-6900 Heidelberg

Düllmann, J., Dr. med., Hämatologische Abteilung, Allgemeines Krankenhaus St. Georg, Lohmühlenstr. 5, D-2000 Hamburg 1

van Eijk, H. G., Professor Dr. med., Dept. of Chemical Pathology, Faculteit der Geneeskunde, Erasmus Universiteit Rotterdam, Postbus 1738, Rotterdam, Holland

Frenkel, E. P., M. D., Professor, Dept. of Internal Medicine, The University of Texas, Health Science Center at Dallas, Southwestern Medical School, 5323 Harry Hines Blvd., Dallas, Texas 75235, U. S. A.

Göltner, E., Professor Dr. med., Frauenklinik der Städtischen Krankenanstalten Fulda, Pacelliallee 4, D-6400 Fulda

Hausmann, K., Professor Dr. med., Hämatologische Abteilung, Allgemeines Krankenhaus St. Georg, Lohmühlenstr. 5, D-2000 Hamburg 1

Heinrich, H. C., Professor Dr. med., Abt. Medizinische Biochemie, Institut für Physiologische Chemie, Universitätskrankenhaus Eppendorf, Martinistr. 52, D-2000 Hamburg 2(

Ičagić, F., Abt. Medizinische Biochemie, Institut für Physiologische Chemie, Universitätskrankenhaus Eppendorf, Martinistr. 52, D-2000 Hamburg 20

Jones, B. M., M. D., Dept. of Haematology, Welsh National School of Medicine, Cardiff
CF4 4XN, United Kingdom

Kaltwasser, J. P., PD Dr. med., Abt. für Hämatologie, Zentrum der Inneren Medizin der
J.W.Goethe-Universität, Theodor-Stern-Kai 7, D-6000 Frankfurt/Main 70

Koch, K. M., Professor Dr. med., Abt.für Nephrologie, Zentrum der Inneren Medizin
der J.W.Goethe-Universität, Theodor-Stern-Kai 7, D-6000 Frankfurt/Main 70

Kofler, E., Dr. med., I. Universitätsfrauenklinik, Garnisongasse 12, A-1090 Wien

Kuse, R., Dr. med., Hämatologische Abteilung, Allgemeines Krankenhaus St. Georg,
Lohmühlenstr. 5, D-2000 Hamburg 1

Lamerz, R., PD Dr. med., Immunologisches Forschungslabor B 01304, Medizinische
Klinik II, Klinikum Großhadern, Marchioninistr. 15, D-8000 München 70

Linkesch, W., Dr. med., II. Medizinische Abteilung der Klinik, Garnisongasse 13, A-1090
Wien

Newton, M. J., B. A., Dept. of Internal Medicine, The University of Texas, Health Science
Center at Dallas, Southwestern Medical School, 5323 Harry Hines Blvd., Dallas, Texas
75235, U. S. A.

Panitz, N., Dr. rer. nat., Deutsche Klinik für Diagnostik, Aukammallee 33, D-6200
Wiesbaden

Pavelka, R., Dr. med., II. Medizinische Universitätsklinik, Nuklearmedizinische Abteilung,
Garnisongasse 13, A-1090 Wien

Pribilla, W., Professor Dr. med., Städtisches Krankenhaus Moabit, Turmstr. 21, D-1000
Berlin 21

Scherak, O., Dr. med., II. Medizinische Universitätsklinik, Nuklearmedizinische Abteilung,
Garnisongasse 13, A-1090 Wien

Sheehan, R. G., M. D., Medical Service, Veterans Administration Hospital, 4500 S. Lan-
caster, Dallas, Texas 75216, U. S. A.

Trampe, R., Dr. med., Hämatologische Abteilung, Allgemeines Krankenhaus St. Georg,
Lohmühlenstr. 5, D-2000 Hamburg 1

Verhoef, N. C., Dr. med., Dept. of Chemical Pathology, Faculteit der Geneeskunde, Erasmus Universiteit Rotterdam, Postbus 1738, Rotterdam, Holland

Wagstaff, M., M. D., Dept. of Haematology, Welsh National School of Medicine, Cardiff CF4 4XN, United Kingdom

Wedekind, J., Dr. med., Hämatologische Abteilung, Allgemeines Krankenhaus St. Georg, Lohmühlenstr. 5, D-2000 Hamburg 1

Weippl, G., Professor Dr. med., Wilhelminenspital der Stadt Wien, Abteilung für Kinderinfektionskrankheiten und interne Kinderkrankheiten, Montlearstr. 37, A-1171 Wien

Werner, E., Dr. phil. nat., Ges. für Strahlen- und Umweltforschung, Abt. f. Biophysikalische Strahlenforschung, Paul-Ehrlich-Str. 20, D-6000 Frankfurt/Main 70

Wohlenberg, H., Dr. med., Deutsche Klinik für Diagnostik, Aukammallee 33, D-6200 Wiesbaden

Worwood, M., Ph. D., Dept. of Haematology, Welsh National School of Medicine, Cardiff CF4 4XN, United Kingdom

Zähringer, J., Dr. med., Medizinische Klinik I, Klinikum Großhadern, Marchioninistr. 15, D-8000 München 70

Zuyderhoudt, F. M. J., Dr. med., Lab. Exp. Inwendige Geneeskunde, Wilhelmina-Gasthuis, PAV I, Amsterdam, Holland

Teil I: Methodische Aspekte der Serumferritinbestimmung

Struktur und Funktion von Ferritin

J. Zähringer*

Zusammenfassung

Ferritin ist ein im Organismus ubiquitär vorkommendes Eisenspeicherprotein, das in allen bisher untersuchten Geweben nachgewiesen oder induziert werden konnte.

Seine Gewebskonzentration beträgt 40-600 μg/g, seine Serumkonzentration 60-150 ng/ml. Intrazellulär ist es diffus im Zytoplasma verteilt, z.T. wird es auch membranständig am endoplasmatischen Retikulum nachgewiesen.

Zusammen mit Hämosiderin enthält Ferritin als wichtigstes Eisenspeicherprotein des Organismus 15-20 % des Gesamtkörpereisens. Beim Menschen entspricht dies ca. 800 mg von insgesamt 3-5 g Eisen. Nach Eisenzufuhr werden 40-50 % des zugeführten Eisens in der Leber abgelagert, 25-70 % davon als Ferritin.

Eisen wird im Kern des Holoferritins gespeichert, und zwar als Eisenoxyhydroxidphosphat $(FeOOH)_8 \cdot (FeO \cdot PO_3 H_2)$. Jedes Molekül Ferritin kann bis zu 5000 Atome Eisen aufnehmen, die nach Reduktion von Fe^{+++} zu Fe^{++} bzw. in Gegenwart von Chelatbildnern wieder aus Ferritin herausgelöst werden können.

Biochemisch gesehen ist Ferritin ein Makromolekül mit einem Molekulargewicht von 440.000. Es besteht aus 24 weitgehend identischen Untereinheiten mit einem Molekulargewicht von jeweils 19.500, die in Form eines pentagonalen Dodekahedrons im Apoferritin angeordnet sind. Durch isoelektrische Fokussierung konnte jedoch eine Mikroheterogenität dieser Untereinheiten nachgewiesen werden, deren Ursache noch nicht endgültig geklärt ist. Wie Albumin neigt auch Ferritin zur Bildung stabiler Oligomere. Die Aminosäurenzusammensetzung, der Kohlenhydratgehalt und das immunologische Verhalten von Ferritin sind heute weitgehend bekannt. Dabei zeigte sich, daß die verschiedenen Isoferritine neben gemeinsamen auch unterschiedliche antigene Komponenten aufweisen.

Ferritin wird an frei im Zytoplasma vorliegenden Polyribosomen synthetisiert. Seine Syntheserate beträgt 180-300 μg/g/Tag in der Leber und entspricht damit etwa 0,1-0,5 % des synthetisierten Gesamtleberproteins.

Die Regulation der Synthese von Ferritin steht unter der Kontrolle von Eisen und erfolgt durch einen zytoplasmären Kontrollmechanismus, bei dem Eisen die Überführung zuvor reprimierter Ferritin-mRNS in eine translatierbare, nicht-reprimierte Ferritin-mRNS Form induziert. Dadurch steht bei erhöhtem Eisenangebot mehr translatierbare Ferritin-mRNS zur Synthese von Ferritin zur Verfügung.

Die Halbwertszeit von Gewebeferritin wurde mit 50-70 Stunden bestimmt.

Funktionell gesehen stellt Ferritin das wichtigste Eisenspeicherprotein des Organismus dar, das u.a. auch postpartal als Eisendonor für das Hämoglobin eine entscheidende Rolle spielt. Weitere Funktionen sind: Enttoxifizierung von freiem Eisen sowie postulierte Rollen in der Aufnahme von Eisen aus dem Darm bzw. in die Zelle (z.B. Leberzelle).

Die klinische Bedeutung von Ferritin beruht neben seiner Funktion als Eisenspeicherprotein darauf, daß Serumferritin sich als zuverlässiger Parameter für die Eisenspeicher des Organismus er-

---

*Mit Unterstützung durch die Deutsche Forschungsgemeinschaft

wies, daß es weiterhin die Differenzierung von Anämien unterschiedlicher Genese erlaubt und daß
es sich auch zunehmend in Diagnostik und Therapiekontrolle verschiedener maligner Erkrankungen
zu bewähren scheint.

Einführung

Von allen Spurenelementen des Organismus ist Eisen aufgrund seiner Funktion im
Hämoglobin das bei weitem wichtigste. Der menschliche Körper enthält 3-5 g Eisen,
von denen 65-70 % im Hämoglobin, 3-10 % im Myoglobin und 15-20 % in den Eisen-
speicherproteinen Ferritin und Hämosiderin enthalten sind [1-3]. Weitere eisenhaltige
Proteine wie die Zytochrome und die Katalase stellen trotz ihrer weiten Verbreitung
nur einen Bruchteil des Körpereisens.
  Der Pharmakologe Schmiedeberg hatte bereits 1894 ein Protein beschrieben, das
6 % Eisen und variable Mengen Phosphor enthielt. 1937 gelang dann Laufberger [4]
die Isolierung und Kristallisierung schon weitgehend reinen Ferritins aus Pferdemilz.
Wegen seines hohen Eisengehalts von 20 % wurde Ferritin von ihm als Eisenspeicherprotein angesehen.
  Seither zeigte sich, daß Ferritin ein nahezu ubiquitär vorkommendes Protein ist, das
selbst in Pflanzen und Pilzen nachgewiesen werden kann [2, 4-30, 150]. Zunächst wurde
angenommen, daß es ausschließlich intrazellulär vorkäme und lediglich bei akuten
Lebererkrankungen im Serum erscheinen würde [31]. Nach Entwicklung eines sensitiven Radioimmunoassays durch Addison et al. [32] mußte diese Ansicht revidiert werden, da Ferritin nunmehr auch im Serum normaler gesunder Personen nachweisbar
war [19, 23, 32-40].

Isolierung von Ferritin

Im Unterschied zu den meisten Gewebeproteinen zeichnet sich Ferritin durch eine
außergewöhnliche Hitzebeständigkeit aus. Nahezu alle Isolierungsprozeduren beginnen
daher mit einem Hitzekoagulationsschritt bei 70-80° C. Die weitere Reinigung erfolgt
durch Ammoniumsulfatfraktionierung, Gelfiltration durch Sephadex-G 200 und/oder
Sepharose 6 B sowie eine (z.T.) anschließende Präzipitation mit Ferritinantikörper.
Tabelle 1 (modifiziert nach [41]) zeigt ein typisches Aufarbeitungsprotokoll für die
Isolierung von Ferritin aus Geweben (vgl. auch [9,18,28,41,42,150]).
  Die Konversion von eisenhaltigem Holoferritin zu eisenfreiem Apoferritin wird durch
Reduktion und Chelatbildung mit Thioglykolat erreicht [4], die Auskristallisierung des
erhaltenen Apoferritins erfolgt in Gegenwart von 5%igem Cadmiumsulfat [18].
  Aufgrund seiner guten Antigenität gelingt es ohne Schwierigkeit, Antikörper gegen
Ferritin herzustellen [35, 41], wodurch eine der methodischen Voraussetzungen zur
quantitativen Bestimmung von Serumferritin durch Radioimmunoassay gegeben war.
  Während die Ferritinkonzentration in Leber (110-552 μg/g Leber) [9, 13, 43-45],
Milz (200 μg/g Milz) [16], Herz (40 μg/g Herz) [9, 12, 13] und Niere (107 μg/g Niere)

[9, 13] einer quantitativen, direkten Isolierung und Konzentrationsbestimmung zugänglich ist (analog dem Schema in Tabelle 1), sind die Serumferritinkonzentrationen (Mittelwert 61 bzw. 144 ng/ml bei Frauen bzw. Männern, Tabelle 7) [19, 23, 32-40] zu niedrig für eine biochemische Isolierung. Ihre Bestimmung erfolgt daher radioimmunologisch [19, 23, 32-40].

Tabelle 1. Isolierung von Ferritin aus Rattenleber. (Modifiziert nach Linder u. Munro [41])

---

10 % Gewebehomogenat (0,03 N NaCl)
↓

70°, 10 Min; 15.000 g für 20 min
↓

Überstand
↓

pH 4,8, 30 min; 15.000 g für 10 min
↓

+ 0,10 Vol. 0,2 M K_2HPO_4
↓

pH 5 Überstand
↓

50 % Ammoniumsulfat
↓

Präzipitat in 1 ml lösen
↓

Sephadex G-200 (1x25 cm) (0,02 M Phosphat-puffer, pH 7)
↓

Sephadex-Filtrat
($OD_{280\ nm}$, Eisenbestimmung, Antikörpertitrierung)

Struktur von Ferritin

Ferritin hat ein Molekulargewicht von 440.000 und besteht aus einer Hülle von 20-24 Proteinuntereinheiten (Mol. Gew. jeweils 19.500), die in Form eines pentagonalen Dodekahedrons einen Kern aus Eisenoxyhydroxidphosphat umgeben (Tabelle 2) [5, 6, 13, 46-58].

Wie andere Proteine neigt auch Ferritin zur Bildung stabiler Oligomere [2, 6, 7, 9, 11, 24, 25, 52, 59-61]. In Gegenwart von 0,5-1 % Natriumdodekylsulfat [6, 50, 53, 54, 57, 83], 5-6 M Guanidiumchlorid [6, 53, 54], 67 % Essigsäure bei 4° [6, 54] oder Inkubation bei pH 12,6 [6, 50] dissoziiert es in seine Untereinheiten. Wiederherstellung der Ausgangssituation (z.B. durch Elimination des Natriumdodekylsulfats durch Dialyse [62]) induziert die Reassoziierung der Untereinheiten zu Apoferritin [83]. Während Pape et al. [63] die Anwesenheit einer präformierten Eisenmizelle als Voraussetzung für die Reassoziierung ansehen, ist Drysdale [62, 83] der Ansicht, daß Ferritinuntereinheiten auch in Abwesenheit von Eisen zu Apoferritin assoziieren können.

Verschiedene Arbeitsgruppen haben die Aminosäurenzusammensetzung von Ferritin untersucht [5, 16, 54, 61, 64, 65, 150]. Die erhaltenen Ergebnisse sind in Tabelle 2 synoptisch dargestellt. Aminosäurensequenzanalysen stehen hingegen noch aus. Durch die Arbeiten von Suran [66] sowie Mainwaring u. Hofmann [67] sind lediglich die Sequenzen des N-terminalen Pentapeptids [66] und des C-terminalen Oktapeptids [67] aufgeklärt (vgl. Tabelle 2).

Shinjyo et al. [68] haben den Kohlenhydratgehalt von Ferritin untersucht (Tabelle 2). Danach enthält 1 Mol Ferritin 25 Mol Hexosen, 3 Mol Hexosamin und 10 Mol Fucose. Diese Ergebnisse deuten darauf hin, daß Ferritinuntereinheiten nicht identisch sind hinsichtlich ihres Kohlenhydratgehalts. Dies könnte eine mögliche strukturelle Basis für die bei isoelektrischer Fokussierung beobachtete Mikroheterogenität von Ferritin darstellen. Noch ungeklärt ist, ob Unterschiede im Kohlenhydratgehalt von Ferritin aus unterschiedlichen Geweben bestehen und ob die beobachtete Ladungsheterogenität der Ferritinmonomere aus diesen Geweben [11, 12] darin seine Erklärung finden könnte.

Eisen ist im Kern des Holoferritinmoleküls gespeichert, und zwar in Form von Eisenoxyhydroxidphosphat $(FeOOH)_8 \cdot (FeO \cdot PO_3H_2)$ [49]. Bis zu 20-30 % des Ferritingewichts sind durch Eisen bedingt [3, 6, 9, 15, 18, 35, 45, 69-71, 150]. Jedes Molekül Ferritin kann bis zu 5000 Atome Eisen aufnehmen [6, 47, 48, 69, 71-73, 150], obwohl die meisten Ferritinmoleküle nur 1000-3000 Atome Eisen enthalten (Abb.1) [62, 69, 73]. Abbildung 1 (linker Teil) ist eine Auswertung der Befunde von Drysdale [62], Niitsu u. Listowsky [69] sowie Hoy und Harrison [73], die diesen Sachverhalt näher untersucht hatten. Es ist deutlich erkennbar, daß die Mehrzahl der Ferritinmoleküle zwischen 1000 und 3000 Atome Eisen enthält. Die Eisenaufnahme durch Ferritin (Abb.1, rechter Teil) ist abhängig vom bereits vorhandenen Sättigungsgrad des Ferritins und ist optimal bei 1000-2000 Atome Eisen/Ferritinmolekül [73-75]. Harrison et al. [73,74] nehmen an, daß Fe^{++} durch oder nach Bindung an Ferritin zu Fe^{+++} oxidiert wird und dadurch fest an Ferritin gebunden bleibt. Durch Reduktion von Fe^{+++} zu Fe^{++} [77] bzw. Chelatbildung mit Thioglykolat [41, 76] läßt sich Eisen aus Ferritin wieder herauslösen (für Übersicht vgl. [150]).

Tabelle 2. Struktur von Ferritin

- Pentagonales Dodekahedron [46]

- Molekulargewicht 440.000, 24 Untereinheiten á 19.500 [5, 6, 13, 46-58]

- Oligomerenbildung [2, 6, 7, 9, 11, 24, 25, 52, 59-61]

- Aminosäurenzusammensetzung: Cys_{2-3}-Asp_{16-22}-$Thre_{6-7}$-Ser_{9-11}-Glu_{23-29}-Pro_{2-4}-Gly_{10-12}-Ala_{14-17}-Val_{6-8}-Met_{3-4}-$Ileu_{3-5}$-Leu_{25-30}-Tyr_{5-7}-Phe_{7-9}-His_{6-7}-Lys_{9-12}-Arg_{9-12}-$Tryp_{1-2}$ [5, 16, 54, 64, 65]

- N-Terminus der Untereinheiten: N-Ac-Ser-Ser-Gln-Ileu-Arg..... [66]

- C-Terminus der Untereinheiten: .....Ser-Gln-Gly-Asn-Ala-Leu-Lys-Arg [67]

- Prozentualer Ferritineisengehalt: 20-30% des Ferritingewichts [3, 6, 9, 15, 18, 35, 45, 69-71]

- Absoluter Ferritineisengehalt: 0-5000 Atome Eisen [6, 47, 48, 69, 71-73]

- Eisenstruktur: Eisenoxyhydroxidphosphat $(FeOOH)_8 \cdot (FeO \cdot PO_3H_2)$ [49]

- Kohlenhydratgehalt: 25 Mol Hexosen, 3 Mol Hexosamin, 10 Mol Fucose (pro Mol Ferritin) [68]

- Ferritingesamtladung: 30-51 Protonen (Monomere), 40-197 Protonen (Oligomere) [11, 12]

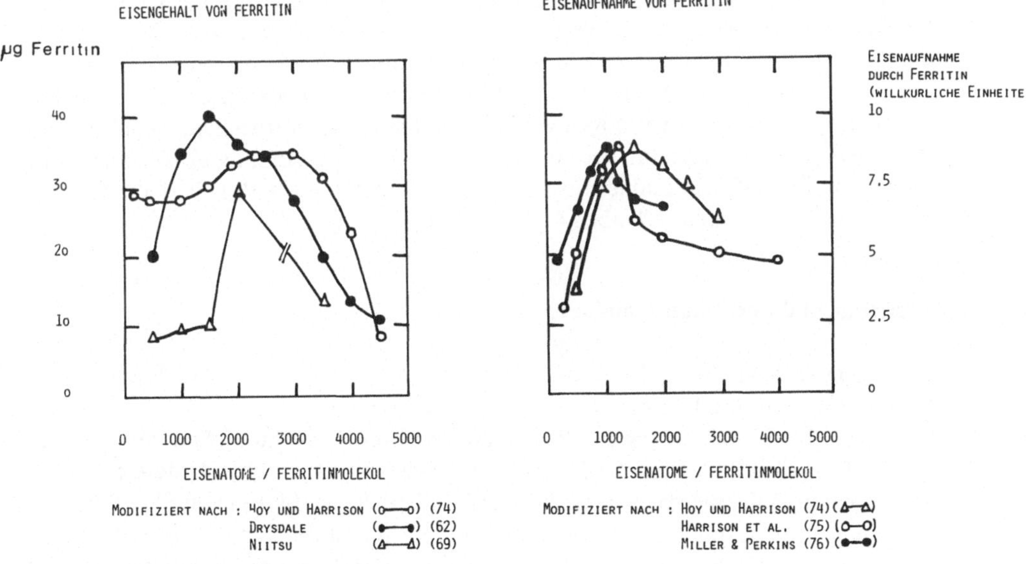

Abb. 1. Eisengehalt und Eisenaufnahme von Ferritin

Im Unterschied zu normalem Gewebe- und Serumferritin zeigt aus Tumoren isoliertes
Ferritin keinen konstanten Eisengehalt. Vielmehr zeigen die Arbeiten von Linder et al.
[2], daß eine inverse Korrelation zwischen Anaplasie des Tumors und seinem Ferritineisengehalt besteht (Abb. 2).

Die Autoren interpretieren diesen Befund im Sinne einer vermehrten Utilisierung von
Eisen in schnellwachsenden Tumoren und sehen darin einen Hinweis auf eine Rolle von
Eisen bei Zellteilung und Zellproliferation. In dieses Konzept ordnen sich auch die
Untersuchungen von White et al. [30] über den Eisengehalt von normalen und leukä-
mischen Leukozytenferritinen ein.

Elektronenmikroskopische und kristallographische Untersuchungen ermöglichten die
Aufklärung der Quartärstruktur von Ferritin. Abbildung 3, die auf elektronenmikros-
kopischen Bildern von Ohkuma et al. [7] sowie Williams u. Harrison [61] beruht, zeigt
links (aus [7]) das EM-Bild einer aus Mäusemakrophagen gewonnenen Ferritinpräparation. Neben vielen Ferritinmonomeren sind deutlich auch mehrere Ferritinoligomere
zu sehen. Neben soliden Ferritinpartikeln werden solche mit einem mehr oder weniger
hohlen Kern beobachtet, ein Verhalten, das auf einen unterschiedlichen Eisengehalt
des Ferritinkerns zurückgeführt wurde. Im rechten Teil der Abb. 3 (aus [61]) sind
typische Bilder von Ferritinoligomeren abgebildet, von Dimeren bis zu Pentameren.

Abbildung 4 zeigt ein Strukturmodell von Ferritin, das vor allem auf den Arbeiten
von Harrison und Mitarbeitern beruht, jedoch auch Untersuchungen einiger anderer
Arbeitsgruppen berücksichtigt [5-7, 46-49, 63, 69-74, 79]. In Anlehnung an Crichton
[5] ist in Abb. 4a ein räumliches Ferritinmodell dargestellt, das auf der Annahme von
20 (links) bzw. 24 (rechts) Ferritinuntereinheiten beruht und in beiden Fällen die vorliegenden, kristallographischen Daten zu erklären vermag. In Abb. 4b ist ein hypo-
thetischer Schnitt durch ein Ferritinmolekül abgebildet (modifiziert nach Harrison et
al. [74] unter Berücksichtigung von [5-7, 46-49, 63, 69-74, 79]). Danach hat Ferritin
einen äußeren Durchmesser von 120 Å und einen inneren Durchmesser (Eisenkern) von
70-75 Å. Harrison et al. [74, 151] nehmen aufgrund röntgenanalytischer Untersuchungen mit einem Auflösungsvermögen von 6 Å an, daß in der Ferritinhülle sechs größere
Öffnungen mit einem Durchmesser von 10-15 Å vorhanden sind, die Aufnahme und
Abgabe von Eisen, Chelatbildnern sowie anderen Substanzen (z.B. reduzierende oder
oxidierende Chemikalien) erlauben (vgl. Abb. 4).

Isoferritine und Ferritinuntereinheiten

Seit langem bestehen in der Literatur divergierende Ansichten hinsichtlich Zahl,
Molekulargewicht und Identität der Ferritinuntereinheiten.

Harrison [50, 51, 65] schloß aus Röntgendiffraktionsstudien und Aminosäurenana-
lysen, daß Pferdemilzferritin aus 20, möglicherweise 24, identischen Untereinheiten
besteht, deren Molekulargewicht 22.000-27.000 beträgt. Aufgrund von SDS-Polyacrylamidgel-Elektrophoresen sowie Methioninbestimmungen kam Crichton [5, 6, 54,
56] zu der Ansicht, daß 24 identische Untereinheiten mit einem Molekulargewicht von
jeweils 18.500 ein Molekül Apoferritin bilden, eine Ansicht, die auch von Bjork u. Fish
[53] und Adelman et al. [57] geteilt wurde.

Im Gegensatz zu diesen Untersuchungen stehen Arbeiten aus drei anderen Arbeitsgruppen, die aufgrund von SDS-Polyacrylamidgel-Elektrophoresen [45, 64, 80, 81]
sowie der Bindung von radioaktivem Ferritinantikörper an Ferritin-synthetisierende,

Abb. 2. Eisengehalt von Ferritin bei Tumoren (nach Linder et al. [2])

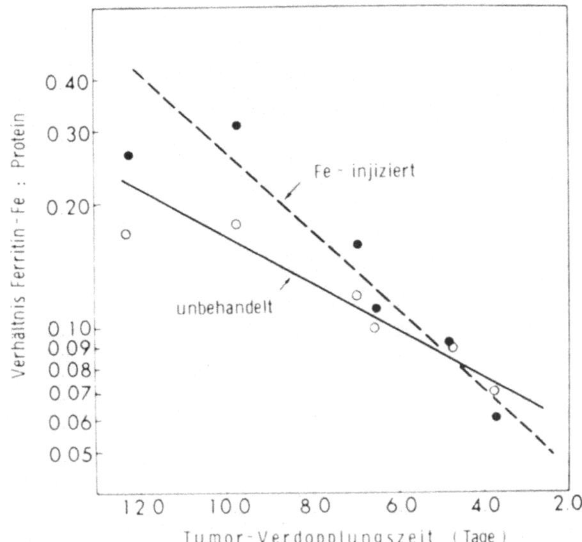

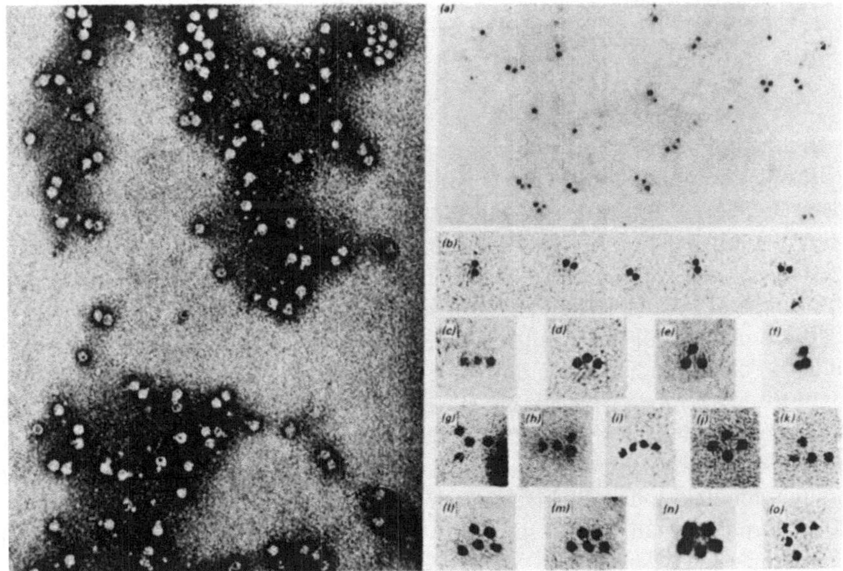

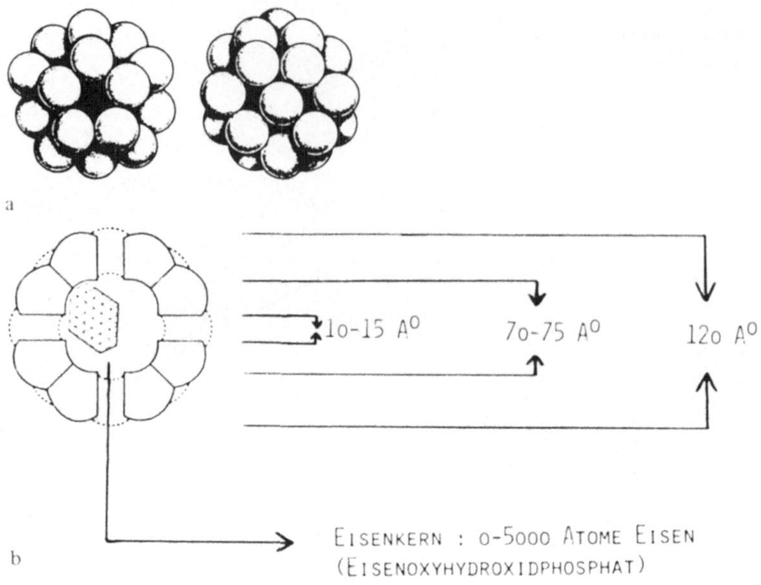

Abb. 4 a,b. Strukturmodelle von Ferritin. **a** Ferritinmodell mit 20 bzw. 24 Untereinheiten. (Nach Crichton [5]. **b** Schnitt durch ein Ferritinmolekül (Nach Harrison et al. [74]). Weitere Literatur: [5-7, 46-49, 63, 69-74, 79]

freie und membrangebundene Polyribosomen [82] zu der Ansicht gelangten, daß zumindest zwei, eventuell drei bis vier, deutlich verschiedene Ferritinuntereinheiten vorhanden sein müssen. Als Molekulargewichte wurden 18.500-19.500 [45, 64, 80-82], 15.000 [80], 11.000-13.000 [45, 64, 81, 82] und 7.000-9.000 [64, 81] angegeben, wobei die Gruppe von Niitsu [64, 81] annimmt, daß die 19.000-Untereinheit aus der 11.000- und 8.000-Untereinheit zusammengesetzt ist.

In Untersuchungen über die zellfreie Synthese von Ferritin durch freie und membrangebundene Polyribosomen sowie durch die aus diesen Polyribosomen isolierte mRNS konnten wir [58] jedoch stets nur ein einziges Ferritinpolypeptid mit einem Molekulargewicht von 19.000 nachweisen. Die Beobachtung, daß sowohl freie wie membrangebundene Polyribosomen und ihre mRNS in-vitro lediglich die 19.000-Untereinheit synthetisieren, impliziert, daß die kleineren Ferritinuntereinheiten durch Abspaltung aus der 19.000-Untereinheit entstanden sind, entweder intrazellulär oder während der Isolierung von Ferritin aus dem Gewebe.

Die Befunde in der vorliegenden Literatur sprechen daher mit großer Sicherheit für einen Aufbau von Apoferritin aus 24 weitgehend identischen Untereinheiten mit einem Molekulargewicht von jeweils ca. 19.000.

Drysdale und Mitarbeiter wiesen in zahlreichen Arbeiten [8, 26, 57, 80, 84-86] auf eine Mikroheterogenität von Ferritin hin, die mittels isoelektrischer Fokussierung nachgewiesen werden konnte. Sie wurde sowohl bei Ferritin aus einem homogenen Ausgangsmaterial (z.B. Leber) beobachtet, wie auch bei Ferritinpräparationen aus verschiedenen Geweben. Ähnliche Befunde wurden aus anderen Arbeitsgruppen berichtet [9, 11, 12, 23, 27, 87, 88, 150]. Hingegen führten Bryce u. Crichton [89] das Entstehen

multipler Banden bei isoelektrischer Fokussierung von Ferritin auf methodische Arte-
fakte zurück.

Inzwischen sind zahlreiche, tierexperimentelle und klinische Arbeiten erschienen, die
über Isoferritine bei Tumoren bzw. im Serum von Tumorpatienten berichten [2, 13, 14,
16, 21, 26, 27, 29, 30, 84, 87]. Darüber hinaus konnten a_2H-Globulin und β_1-Fetopro-
tein kürzlich als spezielle, fetale Isoferritine identifiziert werden [20-22, 90].

Angesichts der Fülle von Arbeiten, die mit teilweise unterschiedlicher Methodik damit
zum Thema Isoferritine vorliegen, muß davon ausgegangen werden, daß entgegen ander-
weitiger Ansicht [89] Isoferritine in der Tat existieren. Dies unterstreichen nachhaltig
frühere Arbeiten aus der Gruppe von Munro u. Linder [2, 9], in denen ein unterschiedliches, elektrophoretisches Verhalten von Ferritin aus Herz, Leber, Niere und Hepato-
men beschrieben worden war (Abb. 5).

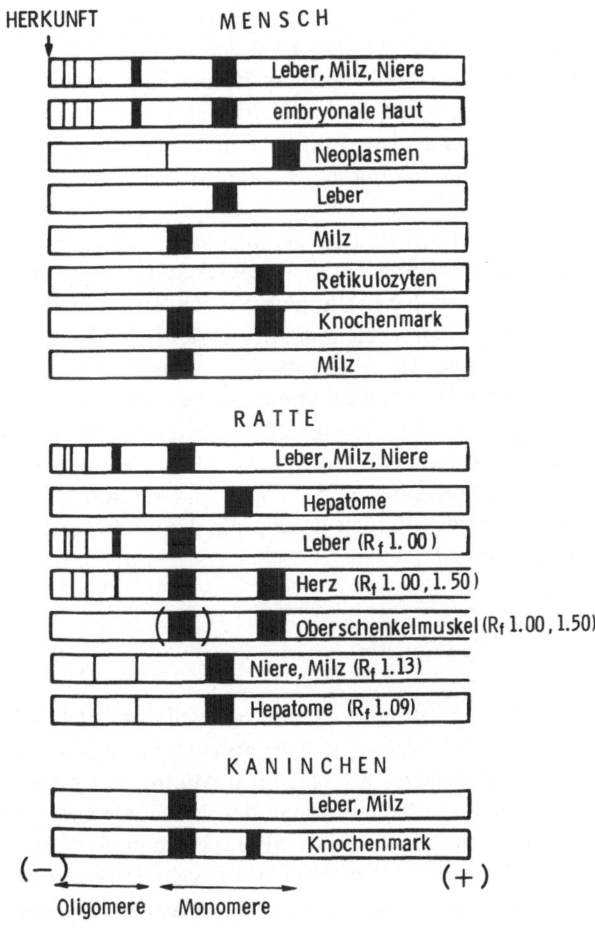

Abb. 5. Isoferritine. (Nach Linder et al. [2])

Drysdale und Mitarbeiter [8, 57, 80] interpretieren ihre durch isoelektrische Fokussierung von Ferritin gewonnenen Befunde als Ausdruck des Vorliegens von Ferritin-Hybrid-Molekülen, die durch Zusammenlagerung zweier oder mehrerer, nicht identischer Untereinheiten ähnlichen oder gleichen Molekulargewichts entstehen sollen (vgl. auch [150]).

Das physikalisch-biochemische Korrelat für diese Mikroheterogenität und damit für das Vorliegen von Isoferritinen ist im Augenblick jedoch noch nicht bekannt. Untersuchungen an anderen Proteinen, insbesondere Enzymen, zeigten, daß mehrere Erklärungsmöglichkeiten in Frage kommen [91, 92]. Postsynthetische Proteinmodifizierungen (z.B. Desamination oder Deazetylierung), Abspaltung weniger Aminosäuren, unterschiedliche Besetzung mit Kohlenhydraten, Veränderungen während der Isolierung aus dem Gewebe, u.a. kommen in Frage. Eine ausführliche Diskussion der bei Ferritin möglich erscheinenden Ursachen für das Vorliegen verschiedener Isoferritine wurde kürzlich von Munro u. Linder [150] publiziert.

Möglicherweise bietet die Arbeit von Shinjyo et al. [68] mit dem Nachweis eines nicht-identischen Kohlenhydratgehalts der Ferritinuntereinheiten einen wichtigen Anhaltspunkt bei der Klärung des Isoferritinproblems.

Angesichts der soeben diskutierten Heterogenität der Ferritinuntereinheiten erscheinen auch die immunologischen Daten von Hazard et al. [8] sowie Richter und Mitarbeitern [10, 93, 94] erklärt, die dafür sprechen, daß neben gemeinsamen, antigenen Komponenten noch zusätzliche, differente, antigene Strukturen der Ferritinuntereinheiten unter sich wie auch im Vergleich zu Holoferritin vorliegen.

Dieser Punkt ist bei Bestimmungen von Serumferritinkonzentrationen von hoher Wichtigkeit, wie Drysdale und Mitarbeiter [8] in ihrer Arbeit über immunologische Unterschiede zwischen menschlichen Isoferritinen zeigen konnten. In Serumferritinbestimmungen mittels Radioimmunoassay wird gemeinhin angenommen, daß alle Ferritinmoleküle immunologisch weitgehend identisch sind. Diese Annahme ist jedoch nach den eben geschilderten Arbeiten nicht mehr aufrecht zu erhalten. Drysdale zeigte in seiner eben diskutierten Arbeit [8], daß hierdurch in einzelnen Fällen Fehlbestimmungen der Serumferritinkonzentration in der Größenordnung von 1-2 Zehnerpotenzen auftreten können.

Biosynthese von Ferritin

Ferritin wird im Zytoplasma der Leberzelle wie auch anderer Zellen diffus verteilt nachgewiesen [10, 93, 95, 96], z. T. ist es auch membranständig ans endoplasmatische Retikulum gebunden [97]. Sargent u. Munro [97] schrieben dem membranständigen Ferritin eine wesentliche Rolle in der Aufnahme von Eisen in die Zelle zu. Danach wird Eisen zumindest teilweise durch Pinozytose in die Hepatozyten aufgenommen und unmittelbar aus den pinozytotischen Vesikeln in eisenarmes Ferritin inkorporiert, das später als eisenreiches Ferritin ins Zytoplasma abgegeben wird.

Seit der grundlegenden Arbeit von Siekevitz u. Palade [98] wurde von vielen Autoren bestätigt, daß sezernierte Proteine an membrangebundenen Polyribosomen, in der Zelle retinierte Proteine dagegen an freien Polyribosomen synthetisiert werden (Übersicht in [99, 100]). Unter Benutzung unterschiedlicher, biochemischer Techniken (Übersicht

Tabelle 3. Ort der Synthese·retinierter und sezernierter Proteine in der Leber. (Nicht völlig gesicherte Befunde in Klammern)

Protein	Freie Polyribosomen	Membran-gebundene Polyribosomen	Literatur
Albumin (Normal)	–	+	[58, 100-103]
(Hepatom)	+	–	[104]
Transferrin	–	+	[105, 106]
Prothrombin	–	+	[107]
α-Fetoprotein	–	+	[108, 109]
Lipovitellin	–	+	[110]
Ferritin	++	(+)	[58, 82, 100, 101, 104]
Arginase	+	–	[111]
PEP-Carboxylase	+	–	[112]
Catalase	+	–	[113]
Ribosomale Struktur-Proteine	+	–	[114]
NADP-Cytochrom c Reduktase	–(+)	+	[115-117]
Cytochrom c	(+)	+	[118]

in [100]) wurde verschiedentlich der Ort der Synthese einiger sezernierter und retinierter Proteine in der Leberzelle bestimmt (Tabelle 3) [58, 82, 100-118]. Wie Tabelle 3 erkennen läßt, wurde bestätigt, daß sezernierte Proteine im allgemeinen von membrangebundenen, retinierte Proteine von freien Polyribosomen synthetisiert werden. Interessant ist die Beobachtung, daß Albumin in Hepatomzellen im Gegensatz zur normalen Leber von freien Polyribosomen synthetisiert wird [104]. Dies steht im Einklang mit Untersuchungen von Schreiber et al. [119], wonach Albumin von Hepatomzellen nicht sezerniert, sondern retiniert wird.

Ferritin sollte als retiniertes Protein überwiegend von freien Polyribosomen synthetisiert werden. Abbildung 6 zeigt das Ergebnis eines Experiments, in dem die zellfreie Synthese von Ferritin im Vergleich zu Albumin unter der Direktion von freien und membrangebundenen Polyribosomen untersucht wurde [58]. Es ist deutlich erkennbar, daß im Gegensatz zu Albumin, das nahezu ausschließlich von membrangebundenen Polyribosomen synthetisiert wurde, Ferritin überwiegend von freien Polyribosomen

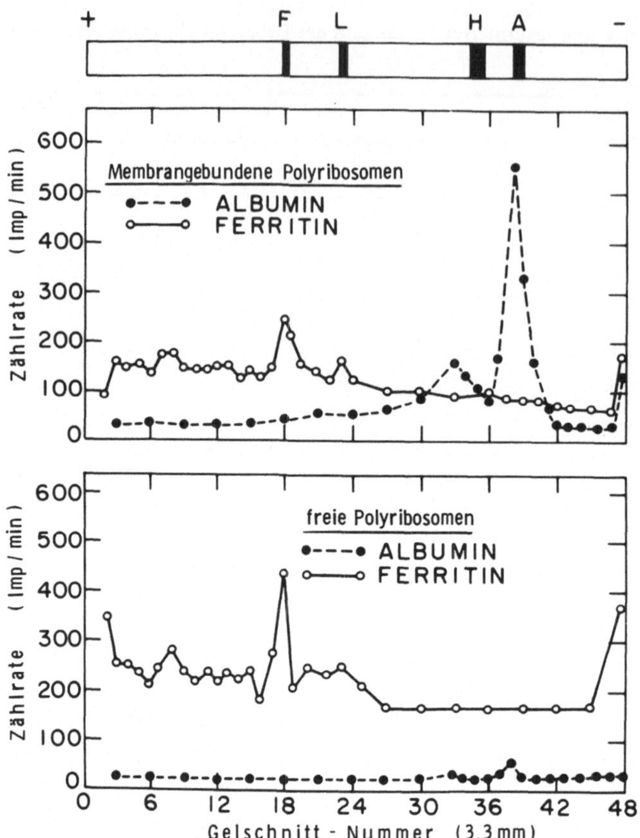

Abb. 6. Synthese von Ferritin und Albumin durch freie bzw. membrangebundene Polyribosomen. (Aus Zähringer et al. [58]). Isolation und Inkubation der Polyribosomen, Immunpräzipitation der synthetisierten Ferritin- und Albumin-Peptidketten sowie Reinigung und Analyse des erhaltenen Immunpräzipitats auf SDS-Polyacrylamid-Slab-Gelen (10-15 %) wurden wie beschrieben [58] durchgeführt. Die eingesetzten Mengen der Inkubationsreaktionen (in cpm Gesamtradioaktivität am Ende der Inkubation) betrugen: Bei Ferritin (0––0): 985.950 cpm (membrangebundene Polyribosomen), 645.200 cpm (freie Polyribosomen). Bei Albumin (●––●): 19.800 cpm (membrangebundene Polyribosomen), 28.000 cpm (freie Polyribosomen). *F* Ferritin; *A* Albumin; *L* L-Kette; *H* H-Kette des Antikörpers

synthetisiert wird. Ähnliche Ergebnisse erhielten wir [58] bei der Translation der aus diesen Polyribosomen isolierten mRNS in zellfreien Systemen.

Fineberg und Mitarbeiter [120-122] bestimmten die Ferritinsyntheserate in Rattenleber in vivo [120] und an Gewebeschnitten [121] sowie in He-La-Zellen [122]. Sie betrug in der Leber 180-300 μg/g Leber/Tag, in He-La-Zellen 18 μg/g He-La-Zellen/Tag. Diese Werte korrelieren gut mit Arbeiten anderer Autoren, die zeigten, daß die Ferritinsynthese in der Leber ca. 0,1-0,5 % der gesamten Proteinsynthese beträgt [43, 58, 100, 103, 123-127].

Seit langem ist bekannt, daß Eisen die Synthese von Ferritin in vielen, verschiedenen Geweben stimuliert (Übersicht in [127]). Tabelle 4 zeigt das Ergebnis von Untersuchungen zur Induzierbarkeit von Leberferritin durch Eisen [100, 125, 127, 128]. Teil (A)

Tabelle 4. Induzierbarkeit von Leber-Ferritin durch Eisen: (a) Inkorporation von 14-C-Leucin in Ferritin in der Leber normaler und eisenbehandelter Tiere (nach Drysdale u. Munro [128]); (b) Synthese von Ferritin im zellfreien System durch Leber-Polyribosomen und -mRNS aus normalen und eisenbehandelten Tieren (nach Zähringer et al. [125, 127]).

Experimentelle Situation	Aminosäureninkorporation in		Ferritin x 100
	Gesamtprotein	Ferritin	Gesamtprotein
(a) In Vivo/Pulse-Labeling (cpm/mg Protein)			
-Kontrolltiere	152	200	1,3
-Eiseninjiziert [a]	146	1180	8,1
(b) In Vitro/Polyribosomen (cpm/Assay)			
-Kontrolltiere	163 000	381	0,23
-Eiseninjiziert [a]	143 000	752	0,53
(b) In Vitro/mRNS (cpm/Assay)			
-Wheat-Germ-System			
-Kontrolltiere	226 000	461	0,25
-Eiseninjiziert [a]	239 000	856	0,40
-Krebs-Ascites-System			
-Kontrolltiere	47 000	110	0,23
- Eiseninjiziert [a]	60 000	240	0,40

[a] Eisenammoniumzitrat, 400 μg/100 g K.G., intraperitoneal, 3-5 h vor Tod der Tiere

zeigt, daß 5 h nach Injektion von Eisen die Inkorporation von Leucin in Ferritin um ca. 600 % ansteigt. In weiteren Experimenten, in denen der hepatozelluläre Gehalt an Ferritin-synthetisierenden Polyribosomen und mRNS bestimmt wurde [125, 127], beobachteten wir eine ca. 2fache Steigerung dieser Substanzen bei eisenbehandelten Tieren im Vergleich zu unbehandelten Tieren [Tabelle 4, Teil (b)]. Drysdale u. Shafritz [123] beobachteten nach Eisengabe eine Stabilisierung naszierender Ferritinpeptidketten, was möglicherweise die Diskrepanz zwischen dem Anstieg des Ferritin-mRNS-Gehalts um einen Faktor 2 und dem 6fachen Anstieg der Leucininkorporation (in vivo) in Ferritin erklären könnte.

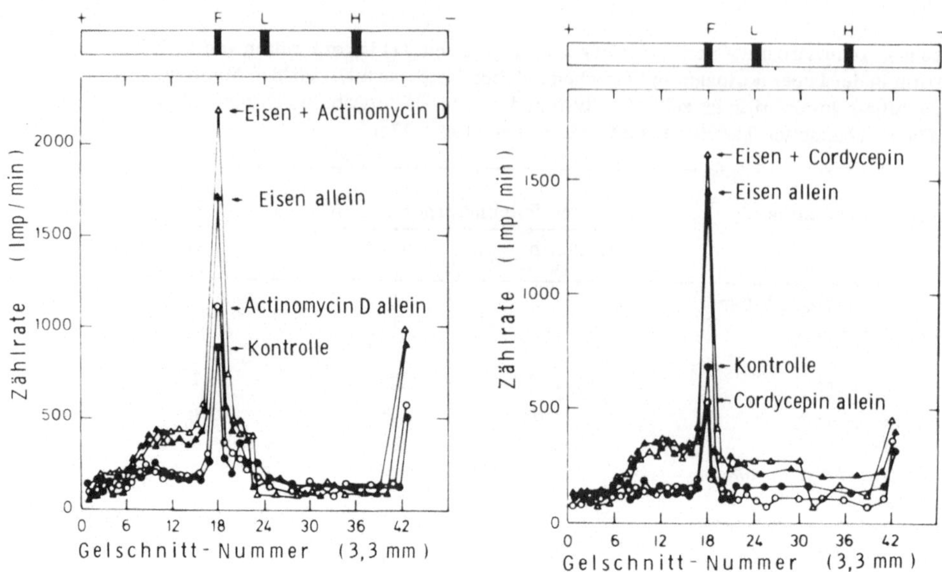

Abb. 7. Einfluß von Actinomycin D und Cordycepin auf die Stimulation der Ferritinsynthese durch Eisen. (Aus Zähringer et al. [127]). Polyribosomale mRNS wurde aus den angegebenen 8 Tiergruppen isoliert, im Wheat-Germ-System translatiert und durch Analyse der zellfrei synthetisierten Polypeptide auf ihren jeweiligen Gehalt an Ferritin-mRNS untersucht (für weitere Details vgl. [127]). Die Menge an radioaktivem Leucin, das in neusynthetisiertes Ferritin inkorporiert wurde, ist ein direktes Maß für die Menge an vorhandener Ferritin-mRNS [127] und wurde wie in der Legende zu Abb. 6 beschrieben bestimmt (vgl. auch [58, 125-127]). Nach Inkubation enthielt das Wheat-Germ-System an gesamter, Trichloressigsäure-präzipitierbarer Radioaktivität: Links: 812.000 cpm (Kontrolle), 817.000 cpm (Actinomycin D), 823.000 cpm (Eisen), 831.000 cpm (Eisen plus Actinomycin D). Rechts: 748.000 cpm (Kontrolle), 669.000 cpm (Cordycepin), 775.000 cpm (Eisen), 781.000 cpm (Eisen plus Cordycepin).

F Ferritin; *L* L-Kette; *H* H-Kette des Antikörpers

Abbildung 7 zeigt, daß Actinomycin D und Cordycepin in Dosen, die die Neusynthese von mRNS und deren Transport vom Nukleus ins Zytoplasma blockieren [128-131], nicht imstande sind, die eiseninduzierte Stimulierung der Ferritinsynthese zu verhindern [127]. Diese Befunde implizieren die Existenz eines zytoplasmären Regulationsmechanismus in der Kontrolle der Ferritinsynthese durch Eisen. Durch Bestimmung der zytoplasmären Verteilung der Ferritin-mRNS [127] konnte gezeigt werden (Tabelle 5), daß in der normalen Leber ca. 50 % der Ferritin-mRNS in einer nicht-translatierten Form im Zellüberstand vorliegen, und daß diese nicht-translatierte, reprimierte Ferritin-mRNS nach Eisengabe in eine translatierbare Form überführt wird, wodurch der polyribosomale Ferritin-mRNS-Gehalt auf ca. das Doppelte ansteigt (Tabelle 5, unterer Teil), während die Verteilung der Gesamt-mRNS durch Eisen nicht beeinflußt wird (Tabelle 5, oberer Teil). Dadurch steht bei erhöhtem Eisenangebot mehr Ferritin-mRNS zur Synthese von Ferritin zur Verfügung.

In Abbildung 8 ist ein auf diesen Untersuchungen basierendes Modell dargestellt, das die Kontrolle der Ferritinsynthese durch Eisen erläutert [127]. Danach sind in der normalen Leber ca. die Hälfte aller im Zytoplasma vorhandenen Ferritin-mRNS-Moleküle durch adhärente Ferritinuntereinheiten blockiert und befinden sich dadurch in

Tabelle 5. Verteilung von Gesamt-mRNS und Ferritin-mRNS im Leberzytoplasma. (Nach Zähringer et al. [127])

mRNS	Tiergruppe	Prozentsatz der mRNS in	
		Polyribosomen	Postribosomaler Überstand
Gesamt-mRNS			
	- Kontrolltiere	85	15
	- Eiseninjiziert [a]	86	14
Ferritin-mRNS			
	- Kontrolltiere	56	44
	- Eiseninjiziert [a]	91	9

[a] Eisenammoniumzitrat 400 μg/100 g K.G., intraperitoneal, 3 h vor Tod der Tiere

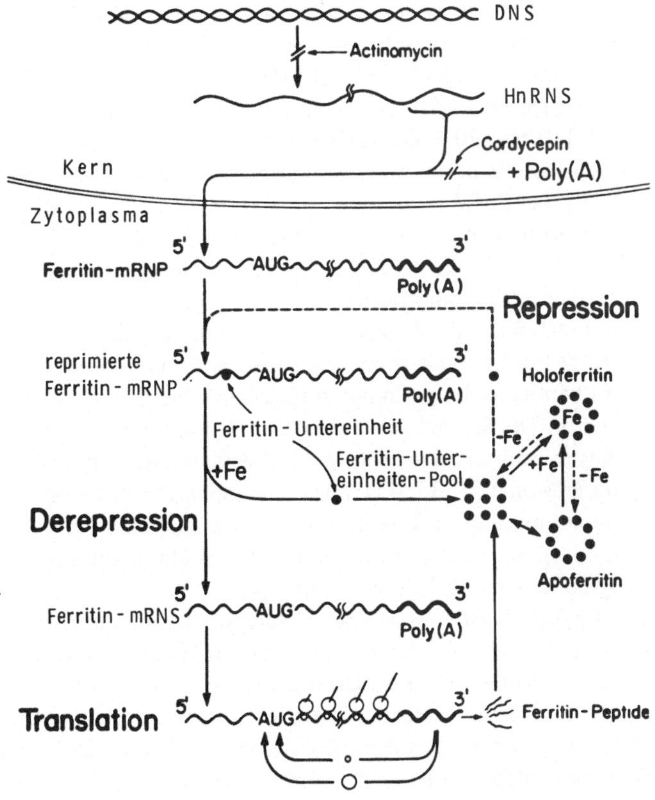

Abb. 8. Regulation der Ferritinsynthese durch Eisen in der Rattenleber

einer nicht-translatierbaren Form im Zellüberstand (= postribosomaler Überstand).
Eisengabe macht diese Blockierung durch Überführung der Ferritinuntereinheiten in
Ferritin rückgängig und bewirkt dadurch einen Anstieg des translatierbaren, polyribo-
somalen Ferritin-mRNS-Gehaltes auf ca. das Doppelte und damit einen konsekutiven
Anstieg der Ferritinsynthese. Sobald im Zytoplasma nach einiger Zeit wieder freie, neu-
synthetisierte Ferritinuntereinheiten akkumulieren, wird ein Teil der Ferritin-mRNS
wieder reprimiert.

Abbau von Ferritin

In der Literatur gibt es wenige Arbeiten über den Abbau von Ferritin. Nach Linder et
al.[43]sowie Munro u. Drysdale [132] beträgt die Halbwertszeit von Ferritin in der
Rattenleber 49-72 h. Nach wie vor ungeklärt sind Abbaumechanismus, Abbauort und
Halbwertszeit von Ferritin in anderen Organen, insbesondere Tumoren.

Funktion von Ferritin im Eisenstoffwechsel des Organismus

Zusammen mit Hämosiderin enthält Ferritin als wichtigstes Eisenspeicherprotein des
Organismus 15-20 % des Gesamtkörpereisens [1-3, 150]. Beim Menschen entspricht
dies ca. 800 mg von 3-5 g Eisen. Tierexperimentelle Untersuchungen zeigten, daß nach
Eisengabe in Form von Eisendextran oder Hämoglobin (15 bis über 100 mg) 20-30 %
(bei hohen Dosen 40-50 %) des zugeführten Eisens in der Leber abgelagert werden [43,
133, 135]. Bis zu 70 % des abgelagerten Eisens werden in Form von Ferritin gespeichert
[133], das bereits in der normalen Leber 75 % allen Nicht-Häm-Eisens enthält [43,
133, 134]. Bei Zufuhr von mehr als 100 mg Eisen ist die Kapazität der Hepatozyten
zur Ablagerung von Eisen als Ferritin erschöpft [133, 136]. Ein zunehmend höherer
Prozentsatz (30-50 %) wird nunmehr als Hämosiderin in braunen Granula in den
Kupffer-Sternzellen abgelagert [133, 137-141]. Die Art und Weise der Eisenzufuhr hat
keinen Einfluß auf die Ablagerung von Eisen [133].
  In seiner Funktion als wichtigstes Eisenspeicherprotein des Körpers [5, 6, 18] erfüllt
Ferritin bereits in der perinatalen Phase eine wesentliche Aufgabe als postpartaler
Eisendonor. Die Spiegel von Leberferritin und Serumferritin sind bei der Geburt hoch
und steigen während der nächsten 1-2 Monate noch an, dann erfolgt ein rascher Abfall
bis zum 6. Monat [1, 35, 44]. Dieser Abfall wird mit einem Transfer des pränatal in
Ferritin akkumulierten Eisens vom Ferritin zum Hämoglobin in Zusammenhang ge-
bracht. Nach Smith et al. entspricht das pränatal akkumulierte Eisen ca. 70 % des
Hämoglobineisens im 1. Lebensjahr [142].
  Tabelle 6 stellt eine Zusammenfassung der heute akzeptierten und z. T. noch diskutierten Funktionen von Ferritin im Eisenstoffwechsel dar. Unsicher sind noch die
postulierten Rollen von Ferritin beim Eisentransport aus dem Darm [15, 33] bzw. in
die Zelle [97]. Von wesentlicher Bedeutung könnte hingegen die Rolle sein, die Ferritin
möglicherweise bei Vorgängen der Zellteilung und Zellproliferation spielt [2, 143-146],
doch erlauben die nur spärlichen Daten hier noch keine endgültige Aussage.

Tabelle 6. Funktion von Ferritin im Metabolismus des Organismus

---

1. Enttoxifizierung von freiem Eisen [59, 62]

2. Eisenspeicherprotein [5, 6, 18]

3. Wichtigster, postpartaler Eisendonor [1, 35, 44, 142]

Postuliert:

4. Rolle in Eisenaufnahme aus Darm [15, 33]

5. Rolle in Eisenaufnahme in Zelle [97]

Zusätzlich:

6. Mittelbare Rolle via Eisen in Zellteilung und Zellproliferation [2, 143-146]

Klinische Bedeutung von Ferritin

Eine wesentliche, klinische Bedeutung erlangte Ferritin erst nach Entwicklung eines
sensitiven Radioimmunoassays durch Addison et al. [32], der den Nachweis von Ferritin
auch im Blut gesunder Patienten ermöglichte [19, 23, 32-40].
 Tabelle 7 zeigt eine aus der Literatur zusammengestellte Übersicht über Serumferritinspiegel bei gesunden Männern und Frauen [19, 34-36, 38, 39]. Der Durchschnittswert
von 61 ng/ml bei Frauen liegt deutlich niedriger als der Mittelwert von 144 ng/ml bei
Männern. Eine sichere Erklärung besteht hierfür bislang nicht.
 Eine Vielzahl von Arbeiten wies seither auf Veränderungen im Serumferritinspiegel
bei verschiedenen, klinisch relevanten Situationen hin (Tabelle 8). Während eine Erniedrigung des Serumferritinspiegels lediglich bei Eisenmangel beschrieben wurde [34,
35, 37, 38, 147], werden Erhöhungen bei einer Vielzahl von Erkrankungen beobachtet
(Tabelle 8). Besondere Bedeutung erlangte der Nachweis hoher Serumferritinspiegel bei
Tumoren und Leukämien [14, 16, 23, 147]. Hohe Spiegel werden außerdem bei Lebererkrankungen [23, 33, 36, 37], Eisenüberladung (z.B. Hämochromatose/Hämosiderose)
[33, 34, 36-38, 147], Eisentherapie [35], aplastischer Anämie [14, 23, 38], hämolytischer
Anämie [23, 35, 38] sowie bei Thalassämie [35] und insbesondere auch bei Infektionen
[35, 37] nachgewiesen (Tabelle 8).
 In Tabelle 9 sind diejenigen Punkte zusammengefaßt, die die Bestimmung von Serumferritin klinisch wertvoll erscheinen lassen. Es ist durch viele Arbeiten dokumentiert,
daß Serumferritin einen zuverlässigen Parameter für die Beurteilung der Eisenspeicher
des Organismus darstellt ([19, 32-39, 148, 149, 150]; Übersicht in [39]). Weiterhin
bietet die Bestimmung der Serumferritinkonzentration eine wertvolle Möglichkeit zur
Differenzierung von Anämien unklarer Genese [37, 147]: Bei Tumor- oder Infektanämien ist das Serumferritin erhöht, bei Eisenmangelanämien erniedrigt. Als dritte,
klinische Anwendungsmöglichkeit der Serumferritinbestimmung kristallisiert sich seine
Verwendung in Diagnostik und Therapiekontrolle von Leukämien und anderen malignen
Erkrankungen heraus [14, 16, 20-23, 39, 147].

Tabelle 7. Serumferritinspiegel

Autor	Serumferritinspiegel bei:	
	♀ (in ng/ml) ♂	
Walters et al. (1973) [19]	36	103
Siimes et al. (1974) [35]	40	140
Prieto et al. (1975) [36]	46	176
Jacobs u. (1975) [39] Worwood	56	123
Kaltwasser (1977) [34] u. Werner	67	131
Leyland et al. (1975) [38]	118	189
	$\bar{x} = 61$	$\bar{x} = 144$

Tabelle 8. Veränderungen im Serumferritinspiegel bei verschiedenen Erkrankungen

Normalwert:	Männer 144 ng/ml	[19, 34-36, 38, 39]
	Frauen 61 ng/ml	[19, 34-36, 38, 39]
Erniedrigt bei:	Eisenmangel	[34, 35, 37, 38, 147]
Erhöht bei:	Tumoren und Leukämien	[14, 16, 23, 147]
	Lebererkrankungen	[23, 33, 36, 37]
	Eisenüberladung	[33, 34, 36-38, 147]
	(Hämochromatose, Hämosiderose)	
	Eisentherapie	[35]
	Aplastische Anämie	[14, 23, 38]
	Hämolytische Anämie	[23, 35, 38]
	Thalassämie	[35]
	Infektionen	[35, 37]

Tabelle 9. Klinische Bedeutung von Ferritin

---

1. *Als Gewebeferritin:*

   a) Allgemein: Wichtigstes Eisenspeicherprotein [5, 6, 18]

   b) Speziell: Wichtigster, postpartaler Eisendonor [1, 35, 44, 142]

2. *Als Serumferritin:*

   a) Maß für Eisenspeicher des Körpers [19, 32-38, 148, 149]

   b) Differenzierung von Anämien unterschiedlicher Genese (Tumor, Infekt, Eisenmangel) [37, 147]

   c) Diagnostik und Therapiekontrolle von Leukämien und anderen malignen Erkrankungen [14, 16, 20-23, 39, 147]

Abschließende Bemerkungen

Seit den ersten Berichten von Schmiedeberg über ein eisenhaltiges Protein und der 40 Jahre später erfolgten Erstisolierung von Ferritin durch Laufberger ist Ferritin ein nach wie vor faszinierendes Protein geblieben, das wissenschaftliche Phantasie und Akribie vieler Arbeitsgruppen beflügelt.

Während der Schwerpunkt der Arbeiten zunächst auf dem Gebiet der Strukturaufklärung lag, traten im letzten Jahrzehnt die Frage nach der Regulation der Synthese von Ferritin sowie nach seiner klinischen Bedeutung und Anwendbarkeit in den Vordergrund. Wie in den ersten Abschnitten dieser Übersicht ausgeführt wurde, sind Struktur und Aufbau von Ferritin heute weitgehend bekannt. Weiterhin konnte der Kontrollmechanismus aufgeklärt werden, mittels dessen Eisen die Synthese von Ferritin reguliert. Dieser Mechanismus erwies sich gleichzeitig als eine neue Möglichkeit in der spezifischen Regulationskontrolle individueller Proteine: Durch zytoplasmäre Translationskontrolle kann die Synthese eines spezifischen Proteins, Ferritin, unabhängig von Transskription reguliert werden. Und schließlich vertieft sich von Jahr zu Jahr unser Wissen über Bedeutung und Anwendungsmöglichkeiten von Ferritin in der klinischen Praxis.

Was bleibt zu tun? Ein wichtiges, ungelöstes Problem, das vor allem die Biochemiker beschäftigt, ist immer noch die Frage nach der Ursache der beobachteten Mikroheterogenität von Ferritin bei isoelektrischer Fokussierung. Sie wird wohl erst durch Aufklärung der vollständigen Aminosäurensequenz von Ferritinuntereinheiten aus verschiedenen Geweben beantwortbar sein. Ungelöste Fragen bestehen auch bezüglich der Relevanz der beschriebenen, immunologischen Nicht-Identität verschiedener Isoferritine, insbesondere hinsichtlich der sich daraus ableitenden möglichen Konsequenzen für Serumferritinbestimmungen. Ein dritter, zunehmend an Bedeutung gewinnender Schwerpunkt wird auch in Zukunft die Suche nach weiteren Anwendungsbereichen der Serumferritinbestimmung in Diagnostik und Therapiekontrolle besonders von Tumoren und Leukämien sein.

Literatur

1. Linder M, Munro H (1973) Enzyme 15: 111-138
2. Linder M, Moor J, Munro H, Morris H (1972) GANN Monograph on Cancer Research 13: 299-313
3. Eggstein M (1978) 84.Tagung Dtsch. Ges. f. Inn. Med., Wiesbaden
4. Laufberger V (1937) Bull Soc Chim Biol 19: 1575-1582
5. Crichton R (1971) N Engl J Med 284: 1413-1422
6. Crichton R (1973) Angew Chem [Engl] 85: 53-98
7. Ohkuma S, Noguchi H, Amano F, Mizuno D, Yasuda T (1976) J Biochem (Tokyo) 79: 1365-1376
8. Hazard J, Yokota M, Arosio P, Drysdale J (1977) Blood 49: 139-146
9. Linder-Horowitz M, Ruettinger R, Munro H (1970) Biochim Biophys Acta 200: 442-448
10. Lee J, Lee S, Schlesinger K, Richter G (1975) Am J Pathol 80: 235-243
11. Vulimiri L, Catsimpoolas N, Griffith A, Linder M, Munro H (1975) Biochim Biophys Acta 412: 148-156
12. Munro H, Linder M, Vulimiri L (1975) In: Crichton R (ed) Proteins of iron storage and transport in biochemistry and medicine. pp 351-357
13. Linder M, Munro H, Vulimiri L, Catsimpoolas N (1975) In: Crichton R (ed) Proteins of iron storage and transport in biochemistry and medicine. pp 201-208
14. Mori W, Asakawa H, Taguchi T (1975) J Natl Cancer Inst 55: 513-518
15. Linder M, Dunn V, Isaacacs E, Jones D, Lim S, Van Volkom M, Munro H (1975) Am J Physiol 228: 196-204
16. Eshhar Z, Order S, Katz D (1974) Proc Natl Acad Sci USA 71: 3956-3960
17. Gabuzda T, Pearson J (1969) Biochim Biophys Acta 194: 50-54
18. Michaelis L (1947) Adv Protein Chem 3: 53-66
19. Walters G, Miller F, Worwood M (1973) J Clin Pathol 26: 770-772
20. Buffe D, Rimbaut C (1975) Ann N Y Acad Sci 259: 417-426
21. Drysdale J, Alpert E (1975) Ann NY Acad Sci 259: 427-434
22. Yachi A, Akahonai Y, Takahashi A, Wada T (1975) Ann NY Acad Sci 259: 435-445
23. Mori W, Asakawa H, Taguchi T (1975) Ann NY Acad Sci 259: 446-449
24. Zamiri I, Mason J (1968) Nature 217: 258-259
25. Lee J, Richter G (1971) Comp Biochem Physiol [B] 39: 325-333
26. Drysdale J, Singer R (1974) Cancer Res 34: 3352-3354
27. Marcus D, Zinberg N (1974) Arch Biochem Biophys 162: 493-501
28. Powell L, Alpert E, Isselbacher K, Drysdale J (1975) Br J Haematol 30: 47-55
29. Richter R (1965) Nature 207: 616-618
30. White G, Worwood M, Parry D, Jacobs A (1974) Nature 250: 584-585
31. Reissman K, Dietrich M (1956) J Clin Invest 35: 588-595
32. Addison G, Beamish M, Hales C, Hodkins M, Jacobs A, Llewellin P (1972) J Clin Pathol 25: 326-329
33. Sorbie J, Valberg L, Corbett W, Ludwig J (1975) CMA Journal 112: 1173-1178
34. Kaltwasser J, Werner E (1977) Klin Wochensch 55: 1103-1107
35. Siimes M, Addiego J, Dallmann P (1974) Blood 43: 581-590
36. Prieto J, Barry M, Sherlock S (1975) Gastroenterology 68: 525-533
37. Lipschitz D, Cook J, Finch C (1974) N Engl J Med 290: 1213-1216
38. Leyland M, Ganguli P, Blower D, Delamore I (1975) Scand J Haematol 14: 385-392
39. Jacobs A, Worwood M (1975) Brit J Haematol 31: 1-3
40. Halliday J, Gera K, Powell L (1975) Clin Chim Acta 58: 207-214
41. Linder M, Munro H (1972) Anal Biochem 48: 266-278
42. Drysdale J, Munro H (1965) Biochem J 95: 851-858
43. Linder M, Moor J, Scott L, Munro H (1973) Biochim Biophys Acta 297: 70-80
44. Linder M, Moor J, Scott L, Munro H (1972) Biochem J 129: 455-462
45. Linder M, Moor J, Munro H (1974) J Biol Chem 249: 7707-7710
46. Harrison P (1963) J Mol Biol 6: 404-422
47. Fischbach F, Anderegg J (1965) J Mol Biol 14: 458-473
48. Haggis G (1965) J Mol Biol 14: 598-602

49. Harrison P, Fischbach F, Hoy T, Haggis G (1967) Nature 216: 1188-1190
50. Hofmann T, Harrison P (1963) J Mol Biol 6: 256-267
51. Harrison P, Hofmann T (1962) J Mol Biol 4: 239-250
52. Richter G, Walker G (1967) Biochemistry 6: 2871-2880
53. Bjork I, Fish W (1971) Biochemistry 10: 2844-2848
54. Bryce C, Crichton R (1971) J Biol Chem 246: 4198-4205
55. Crichton R, Barbiroli V (1970) FEBS Lett 6: 134-136
56. Crichton R, Bryce C (1970) FEBS Lett 6: 121-124
57. Adelman T, Arosio P, Drysdale J (1975) Biochem Biophys Res Commun 63: 1056-1062
58. Zähringer J, Baliga B, Drake R, Munro H (1977) Biochim Biophys Acta 474: 234-244
59. Harrison P, Gregory D (1965) J Mol Biol 14: 626-629
60. Suran A, Tarver H (1965) Arch Biochem Biophys 111: 399-406
61. Williams M, Harrison P (1968) Biochem J 110: 265-280
62. Drysdale J (1968) In: San Pietro A, Lamborg M, Kenney F (eds) Regulatory mechanisms for protein synthesis. Academic Press, New York, pp 431-466
63. Pape L, Multani J, Stitt C, Saltman P (1968) Biochemistry 7: 606-612
64. Ishitani K, Niitsu Y, Listowsky I (1975) J Biol Chem 250: 3142-3148
65. Harrison P, Hofmann T, Mainwaring W (1962) J Mol Biol 4: 251-256
66. Suran A (1966) Arch Biochem Biophys 113: 1-4
67. Mainwaring W, Hofmann T (1968) Arch Biochem Biophys 125: 975-980
68. Shinjyo S, Abe H, Masuda M (1975) Biochim Biophys Acta 411: 165-167
69. Niitsu Y, Listowsky I (1973) Arch Biochem Biophys 158: 276-281
70. Granick S (1942) J Biol Chem 146: 451-461
71. Rothen A (1944) J Biol Chem 152: 679-693
72. Fischbach F, Harrison P, Hoy T (1969) J Mol Biol 39: 235-238
73. Hoy T, Harrison P (1976) Br J Haematol 33: 497-504
74. Harrison P, Hoy T, Macara I, Hoare R (1974) Biochem J 143: 445-451
75. Miller J, Perkins D (1969) Eur J Biochem 10: 146-151
76. Pape L, Multani J, Stitt C, Saltman P (1968) Biochemistry 7: 613-616
77. Sirivech S, Frieden E, Osaki S (1974) Biochem J 143: 311-315
78. Harrison P, Gregory D (1968) Nature 220: 578-580
79. Farrant J (1954) Biochim Biophys Acta 13: 569-576
80. Ishitani K, Listowsky I, Hazard J, Drysdale J (1975) J Biol Chem 250: 5446-5449
81. Niitsu Y, Ishitani K, Listowsky I (1973) Biochem Biophys Res Commun 55: 1134-1140
82. Konijn A, Baliga B, Munro H (1973) FEBS Lett 37: 249-252
83. Smith-Johannsen H, Drysdale J (1969) Biochim Biophys Acta 194: 43-49
84. Alpert E, Coston R, Drysdale J (1973) Nature 242: 194-196
85. Drysdale J (1970) Biochim Biophys Acta 207: 256-258
86. Drysdale J (1974) Biochem J 141: 627-632
87. Richter G, Lee J (1970) Cancer Res 30: 880-888
88. Urushizaki I, Niitsu Y, Ishitani K, Matsuda M, Fukuda M (1971) Biochim Biophys Acta 243: 187-192
89. Bryce C, Crichton R (1973) Hoppe Seylers Z Physiol Chem 354: 344-346
90. Alpert E, Isselbacher K, Drysdale J (1973) Lancet 1: 43-44
91. Epstein C, Schechter A (1968) Ann NY Acad Sci 151: 85
92. Kaplan N (1968) Ann NY Acad Sci 151: 382
93. Lee J, Lee S, Schlesinger K, Richter G (1974) Am J Pathol 75: 473-482
94. Richter G (1972) Biochim Biophys Acta 257: 471-481
95. Shoden A, Sturgeon P (1961) Nature 189: 846-847
96. Bessis M, Gorius J (1957) J Biophys Biochem Cytol 3: 503-504
97. Sargent K, Munro H (1975) Exp Cell Res 93: 15-22
98. Siekevitz P, Palade G (1960) J Biophys Biochem Cytol 7: 619-630
99. Munro H, Steinert P (1975) In: MTP international review of science, Biochemistry series I, vol 7. Butterworths, London, pp 359-404
100. Zähringer J, Baliga B, Crim M, Munro H (1977) Hepatic synthesis of export proteins. In: Rosenoer V, Oratz M, Rothschild M (eds) Albumin structure, function and uses. Pergamon Press, Oxford, pp 203-225

101. Redman C (1969) J Biol Chem 244: 4308-4315
102. Yap S, Strair R, Shafritz D (1977) Proc Natl Acad Sci USA 74: 5397-5401
103. Hicks S, Drysdale J, Munro H (1969) Science 164: 584-585
104. Uenoyama K, Ono T (1972) Biochim Biophys Acta 281: 124-129
105. Morgan E, Peters T (1971) J Biol Chem 246: 3500-3507
106. Morgan E, Peters T (1971) J Biol Chem 246: 3508-3511
107. Nardacci N, Jones J, Hall A, Olson R (1975) Biochem Biophys Res Commun 64: 51-58
108. Koga K, Tamaoki T (1974) Biochemistry 13: 3024-3028
109. Kanai K, Endo Y, Oda T, Tanaka N (1974) Cancer Res 34: 1813-1815
110. Bos E, Vonk J, Gruber M, Ab G (1972) FEBS Lett 24: 197-200
111. Tanaka T, Ogata K (1971) J Biochem (Tokyo) 70: 693-697
112. Ballard J, Hopgood M, Reshef L, Tilgman S, Hanson R (1974) Biochem J 144: 199-207
113. Redman C, Grab D, Irukulla R (1972) Arch Biochem Biophys 152: 496-501
114. Ogata K, Tsurugi K, Nabeshima Y (1974) Acta Biol Med Ger 33: 963-969
115. Ragnotti G, Lawford G, Campbell P (1969) Biochem J 112: 139-147
116. Glazer R, Sartorelli A (1972) Mol Pharmacol 8: 701-710
117. Omura T, Kuiyama Y (1971) J Biochem (Tokyo) 69: 651-658
118. Gonzalez-Cadavid N, Saez de Cordova C (1974) Biochem J 140: 157-167
119. Schreiber G, Boutwell R, Potter V, Morris H (1966) Cancer Res 26: 2357-2361
120. Fineberg R, Greenberg D (1955) J Biol Chem 214: 97-106
121. Yu F, Fineberg R (1965) J Biol Chem 240: 2083-2087
122. Chu L, Fineberg R (1969) J Biol Chem 244: 3847-3854
123. Drysdale J, Shafritz D (1975) Biochim Biophys Acta 383: 97-105
124. Beck G, Bollack C, Beck J (1974) FEBS Lett 47: 314-317
125. Zähringer J, Konijn A, Baliga B, Munro H (1975) Biochem Biophys Res Commun 65: 583-590
126. Zähringer J, Baliga B, Munro H (1976) Biochem Biophys Res Commun 68: 1088-1093
127. Zähringer J, Baliga B, Munro H (1976) Proc Natl Acad Sci USA 73: 857-861
128. Drysdale J, Munro H (1966) J Biol Chem 241: 3630-3637
129. Millar J, Cumming R, Smith J, Goldberg A (1970) Biochem J 119: 643-649
130. John D, Miller L (1966) J Biol Chem 241: 4817-4824
131. Tilghman S, Hanson R, Reshef L, Hopgood M, Ballard F (1974) Proc Natl Acad Sci USA 71: 1304-1308
132. Munro H, Drysdale J (1970) Fed Proc 29: 1469-1473
133. Van Wyk C, Linder-Horowitz M, Munro H (1971) J Biol Chem 246: 1025-1031
134. Linder M, Munro H, Morris H (1970) Cancer Res 30: 2231-2239
135. Hahn P, Granick S, Bale W, Michaelis L (1943) J Biol Chem 150: 407
136. Richter G (1959) Am J Pathol 35: 690-691
137. Richter G (1959) J Exp Med 109: 197-216
138. McDonald R, Endo H, Pechet G (1968) Arch Pathol 85: 366
139. Glomski C (1969) Br J Exp Pathol 50: 331
140. Pechet G (1969) Lab Invest 20: 119
141. McKay R, Fineberg R (1964) Arch Biochem Biophys 104: 496-508
142. Smith C, Cherry R, Maletskos C, Gibson J, Roby C, Caton W, Reid D (1955) J Clin Invest 34: 1391-1402
143. Payne S, Finkelstein R (1978) J Clin Invest 61: 1428-1440
144. Robbins E, Pederson T (1970) Proc Natl Acad Sci USA 66: 1244-1251
145. Brown R, Possingham J (1957) Proc R Soc [B] 147: 145-166
146. Possingham J, Brown R (1958) J Exp Bot 9: 277-284
147. Oertel J, Schultz E, Korinth E, Heilhecker A (1977) Klin Wochenschr 55: 1109-1114
148. Jacobs A, Miller F, Worwood M, Beamish M, Wardrop C (1972) Br Med J 4: 206-208
149. Cook J, Lipschitz D, Miles D, Finch C (1974) Am J Clin Nutr 27: 681-687
150. Munro H, Linder M (1978) Physiol Rev 58: 317-396
151. Hoare R, Harrison P, Hoy T (1975) Nature 255: 653-654

Diskussion

Crichton [1]

1. Es besteht jetzt generell Übereinstimmung, daß die niedermolekularen Komponenten, die in der SDS-Gel-Elektrophorese nachweisbar sind, wie Sie selbst betont haben, Produkte einer proteolytischen Spaltung darstellen, die im Verlaufe des Ferritin-Isolierungsprozesses auftreten. Ihre Molekulargewichte, Aminosäurenzusammensetzung und tryptischen Peptidmuster stimmen mit den 18.500-Untereinheiten überein.
Zur Frage der H-Untereinheiten haben wir kürzlich eine Untersuchung der Gel-Profile durchgeführt [Bryce CFA, Magnusson CGM, und Chrichton RR (im Druck)], die in SDS als Funktion der Bedingungen der Probenpräparation erhalten werden. Wir kamen zu dem Ergebnis, daß durch Variation der Präparationsbedingungen und Variation der Probenmenge jede beliebige Zahl von einer bis sieben Banden für gereinigtes Pferde- und Menschenferritin erhalten werden kann. Die Untereinheit A (Molekulargewicht 18.500) wird durch proteolytische Spaltung während der Reinigung des Proteins oder in der Zelle in niedermolekulare Komponenten B (11.000) und C (7.500) übergeführt. Diese drei Komponenten können Dimere bilden, welche Banden mit einem Molekulargewicht von 15.000 (Dimere von C), 22.000 (Dimere von B) und 37.000 (Dimere A) ergeben. Eine weitere Bande ist am oberen Ende des Gels nachweisbar und entspricht dem nicht-dissoziierten Material.
Unter bestimmten Bedingungen sind nur Banden bei 18.500 und 22.000 nachweisbar, und zwar in zahlreichen verschiedenen Präparationen von unterschiedlichen Geweben und Spezies. Daher nehmen wir an, daß die H-Untereinheit ein Artefakt der Probenherstellung (Probenpräparation) ist und in Wirklichkeit ein Dimer des proteolytischen Fragments B darstellt.

2. In bezug auf den Kohlenhydratgehalt von Ferritin sollte herausgestellt werden, daß a) die von verschiedenen Labors angegebenen Kohlenhydratanteile bemerkenswert variieren, daß es b) in keinem Fall mehr als ein Molekül eines bestimmten Zuckers pro Untereinheit gibt; c) Pferde-Milz-Ferritin kristallisiert in einer völlig symmetrischen Form (F 432, kubisch), so daß 96 Polypeptidketten pro Zelleinheit vorhanden sind. Daß eine so hochgradige Symmetrie die Inkorporation von mehr als einem Typ von Untereinheiten in die gleiche Struktur erlauben würde, ist unwahrscheinlich. Was die Frage der Mikroheterogenität betrifft, so möchte ich darauf hinweisen, daß wir 88 % der Aminosäuresequenz von Pferdemilz-Apoferritin bestimmt haben und dabei bisher keinerlei Heterogenität in der Aminosäuresequenz gefunden haben.
Die Aminosäuresequenz von menschlichem Milzferritin wird ebenfalls derzeit in unserem Labor untersucht; z. Z. können wir klar eine Homologie zwischen der Sequenz von menschlichem und Pferdeferritin und natürlich auch Differenzen zwischen den beiden Ferritinen feststellen.

3. Daher folgern wir, daß es nicht möglich ist, daß zwei Typen von Untereinheiten in Heteropolymeren in ein und demselben Gewebe vorkommen, sondern, daß eher — wie wir kürzlich vorgeschlagen haben — Crichton R, Millar J, Cumming R, Bryce C (1973) Biochem J 131: 51-59 gewebespezifische Ferritine in verschiedenen Geweben der gleichen Spezies vorkommen, d.h. in einem Gewebe kommt nur eine gewebespezifische Polypeptidkette vor.

---

[1] Prof. Dr. R. R. Crichton, Unite de Biochemie, Universite Catholique de Louvain, B-1348 Louvain-la-Neuve/Belgien

Schlußbemerkung

Zähringer

Der Bemerkung von Professor Crichton stimme ich vollinhaltlich zu. Wie wir in den Untersuchungen über die zellfreie Synthese von Ferritin durch Leberpolyribosomen und mRNS (Abb. 6 u. 7) [58] nachgewiesen haben, wird in diesen Systemen nur eine Untereinheit mit einem Molekulargewicht von 18500-19000 erzeugt. Deshalb erscheint es sehr wahrscheinlich, daß alle anderen „kleineren" Untereinheiten Degradationsprodukte darstellen, die während der Isolierung von Ferritin aus Geweben entstehen.

Eigenschaften des Serumferritins

M. Worwood, M. Wagstaff, B. M. Jones, S. J. Cragg

Zusammenfassung

Zwischen den Ferritinen, die aus verschiedenen menschlichen Geweben isoliert werden, gibt es sowohl biochemische wie immunologische Unterschiede. Es bestehen Beziehungen zwischen dem isoelektrischen Punkt (pI) eines Ferritinmoleküls, seinen immunologischen Eigenschaften, seiner Fähigkeit Eisen aufzunehmen und seinem Eisengehalt. In dieser Arbeit werden die Eigenschaften des Serumferritins beschrieben, insbesondere seine Entstehung und die Clearance des zirkulierenden Proteins. Für die Reinigung von Ferritin aus dem Serum von Patienten mit Eisenüberladung werden Methoden beschrieben. Das Serumferritin dieser Patienten hat ein Molekulargewicht ähnlich dem von Milzferritin, aber enthält relativ wenig Eisen. Im allgemeinen ist Serumferritin immunologisch dem Milz- oder Leberferritin ähnlicher als das mehr saure Ferritin aus dem Herzen. Andererseits wird untersucht, ob immunologisch abnorme Ferritinmoleküle in Seren von Tumorpatienten nachweisbar sind. Bei der isoelektrischen Fokussierung von Ferritin aus normalem Serum werden Isoferritine gefunden, deren isoelektrische Punkte denen entsprechen, die man auch in normalen Geweben findet. Bei Patienten mit unbehandelter idiopathischer Hämochromatose oder auch mit Eisenüberladung wegen häufiger Bluttransfusionen herrschen die mehr basischen Isoferritine (pI etwa 5,8) vor, jedoch werden bei den Patienten während der Aderlaßtherapie auch die sauren Isoferritine gefunden. Diese haben ein dem sauren Ferritin des Herzens ähnlichen pI (etwa 5,0). Dennoch reagieren diese sauren Isoferritine aus dem Serum nicht mit Antikörpern gegen Herzferritin und haben außerdem eine ungewöhnlich geringe Affinität für DEAE-Sephadex. Ein großer Anteil des Ferritins aus normalem Serum bindet sich an das Lektin Concanavalin A. Dagegen wurde nur eine geringe Bindung für Gewebeferritine oder für Ferritin aus dem Serum von Patienten mit massiver Leberzellschädigung gefunden. . Die isoelektrische Fokussierung von teilweise gereinigtem Serumferritin ergibt, daß die Bindung an Concanavalin A eine Eigenschaft der mehr sauren Isoferritine ist. Diese Befunde deuten darauf hin, daß Plasmaferritin in großem Umfang aus Zellen sezerniert wird, und daß Kohlenhydratreste, die während der Sekretion zugefügt wurden, für die Heterogenität des Serumferritins bei der isoelektrischen Fokussierung verantwortlich sein können. Dies kann auch den geringen Eisengehalt des Serumferritins erklären, da das sezernierte Ferritin keine Möglichkeit zur Akkumulation von Eisen hat. Sowohl das Vorhandensein der Kohlenhydrate wie der pI eines Ferritinmoleküls können als wesentliche Faktoren die Clearance aus dem Plasma bestimmen und damit für die Serumferritinwerte verantwortlich sein.

Es ist heute nachgewiesen, daß aus Geweben wie Leber oder Milz aufbereitetes Ferritin eine heterogene Population von Molekülen enthält. Dabei können große Unterschiede im Molekulargewicht infolge Polymerisation, im Eisengehalt und besonders in diesem Zusammenhang in der elektrischen Ladung auftreten. Ladungsunterschiede können leicht durch isoelektrische Fokussierung nachgewiesen werden. Umstritten ist jedoch noch die Ursache der Existenz von Ferritinmolekülen mit unterschiedlicher Ladung. Drysdale (1977) vermutete die Ursache dieser Unterschiede in zwei verschiedenen Untereinheiten, aus denen die Ferritinmoleküle der Gewebe bestehen, die jedoch in allen Geweben vorkommen. Eine kürzlich erschienene Arbeit (Arosio et al. 1978) beschreibt die Isolierung von zwei Untereinheiten des menschlichen Ferritins sowie einige ihrer Eigenschaften;

Auf der anderen Seite behaupten Rusell et al. (1978), daß die bei der isoelektrischen Fokussierung erhaltenen diskreten Banden ein Artefakt der Methode darstellen, daß es wahrscheinlich eine kontinuierliche Verteilung von Molekülen mit verschiedener Ladung gibt und daß dies Folge der Wirkungen von Post-Translationsmodifikationen ist.

Tabelle 1 zeigt, wie sich einige andere Eigenschaften von Isoferritinen aus menschlichen Geweben mit dem isoelektrischen Punkt ändern. Die immunologische Reaktivität von Isoferritinen mit Antikörpern gegen Milz- und Herzferritin, ihre Affinität für einen Anionenaustauscher und ihr Eisengehalt ändern sich mit dem pI. Obwohl diese Beziehungen mit ausgesuchten Isoferritinen aus Leber und Herz untersucht wurden, scheinen die Beziehungen zwischen immunologischer Aktivität, Anionenaustausch-Affinität und pI auch im Falle von Ferritinen aus Leber, Milz, Nieren, Herz, Retikulozyten und Leukozyten zu bestehen (Worwood, Wagstaff und Jones, unveröffentlichte Ergebnisse).

Ein Vergleich der Eigenschaften von Serumisoferritinen ist wesentlich schwieriger wegen der sehr niedrigen Konzentrationen von Ferritin im Serum. Abbildung 1 zeigt zwei Methoden, die erfolgreich angewandt wurden, um hochgereinigte Präparationen von Ferritin aus dem Serum von Patienten mit Eisenüberladung zu erhalten. Glücklicherweise ist es nicht notwendig, hochgereinigte Ferritine zu benutzen, wenn man ihre isoelektrischen Fokussierungsprofile untersuchen will, da das Ferritin auf Polyacrylamidgelen durch Verwendung von spezifischen Antiseren nachgewiesen werden kann. Abbildung 2 faßt in einem Diagramm einige Ergebnisse zusammen, die durch isoelektrische Fokussierung von Serumferritin erhalten worden sind. Die Untersuchungen waren bis jetzt beschränkt auf Serum von Gesunden, von Patienten mit Eisenüberladung und von einigen Patienten mit Leukämie. Da verschiedene Autoren unterschiedliche Techniken der isoelektrischen Fokussierung verwendet haben, sollten immer die Originalarbeiten herangezogen werden (Worwood et al. 1976; Arosio et al. 1977; Halliday et al. 1977; Worwood et al. 1977). Es wurde gefunden, daß Ferritin aus normalem Serum Isoferritine enthält, die über einen weiten Bereich von pI-Werten zwischen etwa 5,7-4,9 variieren. Bei Seren von einigen Patienten mit unbehandelter idiopathischer Hämochromatose oder mit transfusionsbedingter Eisenüberladung wurde jedoch gefunden, daß nur die mehr basischen Isoferritine vorhanden sind. Es wurde ebenfalls beobachtet, daß bei Patienten mit Hämochromatose nach der Aderlaßbehandlung hohe Konzentrationen der mehr sauren Isoferritine vorhanden sind (Halliday et al. 1977; Worwood et al. 1977). Halliday et al. (1977) konnten nachweisen, daß die Konzentration der sauren Isoferritine während der Aderlaßbehandlung ansteigt.

Die Eigenschaften dieser sauren Isoferritine scheinen jedoch nicht mit denen anderer saurer Isoferritine aus menschlichem Gewebe übereinzustimmen. Bei Anwendung von Antikörpern gegen die sauren Isoferritine des Herzens konnten Jones und Worwood (1978) zeigen, daß damit in Seren von gesunden Personen und Patienten mit verschiedenen pathologischen Zuständen nur geringe Ferritinkonzentrationen nachweisbar sind. Saure Isoferritine (mit einem pI ähnlich dem der sauren Isoferritine des Herzens) aus dem Serum von Patienten mit Eisenüberladung können mit Antiseren gegen Milzferritin, nicht aber mit Antiseren gegen Herzferritin nachgewiesen werden (Worwood et al. 1977). Es gibt noch zwei weitere ungewöhnliche Eigenschaften des Serumferritins. Zum einen ist die Anionenaustauschaffinität der Isoferritine aus dem Serum gering, entsprechend der von Ferritin mit einem pI von ungefähr 5,8. Die Unterschiede in der Anionenaustauschaffinität von Serum- und Gewebeferritinen sind in Abb. 3 dargestellt. Zum anderen wurde festgestellt,

Tabelle 1. Eigenschaften der Fraktionen von menschlichem Ferritin. (Aus Wagstaff et al. 1978)

Ferritin	pI	Immunoreaktivität [a]		Verhältnis Fe/Protein (μgFe/μg Protein)	Anionenaustausch-Affinität [b]
		Milz-Assay	Herz-Assay		
Herz	5,05	0,036	1,0	$-$ [c]	0,290
Leber	5,34	0,38	0,030	0,24	0,248
	5,43	0,74	0,025	0,22	0,240
	5,57	1,03	0,015	0,18	0,214
	5,67	1,25	0,010	0,14	0,190
	5,74	1,35	0,005	0,10	0,155
	5,81	0,79	0,003	0,07	0,108

[a] Mit immunoradiometrischem Assay bestimmte Proteinkonzentration / nach der Methode von Lowry et al. (1951) bestimmte Proteinkonzentration

[b] Cl^- (M)-Konzentration bei der höchsten Ferritinkonzentration

[c] Nicht angegeben, da die Reinigung des Herzferritins einen Ultrazentrifugationsschritt erfordert, der eisenreiches Ferritin selektiert

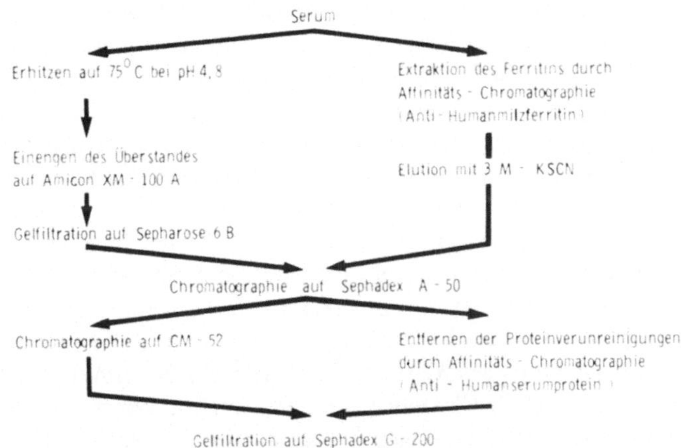

Abb. 1. Schema für die Präparation von Serumferritin. (Ausführliche Beschreibung in Worwood et al. 1976)

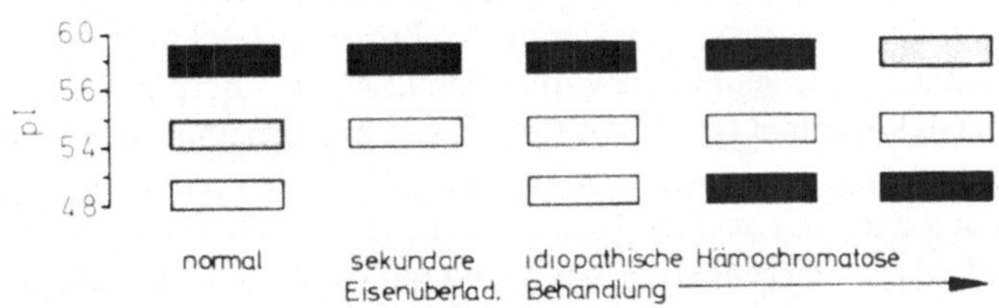

Abb. 2. Diagramm der Isoferritinverteilung nach isoelektrischer Fokussierung von Serumferritin (s. Text der Originalarbeit)

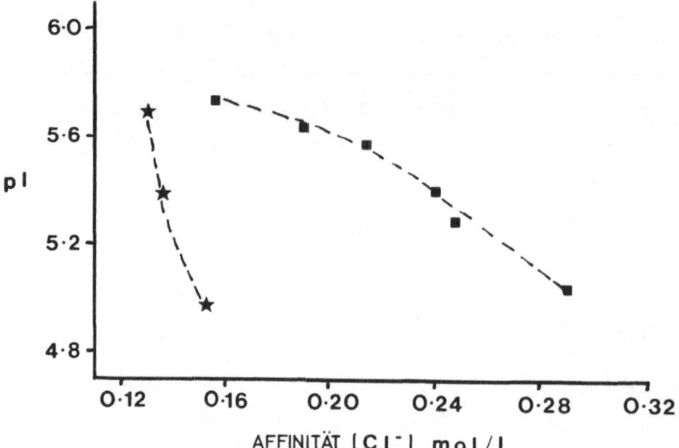

Abb. 3. Anionenaustauschaffinität von Serum- und Gewebe-Isoferritinfraktionen. (Mit Genehmigung entnommen aus Worwood et al. 1977.) Die Affinität ist definiert in Tabelle 1. Serumferritin von einem Patienten mit Hämochromatose wurde teilweise gereinigt durch die Hitzebehandlungsmethode (Worwood et al. 1976) und aufgeteilt in drei Fraktionen durch präparative isoelektrische Fokussierung (Wagstaff et al. 1978). Die Gewebeferritine wurden gereinigt und aufgetrennt in Fraktionen (Wagstaff et al. 1978; s. auch Tabelle 1)

daß der Eisengehalt von Serumferritin gering ist (Worwood et al. 1976; Arosio et al. 1977). Dies ist um so erstaunlicher, als die entsprechenden Serumferritine bei Patienten mit starker Eisenüberladung isoliert wurden.

Einige dieser Befunde können erklärt werden durch die neuen Untersuchungen über die Bindung von Serumferritin an Concanavalin A. Es wurde nachgewiesen, daß 60-70 % des Ferritins in normalem Serum sich an Concanavalin A bindet, obwohl Leber-, Milz- und Herzferritin nur eine geringe Bindung an das Lektin zeigen (Worwood et al. 1979). Es wurde ebenfalls festgestellt, daß sich das Ferritin im Serum von Patienten mit massiver Leberschädigung nicht an Concanavalin A bindet, sich aber wie ein Gewebeferritin verhält. Weitere Untersuchungen zeigten, daß die Bindung an Concanavalin A eine Eigenschaft der mehr sauren Isoferritine des Serums ist. Diese Befunde können hilfreich sein für das Verständnis des Weges, auf welchem das Ferritin in das Plasma gelangt, und für die Faktoren, die die Clearance von Serumferritin kontrollieren. Sowohl klinische wie experimentelle Beobachtungen deuten darauf hin, daß zirkulierendes Ferritin im Normalfall aus Zellen des retikuloendothelialen Systems stammt (Jacobs u. Worwood 1975). Es ist möglich, daß Ferritin normalerweise durch (geschädigte) Zellmembranen austritt, und das scheint sicher der Weg zu sein, auf dem Ferritin bei Patienten mit Leberzellnekrose aus der Leber in den Kreislauf gelangt. Es ist ebenfalls möglich, daß Ferritin aus sekundären Lysosomen während des Prozesses der Phagozytose austritt (Trump 1977).

Andererseits deuten die vorher beschriebenen Befunde, daß nämlich Serumferritin ein Glykoprotein ist, darauf hin, daß es wahrscheinlicher durch Sekretion aus Zellen nach der Ferritinsynthese an den Ribosomen des rauhen endoplasmatischen Retikulums in den Kreislauf gelangt. Dieses Ferritin könnte Kohlenhydratreste enthalten und hätte also wenig Gelegenheit, Eisen zu akkumulieren. Damit wäre der geringe Eisengehalt des Serumferritins erklärt.

Untersuchungen über die Faktoren, die die Clearance von Ferritin aus dem Kreislauf kontrollieren, sind fast ausschließlich im Tierexperiment durchgeführt worden. Es besteht

Tabelle 2. Ferritin-Plasmaclearance

Tier	Art des Ferritins	injizierte Menge (μg Protein)	T 1/2 (min)	Literatur
Ratte	Rattenleber	1	4	Siimes u. Dallman (1974)
,,	,,	1	10	Halliday et al. (1979)
,,	,,	10	10	Siimes u. Dallman (1974)
,,	,,	100	31	Halliday et al. (1979)
,,	,,	160	40	Unger u. Hershko (1974)
Ratte	Rattenserum	1	17	Halliday et al. (1979)
Hund (13-19 kg)	Hundeleber (Kristallin)	3	7	Pollock et al. (1978)
,,	,,	400	9	,, ,, ,,
,,	,,	5200	7	,, ,, ,,
,,	Hundeleber-Apoferritin	1000	16-25	,, ,, ,,

allgemeine Übereinstimmung, daß Ferritin durch die Parenchymzellen der Leber schnell aus dem Kreislauf entfernt wird (Siimes u. Dallmann 1974; Unger u. Hershko 1974). Die Clearanceuntersuchungen sind in Tabelle 2 zusammengefaßt.

Bei geringen Ferritinkonzentrationen beträgt die Halbwertszeit der Clearance etwa 7 min, jedoch ist der Effekt der Dosis auf die Ferritinclearance umstritten. Bei Untersuchungen an Ratten konnte nachgewiesen werden, daß die Clearance mit der Konzentration ansteigt, andererseits konnte dieser Effekt für Hunde nicht bestätigt werden. Obgleich Halliday et al. (1979) fanden, daß der Eisengehalt wenig Einfluß auf die Clearance hat, zeigten Pollock et al. (1978), daß Apoferritin eine langsamere Clearance als Ferritin besitzt. Dabei sollte jedoch beachtet werden, daß Pollock et al. (1978) ihr Apoferritin durch Reduktion mit Natriumdithionit gewannen, wohingegen Halliday et al. (1978) „natürliches" Apoferritin durch Ultrazentrifugation präparierten. Halliday et al. (1979) beobachteten, daß Serumferritin sich an Concanavalin A bindet und eine längere Aufenthaltszeit als nichtbindendes Ferritin im Serum besitzt. Es ist möglich, daß der Kohlenhydratgehalt des Ferritins ein wichtiger Faktor bei der Bestimmung der Clearance des zirkulierenden Ferritins ist. Es kann auch nichts darüber ausgesagt werden, ob der pI der Ferritinmoleküle und ihr Eisengehalt ebenfalls wichtige, unabhängige Faktoren für die Kontrolle seiner Überlebenszeit sind.

Wegen der Unterschiede in den Eigenschaften von Serumferritin und Ferritin von verschiedenen anderen menschlichen Geweben muß nach der Nützlichkeit von Assays für andere Ferritine als denen aus Leber und Milz gefragt werden. Hazard u. Drysdale (1977) haben berichtet, daß für Seren von Patienten mit Tumoren ein Immunassay, der auf He-La- Zellferritin basiert, manchmal höhere Ferritinkonzentrationen liefert als ein anderer, der auf kristallinen Leberferritin basiert. Weitere Untersuchungen sind notwendig, um festzustellen, ob solch ein Assay einen klinischen Nutzen hat. Dabei muß berücksichtigt werden, daß die Eigenschaften des Plasmaferritins von dem Weg, auf welchem das Ferritin in den Kreislauf gelangt und durch die unterschiedliche Clearance der Ferritinmoleküle aus dem Plasma beeinflußt wird. Auch wenn hohe Konzentrationen eines bestimmten Isoferritins im Gewebe vorhanden sein mögen, kann es trotzdem im Plasma nur als Spurenkomponente vorkommen. Die wachsende Kenntnis über die immunologischen Eigenschaften von Gewebe- und Serumferritinen, über die biochemischen Eigenschaften des Serumferritins und über die Physiologie des zirkulierenden Ferritins werden dazu führen, den Nutzen von Assays für Isoferritine, die nicht aus Leber oder Milz stammen, zu ermitteln.

Literatur

Arosio P, Yokota M, Drysdale JW (1977) Characterization of serum ferritin in iron overload: possible identity to natural apoferritin. Br J Haematol 36:199-207

Arosio P, Adelman TG, Drysdale JW (1978) On ferritin heterogeneity. Further evidence for heteropolymers. J Biol Chem 253:4451-4458

Drysdale JW (1977) Ferritin phenotypes: structure and metabolism. Ciba foundation Symposium 51 (New series). Elsevier/Excerpta Medica/North Holland, Amsterdam, pp 41-57

Halliday JW, McKeering LV, Tweedale R, Powell LW (1977) Serum ferritin in haemochromatosis: changes in isoferritin composition during venesection therapy. Br J Haematol 36: 395-404

Halliday JW, Mack U, Powell LW (1979) The kinetics of serum and tissue ferritins: realtion to carbohydrate content. Br J Haematol 42: 535-546

Hazard JT, Drysdale JW (1977) Ferritinaemia in cancer. Nature 265: 755-756

Jacobs A, Worwood M (1975) The biochemistry of ferritin and its clinical implications. Prog Hematol 9: 1-24

Jones BM, Worwood M (1978) An immunoradiometric assay for the acidic ferritin of human heart: application to human tissues, cells and serum. Clin Chim Acta 85: 81-88

Pollock AS, Lipzchitz DA, Cook JD (1978) The kinetics of serum ferritin. Proc Soc Exp Biol Med 157: 481-485

Lowry DH, Rosebrough NJ, Farr AL, Randall RJ (1951) Protein measurement with the Folin phenol reagent. J Biol Chem 193: 265-275

Russell SM, Harrison PM, Shinjo S (1978) Discrete bands in ferritin electrofocusing patterns. Br J Haematol 38: 296-298

Siimes MA, Dallman PR (1974) New kinetic role for serum ferritin in iron metabolism. Br J Haematol 28: 7-18

Unger A, Hershko C (1974) Hepatocellular uptake of ferritin in the rat. Br J Haematol 28: 169-180

Trump BF (1977) Reported in „General Discussion II“. Ciba foundation Symposium 51 (New series), Elsevier/Excerpta Medica/North Holland, Amsterdam, pp 355-369

Wagstaff M, Worwood M, Jacobs A (1978) Properties of human tissue isoferritins. Biochem J 173: 969-977

Worwood M, Dawkins S, Wagstaff M, Jacobs A (1976) The purification and properties of ferritin from human serum. Biochem J 157: 93-103

Worwood M, Wagstaff M, Jones BM, Dawkins S, Jacobs A (1977) Biochemical and immunological properties of human isoferritins. In: Brown EB, Aisen P, Fielding J, Crichton RR (eds) Proteins of iron metabolism. Grune & Stratton, New York, pp 79-80

Worwood M, Cragg SJ, Wagstaff M, Jacobs A (1979) Binding of human serum ferritin to convanavalin A. Clin Sci Mol Med 56: 83-87

Diskussion

Niemann[2]

Durch die Affinitäts-Chromatographie kann die Immunoreaktivität verändert werden.
Konnten Sie deshalb einen Unterschied der Antigenität des nach zwei verschiedenen
Methoden (Affinitäts-Chromatographie bzw. Gelfiltration) isolierten Serumferritins
gegen das Antimilzferritinserum feststellen?

van Eijk

Wir haben reines menschliches Leber-, Milz-, Herz- und He-La-Zellferritin isoliert. Wir
haben entsprechende Antikörper erzeugt und damit eigene Radioimmunoassays aufge-
baut. Es fand sich kein Unterschied in der Antigenität zwischen Milz- und Leberferritin.
Jedoch haben wir einen Unterschied gefunden zwischen der Immunoreaktivität von
Milz/Leber- und Herzferritin gegen Antiherz- und Anti-He-La-Zellferritin. Wir haben
Leber-, Milz- und Herzferritin sowohl in der klassischen Art wie auch durch Affinitäts-
Chromatographie isoliert. Bei Leber- und Milz- ergab sich kein Unterschied in der Reaktivität, jedoch bei Herzferritin. Können Sie angeben, ob die Heterogenität im pI für
verschiedene Ferritine auf Unterschiede im Protein- oder Eisengehalt bzw. eine Kombination beider Faktoren zurückzuführen ist?

Heinrich

Gibt es tatsächlich schon genug experimentell gesicherte Erkenntnisse, daß das Ferritin
aus intakten, lebenden RES-Zellen freigesetzt bzw. sezerniert wird? Ist es nicht wahrscheinlicher, daß diese Zellen die nur eine Lebenszeit von ca. zwei Tagen haben, ihr zyto-
plasmatisches Eisen beim Zugrundegehen verlieren?

Birgegard

Es ist ungewöhnlich, daß ein so großes Protein eine so extrem rasche Plasmaclearance
aufweisen soll. Bei den meisten diesbezüglichen Studien wurde Ferritin verwendet, dessen
Eisen radioaktiv markiert war. Ist es deshalb möglich, daß dabei die Clearance des Eisens
und nicht die des Ferritins aus dem Plasma gemessen wurde?

Worwood

Zu Niemann. Wir haben keine Erfahrung in der Untersuchung von Ferritinen hinsichtlich
präparativ bedingter Unterschiede in der Antigenität. Bei Serumferritinpräparationen,
die entweder mit der Affinitäts-Chromatographie oder Hitzefällungsmethoden gewonnen
wurden, haben wir keinerlei Unterschiede in der Reaktivität gegenüber Antimilzferritinserum beobachtet.

---

[2] Dr. E. Niemann, Hoechst AG, Radiochemisches Labor, D-6230 Frankfurt am Main 80

Zu van Eijk. Die Heterogenität im pI scheint auf Unterschiede in der Proteinstruktur und nicht auf Unterschiede im Eisengehalt zurückzuführen zu sein.

Zu Heinrich. Unsere Untersuchungen über die Bindung von Serumferritin an Concanavalin A weisen darauf hin, daß normalerweise der größte Teil des Serumferritins von intakten RES-Zellen sezerniert wird.

Zu Birgegard. Die von mir erwähnten Untersuchungen über die Ferritinplasmaclearance zeigen, daß sowohl mit ^{59}Fe als auch mit ^{125}J-Markierung ähnliche Raten gefunden werden.

Der Eisengehalt von menschlichem Serumferritin bei akuter Virushepatitis

F. M. J. Zuyderhoudt

Serum wurde inkubiert mit Antiferritin-Immunoglobulinen, die an Sepharose 4B gekoppelt waren. Nach der Bindung des Ferritins wurde das Sepharosegel pelletiert und gewaschen. Nach der Freisetzung des Eisens aus dem Ferritin wurde dieses kolorimetrisch gemessen.

In Leberbiopsieproben wurden die Lebereisen-Fraktionen gemessen (Zuyderhoudt et al. 1978a).

Der Eisengehalt des Ferritins während der akuten Virushepatitis ergab sich zu:

Anzahl der Patienten	Leberferritin-Eisen	Serumferritin-Eisen	Serum ALAT IU/l
8	Mittelwert: 16%	Mittelwert: 5%	Mittelwert: 740
	Bereich: 7%-32%	Bereich: 0-14%	Bereich: 480-1000

Wegen der sehr engen Korrelation zwischen der Serumtransaminasenaktivität und der Konzentration von Serumferritin während einer Leberzellschädigung (Zuyderhoudt et al. 1978b) ist das Serumferritin in diesen Fällen sehr wahrscheinlich hauptsächlich vom Lebertyp. Der geringe Eisengehalt des Serumferritins deutet darauf hin, daß während der Leberzellschädigung das Leberferritin zumindest teilweise sein Eisen verliert. Nur bei den Fällen mit sehr schwerer Leberschädigung können Ferritine mit einem höheren Eisengehalt im Serum nachgewiesen werden.

Wir glauben, daß ebenfalls bei Patienten mit Eisenüberladung die Gewebeferritine einen Teil ihres Eisens verlieren bei der Passage aus den Gewebezellen in das Blut (Zuyderhoudt et al. 1978b).

Literatur

Zuyderhoudt FMJ, Hengeveld P, Gool J Van, Jörning GGA (1978a) Clin Chim Acta 86: 313-321

Zuyderhoudt FMJ, Linthorst C, Hengeveld P (1978b) Clin Chim Acta 90: 93-99

Nachweisverfahren zur Serumferritinbestimmung

E. Werner, J. P. Kaltwasser

Zusammenfassung

Die vielseitigen Anwendungsmöglichkeiten der radioimmunologischen Bestimmung der Ferritinkonzentration im Serum haben innerhalb kurzer Zeit nach der Erstveröffentlichung einer Meßmethode zur Entwicklung weiterer unterschiedlicher Verfahren und auch kommerzieller Assays geführt. Die dargelegten Ergebnisse beziehen sich im wesentlichen auf eigene Untersuchungen mit der Originalmethode und drei handelsüblichen Kits. Die Ferritinkonzentration im Serum kann um mehr als 4 Größenordnungen variieren, der in der Praxis aus der Standardkurve ablesbare Bereich umfaßt nur etwa 2 Größenordnungen. Mit allen vier Assays kann Serumferritin noch bei Patienten mit Eisenmangel nachgewiesen werden. Dagegen wird die Nutzbarkeit der Standardkurve für hohe Ferritinkonzentrationen bei den immunoradiometrischen Assays durch den sog. „High-dose-hook"-Effekt beeinflußt, so daß oberhalb eines Grenzwerts adäquate Verdünnungen erforderlich sind. Im Intraassay-Vergleich sind bei 30fach-Bestimmungen von Proben im linearen Teil der Standardkurve bei allen Assays Variationskoeffizienten kleiner als 10% erreichbar, das gleiche gilt für die Interassay-Variationen. Serumproben können bei -20°C zumindest ein Jahr lang bis zur Ferritinbestimmung aufgehoben werden. Bei einem Vergleich der Verfahren untereinander anhand von 80 Serumproben im Konzentrationsbereich zwischen 1 und 70.000 μg/l wurden in der Regressionsanalyse gute Korrelationen (r $\rangle$ 0,98) zwischen allen Assays gefunden. Dagegen weichen die Absolutwerte bis zum Faktor 3 voneinander ab. Hier ist eine international einheitliche Definition des Standardferritins unbedingt erforderlich. Ebenso müssen noch weitere Untersuchungen zur Vereinheitlichung der Normbereiche für die einzelnen Verfahren durchgeführt werden.

Meßmethoden

Seit der ersten Veröffentlichung von Addison et al. im Jahre 1972 über die Bestimmung der Ferritinkonzentration im Serum mittels eines empfindlichen immunoradiometrischen Assays (IRMA) sind eine Reihe weiterer Verfahren entwickelt worden, die zum Teil auch als kommerzielle Kits erhältlich sind. (Tabelle 1). Dabei lassen sich vier Arten unterscheiden. Das bereits erwähnte Originalverfahren ist ein Festphasen-immunoradiometrischer Assay unter Verwendung eines Immunadsorbens und ^{125}J-markierter Antiferritin-Antikörper. Von Miles et al. (1974) wurde eine Doppelantikörpermethode entwickelt. Da einer der beiden Antikörper leicht an eine feste Oberfläche (Reagenzglas, Plastikkugel) gebunden werden kann, wird diese Methode mehrfach bei kommerziellen Verfahren eingesetzt. Nach Herstellung hochgereinigten Ferritins war auch die Entwicklung konventioneller Radioimmunoassays mit ^{125}J-markiertem Ferritin möglich. Bei den Enzymimmunoassays wird das Radioisotop durch ein geeignetes Enzym, z.B. alkalische Phosphatase, ersetzt.

In Abb. 1 ist die von Addison et al. (1972) angegebene Methode mit geringen Modifikationen, wie sie in Frankfurt durchgeführt wird, schematisch dargestellt. Es wird ein

Tabelle 1. Nachweisverfahren für die Serumferritinbestimmung

METHODE	AUTOR	JAHR	LITERATUR
Festphasen - immuno - radiometrischer Assay (IRMA)	ADDISON et al. Jones et al. Leyland et al. Hussein et al. Kaltwasser et al. Oertel et al.	1972 1975 1975 1975 1977 1977	J. clin. Path . 25 , 326 J. clin. Path . 28 , 540 Scand . J. Haemat. 14 , 385 Brit. Med. J. 1 , 546 Klin. Wschr. 55 , 1103 Klin. Wschr. 55 , 1109
Doppelantikörper - immunoradiometrischer Assay (2 - site - IRMA)	MILES et al. Siimes et al. Dempster et al. Alfrey Kommerzielle Verf.: FER - IRON RIA - gnost NORDICLAB FERRITIN IRMA SPAC - Ferritin - Kit	1974 1974 1977 1978	Analytical Biochem. 61 , 209 Blood 43 , 581 Med. Lab. Sci. 34 , 337 Crit. Rev. clin. Lab. Sci. 179 Ramco Labs. , Houston , Texas (USA) Behringwerke , Frankfurt Nordiclab oy , Oulo (Finnland) Byk - Mallinckrodt , Dietzenbach
Radioimmunoassay (RIA)	MARCUS et al. Halliday et al. Niitsu et al. Valberg et al. Wide et al. Luxton et al. Goldie et al. Kommerzielle Verf. : Gamma Dab	1975 1975 1976 1976 1977 1977 1978	J. nat. Cancer Inst. 55 , 791 Clin. Chim. Acta 58 , 207 Ann. N. Y. Acad. Sci. 259 , 450 Canad. Med. Ass. J. 114 , 417 Uppsala J. med. Sci. 82 , 15 Clin. Chem. 23 , 683 Ann. Clin. Biochem. 15 , 102 Clinical Assays , München
Enzymimmunoassay (EIA)	THERIAULT et al. Zuyderhout et al.	1977 1978	Clin. Chem. 23 , 2142 Clin. Chim. Acta 88 , 37

an Diazozellulose gekoppeltes Pferdeferritin als Immunadsorbens verwendet. Damit werden zunächst die in Kaninchen gewonnenen Antihumanmilzferritin-Antikörper isoliert und gereinigt, anschließend am Immunadsorbens mit ^{125}J nach der Chloramin-T-Methode markiert und im pH-Gradienten eluiert. Die markierten Antikörper werden zur Aufbewahrung wieder an das Immunadsorbens gebunden. Zur Durchführung des Assays wird die zu messende Serumprobe mit frisch eluierten Antikörpern im Überschuß 24 Stunden bei 4°C inkubiert, anschließend wird Immunadsorbens zur Bindung der überschüssigen Antikörper zugesetzt. Danach erfolgt die Trennung von Immunadsorbens-

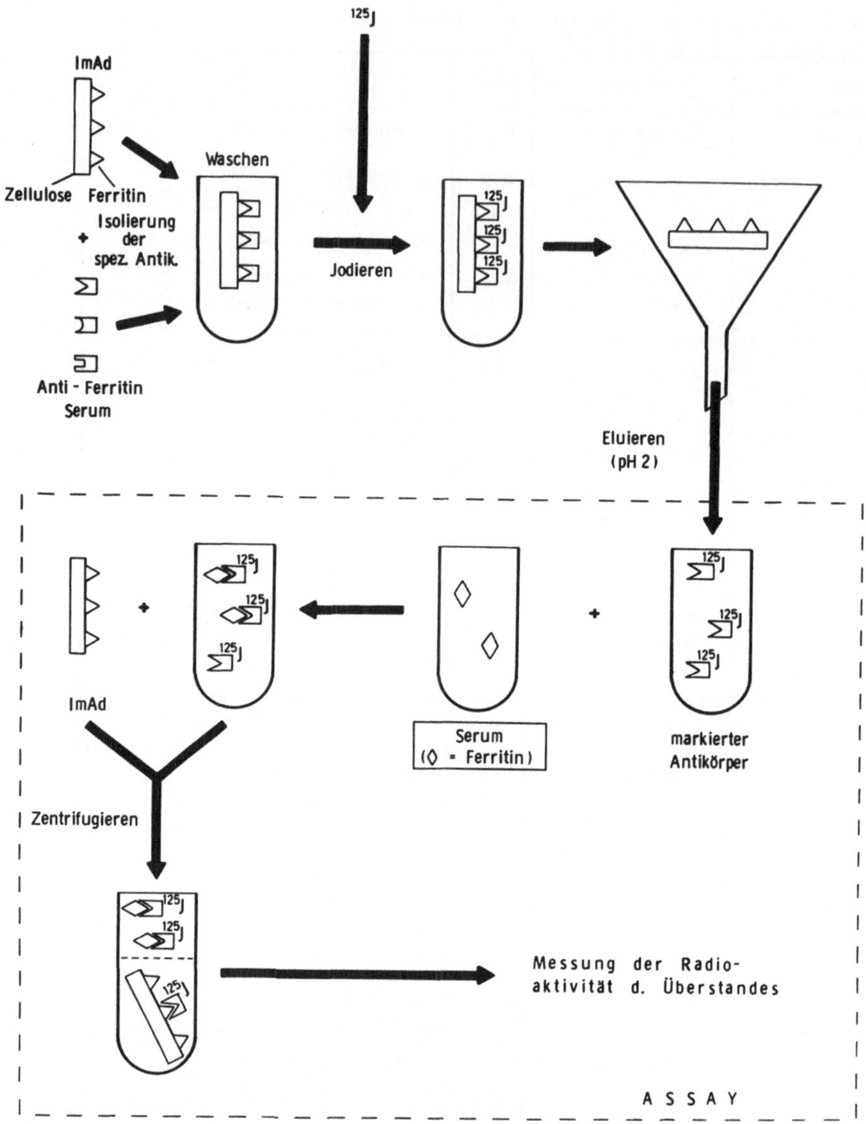

Abb. 1. Schema des Serumferritinassays nach Addison et al. (1972) einschließlich der Antikörper-
isolierung und -markierung (ImAd: Immunadsorbens)

Antikörperkomplex und Antigen-Antikörpern durch Zentrifugation. Die Radioaktivität
des Überstandes steht in direkter Beziehung zur Ferritinkonzentration in der Probe.

Die Verfahren der zweiten in Tabelle 1 angegebenen Gruppe stellen eine Modifikation
der Methode von Addison dar. Beim Doppelantikörper-IRMA nach Miles et al. (1974)
wird zuerst ein (nicht-radioaktiver) Antiferritin-Antikörper an die Innenwand von Reagenzröhrchen ausPolystyren gebunden. Diese können bei 4°C aufbewahrt werden. Zur
Durchführung des Assays werden 0,2 ml des Standards bzw. des Probenserums (normalerweise 1:20 verdünnt) in diesen Röhrchen im Reaktionsschritt I über 24 h bei 4°C

inkubiert. Nach dem Waschen erfolgt im Reaktionsschritt II eine zweite Inkubation bei 4°C über 48 h mit ^{125}J-markierten Antiferritin-Antikörpern im Überschuß. Nach einem weiteren Waschvorgang wird die ^{125}J-Aktivität der Röhrchen gemessen.

Dieses Verfahren wird mehrfach bei kommerziell erhältlichen Kits eingesetzt. Der Assay der Fa. Nordiclab (Nordiclab Ferritin IRMA 17-Fer-100-1) ist mit dem von Miles et al. (1974) angegebenen Verfahren nahezu identisch. Bei ihm werden die an Reagenzröhrchen gebundenen Antikörper verwendet (sogenannter „Coated-tube"-Assay). Bei den Kits Fer-Iron (Fa. Ramco Labs.) und RIA-gnost-Ferritin (Fa. Behringwerke) sind die Antiferritin-Antikörper auf die Oberfläche einer Kugel von etwa 6 mm ⌀ aufgebracht; die Verfahren unterscheiden sich nur in Dauer der Inkubation sowie den verwendeten Antikörpern und Standardferritinen. In Abb. 2 ist die Durchführung der beiden letztgenannten Assays schematisch dargestellt: In die Inkubationsröhrchen werden nacheinander die mit Antiferritin-Antikörpern besetzten Kugeln, Pufferlösung und Serum bzw. Standard gegeben. In einer ersten Inkubation bindet sich das Ferritin der Proben an die Antikörper. Nach dem Waschen und Zugabe der ^{125}J-markierten Antiferritin-Antikörper erfolgt die zweite Inkubation, bei der sich diese an die auf der Kugeloberfläche sitzenden Ferritin-Antiferritin-Antikörperkomplexe binden. Die überschüssigen markierten Antikörper werden durch Waschen entfernt, so daß die ^{125}J-Aktivität der Kugeln der Ferritinkonzentration der Probe entspricht.

Bei den Verfahren der dritten Gruppe handelt es sich um konventionelle Radioimmunoassays, die auf dem Prinzip der kompetitiven Bindung (Yalow und Berson 1971) des Ferritins in der Probe mit einer definierten Menge ^{125}J-markierten Ferritins an spezifische Antikörper beruhen. Das zu messende Antigen — Ferritin — muß in einer hochgereinigten, ^{125}J-markierten Form verfügbar sein. Bei den Ferritin-RIAs können gelegentlich allosterische Effekte auftreten. Die Empfindlichkeit des RIAs ist etwas geringer als die der IRMAs, da bei diesen die Radioaktivität nach der Entfernung der überschüssigen ^{125}J-Antikörper mit kleiner werdenden Ferritinkonzentrationen mehr gegen kleine Werte (unspezifische Bindung) geht, während beim RIA die Aktivität dann gegen die Gesamtaktivität geht.

Bei dem in der Tabelle 1 aufgeführten kommerziell erhältlichen RIA (GammaDab, ^{125}J-Ferritin) werden ebenfalls zwei Antikörper eingesetzt. Standards- und Serumproben werden zuerst zu einem Ferritin-Antiserum mit einer limitierten Antikörperzahl gegeben, anschließend wird eine definierte Menge ^{125}J-markiertes Ferritin zugefügt, welches mit dem Ferritin der Probe um die Bindung an die in Unterzahl vorhandenen Antikörper während einer ersten Inkubation konkurriert. Damit ist die an den Antikörpern gebundene Menge des ^{125}J-markierten Ferritins umgekehrt proportional zur Ferritinkonzentration in der Probe. Anschließend wird zur besseren Trennung von Antikörpergebundenem bzw. nichtgebundenem ^{125}J-Ferritin ein zweiter präzipitierender Antikörper hinzugegeben und nach einer Inkubation bei 37°C über 30 min zentrifugiert. Nach Dekantieren des Überstandes wird die Radioaktivität der ^{125}J-Ferritin-Antikörperkomplexe im Szintillationszähler gemessen.

Im Prinzip sehr ähnlich zum Verfahren von Miles et al. (1974) kann Serumferritin auch mit Enzymimmunoassays bestimmt werden (Theriault u. Page 1977; Zuyderhout et al. 1978). Bei beiden Assays wird ein Antiferritin-Antikörper an die Probenröhrchen gebunden (adsorbiert), die Probe über Nacht in diesen Röhrchen inkubiert und anschließend ein zweiter Antikörper hinzugefügt. Dieser ist entweder mit alkalischer Phosphatase

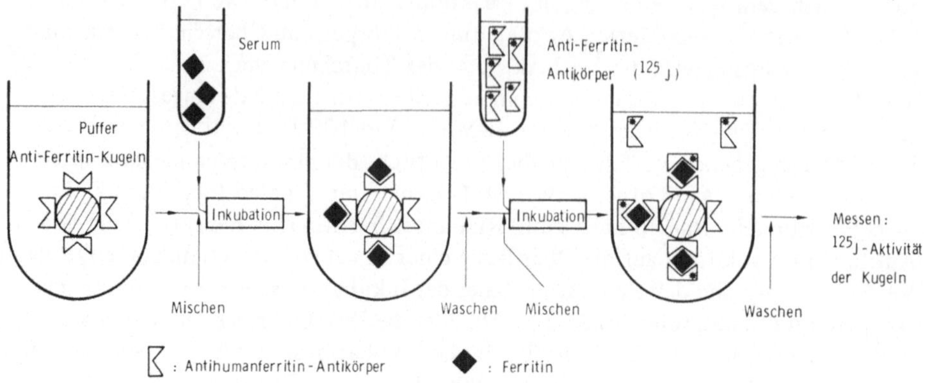

Abb. 2. Schema der Serumferritinbestimmung mit dem Doppelantikörper-Festphasen-IRMA

(Theriault u. Page 1977) oder Meerrettich-Peroxidase (Zuyderhout et al. 1978) konjugiert. Die Menge des gebundenen Enzym-markierten Antikörpers wird durch eine Farbreaktion bestimmt. Das Meßverfahren wird im folgenden Beitrag von F. M. J. Zuyderhout eingehend beschrieben(siehe Seite 56).

Unterschiede zwischen den Meßmethoden

Außer in der Methodik unterscheiden sich die Verfahren auch in der Herkunft der verwendeten Antikörper und Ferritinstandards. In Tabelle 2 sind diese Angaben über das Verfahren nach Addison et al. (1972), so wie es in Frankfurt angewendet wird (Kaltwasser et al. 1977), sowie für drei in der BR Deutschland verfügbare kommerzielle Assays dargestellt. Man kann davon ausgehen, daß die weiter unten beschriebenen differenten Meßergebnisse mit diesen Verfahren auf Unterschiede in Antikörpern und Standards zurückzuführen sind. Die für eine Einzelbestimmung notwendige Serummenge beträgt bei diesen vier Verfahren 50 bis 100 μl. Die Assays Fer-Iron und GammaDab können innerhalb von 8 h durchgeführt werden, beim Addison- und RIA-gnost-Verfahren ist jeweils eine Inkubation über Nacht erforderlich.

Die Serumferritinkonzentration kann in einem sehr weiten Bereich von Werten unter 1 μg/l bis etwa 100.000 μg/l schwanken. Deshalb kommt der Breite des Konzentrationsbereichs, der von der Standardkurve überdeckt wird, große Bedeutung zu, da die Zahl der notwendigen Verdünnungsstufen bei einer unbekannten Probe danach ausgerichtet werden muß. Folgende Konzentrationsbereiche können verwendet werden:

Assay	Ableseschwelle		Meßbereich
	unten F_u	oben F_o	F_o/F_u
	(μg/l)	(μg/l)	
Addison-Assay (Modifikation Ffm)	0,4	10	25
Fer-Iron	2	200	100
RIA-gnost	4	200	50
GammaDab	2	100	50

Tabelle 2. Herkunft der verwendeten Ferritin-Standards und Antiferritin-Antikörper

Assay	Methode	Herkunft des Ferritin-Stand.	Herkunft der 1. AK	Antikörper 2. AK
ADDISON (Modifikation Ffm)	IRMA	menschl. Milz	Kaninchen	—
FER - IRON (Ramco Lab.)	2 - site IRMA	menschl. Milz	Kaninchen	Kaninchen
RIA - gnost (Behring Inst.)	2 - site IRMA	menschl. Leber	Schaf	Kaninchen
Gamma Dab (Clinical Assays)	RIA	menschl. Leber	Kaninchen	Schaf

Diese Werte begrenzen die Konzentrationsbereiche, die in der Praxis bei vertretbarem Ablesefehler genutzt werden können. Bei allen Assays liegt die (von der Definition abhängige) untere Nachweisgrenze noch niedriger. Die angegebene praktische untere Ableseschwelle ermöglicht jedoch, mit allen vier genannten Assays Serumferritinwerte bei Patienten mit Eisenmangel nachzuweisen. Inwieweit einer Abstufung der Meßwerte bei Patienten mit Eisenmangelanämie, also zwischen 1 und 10 μg/l, noch praktischer Wert zukommt, muß noch in der klinischen Anwendung der Serumferritin-Bestimmung geklärt werden. Durch Änderung der Mengenverhältnisse von Antigen und markierten Antikörpern, z.B. auch durch Probenverdünnung, kann der nutzbare Konzentrationsbereich der Standardkurve verschoben werden. Dabei bleibt jedoch seine relative Breite (Quotient aus oberer und unterer Ableseschwelle) erhalten.

Größere Probleme als bei niedrigen Werten ergeben sich bei der Beurteilung hoher Ferritinwerte und zwar durch den sogenannten „High-dose-hook"-Effekt. Unter diesem Effekt versteht man eine Abnahme der gemessenen Zählraten für sehr hohe Ferritinkonzentrationen. Er stellt ein spezielles Problem der Doppelantikörper-immunoradiometrischen Assays dar, beim Radioimmunoassay kann er nicht auftreten. Der Hook-Effekt wurde für den Doppelantikörper-IRMA für Ferritin bereits in der Erstveröffentlichung von Miles et al. (1974) beschrieben. In Abb. 3 ist der Verlauf der Zählrate (offene Kreise) bei schrittweiser Verdünnung einer Probe von anfangs unbekannter Ferritinkonzentration wiedergegeben. Aus der im Assay (RIA-gnost) mitlaufenden Standardkurve konnten fünf Werte abgelesen werden, aus denen als Mittelwert der unverdünnten Probe die Ferritinkonzentration 46.000 μg/l bestimmt wurde. Mit diesem Ausgangswert und den gegebenen Verdünnungen wurde die in Abb. 3 ausgezogene Kurve gezeichnet. Aus dieser Kurve wird deutlich, daß die Untergrenze des Ablesebereichs durch geringe Zählratenunterschiede gegeben ist, zu hohen Ferritinkonzentrationen hin kann die Standardkurve wegen der Doppeldeutigkeit der Zählratenwerte nicht über den Ablesebereich hinaus ausgenutzt werden. In diesem Fall entspricht eine Zählrate von 30.000 Imp/5min sowohl einer Ferritinkonzentration von 46.000 μg/l wie 320 μg/l. Die Werte der Proben im Ablesebereich der Standardkurve wurden aus dieser abgelesen und nach Korrektur der

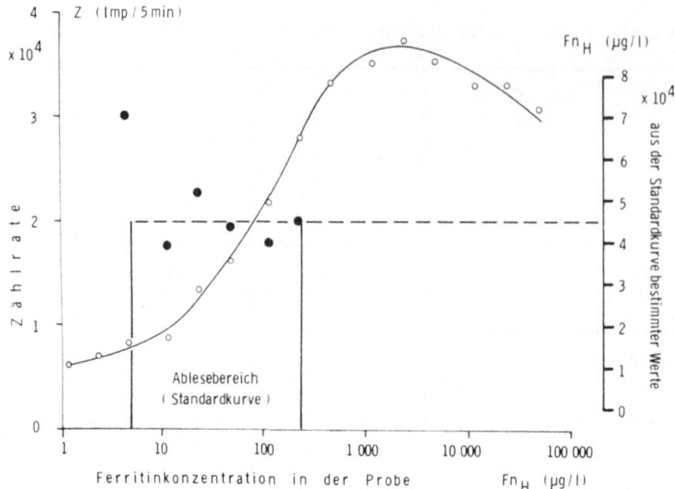

Abb. 3. „High-dose-hook"-Effekt. Eine Serumprobe mit hoher, anfangs unbekannter Ferritinkonzentration wurde schrittweise verdünnt. Aus der Standardkurve des Assays (RIA-gnost) konnten 5 Werte abgelesen werden (●, rechte Ordinate), aus deren Mittelwert unter Korrektur der Verdünnung die Ausgangsferritinkonzentration berechnet wurde. Die gezeichnete Kurve (o–o) wurde danach aus der Anfangskonzentration und den Verdünnungsschritten dargestellt

entsprechenden Verdünnung als ausgefüllte Kreise eingetragen (zugehörige Ordinate rechts). Der Mittelwert der fünf in den Ablesebereich fallenden Proben ist als gestrichelte Linie eingezeichnet.

Der Hook-Effekt ist darauf zurückzuführen, daß bei der zweiten Inkubation freies Ferritin mit einem Teil der ^{125}J-markierten Antikörper lösliche Komplexe bildet, so daß die an die Festphase gebundene Radioaktivität reduziert wird (Alfrey et al. 1979). Nach Alfrey kann der Hook-Effekt vermieden werden, wenn die zweite Inkubation für alle Proben in einem gemeinsamen Antikörperbad ausgeführt wird. Abbildung 4 zeigt zwei Standardkurven, die durch schrittweise Verdünnung eines Ferritinstandards hoher Ausgangskonzentration in einem Assay (RIA-gnost) erzeugt wurden. Kurve 1 wurde nach dem normalen Verfahren erzeugt und zeigt einen besonders deutlichen Hook-Effekt. Bei Kurve 2 wurde die zweite Inkubation der Kugeln, auf deren Oberfläche die Ferritin-Antikörper-komplexe sitzen, mit den ^{125}J-markierten Antikörpern in einem gemeinsamen Bad vorgenommen. Anstelle des „Hooks" tritt ein Plateau. Der als Standardkurve verwertbare Konzentrationsbereich wird breiter. Durch Zugabe einer größeren Antikörpermenge kann die gleiche Differenz in der Zahl der gemessenen Impulse zwischen unterer und oberer Grenze des verwertbaren Konzentrationsbereichs wie bei Kurve 1 erzielt werden.

Im Hinblick auf die Bedeutung des Hook-Effekts bei der Beurteilung eines im Labor gemessenen Ferritinwertes stellt dieses Verfahren eine wesentliche Verbesserung der Serumferritinbestimmung dar, zumal die Durchführung des Assays noch vereinfacht wird.

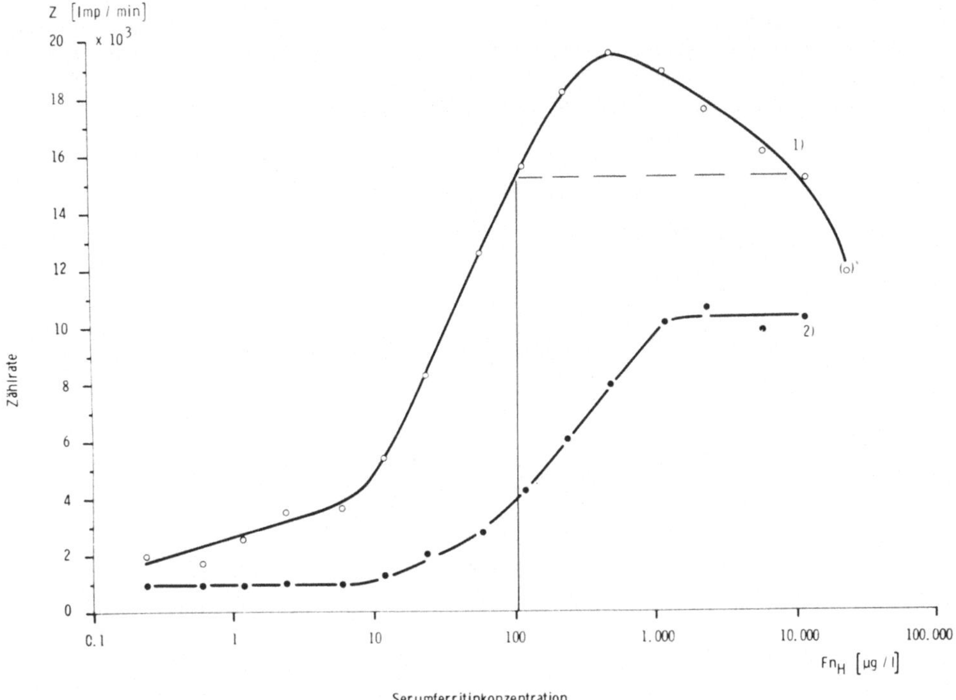

Abb. 4. Vermeidung des „High-dose-hook"-Effekts. Kurve 1 wurde durch schrittweise Verdünnung eines Ferritinstandards erzeugt (jeweils Doppelbestimmungen), bei Kurve 2 wurde das nach Alfrey modifizierte Verfahren angewandt (s. Text)

Genauigkeit und Reproduzierbarkeit

Neben dem erfaßbaren Konzentrationsbereich stellen Genauigkeit und Reproduzierbarkeit ein wichtiges Qualitätsmerkmal eines Assays dar. Für die Beurteilung der Reproduzierbarkeit der Meßergebnisse werden in der Regel die Intraassay- und Interassay-Variationskoeffizienten verwendet. In Tabelle 3 sind Intraassay-Variationskoeffizienten für die 30fach-Bestimmung einer Probe in einem Assay angegeben. Für jedes der angegebenen Verfahren wurden drei Seren gemessen, deren Ferritinkonzentrationen im unteren und oberen Ablesebereich sowie im linearen Teil der Standardkurve lagen. Den gefundenen Differenzen darf dabei kein allzugroßer Wert beigemessen werden, da Ausreißer auch bei 30facher Bestimmung noch den Variationskoeffizienten wesentlich beeinflussen können. Bei den Variationskoeffizienten der rechten und linken Spalte kommt es darauf an, wieweit die einzelnen Werte bereits im S-förmigen Teil der Standardkurve liegen, oder ob noch im linearen Teil abgelesen wird. Bei den unterschiedlichen Ablesebereichen und Meßwerten der einzelnen Verfahren ist eine Messung an identischen Stellen der Standardkurve nicht möglich. Im linearen Teil der Standardkurve sollte der Variationskoeffizient im Intraassay-Vergleich unter 10% liegen. Mit zunehmender Zahl der in einem Labor durchgeführten Assays sind auch noch kleinere Werte erreichbar.

In Tabelle 4 sind die Koeffizienten der Interassay-Variation für vier Assays angegeben. Sie sind durch Messung eines Poolserums in jeweils aufeinanderfolgenden Assays bestimmt

Tabelle 3. Intraassay-Variation. Angegeben sind die Variationskoeffizienten im Intraassay-Vergleich für die 30-fach-Bestimmung von Proben, deren Ferritinkonzentration im unteren und oberen Ablesebereich sowie im linearen Teil der Standardkurve lagen

Methode	Variationskoeffizient (n = 30)		
	Serumferritinkonzentration		
	niedrig	mittel	hoch
Addison	9.8 %	4.4 %	3.7 %
FER - IRON	18.4 %	5.5 %	4.2 %
R IA - gnost	13.4 %	8.7 %	14.5 %
GammaDab	22.5 %	5.5 %	6.9 %

Tabelle 4. Interassay-Variation. Die Variationskoeffizienten wurden durch die Messung eines Poolserums in jeweils aufeinanderfolgenden Assays bestimmt

Methode	Variationskoeffizient	
Addison	8.2 %	(n = 5)
FER · IRON	4.7 %	(n = 44)
R IA - gnost	8.2 %	(n = 10)
GammaDab	6.7 %	(n = 8)

worden. Die Ferritinkonzentration des Poolserums liegt im linearen Teil der Standardkurve. Die Variationskoeffizienten betragen zwischen 5% und 8%.

In Abb. 5 sind die Meßwerte der Ferritinkonzentration des Poolserums für den Fer-Iron-Kit von insgesamt 126 innerhalb von 16 Monaten durchgeführten Assays dargestellt. Dabei zeigt sich eine gute Reproduzierbarkeit dieses kommerziellen Kits. Der Gesamt-Variationskoeffizient beträgt 6,3%. Das Poolserum wurde während dieser Zeit bei -20°C aufbewahrt, einzelne Chargen jedoch bis zu fünfmal aufgetaut und wieder eingefroren. Aus dieser Abb. kann man entnehmen, daß eine tiefgefrorene Probe mindestens ein Jahr bis zur Ferritinbestimmung aufgehoben werden kann.

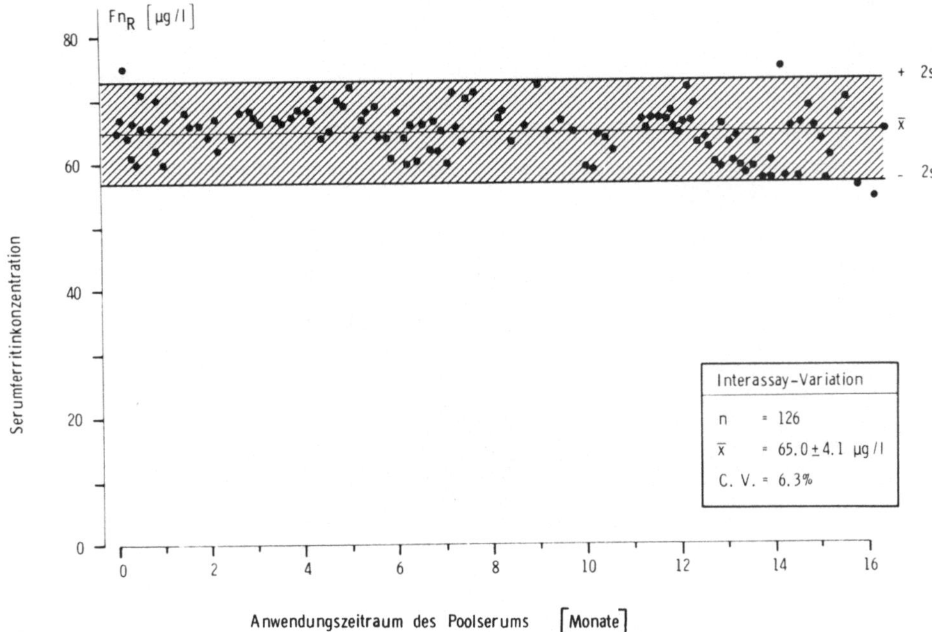

Abb. 5. Meßwerte eines Poolserums, das bei insgesamt 126 Assays innerhalb von 16 Monaten einge-setzt wurde

Assay-Vergleich

Bei der Beurteilung von Ferritinwerten werden häufig Ergebnisse anderer Autoren zum Vergleich herangezogen. Solche Vergleiche sind immer noch sehr problematisch, weil nicht nur mit den unterschiedlichen Nachweismethoden, sondern auch bei identischem Meßverfahren noch sehr unterschiedliche Ergebnisse für vergleichbare Personengruppen publiziert werden.

Zur Ermittlung systematischer Unterschiede zwischen den in der BR Deutschland ge-bräuchlichsten kommerziellen Verfahren und der Methode nach Addison et al. (1972) wurden 82 Serumproben mit Ferritinkonzentrationen zwischen 1 und 70.000 µg/l in allen vier Assays gemessen. Bei einem internationalen Ringversuch im Jahre 1977 hatte sich ergeben, daß zwischen den Ergebnissen nach der Originalmethode von Addison et al. (1972) und der Frankfurter Modifikation des Addison-Assay nur relativ geringe Unter-schiede von 10 bis 20% auftreten (M. Worwood: persönliche Mitteilung 1977). In der Abb. 6a-d sind die Beziehungen zwischen dem Addison-Assay und den drei kommerziel-len Kits (Fer-Iron, RIA-gnost, GammaDab) dargestellt. Wegen des großen Konzentra-tionsbereiches von mehr als vier Größenordnungen, der hier erfaßt wird, mußten die Regressionen im logarithmischen Maßstab errechnet werden; bei einer linearen Regres-sion würde die Lage der Regressionsgeraden sehr stark durch die hohen Konzentrations-werte beeinflußt. Im logarithmischen Maßstab ergibt sich als Regressionskurve eine Potenzfunktion.

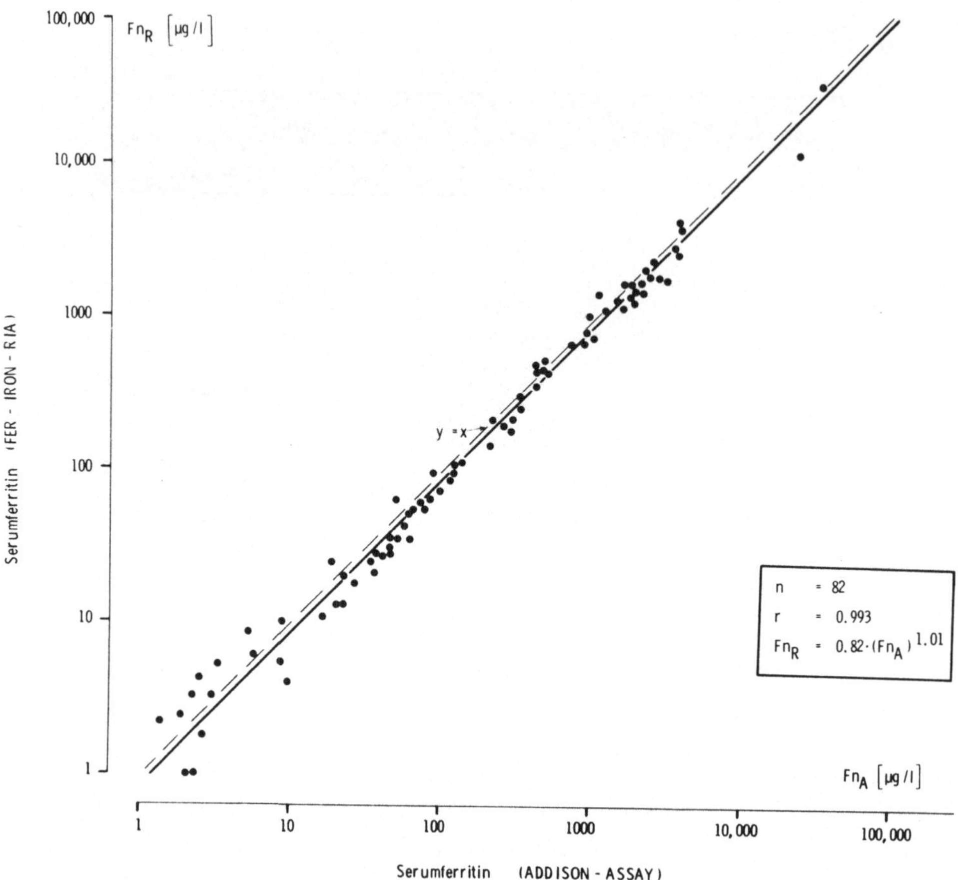

Abb. 6a. Assay-Vergleich. Beziehung der Meßwerte für Serumferritin zwischen dem Addison-Verfahren (Fn$_A$) und dem Fer-Iron-Kit (Fn$_R$)

Für die Beziehung zwischen dem Addison-Verfahren (Fn$_A$) und dem Fer-Iron-Kit (Fn$_R$) ist die Regressionskurve annähernd eine Gerade parallel zur Identitätsgeraden (Abb. 6a):

$$Fn_R = 0{,}82 \cdot (Fn_A)^{1,01}$$

Bildet man für jede Serumprobe den Quotienten aus den mit beiden Methoden bestimmten Ferritinkonzentrationen, so ergibt sich ein mittleres Verhältnis Fn$_R$/Fn$_A$ = 0,89 $\pm$ 0,26, d.h. die Absolutwerte der mit dem Fer-Iron-Kit bestimmten Ferritinkonzentrationen liegen 10 bis 20% unter denen des Addison-Assays. Für die mit beiden Methoden gemessenen Ferritinkonzentrationen ergibt sich eine Korrelationskoeffizient von 0,993.

Eine ebenso gute Korrelation wird zwischen dem Addison-Verfahren und dem RIAgnost-Kit (Fn$_H$) beobachtet (r=0,989) (Abb. 6b) und auch eine gute Parallelität von Regressionskurve und Identitätsgerade, aber die Absolutwerte weichen stärker voneinander ab. Der Mittelwert des Quotienten Fn$_H$/Fn$_A$ beträgt für die 81 gemessenen Serumproben 2,56 $\pm$ 1,12; als Regressionskurve ergibt sich:

$$Fn_H = 3{,}08 \cdot (Fn_A)^{0,95}$$

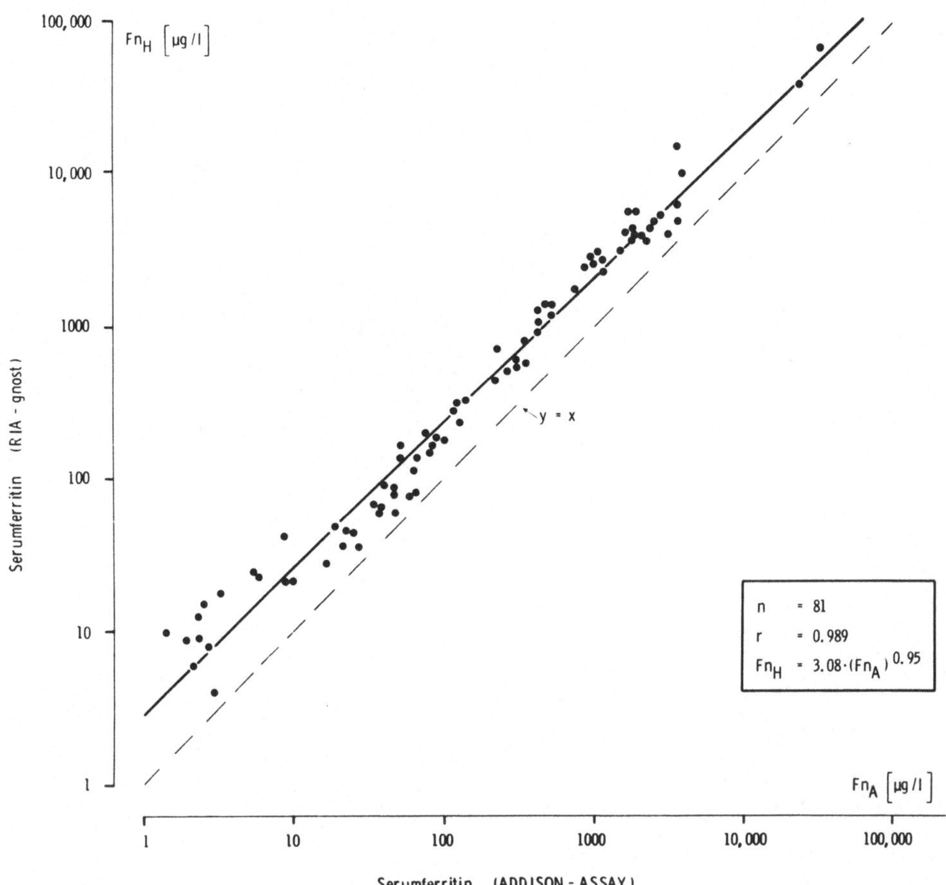

Abb. 6b. Assay-Vergleich. Beziehung der Meßwerte für Serumferritin zwischen dem Addison-Verfahren (Fn_A) und dem RIA-gnost-Kit (Fn_H)

Aus der Regressionsgleichung ergeben sich folgende Verhältnisse zwischen den beiden Verfahren:

Fn_A(μg/l):	1	10	100	1.000	10.000	100.000
Fn_H(μg/l):	3,1	27	242	2.148	19.044	168.846

In Abb. 6c ist die Beziehung zwischen dem Addison-Verfahren und dem GammaDab-RIA (Fn_C) aufgetragen. Die Korrelation ist ähnlich gut (r=0,980), jedoch ergeben sich größere Abweichungen im unteren und oberen Bereich, die Regressionsgleichung lautet:

$$Fn_C = 1,37 \cdot (Fn_A)^{0,88}$$

Daraus ergeben sich folgende Verhältnisse zwischen den beiden Verfahren:

Fn_A(μg/l):	1	10	100	1.000	10.000	100.000
Fn_C(μg/l):	1,4	10,5	80	609	4.636	35.448

Für die 82 untersuchten Serumproben ergibt sich als Mittelwert des Verhältnisses $Fn_C/Fn_A = 0,88 \pm 0,60$.

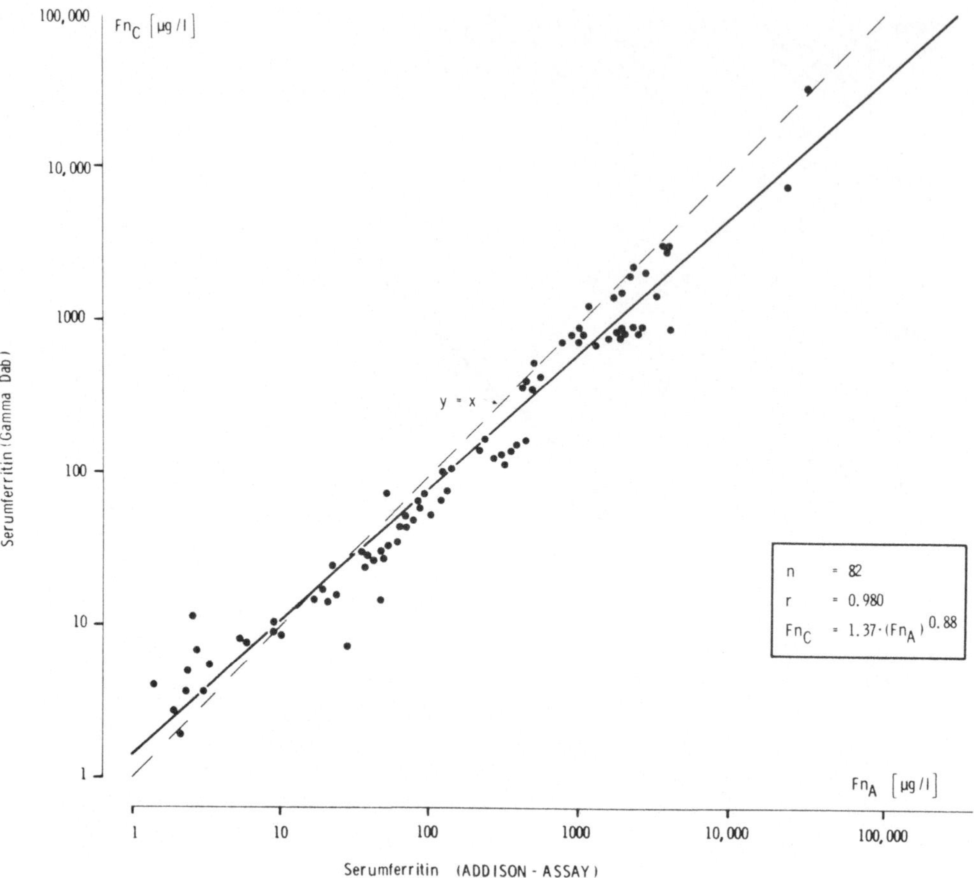

Abb. 6c. Assay-Vergleich. Beziehung der Meßwerte für Serumferritin zwischen dem Addison-Verfahren (Fn_A) und dem GammaDab-Ria (Fn_C)

Die beiden kommerziellen Verfahren Fer-Iron (Fn_R) und RIA-gnost (Fn_H) sind Doppelantikörper-IRMAs, die sich im wesentlichen dadurch unterscheiden, daß beim Fer-Iron-Kit ein homologes, beim RIA-gnost-Kit ein heterologes Antikörpersystem verwendet wird. Aus Abb. 6d kann man entnehmen, daß sich für die Regressionskurve (n = 82, r = 0,992):

$$Fn_H = 3,53 \cdot (Fn_R)^{0,95}$$

zwar eine annähernde Parallelität zur Identitätsgeraden ergibt, jedoch bestehen relativ große systematische Unterschiede. Der Mittelwert des Verhältnisses Fn_H/Fn_R beträgt für die 81 gemessenen Proben 2,84 ± 0,77. Aus der Regressionsfunktion ergeben sich folgende Verhältnisse zwischen den beiden Kits:

Fn_R(µg/l):	1	10	100	1.000	10.000	100.000
Fn_H(µg/l):	3,5	32	283	2.534	22.687	203.130

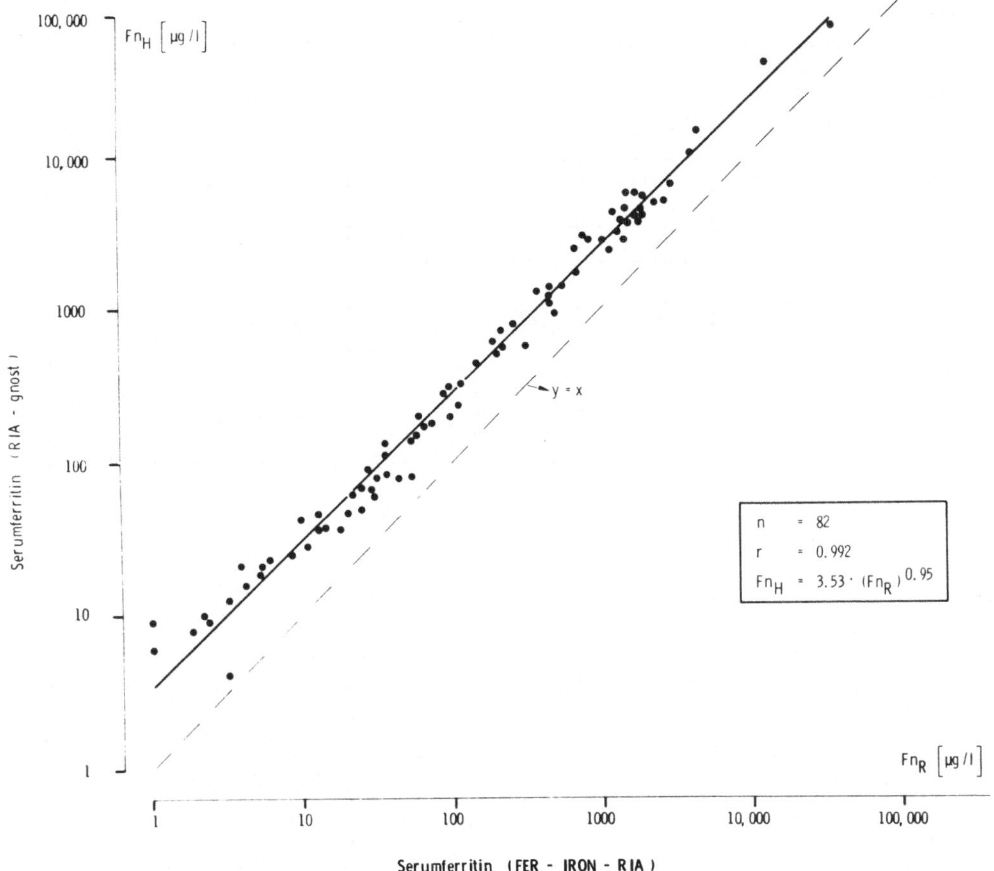

Abb. 6d. Assay-Vergleich. Beziehung der Meßwerte für Serumferritin zwischen dem Fer-Iron-Kit (FnR) und dem RIA-gnost-Kit (FnH)

Die Unterschiede zwischen den mit verschiedenen Verfahren gemessenen Ferritinkonzentrationen sind so gravierend, daß auf keinen Fall mit einem Kit gewonnene Ergebnisse in direkte Beziehung zu den nach einem anderen Verfahren bestimmten Ferritinkonzentrationen gesetzt werden sollten.

Normalwerte

Die diagnostische Anwendung der Serumferritinbestimmung bei Patienten zur Ermittlung von Zuständen des Eisenmangels oder der Eisenüberladung setzt einen möglichst gut definierten Normbereich voraus. Die in der Literatur angegebenen Mittelwerte für gesunde Männer weichen bis zum Faktor 4, für Frauen bis zum Faktor 6 voneinander ab (Addison et al. 1972; Dempster et al. 1977; Goldie u. Thomas 1978; Hussein et al. 1975; Leyland et al. 1975; Luxton et al. 1977). In Tabelle 5 sind Normbereiche für die

Tabelle 5. Normalwerte und -bereiche für verschiedene radioimmunologische Verfahren der Serumferritinbestimmung. Die Literaturangabe „Serumferritin-Symp." bezieht sich auf das entsprechende
Kapitel des Autors in diesem Buch.
  * 2s-Bereich
** Gesamtbereich

Assay / Autor	Mittelwert-bildung	Männer		Frauen		Literatur
		M. W. [µg/l]	Bereich [µg/l]	M. W. [µg/l]	Bereich [µg/l]	
ADDISON						
Addison	arithm. (?)	52	12 - 128**	29	10 - 56**	J. clin. Path. 25, 1975, 326
Jacobs	arithm.	69	6 - 186**	35	3 - 162**	Brit. Med. J. 4, 1972, 206
Jacobs	keine Angabe	123	12 - 420**	56	12 - 400**	New. Engl.J. Med.292, 1975, 951
Hussein	keine Angabe	165	39 - 340**	56	14 - 148**	Brit. Med. J. 1, 1975, 546
Leyland	arithm.	189	16 - 408**	118	15 - 462**	Scand. J. Haematol. 14, 1975, 385
Prieto	geom.	176	110 - 300**	49	13 - 125**	Gastroenterol. 68, 1975, 525
Drews	arithm.	193	54 - 524**	133	26 - 431**	pers. Mitteilung
Oertel	arithm.	116	± 122*	90	± 127*	Dtsch. Med. Wschr. 102, 1977, 1147
Eigene Werte	geom.	131	52 - 331*	67	21 - 215*	Dtsch. Med. Wschr. 102, 1977, 1150
FER - IRON						
Firmenangabe	geom.	96	23 - 397*	36	8 - 159*	Kitbeilage 1979
Alfrey	geom.	84	31 - 294*	29	4 - 233*	NUC - Compact 9, 1978, 160
Frenkel	geom.	88	33 - 236*	49	11 - 211*	Serumferritin - Symp.
Heinrich	keine Angabe	m + f	: 31 (10 - 84)			Serumferritin - Symp.
Eigene Werte	geom.	98	34 - 283*	45	18 - 112*	NUC - Compact 9, 1978, 139
RIA - gnost						
Firmenangabe	keine Angabe	103	28 - 221	71	30 - 185	Kitbeilage 2, 78
Heinrich	geom.	106	34 - 332*	69	25 - 188*	Z. Naturf. 32 c, 1977, 1023
van Eijk	arithm.	130	± 120*	57	± 80*	Folia Haematol. 105 (1978) 93
Drews	arithm.	180	15 - 485**	74	10 - 200**	pers. Mitteilung
Hausmann	geom.	208	23 - 415**	132	35 - 335**	Serumferritin - Symp.
Eigene Werte	geom.	153	67 - 349*	80	25 - 253*	
Gamma Dab						
Firmenangabe		m + f	Bereich : 10 - 300			Kitbeilage Juli 1977
Heinrich	keine Angabe	m + f	: 22 (7 - 60)			Serumferritin - Symp.
Spitz - Scherholz	geom.	83	27 - 253*	36	8 - 164*	Diss., Würzburg 1979
Eigene Werte	geom.	107	41 - 281*	45	17 - 117*	

vier hier besonders berücksichtigten Nachweisverfahren angegeben. Die Unterschiede
sind zum Teil durch die vorher beschriebenen systematischen Abweichungen zwischen
den einzelnen Verfahren zu erklären. Allerdings gibt es auch innerhalb einer Methode
erhebliche Differenzen. Insbesondere bei den kommerziell erhältlichen Verfahren sollten aufgrund der vorher gezeigten Langzeit-Reproduzierbarkeit der Kits (s. Abb. 5)
größere Abweichungen der Normbereiche nicht auftreten, sofern nicht die untersuchten
Kollektive voneinander verschieden sind. Die einwandfreie Abgrenzung Gesunder von
Personen mit latentem Eisenmangel ist nur mit aufwendigen Methoden (quantitative
Phlebotomie, Knochenmarkpunktion, intestinale Eisenabsorption) möglich. Bei einem
Teil der angegebenen Normalkollektive ist der Eisenstatus der Probanden nicht vollstän-
dig abgeklärt worden, so daß entsprechend der Häufigkeit des latenten Eisenmangels,
insbesondere bei menstruierenden Frauen, eine Reihe von Probanden mit verminderten

Eisenreserven in die Mittelwertbildung einbezogen worden sind. Um so mehr überraschen die von Heinrich (siehe Seite 69) für alle drei kommerziellen Verfahren angegebenen sehr niedrigen Mittelwerte bzw. Normbereiche von Gesunden mit gut definiertem Eisenstatus. Diese relativ großen Differenzen lassen sich nicht allein durch eine unterschiedliche Altersstruktur der Normalkollektive erklären. Zwar ist von einer wesentlichen Altersabhängigkeit des Serumferritins bei gesunden Personen auszugehen (Cook et al. 1976), jedoch weist die überwiegende Zahl der hier aufgeführten Normalkollektive ein relativ niedriges Durchschnittsalter auf.

Bei allen aufgeführten Kollektiven besteht ein signifikanter Unterschied zwischen Männern und Frauen. Da die Differenz groß ist, sollte für die Beurteilung einer bei einem Patienten gemessenen Serumferritinkonzentration immer der geschlechtsspezifische Normbereich berücksichtigt werden; ein gemeinsamer Normbereich für Männer und Frauen ist wenig sinnvoll und reduziert die diagnostische Aussagefähigkeit. Der Unterschied der Serumferritinwerte bei gesunden Männern und Frauen entspricht den differenten Speichereisenmengen bei den Geschlechtern. Inwieweit dies als ein „physiologisches Merkmal" oder als Ausdruck eines echten „Mangels" anzusehen ist, ist umstritten. Bis jetzt liegen noch keine Untersuchungen vor, bei denen die Serumferritinwerte bei beiden Geschlechtern in Gruppen mit identischen Speichereisenmengen bestimmt wurden.

Schlußfolgerungen

Die Bestimmung der Ferritinkonzentration im Serum ist mit verschiedenen Nachweismethoden möglich, die in ihrer Aussagefähigkeit annähernd gleichwertig sind. Kommerziell verfügbare Assays, die untereinander bezüglich Zeitaufwand für die Durchführung, notwendigem Probenvolumen und Geräteaufwand relativ geringe Unterschiede aufweisen, ermöglichen eine Arbeitsvereinfachung gegenüber dem Originalverfahren, da die Herstellung und Markierung von Antikörpern und Standards entfällt. Beim Vergleich der Intra- und Interassay-Variationskoeffizienten ergab sich eine ausreichende Reproduzierbarkeit und Genauigkeit der hier verwendeten vier Assays. Für Intra- und Interassay-Vergleich sind im linearen Teil der Standardkurve Variationskoeffizienten unter 10% erreichbar. Die Nachweisempfindlichkeit ist bei allen Assays ausreichend, um auch Ferritinkonzentrationen im Eisenmangel nachzuweisen. Bei hohen Ferritinwerten ist eine adäquate Verdünnung notwendig, um in den praktisch ablesbaren Teil der Standardkurve zu kommen. Der bei den IRMAs auftretende „High-dose-hook"-Effekt kann durch die Modifikation der Bestimmungsmethode von Alfrey (1979) vermieden werden. Mit verschiedenen Methoden bestimmte Ferritinwerte zeigen untereinander gute Korrelationen, jedoch weichen die Absolutwerte systematisch bis zum Faktor 3 voneinander ab. Hier ist eine internationale Standardisierung in Zukunft unbedingt erforderlich. Auch bei Beachtung der methodischen Differenzen besteht eine erhebliche Unstimmigkeit bei den von verschiedenen Autoren angegebenen Normalwerten. Hier sind weitere Untersuchungen erforderlich, um zu einheitlichen Normbereichen und deren Modifikation durch verschiedene Einflüsse wie Alter, Geschlecht usw. zu kommen.

Die Autoren danken den Mitarbeitern
G. Becker, H. Hahn, I. Jankowitz, R. Kalkbrenner, U. Tacke und G. Schmidt für sorgfältige technische Assistenz.

Literatur

Addison G, Beamish MR, Hales CN, Hodgkins M, Jacobs A, Llewllin P (1972) An immunoradio-metric assay for ferritin in the serum of normal subjects and patients with iron deficiency and iron overload. J Clin Path 25: 326

Alfrey CP (1978) Serum ferritin assay. CRC Crit Rev Clin Lab Sci 9: 179-208

Alfrey CP, Whitley CE, Paull RA (1979) Elimination of the „High Dose Hook Effect" in the 2-site immunoradiometric assay (2-Site IRMA) of ferritin. Fourth Int. Conf. on proteins of iron metabolisms. Davos/Schweiz, 17.-21.4.1979 (Abstracts)

Cook JD, Finch CA, Smith NJ (1976) Evaluation of the iron status of a population. Blood 48: 449

Dempster WS, Steyn DL, Knight GJ, Heese HD V (1977) Immunoradiometric assay of serum ferritin as a practical method for evaluating iron stores in infants and children. Med Lab Sci 34: 337

Drews J, Hausmann K, Düllmann J, Kuse R (1978) Serumferritin bei verschiedenen Formen und Schweregraden der Eisenüberladung. Verh Dtsch Ges Inn Med 84: 125-128

Eijk HG van, Kroos MJ (1978) The iron status in healthy individuals aging from 18-25 years. Folia Haematol (Leipz) 105: 93-95

Goldie DJ, Thomas MJ (1978) Measurement of serum ferritin by radioimmunoassay. Ann Clin Biochem 15: 102-108

Halliday JW, Gera KL, Powell LW (1975) Solid phase radioimmunoassay for ferritin. Clin Chim Acta 58: 207

Heinrich HC, Brüggemann J, Gabbe EE, Gläser M (1977) Correlation between diagnostic ^{59}Fe-adsorption and serum ferritin concentration in man. Z Naturforsch [C] 32: 1023

Hussein S, Prieto J, O'Shea M, Hoffbrand AV, Baillod RA, Moorhead JF (1975) Serumferritin assay and iron status in chronic renal failure and haemodialysis. Br med J 1: 546

Jacobs A, Worwood M (1975) Ferritin in serum. Clinical and biochemical implications. N Engl J Med 292: 951-956

Jacobs A, Miller F, Worwood M, Beamish MR, Wardrop CA (1972) Ferritin in the serum of normal subjects and patients with iron defiency and iron overload. Br Med J 4: 206-208

Jones BM, Worwood M (1975) An automated immunoradiometric assay for ferritin. J Clin Pathol 28: 540

Kaltwasser JP, Werner E (1978) Die quantitative Beurteilung der Körpereisenspeicher. Nuc-Compact 9: 139

Kaltwasser JP, Werner E (1977) Die radioimmunologische Messung von Ferritin im Serum und ihre klinische Bedeutung. Klin Wochenschr 55: 1103-1107

Kaltwasser JP, Werner E, Becker HJ (1977) Serumferritin als Kontrollparameter bei oraler Eisentherapie. Dtsch Med Wochenschr 32: 1150-1155

Leyland MJ, Ganguli PC, Blower D, Delamore IW (1975) Immunoradiometric assay for ferritin in human serum. Scand J Haematol 14: 385

Luxton AW, Walker WH, Gauldie J, Mahmoud AM, Pelletier Ch (1977) A radioimmunoassay for serum ferritin. Clin Chem 23: 683

Marcus DM, Zinberg N (1975) Measurement of serum ferritin by radioimmunoassay: results in normal individuals and patients with breast cancer. J Nat Cancer Inst 55, 791

Miles LW, Lipschitz DA, Bieber CP, Cook JD (1974) Measurement of serum ferritin by a 2-site immunoradiometric assay. Anal Biochem 61: 209

Niitsu Y, Kohgo Y, Yokata M, Urushizaki I (1976) Radioimmunoassay of serum ferritin in patients with malignancy. Ann NY Acad Sci 259: 450

Oertel J, Gerhartz H (1977) Die Ferritinkonzentration im Serum bei verschiedenen Typen der Eisenmangelanämie. Dtsch Med Wochenschr 102: 1147

Oertel J, Schultz E, Korinth E, Heilhecker A (1977) Die Ferritinkonzentration im Serum bei Patienten mit malignen Lymphomen. Klin Wochenschr 55: 1109

Prieto J, Barry M, Sherlock S (1975) Serum ferritin in patients with iron overload and with acute and chronic liver disease. Gastroenterology 68: 525
Siimes MA, Addiego JE, Dallmann PR (1974) Ferritin in serum: Diagnosis of iron deficiency and iron overload in infants and children. Blood 43: 581
Spitz-Scherholz G (1979) Ferritinbestimmung in Humanseren unter besonderer Berücksichtigung altersabhängiger Veränderungen. Inaugural-Dissertation, Universität Würzburg
Theriault LM, Page M (1977) A solid-pahse enzyme immunoassay for ferritin. Clin Chem 23: 2142
Valberg LS, Sorbie J, Ludwig J, Pelletier D (1976) Serum ferritin and iron status of Canadians. Can Med Assoc J 114: 417
Wide L, Birgegard G (1977) A solid phase radioimmunoassay method for ferritin using ^{125}I-labeled ferritin. Ups J Med Sci 82: 15
Yalow RS, Berson SA (1971) In: Odell WD, Daughaday WH (eds) Principles of competitive protein-binding-assay. Lippincott Philadelphia
Zuyderhoud FMJ, Boers W, Linthorst C, Jörning GGA, Hengeveld P (1978) An enzyme-linked immunoassay for ferritin in human serum and rat plasma and the influence of the iron in serum ferritin on serum iron measurement, during acute hepatitis. Clin Chim Acta 88: 37

Diskussion

Heinrich

In den Jahren 1977 und 1978 haben wir an gut definierten Personenkollektiven mit normalen Eisenreserven, prälatentem, latentem bzw. manifestem Eisenmangel sowie Eisenüberladung im intraindividuellen Vergleich das Serumferritin mit zwei kommerziellen IRMAs (Behring-IRMA und Ramco-IRMA) und einem kommerziellen RIA (Travenol-RIA) bestimmt. Während sich bei dieser Vergleichsstudie zwischen verschiedenen IRMAs bzw. RIAs immer hohe Korrelationskoeffizienten von 0,985-0,995 ergaben, wurden mit dem Behring-IRMA bei allen Personengruppen 3,71fach höhere Serumferritinwerte als mit dem Travenol-RIA gemessen (Abb. 1). Die mit dem Ramco-IRMA gemessenen Serumferritinwerte lagen 1977 durchschnittlich 2,64fach (Abb. 2), 1978 nur noch 1,76fach (Abb. 3) und 1979 wieder 2,84fach niedriger als die in den jeweiligen Jahren mit dem in seinen Ergebnissen gleichbleibenden Behring-IRMA im intraindividuellen Vergleich ermittelten Serumferritinwerten. Da ein repräsentativer internationaler Ferritin-Standard nicht zur Verfügung steht, haben wir die 1978 mit dem Travenol-RIA bestimmten Serumferritinwerte durch Multiplikation mit 3,71 und die Ramco-IRMA-Ergebnisse durch Multiplikation mit 1,76 korrigiert. Seit Anfang 1979 müssen wir die Ramco-IRMA-Ergebnisse wieder mit einem Faktor 2,84 korrigieren, um zu vergleichbaren Ergebnissen zu kommen. Solange die Hersteller der verschiedenen Serumferritin-IRMAs bzw. -RIAs sich nicht auf einen gemeinsamen Ferritin-Standard einigen können und mit den verschiedenen Kits bis um den Faktor 3,7 voneinander abweichende und noch dazu von Jahr zu Jahr beträchtlich schwankende Ergebnisse erhalten werden, lassen wir drei gepoolte, dispensierte und bei -40°C aufbewahrte Standardseren mit ca. 10, 100 und 1000 μg Ferritin/l ständig mitlaufen und korrigieren daran die z.Z. beträchtlichen Schwankungen von Kit zu Kit. Ohne diese Korrektur wurden unter Berücksichtigung des Kit-internen Ferritin-Standards in den Jahren 1977 und 1978 die in der Tabelle 1 angegebenen Bereiche und geometrischen Mittelwerte für die Serumferritinkonzentration bei Personen mit nachgewiesen normalen Eisenreserven mit den genannten drei kommerziellen Ferritin-Kits ermittelt. Die insbesondere mit dem Travenol-RIA und z.T. auch mit dem

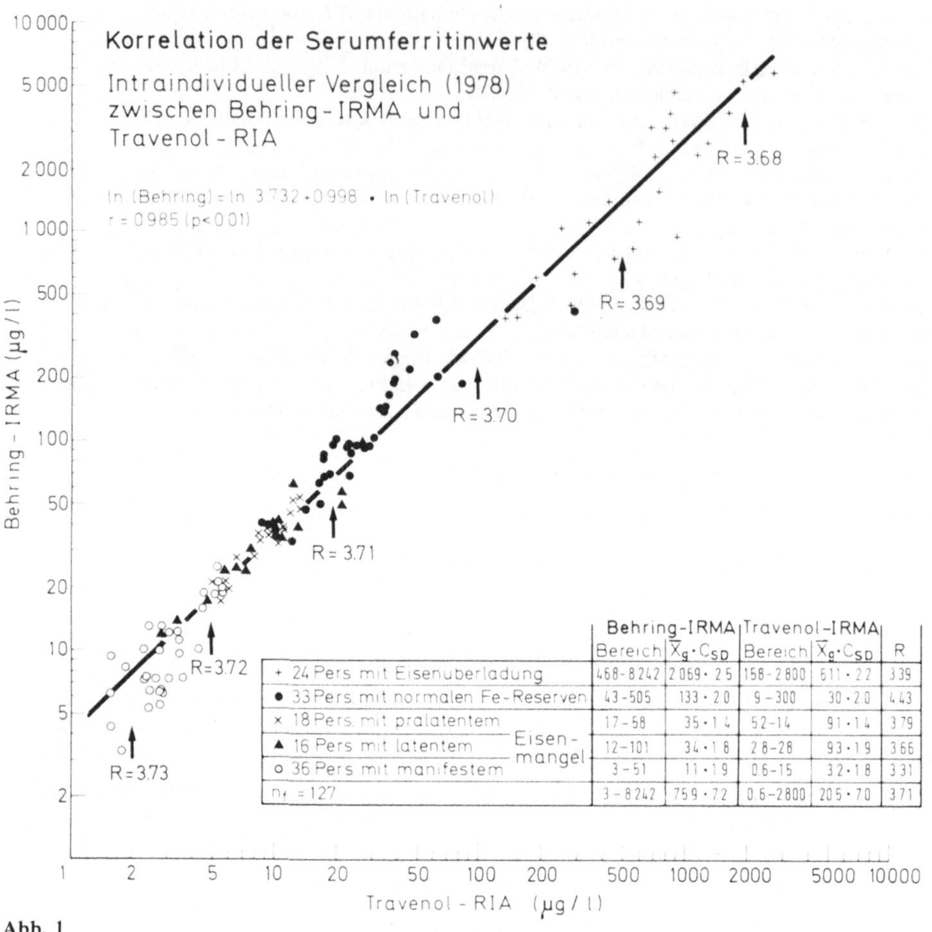

	Behring-IRMA		Travenol-IRMA		
	Bereich	$\overline{X}_g \cdot C_{SD}$	Bereich	$\overline{X}_g \cdot C_{SD}$	R
+ 24 Pers. mit Eisenuberladung	468-8 242	2 069 · 2.5	158-2 800	611 · 2.2	3.39
● 33 Pers. mit normalen Fe-Reserven	43-505	133 · 2.0	9-300	30 · 2.0	4.43
× 18 Pers. mit pralatentem	17-58	35 · 1.4	52-14	91 · 1.4	3.79
▲ 16 Pers. mit latentem Eisenmangel	12-101	34 · 1.8	2.8-28	93 · 1.9	3.66
○ 36 Pers. mit manifestem	3-51	11 · 1.9	0.6-15	3.2 · 1.8	3.31
n_f = 127	3-8 242	75.9 · 7.2	0.6-2 800	20.5 · 7.0	3.71

Abb. 1

Ramco-IRMA bei Personen mit normalen Eisenreserven gemessenen und nicht korrigierten niedrigen Serumferritinwerte im Bereich von 7-30 µg/l werden mit dem Behring-IRMA nur bei Personen mit latentem und manifestem Eisenmangel gemessen. Jedes Serumferritin-bestimmende Laboratorium sollte deshalb seinen hauseigenen Normalbereich ermitteln und bei eventuellen Veröffentlichungen zusammen mit dem benutzten IRMA oder RIA mitteilen. Besser noch wäre eine Angleichung der verschiedenen kommerziellen Serumferritinbestecke unter Verwendung eines gemeinsamen internationalen Ferritin-Standards.

Werner

Die von Heinrich angegebenen Abweichungen zwischen den einzelnen Meßverfahren stimmen in etwa mit unseren Ergebnissen überein. Allerdings konnten wir die von Heinrich angegebenen Schwankungen im FER-IRON-Kit (Ramco Labs.) nicht beobachten. Die in Abb. 5 unseres Beitrages (s.S. 43) angegebenen 126 Messungen eines Poolserums

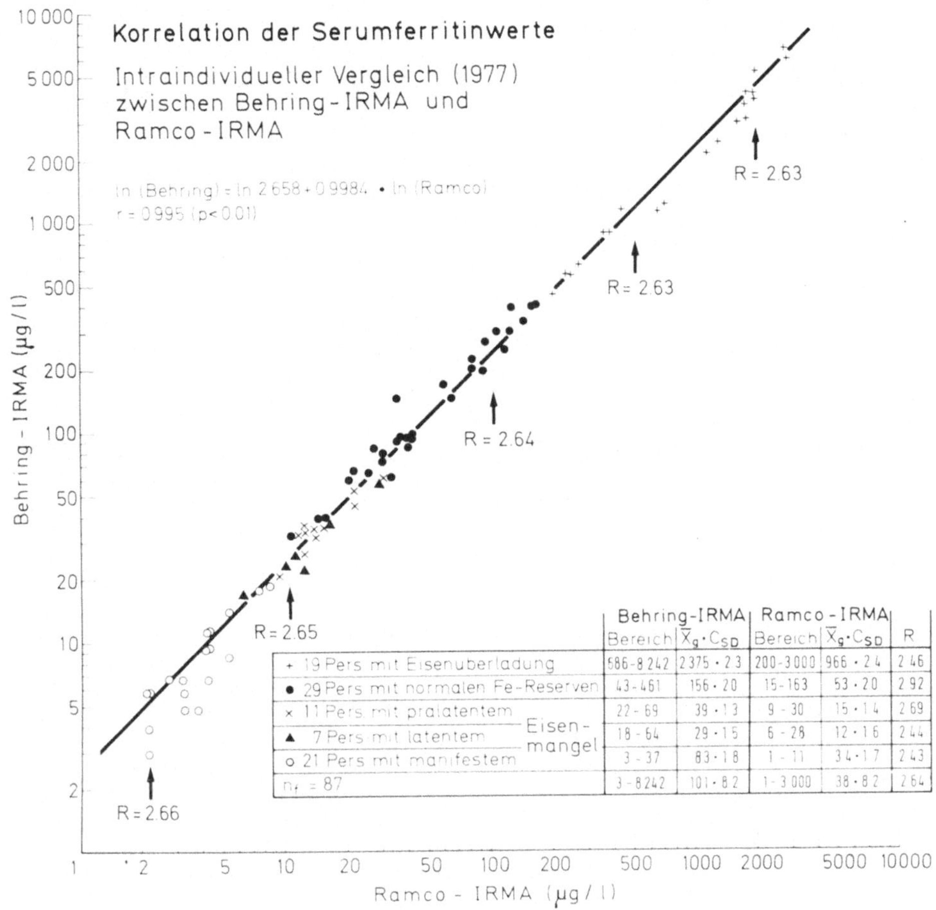

		Behring-IRMA		Ramco-IRMA		
		Bereich	$\overline{X}_g \cdot C_{SD}$	Bereich	$\overline{X}_g \cdot C_{SD}$	R
+	19 Pers. mit Eisenuberladung	586-8 242	2375 · 2 3	200-3 000	966 · 2 4	2 46
●	29 Pers. mit normalen Fe-Reserven	43-461	156 · 20	15-163	53 · 20	2 92
×	11 Pers. mit pralatentem Eisenmangel	22 - 69	39 · 13	9 - 30	15 · 1 4	2 69
▲	7 Pers. mit latentem Eisenmangel	18 - 64	29 · 15	6 - 28	12 · 1 6	2 44
o	21 Pers. mit manifestem Eisenmangel	3 - 37	83 · 1 8	1 - 11	3 4 · 1 7	2 43
	$n_f = 87$	3 - 8 242	101 · 8 2	1 - 3 000	38 · 8 2	2 64

Abb. 2

mit diesem Kit beziehen sich auf den Zeitraum vom März 1977 bis September 1978 und haben einen Variationskoeffizienten von 6,3% (Interassay-Variation). Von August 1978 bis September 1979 wurde ein zweites Poolserum in insgesamt 86 Assays mit einer Inter-assay-Variation von 6,2% verwendet. Nach unserer Erfahrung weist dieser Kit also eine gute Langzeit-Reproduzierbarkeit auf. Immerhin stimmen auch bei Heinrich die Mittel-werte der Gruppe mit normalen Eisenreserven im Ramco-Assay 1977 (Abb. 2) und 1978 (Abb. 3) gerade überein.

Die Ermittlung von Normalwerten und -bereichen an Personen mit nachgewiesen nor-malen Eisenreserven sollte zu höheren Mittelwerten und geringeren Streubereichen ins-besondere bei den Frauen gegenüber nicht-selektierten Kollektiven Gesunder führen. Erstaunlicherweise fallen die von Heinrich in Tabelle 1 angegebenen Werte aber dadurch auf, daß sie gegenüber denen von anderen Untersuchern wesentlich niedriger sind (vgl. Tabelle 5 der Arbeit Werner, S. 48).

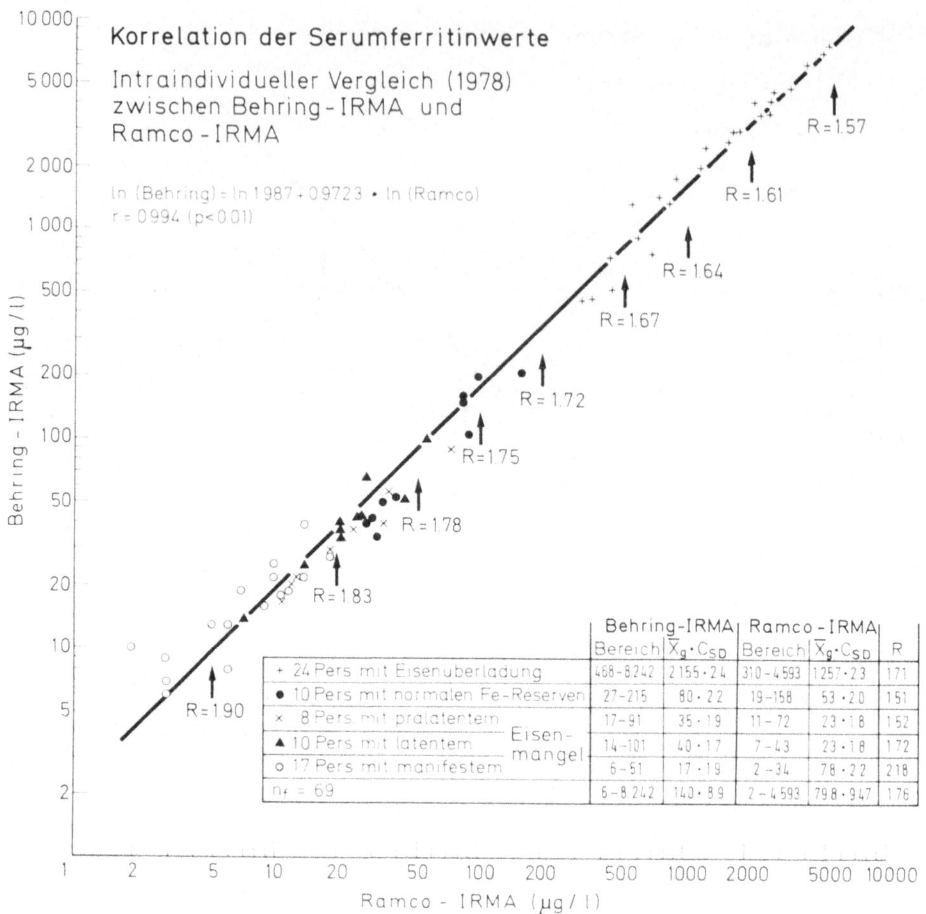

	Behring-IRMA		Ramco-IRMA		
	Bereich	$\overline{X}_g \cdot C_{SD}$	Bereich	$\overline{X}_g \cdot C_{SD}$	R
+ 24 Pers. mit Eisenuberladung	468–8.242	2155·2.4	310–4.593	1257·2.3	1.71
• 10 Pers. mit normalen Fe-Reserven	27–215	80·2.2	19–158	53·2.0	1.51
× 8 Pers. mit pralatentem	17–91	35·1.9	11–72	23·1.8	1.52
▲ 10 Pers. mit latentem Eisenmangel	14–101	40·1.7	7–43	23·1.8	1.72
o 17 Pers. mit manifestem	6–51	17·1.9	2–34	78·2.2	2.18
$n_f = 69$	6–8.242	140·8.9	2–4.593	79.8·9.47	1.76

Abb. 3

Tabelle 1. Nachweisgrenzen, Meßbereiche und Normalwerte für die Serumferritinbestimmung mit kommerziellen immunoradiometrischen (IRMA-) und Radioimmunoassay- (RIA-) Methoden sowie für zwei Enzymimmunoassays (EIA)

Methode zur Serumferritinbestimmung	Nachweis-grenze (μg/l)	Meßbereich		Serumferritinkonzentration bei Normalpersonen (μg/l)	
		cutt off point (μg/l)	dynamisch	Bereich	X_g
IRMA Behring (Hamburg, 1976-78)	2 (- 4)	140 (- 200)	70(50): 1	m 28-221 w 27-185	106 83 69
IRMA Ramco (Hamburg, 1977-78)	0,2	150	750 : 1	mw 10-84 mw 15-126	31 (1977) 47 (1978)
RIA Travenol (Hamburg, 1978)	0,5	1000	2000 : 1	mw 7-60	22 (1978)
EIA (Enzymimmunoassay) zweiter Leberferritin-Antikörper konjugiert mit alkalischer Phosphatase	5	100	20 : 1	m 19-170 w 15-120	58 [a] 43 [a]
Meerrettich Peroxidase	5	200	40 : 1	30-250	82 [a]

[a] Personen mit erschöpften Eisenreserven (prälatenter Fe-Mangel) nicht ausgeschlossen !
m = männlich, w = weiblich

Ein Enzymimmunoassay für die Bestimmung von Serumferritin

F. M. J. Zuyderhoudt

Methode (s. Abb. 1)

I   Polystyren-Röhrchen (4 ml) werden mit Antiferritin-Immunoglobulinen inkubiert, um damit die innere Oberfläche der Röhrchen zu belegen.

II   Diese behandelten Röhrchen werden danach mit Ferritin-Standardlösungen und Serumproben inkubiert. Dabei wird das Ferritin gebunden, die Lösungen werden entfernt.

III   Die mit dem immobilisierten Ferritin auf der Innenseite bedeckten Röhrchen werden mit Antiferritin-Immunoglobulinen inkubiert, an die Meerrettichperoxidase gekoppelt ist. Es bildet sich der „Sandwich". Nach der Bindung werden die Lösungen entfernt.

IV   Die Röhrchen, die den „Sandwich" enthalten, werden mit 5-amino-Salizyl-Säure und H_2O_2 inkubiert. Die Farbentwicklung wird spektrofotometrisch bei 450 nm gemessen.

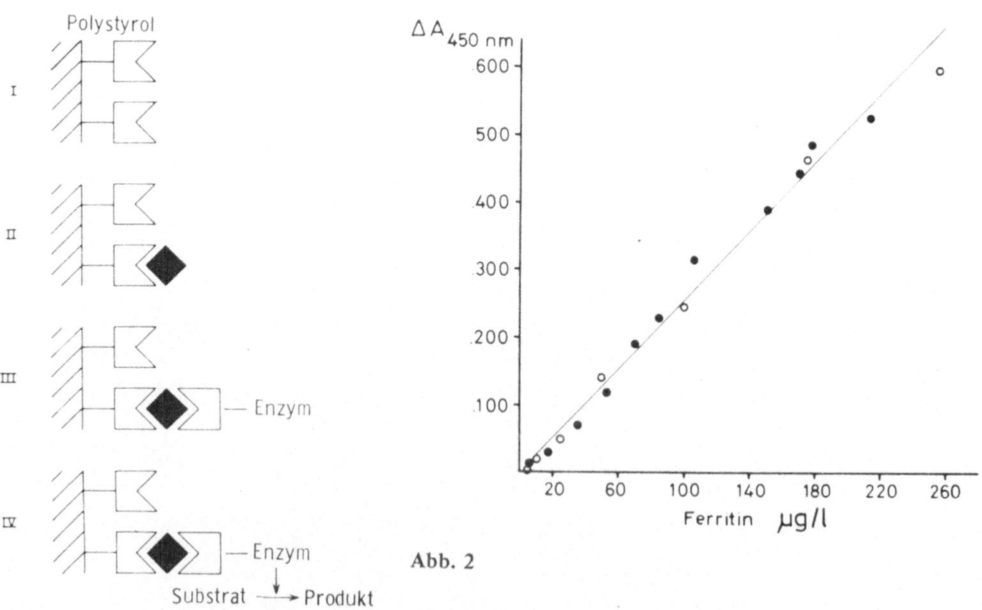

Abb. 1

Abb. 2

Wie aus Abb. 2 entnommen werden kann, haben die Kalibrierungskurven (offene Kreise) eine sigmoide Form, jedoch kann über einen weiten Bereich Linearität angenommen werden. Serumverdünnungen stimmen mit der Standardkurve überein (ausgefüllte Kreise). Das hier verwendete Serum stammte von einem Patienten mit einer akuten Virushepatitis.

Unter Anwendung derselben Methode wurde auch ein Assay für die Ferritinbestimmung im Rattenplasma entwickelt, aber bei Rattenplasma entstehen häufig Schwierigkeiten (Zuyderhoudt 1978). Wenn man 5fach verdünntes Serum verwendet, ergibt sich bei dieser Methode ein Meßbereich von 10-1000 μg/l. Der Bereich zwischen 0 und 10 μg Ferritin pro Liter Serum wird meßbar, wenn eine weitere Isolierung der Gammaglobuline durchgeführt wird. Dann müssen spezifische Antiferritin-Immunoglobuline für das „coaten" der Röhrchen verwendet werden.

Für diese Methode beträgt der Variationskoeffizient etwa 12%, die Wiederfindung von Leberferritin im Serum beträgt 104% (SEM=4%).Für unser Labor ergibt sich ein Normalbereich von 20-250 μg Ferritin pro Liter Serum. Ungefähr 25 Serumproben können bei Doppelbestimmung an einem Tag gemessen werden.

Literatur

Zuyderhoudt FMJ, Boers W, Linthorst E, Jörning GGA, Hengeveld P (1978) Clin Chim Acta 88: 37-44

Diagnostischer Wert des Serumferritins für die Beurteilung der Gesamtkörper-Eisenreserven

H. C. Heinrich

Zusammenfassung

Diese Übersicht diskutiert die verschiedenen direkten und indirekten Methoden zur qualitativen bzw. quantitativen Messung der Gesamtkörper-Eisenreserven des Menschen (1.1-1.4), ihre Korrelation mit dem Serumferritin (2.1-2.3 und 3.1-3.2), die definierten Bereiche und Mittelwerte der Serumferritinkonzentration für nahezu homogene Kollektive von Personen mit normalen Eisenreserven bzw. mit verschiedenen Stadien des Eisenmangels (4.1-4.4), die vorhandene Korrelation zwischen Serumferritin und Gesamtkörper-Eisenreserven unter physiologischen Bedingungen und bei bestimmten Erkrankungen (5.1-5.6), die nicht bestehende Korrelation bei vermehrter Ferritinfreisetzung (6.1), gesteigerter Ferritinbiosynthese (6.2) und während der Eisentherapie (6.3). Die abschließende Diskussion vergleicht den diagnostischen Wert des Serumferritins mit der diagnostischen Wertigkeit der übrigen meßbaren biochemischen Parameter des Eisenstoffwechsels (7).

Einleitung

Nachdem es möglich geworden ist, normale und auch stark herabgesetzte Serumferritinkonzentrationen mit Hilfe *immunoradiometrischer Tests (IRMAs)* unter Verwendung gegen menschliches Leber- oder Milzferritin gerichteter ^{125}J-markierter Antikörper (Addison et al. 1972; Miles et al. 1974; Halliday et al. 1975),mit *Radioimmunoassays (= RIAs)* unter Verwendung von ^{125}J-markiertem menschlichem Leberferritin (Marcus u. Zirnberg 1975; Luxton et al. 1977; Wide u. Birgegard 1977) oder mit *Enzymimmunoassays (= EIAs)* unter Benutzung von Konjugaten des menschlichen Leberferritins mit alkalischer Phosphatase (Theriault u. Page 1977) bzw. Meerrettich-Peroxidase (Zuyderhoudt et al. 1978) reproduzierbar und empfindlich zu bestimmen, wird die Serumferritinkonzentration seit sechs Jahren für die Beurteilung der Gesamtkörper-Eisenreserven eingesetzt. Kommerzielle IRMA- (Fer-Iron-RIA der Ramco Labs. und RIA-gnost-Ferritin der Behringwerke) bzw. RIA- (GammaDab-Ferritin d. Travenol GmbH) -Testbestecke stehen inzwischen zur allgemeinen Verwendung zur Verfügung, unterscheiden sich aber erheblich voneinander hinsichtlich Empfindlichkeit, Arbeitsbereich, ,,Highdose-hook"-Effekt und Höhe der gemessenen Serumferritinkonzentration.

1 Gesamtkörper-Eisenreserven

1.1 Direkte quantitative Bestimmung durch erschöpfende quantitative Phlebotomien

Dies ist die einzige bekannte Methode, mit der quantitative Aussagen über die Größe des für die Hämoglobinbiosynthese verfügbaren Gesamtkörper-Reserveeisenpools möglich sind. Diese Methode kann jedoch nur für Forschungszwecke bei einer sehr kleinen Anzahl von freiwilligen Normalpersonen eingesetzt werden und ist bei Patienten mit z.B. Eisenmangel nicht einsetzbar. Daher wurden nur wenige Studien mit kleinen Fallzahlen bei Personen mit normalen (bzw. erschöpften) Eisenreserven durchgeführt (Tabelle 1). Bei diesen Studien wurden Serienphlebotomien von ca. 400 ml in wöchentlichen Abständen solange durchgeführt, bis die Hämoglobinkonzentration eine Woche nach dem letzten Aderlaß auf 9-11 g Hb/100 ml abgefallen und auch nach zwei Wochen noch so niedrig war. Die meisten Autoren haben dabei die Nahrungseisenabsorption, die nach Erschöpfung der Eisenreserven auf ca. 20% des Nahrungseisens, d.h. auf ca. 3-4 mg Fe/d, angestiegen ist, durch rechnerische Korrektur berücksichtigt.

1.2 Direkte qualitative Abschätzung durch Auswertung des Hämosiderins und/oder Berliner-Blau-reaktiven Nichthäm-Reserveeisens in den Knochenmarkretikulumzellen

Die gelben bis gelbbraunen Hämosideringranula in den RES-Makrophagen stehen nach Punktion des Knochenmarkes aus Sternum, Tibia oder Beckenkamm für die Auswertung zur Verfügung. Während die Hämosideringranula bzw. Schollen wegen ihrer Eigenfarbe unmittelbar auswertbar sind, kann die Berliner-Blau-Reaktion nach Perls für die Anfärbung des im Zytoplasma der Knochenmarkretikulumzellen amorph bzw. diffus verteilten Nichthäm-Reserveeisen verwendet werden (Rath u. Finch 1948; Beutler et al. 1958). Die Beurteilung der eigengefärbten Hämosideringranula oder des Berliner-Blau-gefärbten amorphen (diffusen) Reserveeisens wird mit geringfügig voneinander abweichenden Auswertverfahren seit 30 Jahren als qualitatives Standardverfahren für den Nachweis normaler (+/3+), herabgesetzter bis erschöpfter (o/(+)) bzw. vermehrter Eisenreserven (4+/6+) im RES eingesetzt. Die Korrelation zwischen dem durch erschöpfende Phlebotomien bestimmten Gesamtkörper-Reserveeisen und der Menge an Hämosideringranula bzw. Berliner-Blau-reaktivem amorphen Speichereisen in den Knochenmarkretikulumzellen wurde bisher nicht untersucht, jedoch konnte eine hohe Korrelation (r = 0,88) zwischen Nichthäm-Speichereisen in der Leber und dem chemisch bestimmten Speichereisen im Sternalmark, das dem zytochemisch darstellbaren Knochenmarkspeichereisen in etwa parallel verläuft, nachgewiesen werden (Gale et al. 1963). Jedoch werden gelegentlich bei z.B. interkurrierenden Infekten fein verteilte Berliner-Blau-reaktive eisenhaltige Partikel im Zytoplasma der Histiozyten bei fehlenden Hämosideringranula auch bei Patienten mit Eisenmangelanämie gesehen (Wallerstein 1977).

1.3 Indirekte qualitative Abschätzung durch Messung der Desferrioxamin-induzierten Eisenexkretion im Urin

Eine hohe Korrelation zwischen dem durch quantitative Phlebotomien mobilisierbaren Reserveeisen und den durch Desferrioxamin in den Harn ausschwemmbaren Eisenmengen

wurde mit Korrelationskoeffizienten von r = 0,98 an 17 Personen mit normalen bzw.
bis auf 20 g erhöhten Eisenreserven (Balcerzak et al. 1968) und r = 0,83 bei 11 normalen
Männern und 14 Blutspendern (Olsson 1972) ermittelt. Desferrioxamin (1000 mg DFO
i.m.)- induzierte Harnausscheidungen von mehr als 2mg Fe/24 h zeigen eine Eisenüberladung an (Balcerzak et al. 1968), während Urinausscheidungen zwischen 0,21 und 0,53
mg Fe/24 h bei Patienten mit Eisenmangelanämie beobachtet wurden (Olsson 1972).
Für Personen mit normalen Eisenreserven wird ein Normalbereich von 0,7 bis 1 mg/24 h
an Desferrioxamin-induzierter Eisenausscheidung im Urin angenommen. Der Desferrioxa-
min-Test reicht in seiner Empfindlichkeit und Reproduzierbarkeit wohl nicht aus, um
damit bei Patienten mit prälatentem/latentem Eisenmangel die erschöpften Eisenreserven nachweisen zu können.

*1.4 Indirekter qualitativer Nachweis durch Messung der diagnostischen $^{59}Fe^{2+}$-Absorp-
tion*

Über Nacht streng nüchterne Menschen mit normalen Eisenreserven absorbieren zwischen
10 und 45% aus einer oralen diagnostischen 10 μMol (= 0,56 mg) $^{59}Fe^{2+}$-Testdosis.
Menstruierende Frauen absorbieren dabei mit $\overline{X}_a \pm$ S.D. = 32 $\pm$ 10% deutlich mehr als
Männer mit 24 $\pm$ 10%. Bei Personen mit lediglich erschöpften Eisenreserven (prälatenter Eisenmangel mit noch normalem Serumeisen, TEBK und ohne Anämie) ist die diagnostische $^{59}Fe^{2+}$-Absorption auf 50-100% ($\overline{X}_a \pm$ S.D. = 73 $\pm$ 14%) erhöht (Heinrich
u. Bartels 1967, Heinrich 1968, 1970). Für den Anstieg der diagnostischen $^{59}Fe^{2+}$-Ab-
sorption und das Verschwinden des diffusen Nichthäm-Speichereisens im Zytoplasma
der Knochenmarkretikulumzellen wurde eine hohe Korrelation (r =−0,88) berechnet
(Hausmann et al. 1969). Nur wenige Ausnahmen existieren von der Regel, daß die auf
50-100% erhöhte diagnostische $^{59}Fe^{2+}$-Absorption ein früher, empfindlicher und zuverlässiger Indikator erschöpfter Eisenreserven ist. Solche Ausnahmen wurden bisher als
zu hohe $^{59}Fe^{2+}$-Absorption bei Patienten mit idiopathischer Hämochromatose, schwerer
Hyperplasie einer ineffektiven Erythrozytopoese (z.B. homozygote β-Thalassämie,
Sideroblastenanämie, hämolytische Anämie mit Pyruvatkinasemangel) infolge *Malregulation* der Eisenabsorption und als *zu niedrige* $^{59}Fe^{2+}$-Absorption bei Patienten mit
akutem Infekt bzw. bei noch nicht behandelter glutensensitiver Enteropathie infolge
Eisen-*Malabsorption* wegen totaler Darmzottenatrophie beobachtet (Heinrich 1970,
1975, 1978 b, c, d).

2 Korrelation zwischen Serumferritin und durch erschöpfende quantitative Phlebotomien mobilisierbarem Gesamtkörper-Reserveeisen

Die Beziehung zwischen der initialen Serumferritinkonzentration (x) und dem Gesamtkörper-Reserveeisen (y), das nach erschöpfenden Phlebotomien für die Hämoglobinsynthese zur Verfügung steht, kann für Normalpersonen mit normalen bis leicht reduzier-
baren Eisenreserven sowie Patienten mit latenter und manifester idiopathischer Hämochromatose durch die Regression (I)

   (I) ln y = ln 9,24 + 0,975 · ln x

und den Korrelationskoeffizienten r = 0,918 beschrieben werden (Abb. 1).

Tabelle 1. Mobilisierbares Gesamtkörper-Reserveeisen bestimmt durch quantitative erschöpfende Phlebotomie (ca. 450 ml Phlebotomien in 1wöchigen Abständen bis Hb-Abfall auf 9,0-11g/100 ml 1-2 Wochen nach letzter Phlebotomie) bei gesunden Männern und menstruierenden Frauen mit normalen bis erschöpften Eisenreserven

Männer			menstruierende Frauen			Nahrungs-Fe-Absorptionskorrektur (mg Fe/d)		Literatur
n	Bereich	$\bar{X}_a \pm SD$	n	Bereich	$\bar{X}_a \pm SD$			
1		600					4	Hynes 1949
2	844 u. 991	918					3	Haskins et al. 1952
3	580 - 940	819 ± 207	10	59 - 502	254 ± 14	m	4	Pritchard u. Mason
						w	2,6	1964
11	130 - 1900	687 ± 480					nein	Balcerzak et al. 1968
11	180 - 1350	750 ± 333					3	Olsson 1972
7	140 - 1390	690	10	0 - 340	210			Walters et al. 1973
3	522 - 750	646 ± 115					ja	Birgegard et al. 1977
	238 - 1786	872		230-1501	574			Berechnet aus Regression (I)

2.1 Bei Personen mit normalen Eisenreserven

Selbst nach Elimination einiger unrealistischer Meßwerte ergab sich aus den von verschiedenen Arbeitsgruppen veröffentlichten Ergebnissen bei der Berechnung des Quotienten (R) Reserveeisen zu Serumferritin noch ein beträchtlicher Schwankungsbereich von R = 2,5-14 mg Reserveeisen pro ng Ferritin/ml Serum (Tabelle 2) für Personen mit normalen bis reduzierten Eisenreserven (120-1400 mg Fe). Aus der Regression (I) und den Bereichen bzw. dem geometrischen Mittelwert der bei Männern und Frauen mit normaler diagnostischer $^{59}Fe^{2+}$-Absorption und deshalb normalen Eisenreserven gemessenen Serumferritinkonzentrationen läßt sich ein Normalbereich der verfügbaren Gesamtkörper-Eisenreserven von 230-1786 ($\bar{X}$ = 872) mg · Fe, der einem normalen Serumferritinbereich von 27-221 ($\bar{X}_g$ = 106) µg/l entspricht, für Männer berechnen. Dementsprechend wurde für Frauen mit normalen Serumferritinkonzentrationen von 27-185 ($\bar{X}_g$ = 69) µg/l ein Normalbereich von 230-1501 ($\bar{X}$ = 574) mg für das mobilisierbare Gesamtkörper-Reserveeisen berechnet (Tabelle 3).

2.2 Bei Personen mit reduzierten Eisenreserven

Eine untere Grenze von 27 µg/l für den Normalbereich des Serumferritins (Tabelle 3 u. S. 67) würde nach der Regression (I) einer unteren Grenze von 230 mg für den Normalbereich des Gesamtkörper-Reserveeisens entsprechen (Abb. 1, Tabelle 3). Serumferritinkonzentrationen unterhalb 27 µg/l bzw. entsprechende Gesamtkörper-Eisenreserven von 〈 230 mg würden dann bereits reduzierte Eisenreserven anzeigen (Tabellen 9 u. 10). Der bei latentem Eisenmangel gemessenen mittleren Serumferritinkonzentration von 14 µg/l würde eine mittlere Gesamtkörper-Eisenreserve von 121 mg und dem bei manifestem

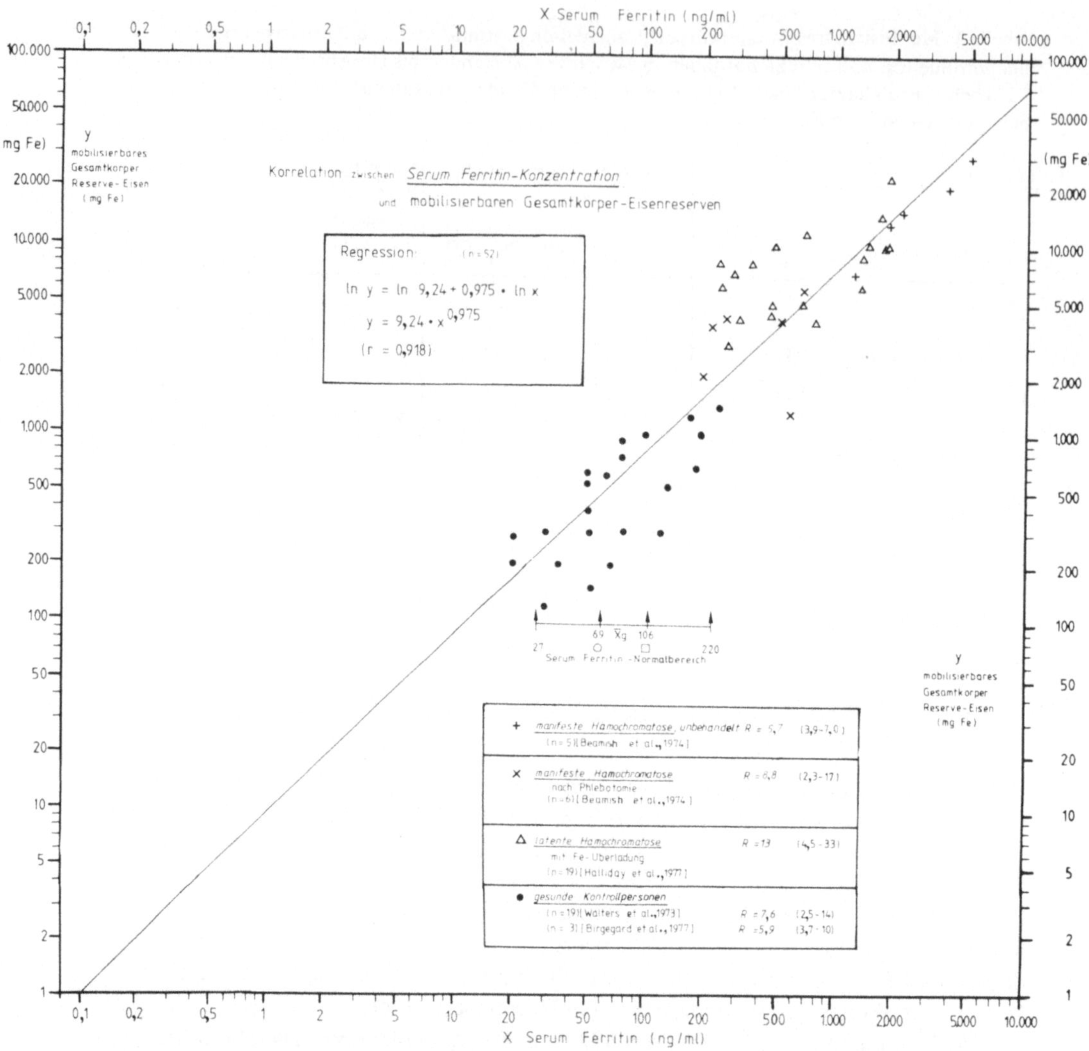

Abb. 1. Korrelation zwischen initialer Serumferritinkonzentration und durch erschöpfende quantitative Phlebotomien mobilisierbarem Gesamtkörper-Reserveeisen bei gesunden Personen sowie Patienten mit latenter und manifester idopathischer Hämochromatose. (Nach Daten von Beamish et al. 1974; Birgegard et al. 1977; Halliday et al. 1977)

Eisenmangel ermittelten mittleren Serumferritin von 6 μg/l eine auf 53 mg herabgesetzte Eisenreserve entsprechen (Tabelle 3). Allerdings steht der experimentelle Beweis dafür noch aus, daß die sich oberhalb von 230 mg Reserveeisen aus der Relation zwischen Reserveeisen und Serumferritin ergebende Regressionsgerade (I) auch im Reserveeisenbereich von 20-200 mg noch gültig ist und entsprechende Umrechnungen statthaft sind.

Tabelle 2. Mobilisierbares Gesamtkörper-Reserveeisen (Phlebotomie) und Serumferritin bei „gesunden" Personen. [berechnet nach Ergebnissen von Walters et al. 1973 (n = 19) und Birgegard et al. 1977 (n = 3)]

	Mobilisierbares Reserveeisen (mg)	Serumferritin (ng/ml)	$R\,\dfrac{\text{Reserve-Fe}}{\text{Serumferritin}}$ (mg Fe/ng/ml)
Gesunde Personen	1.400	240	5,83
	1.250	170	7,35
	1.000	195	5,13
	1.000	100	10,0
	920	75	12,3
	620	50	12,4
	600	62	9,68
	550	50	11,0
	400	50	8,00
	300	120	2,50
	300	75	4,00
	300	50	6,00
	300	30	10,0
	280	20	14,0
	200	65	3,08
	200	35	5,71
	200	20	10,0
	150	52	2,88
	120	30	4,00
	(150)	(5)	(30)
	(50)	(0)	(∞)
	(0)	(10)	(0)
Bereich	120 - 1.400	20 - 240	2,5 - 14
(n = 19) $\bar{X}_g$	*410*	*61*	$\bar{X}_a$ *7,57*
C_{SD}	2,11	2,03	SD 3,57
C_{SE}	1,19	1,18	SE 0,82
Gesunde Personen	750	75	10,0
	666	180	3,70
	522	130	4,02
Bereich	522 - 750	75 - 180	3,7 - 10
(n = 3) $\bar{X}_g$	*639*	*121*	$\bar{X}_a$ *5,91*
C_{SD}	1,20	1,56	SD 3,55
C_{SE}	1,11	1,29	SE 2,05

Tabelle 3. Verfügbares Gesamtkörper-Reserveeisen aus den gemessenen Serumferritinkonzentrationen und der Regression (I) berechnet für definierte Kollektive von Personen mit normalen Eisenreserven bzw. prälatentem, latentem und manifestem Eisenmangel

	Verfügbares Gesamtkörper-Reserveeisen (mg Fe)	Serum-ferritin (ng/ml)	$R \dfrac{\text{Reserveeisen}}{\text{Serumferritin}}$ (mg Fe/ng/ml)
Obere Grenze d. Normalbereichs	1786	221	8,08
$\overline{X}_g$ Männer	872	106	8,23
$\overline{X}_g$ menstruierende Frauen	574	69	8,32
Untere Grenze d. Normalbereichs	230	27	8,51
Prälatenter obere Grenze	533	64	8,33
Eisenmangel $\overline{X}$	230	27	8,51
untere Grenze	68	7,8	8,78
Latenter obere Grenze	271	32	8,48
Eisenmangel $\overline{X}$	121	14	8,65
untere Grenze	47	5,3	8,86
Manifester obere Grenze	104	12	8,68
Eisenmangel $\overline{X}$	53	6,0	8,84
untere Grenze	24	2,7	9,01

2.3 Bei Personen mit Eisenüberladung

Für die obere Grenze von 221 µg/l für den Serumferritin-Normalbereich (Abb. 3 und Tabelle 3) ergibt sich aus der Regression (I) eine obere Grenze von 1786 mg für den Normalbereich des Gesamtkörper-Reserveeisens. Mobilisierbare Eisenreserven von 3.000 bis zu sogar 11.500 mg wurden bei zwölf Personen mit *latenter Hämochromatose* und nur gering erhöhten initialen Serumferritinkonzentrationen von 242-770 µg/l durch erschöpfende Phlebotomien ermittelt (Tabelle 4). Die bei solchen Personen ermittelten hohen R-Werte (Reserveeisen zu Serumferritin) von bis zu 33 ($\overline{X}_a \pm$ S.D. = 13 $\pm$ 8,3; vgl. Tabelle 4) zeigen, daß zumindest bei einigen Personen mit latenter Hämochromatose selbst hohe Eisenüberladungen von 10.000 bis 11.500 mg Reserveeisen nur zu relativ geringen Serumferritinanstiegen von 485 bzw. 670 µg/l führen (Tabelle 4). Eine ausreichende Schädigung der Hepatozytenmembran ist möglicherweise notwendig für die Freisetzung des Leberzellferritins in das Blutserum. Wegen des großen Streubereiches der R-Werte (4,5-33; Tabelle 4) ist die Abschätzung der mobilisierbaren Eisenreserven aus dem initialen Serumferritin bei Personen mit latenter Hämochromatose nur mit einer beträchtlichen Fehlerbreite möglich. Bei Patienten mit nicht-anbehandelter *manifester Hämo-*

chromatose sind die ermittelten R-Werte mit 3,9-8,5 ($\overline{X}_a \pm$ S.D. = 6,3 $\pm$ 1,6, Tabelle 5) wiederum sehr ähnlich der für Personen mit normalen Eisenreserven berechneten Relation mobilisierbares Gesamtkörper-Reserveeisen zu initialem Serumferritin (Tabelle 2), so daß bei manifester Hämochromatose wiederum von einem diagnostisch verwertbaren Gleichgewicht zwischen Serumferritin und mobilisierbarem Gesamtkörper-Reserveeisen ausgegangen werden kann.

3 Korrelation zwischen Serumferritin und Knochenmarkreserveeisen bzw. diagnostischer $^{59}Fe^{2+}$-Absorption

3.1 Korrelation zwischen Serumferritin und Hämosiderin bzw. Berliner-Blau-reaktivem amorphem Reserveeisen in den Knochenmarkretikulumzellen

Eine enge Korrelation besteht bei gesunden Personen sowie Patienten mit Entzündungen und Lebererkrankungen (Lipschitz et al. 1974), rheumatischer Arthritis (Bentley u. Williams 1974) und chronischem Nierenversagen mit über 4 Monate bis 8 Jahre durchgeführter regelmäßiger Hämodialyse (Hussein et al. 1975; Mirahmadi et al. 1977). Innerhalb der nach dem Knochenmarksreserveeisen unterteilten Gruppen streuen die Serumferritin-Einzelwerte jedoch in so breiten Bereichen, daß damit im Einzelfall eine Unterscheidung zwischen *fehlenden* (1-127 ng Ferritin/ml Serum), *reduzierten* (8-163 ng/ml) und *normalen* Eisenreserven (12-783 ng/ml) nicht immer möglich ist (Tabelle 6). Dieses weite Überlappen der Serumferritinbereiche wurde auch bei Personen mit *vermehrten* Eisenreserven (30-2040 ng/ml) beobachtet (Tabelle 6) und ist sowohl auf die subjektive und bestenfalls nur semiquantitative Beurteilung des Knochenmarkspeichereisen als auch auf falsch zu hohe Serumferritin-Einzelwerte infolge okkulter Infekte, Entzündungen etc. (S. 82 u. Tabelle 10) zurückzuführen.

3.2 Korrelation zwischen Serumferritin und diagnostischer $^{59}Fe^{2+}$-Absorption

Die Regression (II)

(II) ln C = ln 227,5 - 0,0346 · A%

und ein Korrelationskoeffizient r = −0,832 wurden für die existierende negative Beziehung zwischen Serumferritinkonzentration C und diagnostischer $^{59}Fe^{2+}$-Absorption A% aus der 10 μMol (= 0,56 mg) $^{59}Fe^{2+}$-Testdosis aus an 158 Personen mit normalen Eisenreserven, prälatentem, latentem und manifestem Eisenmangel gewonnenen Ergebnissen berechnet (Abb. 2). Während eine signifikante Korrelation auch für die Personengruppen mit normalen Eisenreserven (r = −0,356) bzw. prälatentem Eisenmangel (r = −0,452) festgestellt wurde, bestand diese Korrelation bei den Gruppen mit *latentem* (r = −0,188) bzw. *manifestem* (r = −0,035) Eisenmangel nicht mehr (Abb. 2). Der Korrelationskoeffizient r = −0,832 für das Gesamtkollektiv entspricht in etwa der schon früher festgestellten engen Korrelation (r = −0,88) zwischen dem Anstieg der diagnostischen $^{59}Fe^{2+}$-Absorption und dem Verschwinden des Berliner-Blau-reaktiven amorphen Nichthäm-Speichereisens im Zytoplasma der Knochenmarkmakrophagen (Hausmann et al. 1969).

Tabelle 4. Mobilisierbares Gesamtkörper-Reserveeisen (Phlebotomie) und Serumferritin bei latenter Hämochromatose. (Berechnet nach Ergebnissen von Halliday et al. 1977)

	Mobilisierbares Reserveeisen (mg)	Serumferritin (ng/ml)	R $\dfrac{\text{Reserve-Fe}}{\text{Serumferritin}}$ (mg/ng/ml)
Latente	23.500	1.850	12,7
Hämochromatosen	14.000	1.690	8,28
unbehandelt	11.500	670	17,2
	10.300	1.460	7,05
	10.000	1.850	5,41
	10.000	1.800	5,56
	10.000	485	20,6
	8.800	1.350	6,52
	(8.500)	(100)	(85,0)
	8.000	358	22,3
	8.000	242	33,1
	7.000	281	24,9
	6.000	1.349	4,45
	6.000	245	24,5
	5.000	645	7,75
	5.000	450	11,1
	4.300	450	9,56
	4.000	770	5,19
	4.000	304	13,2
	3.000	264	11,3

		Mobilisierbares Reserveeisen	Serumferritin	Reserve-Fe/Serumferritin
	Bereich	3.000-23.500	242-1.850 [a]	4,5-33
(n = lg)		$\bar{X}_g$ 7.346	$\bar{X}_g$ 665	$\bar{X}_a$ 13,2
		C_{SD} 1,66	C_{SD} 2,16	S.D. 8,27
		C_{SE} 1,12	C_{SE} 1,19	S.E. 1,90

[a] Serumferritin-Normalbereich Männer 20-200 ng/ml; Frauen 10-150 ng/ml

Niedrigere Korrelationskoeffizienten r = −0,58 (Cook et al. 1974) bzw. r = −0,398 (Walters et al. 1975) wurden für die umgekehrte Beziehung zwischen Serumferritin und ^{59}Fe-Absorption aus einer größeren 2-3 mg Eisendosis, die einer Probemahlzeit zugesetzt und an Normalpersonen mit nicht definierten Eisenreserven verabfolgt worden war, beschrieben. Solche relativ großen Eisenmengen sind insbesondere nach Zusatz zu einer Testmahlzeit weniger zuverlässig bei der Absorptionsdiagnostik erschöpfter Eisenreserven.

Tabelle 5. Mobilisierbares Gesamtkörper-Reserveeisen (Phlebotomie) und Serumferritin bei manifester Hämochromatose (Berechnet nach Ergebnissen von Beamish et al. 1974)

	Mobilisierbares Reserveeisen (mg)	Serumferritin (ng/ml)	$R = \dfrac{\text{Reserve-Fe}}{\text{Serumferritin}}$ (mg/ng/ml)
manifeste	20.800	3.840	5,42
Hämochromatosen	19.760	5.040	3,92
noch unbehandelt	15.080	2.200	6,85
	13.000	1.867	6,96
	7.020	1.200	5,85
(n=5) Bereich	7.020-20.800	1.200-3.840 [a]	3,92-6,96
$\overline{X}_g$	14.142	2.488	5,68
$C_{S.D.}$	1,55	1,78	1,26
$C_{S.E.}$	1,22	1,29	1,11
manifeste	5.616	660	8,51
Hämochromatosen	4.160	504	8,25
nach	4.160	240	17,3
Phlebotomiepause	3.640	220	16,5
	(2.600)	(55)	(47,3)
	2.028	200	10,1
	1.300	570	2,28
(n=6) Bereich	1.300-5.616	200-660 [a]	2,28-17,3
$\overline{X}_g$	3.126	355	8,79
$C_{S.D.}$	1,73	1,71	2,09
$C_{S.E.}$	1,25	1,25	1,35

[a] Serumferritin-Normalbereich: 26-315 ($\overline{X}_g$ = 99) ng/ml

4 Definierte Serumferritin-Konzentrationsbereiche und -Mittelwerte bei Personen mit normalen Eisenreserven und verschiedenen Stadien des Eisenmangels

4.1 Serumferritin bei Erwachsenen mit normalen Eisenreserven

Beträchtliche Unterschiede für die Bereiche und Mittelwerte der Serumferritinkonzentration wurden für normale Männer und Frauen beschrieben. Mittelwerte von 52 bis 189 ng/ml für Männer und 23 bis 118 ng/ml für Frauen wurden veröffentlicht. Untere Grenzwerte von 6-31 ng/ml und obere Grenzwerte von 56 bis 462 ng/ml wurden für den Normalbereich genannt. Da in den meisten Veröffentlichungen normale Eisenreserven weder durch den Nachweis normaler Mengen am Knochenmarkspeichereisen noch durch eine normale diagnostische $^{59}Fe^{2+}$-Absorption belegt wurden, ist es durchaus möglich, daß infolge reduzierter/erschöpfter Eisenreserven zu niedrige und durch okkulte Infekte bzw. Entzündungen verursachte zu hohe Serumferritinkonzentrationen mit in den Normalbereich einbezogen wurden und diesen fälschlich nach unten (< 27 ng/ml) bzw. oben (> 221 ng/ml) erweitert haben. Da reduzierte bis erschöpfte Eisenreserven bei ca. 40% aller menstruierenden Frauen nachweisbar sind, können niedrige

Tabelle 6. Beziehungen zwischen Serumferritin und Knochenmarkreserveeisen (Hämosiderin bzw. Berliner-Blau reaktives Eisen) bei Kontrollpersonen, Krankenhauspatienten und Patienten mit chronischem Nierenversagen. (Bereich und Mittelwert; Anzahl der Personen in Klammern)

Eisenreserven	fehlen	vermindert	normal	vermehrt	stark erhöht
Kontrollpersonen (Lipschitz et al. 1974) (Knochenmarks-Hämosiderin) Serumferritin (ng/ml)	(12) 1-37:6	(8) 21-163:51	(5) 60-253:159	(2) 442-669:589	
Hospital-Patienten (Ali et al. 1978) (Berliner-Blau-reaktives Eisen) Serumferritin (ng/ml)	(69) 2-60:7		(116) 12-600:120	(63) 30-1100:312	
Rheumatoide Arthritis (Bentley u. Williams 1974) (Berliner-Blau-reaktives Eisen) Serumferritin (ng/ml)	(13) 5-70:38	(6) 23-85:53	(36) 30-646:200	(5) 346-1582: 698	
Chronisches Nierenversagen unter Hämodialyse (Hussein et al. 1975) (Berliner-Blau-reaktives Eisen) Serumferritin (ng/ml)	(4) 10-127:42		(6) 120-740:387	(28) 400-2040:1200	(6) 1680-6200:3224
Patienten mit und ohne Niereninsuffizienz (unter Hämodialyse) (Mirahmadi et al. 1977) (Knochenmarkshämosiderin) Serumferritin (ng/ml)	(9) 2-78:32	(7) 8-105:61	(5) 124-783:322	(10) 208-795: 522	

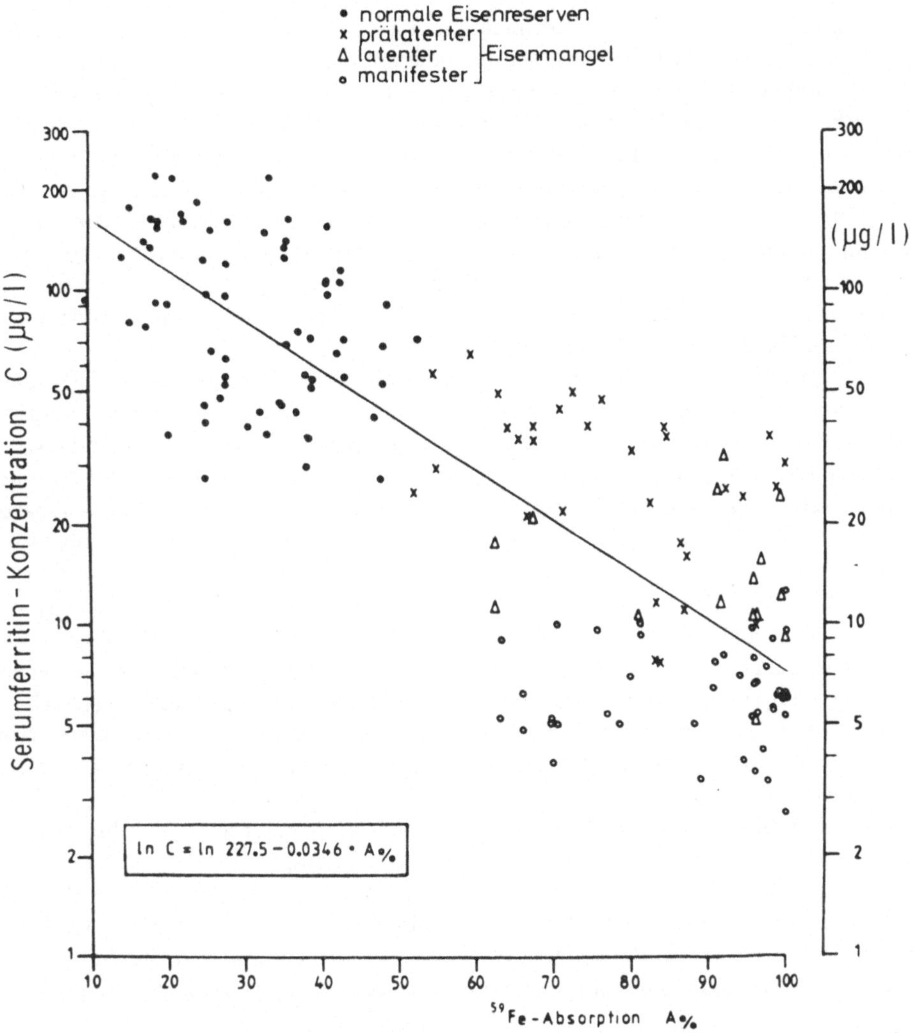

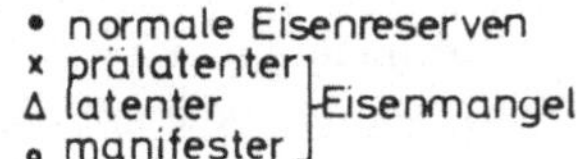

Abb. 2. Korrelation zwischen diagnostischer ^{59}Fe-Absorption aus 10 μMol (= 0,56 mg) und Serumferritinkonzentration für Personen mit normalen Eisenreserven bzw. prälatentem, latentem und manifestem Eisenmangel. (Heinrich et al. 1977 a)

Bereiche und Mittelwerte bei Frauen allein schon durch den nicht berücksichtigten, weit verbreiteten prälatenten Eisenmangel bedingt sein.

Eine andere beträchtliche Fehlerquelle ist die Verwendung verschiedener kommerzieller Ferritin-IRMA bzw. -RIA-Kits und das Fehlen eines internationalen Ferritin-Standards. So ergab ein 1977/78 durchgeführter intraindividueller Vergleich Normalbereiche und Mittelwerte von 28-221:83 ng/ml für den Behring-IRMA, 10-84:31 ng/ml für den Ramco-IRMA in 1977, 15-126:47 ng/ml für den Ramco-IRMA in 1978 und 1-60:22 ng/ml für den Travenol-RIA bei Personen mit nachgewiesen normalem Reserveeisen (Heinrich 1979). Die mit dem Ramco-IRMA gemessenen Serumferritinwerte lagen 1977

um den Faktor 2,64 und 1978 nur noch um den Faktor 1,76 niedriger als die mit dem
Behring-IRMA gemessenen Werte, während die mit dem Travenol-RIA gemessenen Werte sogar um den Faktor 3,71 niedriger waren. Diese durch Verwendung unterschiedlicher Ferritin-Standards und Antikörper verursachten erheblichen Diskrepanzen machen
es erforderlich, daß jedes Laboratorium seinen eigenen Normalbereich sorgfältig ermittelt und zusammen mit der Beschreibung des benutzten Ferritin-IRMA bzw. -RIA mit-
teilt. Im internationalen Vergleich einigermaßen realistische und auch mit dem Ferritin-
enzymimmunoassay (Zuyderhoudt et al. 1978) vergleichbare Serumferritinwerte werden
erhalten, wenn z.Z. (1978) die mit dem Ramco-IRMA gemessenen Werte durch Multiplikation mit 1,8 und die mit dem Travenol-RIA gemessenen Werte durch Multiplikation mit 3,7 korrigiert werden (Heinrich 1979).

Erst wenige Studien zur Serumferritinkonzentration bei Personen mit nachgewiesenem
normalem Reserveeisen liegen vor. Bei 19 Personen mit durch Phlebotomie mobilisierbaren Eisenreserven von 120-1400 mg wurden Serumferritinwerte von 20-240 ($\overline{X}_g$ =
61) ng/ml gemessen (Walters et al. 1973), wobei allerdings die bei fünf dieser Personen
mit 120-200 mg gemessenen Eisenreserven (Serumferritin: 20-65 ng/ml) als herabgesetzt
angesehen werden müssen (Tabelle 2). Bei 67 Personen mit gesicherten normalen Eisenreserven (diagnostische $^{59}Fe^{2+}$-Absorption im Normalbereich) (S. 60, Tabelle 9) wurde
mit dem Behring-IRMA eine normale Serumferritinkonzentration von 27-221 ($\overline{X}_g$ = 83)
ng/ml gemessen und geometrische Mittel von 106 ng/ml für Männer und 69 ng/ml für
Frauen berechnet (Abb. 3, Tabelle 9) (Heinrich et al. 1977 a, b). Wegen der bestehenden engen Beziehung zwischen Serumferritin und Reserveeisen [Regression (I); Abb. 1]
entspricht dieser Serumferritin-Normalbereich einem Gesamtkörper-Reserveeisen-Normal-
bereich von 230-1786 mg mit Mittelwerten von 872 mg für Männer und 574 mg für Frau-
en (Tabelle 3).

Die Altersabhängigkeit der Serumferritinkonzentration entspricht der Altersabhängigkeit der Eisenreserven. Beim Mann steigt die mittlere Serumferritinkonzentration von
etwa 10 ng/ml nach der Geburt kontinuierlich bis auf ca. 100 ng/ml im 30. Lebensjahr
an, um dann bis zum 70. Lebensjahr gleich zu bleiben. Bei der menstruierenden Frau
bleibt der Mittelwert des Serumferritins bis zum 40.-50. Lebensjahr relativ niedrig (20-
30 ng/ml) und steigt dann erst in der Menopause auf 30-60 ng/ml an (Valberg et al. 1976).

4.2. Serumferritin bei prälatentem Eisenmangel

Der prälatente Eisenmangel mit erschöpften Eisenreserven kann durch den Nachweis der
auf 50-100% erhöhten diagnostischen $^{59}Fe^{2+}$-Absorption (vgl. 1.4) und/oder fehlenden
Reserveeisenmengen in den Knochenmarksmakrophagen (vgl. 1.2) bei gleichzeitig noch
normalem Serumeisen und normaler Transferrin-Fe-Sättigung nachgewiesen werden
(Abb. 4, Tabelle 9) (Heinrich 1968, 1970). Serumferritinkonzentrationen von 7,8-64
($\overline{X}_g$ = 27) ng/ml wurden bei nach diesen Kriterien ausgesuchten Personen gemessen. Bei
etwa der Hälfte der Personen mit prälatentem Eisenmangel wurden mit 27-64 ng/ml
Serumferritinkonzentrationen gemessen, die mit dem unteren Teil des bei Personen mit
normalen Eisenreserven gemessenen Serumferritin-Normalbereich (27-221 ng/ml, Tabelle 9) überlappen. Bei der anderen Hälfte der Personen mit prälatentem Eisenmangel liegen die Serumferritinkonzentrationen mit 8-27 ng/ml unterhalb der unteren Grenze des
Normalbereiches (Abb. 2 u. 3) (Heinrich et al. 1977 a, b). Die mittlere Serumferritin-

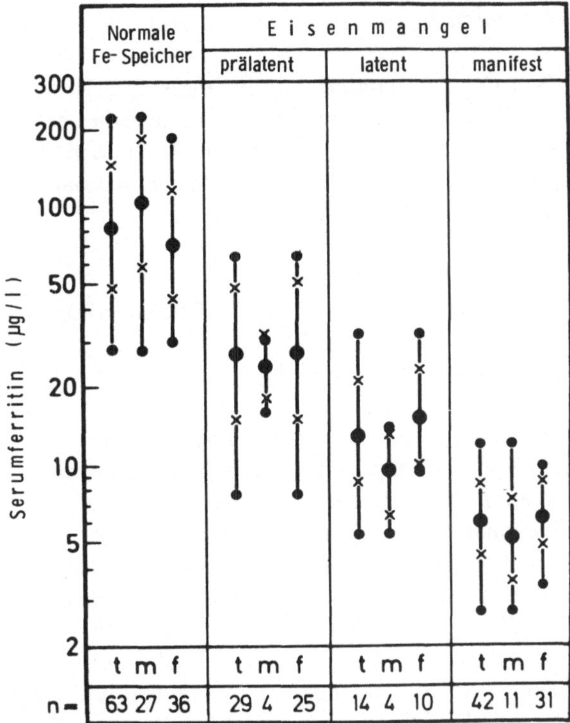

Abb. 3. Serumferritin-Gesamtbereiche (●—●—●), geometrische Mittelwerte (O) und Koeffizienten der Standardabweichungen (x—●—x) für Personen mit normalen Eisenreserven bzw. prälatentem, latentem und manifestem Eisenmangel. (*t* Gesamtpersonen; *m* Männer, *f* Frauen) (Heinrich et al. 1977, a, b)

konzentration von 27 ng/ml bei prälatentem Eisenmangel entspricht etwa 230 mg Reserveeisen (Tabelle 3). Während Serumferritin unter 27 ng/ml immer einen zumindest prälatenten Eisenmangel (erschöpfte Eisenreserven) anzeigt, reichen auf 27-64 ng/ml herabgesetzte Serumferritinwerte allein für die Diagnose erschöpfter Eisenreserven nicht aus. Während der langsamen Entwicklung eines Eisenmangels infolge negativer Eisenbilanz ist der Anstieg der diagnostischen $^{59}Fe^{2+}$-Absorption offensichtlich ein früherer und spezifischer Indikator erschöpfter Eisenreserven als der erst später erfolgende Abfall des Serumferritins (Abb. 4).

4.3 Serumferritin bei latentem Eisenmangel

Auf 5,3-32 ($\overline{X}_g$ = 14) ng/ml herabgesetzte Serumferritinwerte werden bei fast allen Personen mit latentem Eisenmangel, bei denen dann definitionsgemäß auch das Serumeisen auf ‹ 60 µg/100 ml und die Transferrin-Fe-Sättigung auf ‹ 20% herabgesetzt sind, beobachtet (Heinrich et al. 1977 a, b). Dieser Bereich überlappt praktisch nicht mehr mit dem Normalbereich (Abb. 3).

4.4 Serumferritin bei „manifester" Eisenmangelanämie

Auf 2-12 ($\overline{X}_g$ = 6,0) ng/ml stark herabgesetzte Serumferritinkonzentrationen wurden bei allen 45 Patienten mit Eisenmangelanämie gemessen. Dieser Bereich überlappt zur Hälfte mit dem bei latentem Eisenmangel und auch noch etwas mit dem bei prälatentem Eisenmangel ermittelten Serumferritinbereichen, ist aber weit genug vom Normalbereich abgesetzt (Abb. 3 u. Tabelle 9).

5 Vorhandene Korrelation zwischen Serumferritin und Gesamtkörper-Eisenreserven

5.1 Während der Schwangerschaft

Die bei etwa 40% aller menstruierenden Frauen verminderten Eisenreserven werden während der Schwangerschaft noch weiter reduziert, da der zunächst bei ca. 0,3 mg Fe/d liegende transplazentare Eisentransfer von der Mutter in den Feten im letzten Schwangerschaftsmonat auf bis zu ca. 3,7 mg Fe/d ansteigt. Dieser Verbrauch der Restmengen an mütterlichem Reserveeisen wurde durch den kontinuierlichen Anstieg der bei menstruierenden Frauen bei 32 $\pm$ 8% liegenden diagnostischen $^{59}Fe^{2+}$-Absorption auf 75 $\pm$ 17% im 7. Schwangerschaftsmonat und schließlich 90 $\pm$ 5% im letzten Schwangerschaftsmonat nachgewiesen (Abb. 5). Gegen Ende des sechsten Schwangerschaftsmonats waren bei allen Frauen die Eisenreserven verbraucht und die diagnostische $^{59}Fe^{2+}$-Absorption entsprechend auf 58-99% angestiegen (Heinrich et al. 1968). Im Prinzip wurde dieser Befund und seine Deutung durch den für schwangere Frauen beschriebenen kontinuierlichen Abfall der Serumferritinkonzentration von durchschnittlich 100 ng/ml in der 12. Schwangerschaftswoche auf ca. 13 ng/ml in der 32. Schwangerschaftswoche (Fenton et al. 1977) bestätigt. Lagen die mütterlichen Serumferritinkonzentrationen vor der Geburt zwischen 12 und 60 ng/ml, so waren sie nach der Geburt auf 10-32 ng/ml abgesunken. Waren sie jedoch vor der Geburt schon auf weniger als 9 ng/ml abgefallen, so fanden sich nach der Geburt besonders niedrige Serumferritinwerte von nur 5-8 ng/ml (Rios et al. 1975).

5.2 Bei Neugeborenen und Kleinkindern

Reifgeborene und auch Frühgeborene verfügen nach der Geburt zunächst über nachweisbare Mengen an Reserveeisen in den Knochenmarksmakrophagen und absorbieren entsprechend mit 5-37 ($\overline{X}_a$ $\pm$ S.D. = 21 $\pm$ 8)% noch normale Mengen aus der diagnostischen $^{59}Fe^{2+}$-Testdosis (Abb. 6) im ersten Trimenon (Heinrich et al. 1969). Die daraus gefolgerten zunächst noch normalen Eisenreserven beim Neugeborenen wurden durch die im Nabelschnurblut bei der Geburt gemessenen normalen Bereiche und Mittelwerte der Serumferritinkonzentration von 12-200: 100 ng/ml (Siimes et al. 1974), 77-166: 110 ng/ml (Rios et al. 1975) und 65-474: 175 ng/ml (Kelly et al. 1978) bestätigt. Während das Serumferritin beim Neugeborenen in einer Studie unabhängig von dem mütterlichen Serumferritin vor der Geburt war (Rios et al. 1975), beschrieben zwei andere Arbeitsgruppen höhere neonatale Serumferritinwerte ($\overline{X}$ = 174 bzw. 218 ng/ml) bei Müttern mit höheren Serumferritinspiegeln von ⟩ 12 ng/ml (Fenton et al. 1977) bzw. ⟩ 30 ng/ml (Kelly et al. 1978).

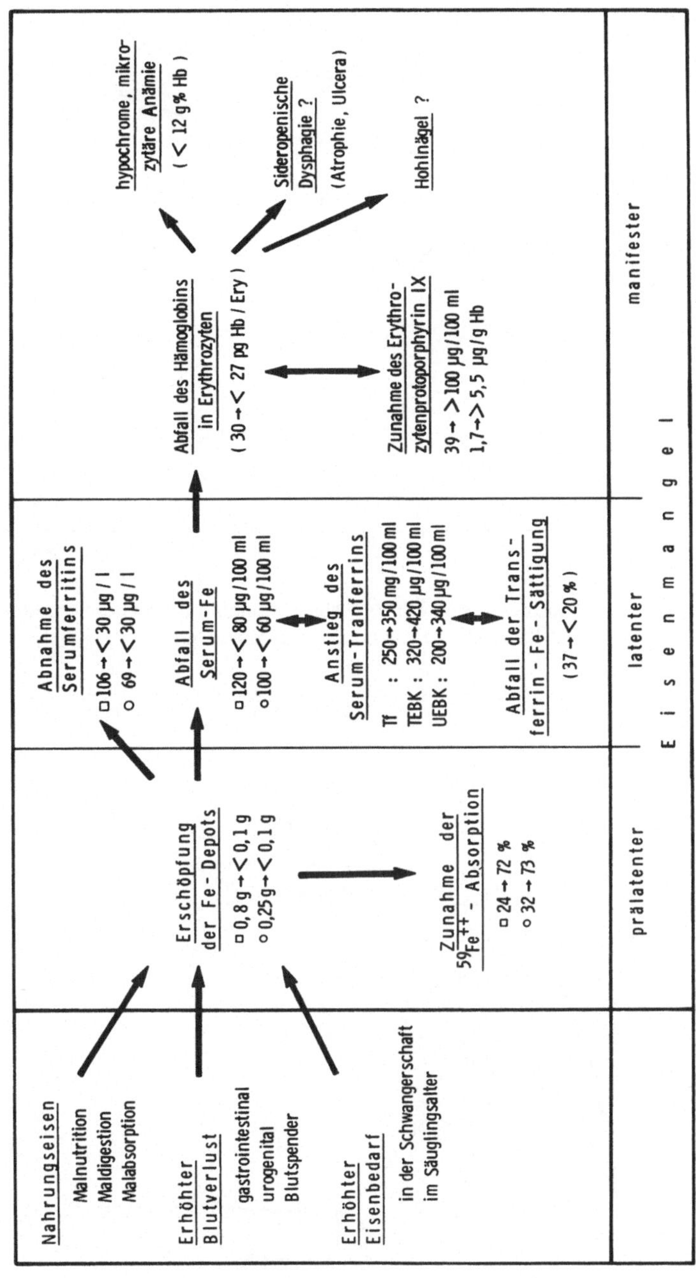

Abb. 4. Pathogenese und Symptome des prälatenten, latenten und manifesten Eisenmangels. (Heinrich 1968, 1970, 1975, 1978 c)

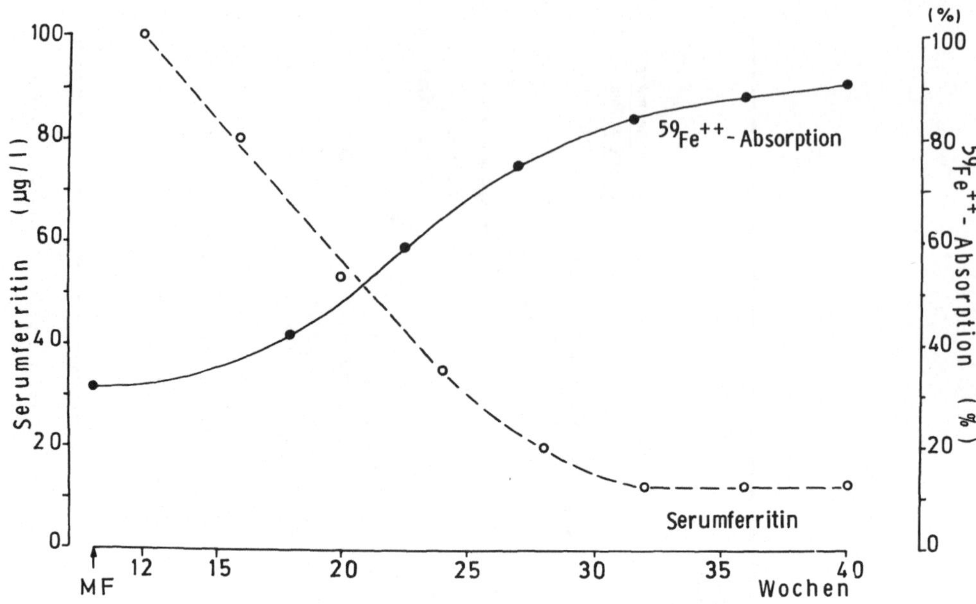

Abb. 5. Anstieg der diagnostischen $^{59}Fe^{2+}$-Absorption und Abfall des Serumferritins während der Schwangerschaft. *MF* ^{59}Fe-Absorption bei menstruierenden Frauen. (Heinrich et al. 1968; Fenton et al. 1977)

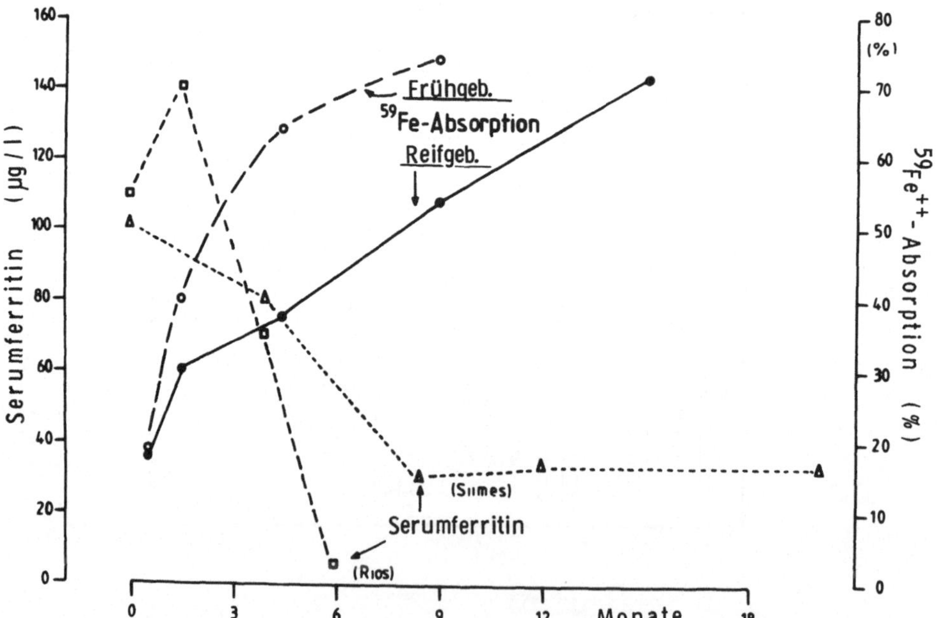

Abb. 6. Anstieg der diagnostischen $^{59}Fe^{2+}$-Absorption bei reifgeborenen und frühgeborenen Kindern sowie Abfall des Serumferritins während des ersten und zweiten Lebensjahres. (Götze et al. 1970; Heinrich et al. 1969; Rios et al. 1975; Siimes et al. 1974)

Die durch den starken Anstieg des Hämoglobineisenpools und die geringe Bioverfügbarkeit des Milcheisens verursachte Erschöpfung der Eisenreserven führt beim Frühgeborenen schon nach 3 Lebensmonaten zu einem entsprechend starken Anstieg der diagnostischen $^{59}Fe^{2+}$-Absorption, während Reifgeborene ihr Reserveeisen erst nach ca. 6-12 Lebensmonaten aufgebraucht haben und dann $^{59}Fe^{2+}$ hoch absorbieren (Abb. 6) (Götze et al. 1970). Der Erschöpfung der Eisenreserven bzw. dem Anstieg der diagnostischen $^{59}Fe^{2+}$-Absorption entsprechend konnte ein Abfall der neonatalen Serumferritinkonzentration von ca. 100 ng/ml nach 6-9 Monaten auf 30 (Siimes et al. 1974) bzw. 6 ng/ml (Rios et al. 1975) beobachtet werden. Diese Erschöpfung der Eisenreserven bei zunächst den Frühgeborenen und später dann auch bei den Reifgeborenen führt dann im 2. Lebensjahr zu einer Eisenmangelanämiehäufigkeit von ca. 30%.

5.3 Bei Blutspendern

Unter Verwendung der diagnostischen ^{59}Fe-Absorption wurde das häufige Vorkommen erschöpfter Eisenreserven bei Dauerblutspendern gezeigt. Prälatente/latente Eisenmangelzustände ohne Anämie wurden bei 86% der männlichen Blutspender und allen weiblichen Blutspendern, die 4-6mal pro Jahr spendeten und keine Eisenprophylaxe erhielten, festgestellt (Heinrich et al. 1973 b). Die mittlere Serumferritinkonzentration fällt von 127 ng/ml bei männlichen Erst-Blutspendern mit zunehmender Häufigkeit der Blutspenden auf 31 ng/ml und bei weiblichen Spendern entsprechend von 46 auf 22 ng/ml ab, wenn 3 Blutspenden/Jahr gegeben werden (Finch et al. 1977). Mit einer vorausberechneten medikamentösen Eisensupplementierung können die durch die Blutspenden verursachten Eisenverluste kompensiert und der Anstieg der diagnostischen $^{59}Fe^{2+}$-Absorption (Heinrich et al. 1973 b) bzw. der Abfall des Serumferritins (Birgegard et al. 1978) verhindert werden.

5.4 Bei idiopathischer Hämochromatose

Bei Patienten mit unbehandelter „manifester" idiopathischer Hämochromatose besteht eine enge Korrelation zwischen dem Anstieg des Serumferritins und der Menge des durch quantitative Phlebotomien mobilisierbaren Reserveeisens (r = 0,92; Abb. 1) (Beamish et al. 1974) bzw. der Eisenkonzentration in der Leberbiopsie (r = 0,84) (Prieto et al. 1975). Aus der durch Eisenüberladung geschädigten zirrhotischen bzw. nekrotischen Leber werden große Mengen an Leberferritin in das Serum freigesetzt, so daß das Serumferritin auf 1.000-12.000 ng/ml ansteigt. Der Quotient R (mg Reserveeisen pro ng Ferritin/ml Serum) liegt bei Patienten mit manifester Hämochromatose zwischen 3,9-8,5 ($\overline{X}$ = 6,3; Tabelle 5) und gestattet eine hinreichend genaue Berechnung der Menge an angestautem Reserveeisen aus der Serumferritinkonzentration. Aus der Regression (I) ergibt sich ein Bereich von 7,8 bis 73,5 g Reserveeisen für die bei manifester Hämochromatose bestehende Eisenüberladung.

Obwohl der eigentliche biochemische Defekt der rezessiv autosomal vererbten idiopathischen Hämochromatose noch nicht bekannt ist, wird heute allgemein angenommen, daß ein von der Geburt an bestehender Eisenstoffwechseldefekt zu einer gesteigerten Absorption des Nahrungseisens sowie vermehrten Leberparenchymeiseneinlagerung und dadurch nach 40-60 Lebensjahren zur schweren Eisenüberladung führt. Eine gegenüber

der Norm von 10 auf 20% verdoppelte Nahrungseisenabsorption würde bei einer täglichen Nahrungszufuhr von ca. 16 mg (in 3.000 kcal/Tag) ausreichen, um den Körper
um 2 mg Eisen/Tag ($\sim$730 mg Fe/Jahr) aufzuladen. Innerhalb von 40 Jahren könnte so
eine Eisenüberladung von ca. 29 g Fe entstehen.

Die während der Eisenaufladungsphase über mehrere Jahrzehnte erhöhte Eisenabsorption wird in der Regel nicht erkannt bzw. übersehen. Die ersten diagnostisch verwertbaren biochemischen Symptome, die den Anstieg des in den Leberparenchymzellen anfärbbaren bzw. durch AAS bestimmbaren Speichereisens (auf 19-205 μg Fe/100 mg Le-
berfeuchtgewicht) begleiten, sind der Anstieg des Serumeisens (auf 156-261 μg/100 ml)
und der Transferrin-Fe-Sättigung (auf 57-86%). In diesem Frühstadium der *prälatenten*
Hämochromatose liegen das Serumferritin (99-437: 221 ng/ml) und die Desferrioxamin-
induzierte Eisenausscheidung im Harn (1,3-2,2: 1,8 mg Fe/d) noch im oberen Normalbereich bzw. sind nur so geringfügig erhöht, daß sie diagnostisch nicht verwertbar sind
(Tabelle 7). Erst im nachfolgenden Stadium der *latenten* (präzirrhotischen) Hämochromatose kommt es dann zusammen mit dem weiteren Anstieg des in der Leber anfärbbaren
oder durch AAS bestimmbaren Hepatozyteneisens (auf 286-1109: 598 μg/100 mg), der
weiteren Erhöhung des Serumeisens (auf 186-231 μg/100 ml) und der Transferrin-Fe-
Sättigung (auf 76-90%) auch zu einem diagnostisch verwertbaren Anstieg der Desferrioxamin-induzierten Urineisenexkretion (auf 2,3-6,6 mg Fe/d) und der Serumferritinkonzentration (auf 106-3230: 1459 ng/ml) bei den meisten Patienten (Edwards et al.
1977). Der relativ späte Anstieg des Serumferritins bei bereits fortgeschrittener Eisenüberladung im Stadium der latenten Hämochromatose (vgl. Tabelle 7) erklärt sich durch
die bevorzugte bis ausschließliche Eisenüberladung in den Leberparenchymzellen, während
das mit dem Serumferritin korrelierende RES (Knochenmarkmakrophagen) bei latenter
und manifester Hämochromatose meist noch normale bzw. sogar herabgesetzte Mengen
an Speichereisen enthält. Die enge Korrelation zwischen den Anstiegen des Serumferritins und der Desferrioxamin-induzierten Eisenausscheidung im Harn (r = 0,95; vgl. Tabelle 7) im Stadium der latenten Hämochromatose spricht dafür, daß mit beiden Methoden
ein wohl identischer vermehrter Reserveeisenpool im Leberparenchym erfaßt wird. Bei
98% der Verwandten von Hämochromatose-Patienten, bei denen die durch Phlebotomien
mobilisierbare Gesamtkörper-Eisenmenge schon auf 3-24 g vermehrt war, wurden auf
242-1850: 665 ng/ml angestiegene Serumferritinkonzentration (Normalbereich dieser
Studie 20-200 ng/ml) gemessen, während bei den Verwandten mit noch normalen Eisenreserven (1-2 g) das Serumferritin nur bei bekanntem Alkoholabusus (> 100 g Äthanol/
Tag) auf 241-709 ng/ml erhöht war (Halliday et al. 1977). Der Quotient R (Reserveeisen
zu Serumferritin; vgl. 2. 3) schwankt bei latenter Hämochromatose beträchtlich mit Werten von 4,5-33 ($\bar{X}_a \pm$ S.D. = 13 $\pm$ 8,3) und läßt im Einzelfall keine hinreichend zuverlässige Vorausbestimmung der bestehenden Eisenüberladung zu (Tabelle 4). Die zuverlässige Diagnose der latenten (präzirrhotischen) Hämochromatose basiert auf dem kom-
binierten Nachweis erhöhter Serumeisen-, Transferrin-Fe-Sättigungs- und Serumferritinwerte und wird durch den Nachweis des stark vermehrten Hepatozyteneisens bestätigt
(Tabelle 7). Im Vergleich mit der Serumeisen- und Transferrin-Fe-Sättigungs-Analyse
ist die Serumferritinbestimmung mit weniger „falsch positiven" bzw. „falsch negativen"
Ergebnissen bei der Diagnose der Eisenüberladung bei *latenter* präzirrhotischer Hämochromatose behaftet (Powell et al. 1978) und deshalb für entsprechende Screeningpro-
gramme unverzichtbar.

Tabelle 7. Biochemische Symptome des Eisenstoffwechsels bei Patienten mit prälatenter, latenter und manifester idiopathischer Hämochromatose. (Zusammengestellt nach Untersuchungen von Edwards et al. 1977)

	Leberzelleisen (Hepatozyten) anfärbbar	AAS (μg/100mg)	Serum-Fe (μg/100 ml)	Transferrin-Fe-Sättigung (%)	Desferal-Test (mgFe/d)	Serum-ferritin (ng/ml)	Klinische Symptome
Normalbereich (n=20-174)	0 - 1 $\overline{X} = 0,2$	1 - 25 $\overline{X} = 9$	45 - 169 $\overline{X} = 107$	20 - 50 $\overline{X} = 35$	0,4 - 2,0 $\overline{X} = 1,2$	27 - 239 $\overline{X} = 94$	---
Hämochromatose normale Kinder der Patienten (n=8)	0 - 1 $\overline{X} = 0,5$	7 - 80 $\overline{X} = 30$	90 - 164 $\overline{X} = 133$	36 - 65 $\overline{X} = 45$	1,3 - 2,5 $\overline{X} = 1,7$	8 - 135 $\overline{X} = 79$	---
prälatent (n=6)	2	19 - 205 $\overline{X} = 89$	156 - 261 $\overline{X} = 187$	57 - 86 $\overline{X} = 71$	1,3 - 2,2 $\overline{X} = 1,8$	99 - 437 $\overline{X} = 221$	---
latent (präzirrhotisch) (n=5)	3 - 4 $\overline{X} = 3,8$	286 - 1109 $\overline{X} = 598$	186 - 231 $\overline{X} = 205$	76 - 90 $\overline{X} = 85$	2,3 - 6,6 $\overline{X} = 3,8$	106 - 3230 $\overline{X} = 1459$	---
manifest (n=5)	4	486 - 698 $\overline{X} = 592$	173 - 273 $\overline{X} = 227$	90 - 100 $\overline{X} = 96$	4,5 - 27 $\overline{X} = 16$	1730 - 11560 $\overline{X} = 5720$	Leberzirrhose Hautpigmentierung Diabetes Herzinsuffizienz Arthropathie Hypogonadismus

Aus den Ergebnissen einer an Verwandten in drei Hämochromatose-Familien durchgeführten Studie war zunächst gefolgert worden, daß das Serumferritin bei „latenter" präzirrhotischer Hämochromatose und durch Phlebotomie nachgewiesener Eisenüberladung
von 4-15 g im Normalbereich liegt, mit dem Reserveeisen nicht mehr korreliert und deshalb für die Früherkennung der präzirrhotischen Hämochromatose wertlos ist (Wands
et al. 1976; Feller et al. 1977). Diese zunächst überraschenden Ergebnisse induzierten
entsprechend intensive Spekulationen über eine Heterogenität der Krankheit idiopathische Hämochromatose (Crosby 1976), wurden aber durch die o.g. wesentlich umfang-
reicheren Untersuchungen an Verwandten von 43 Hämochromatose-Familien nicht bestätigt.

Die meßbaren Parameter des Eisenstoffwechsels (Serumeisen, Transferrin-Fe-Sättigung,
Lebereisen, Serumferritin und Desferrioxamin-induzierte Eisenexkretion im Urin) sind
in jedem Fall pathologisch erhöht (Tabelle 7), bevor es dann bei fortgeschrittener Eisenüberladung zur Leberfibrose bzw. -zirrhose und zu den bekannten klinischen Symptomen
im Stadium der *manifesten* idiopathischen Hämochromatose kommt. Die durch aus-
dauernde Phlebotomiebehandlung erzielte Normalisierung der Serumferritin- und Serumeisenkonzentration ist ein brauchbarer Indikator für den Erfolg einer solchen Behandlung.
Jedoch können die nach Abschluß der Phlebotomien gemessenen niedrigen Serumferritinwerte niedrigere Restmengen an Leberreserveeisen vortäuschen, da Hämosideringranula
im Leberbindegewebe offensichtlich nur unvollständig mobilisierbar sind (Prieto et al.
1975).

5.5 Bei Transfusionshämosiderose der aplastischen Anämie

Die Malutilisation des Nahrungseisens führt bei Patienten mit unbehandelter aplastischer
Anämie zur Hämosiderose, die durch die gestörte Reutilisation des transfundierten Blut-
eisens noch wesentlich verstärkt wird. Entsprechend hohe Serumferritinkonzentrationen
von 2436 $\pm$ 660 ng/ml bei unbehandelter aplastischer Anämie und 9476 $\pm$ 3030 ng/ml
bei Vorliegen einer Transfusionshämosiderose wurden beschrieben und eine enge Korrelation zwischen dem Serumferritin und der Menge an transfundiertem Blut mit Koeffizienten r = 0,9 (Jacobs et al. 1972), r = 0,89 (Lipschitz et al. 1974) und r = 0,85 (Leyland et al. 1975) berechnet.

5.6 Bei durch Eisen-Malutilisation und Absorptions-Malregulation sowie Bluttrans-fusionen verursachter sekundärer Eisenüberladung (bei Hyperplasie der ineffektiven Erythrozytopoese)

Eine durch Malutilisation und Malregulation der Nahrungseisenabsorption sowie die erforderlichen Bluttransfusionen verursachte sekundäre Eisenüberladung wird bei Patienten mit einer starken Hyperplasie der ineffektiven Erythrozytopoese beobachtet. Unabhängig von den stark vermehrten Gesamtkörper-Eisenreserven absorbieren insbesondere
die anämischen Patienten in gesteigertem Umfang das Nahrungseisen, so daß zusätzlich
zur Transfusionshämosiderose auch die Absorptionshämosiderose zur sekundären Eisenüberladung wesentlich beiträgt (Bender-Götze et al. 1975; Heinrich et al. 1973 a).

Bei regelmäßig transfundierten Kindern mit *homozygoter β-Thalassämie* korrelieren
die auf 3.000-18.000 ng/ml angestiegenen Serumferritinkonzentrationen mit der stark

vermehrten Lebereisenkonzentration (r = 0,75) und der transfundierten Blutmenge (Letsky et al. 1974). Schon vor Beginn der Transfusionsbehandlung bei Kindern mit homozygoter ß-Thalassämie ist das Serumferritin auf 590-1830: 850 ng/ml heraufgesetzt (Siimes et al. 1974) wegen der bestehenden Malregulation der Nahrungseisenabsorption. Bei Patienten mit *heterozygoter ß-Thalassämie* zeigt die im Normalbereich liegende diagnostische $^{59}Fe^{2+}$-Absorption (Heinrich et al. 1973 a) und die normale Serumferritinkonzentration (Hussein et al. 1976) die Existenz normaler Eisenreserven bzw. die normal funktionierende Eisenabsorptionsregulation an.

Die bei Patienten mit *Sideroblastenanämie* gemessenen hohen Serumferritinkonzentrationen von $7830^{\pm}$ 2706 ng/ml korrelieren ebenfalls mit den transfundierten Blutmengen (r = 0,853) (Leyland et al. 1975), obwohl auch eine Absorptionshämosiderose zur Entwicklung der Eisenüberladung bei Sideroblastenanämie beiträgt (Heinrich 1975, 1978 b, c).

Bei der *homozygoten Sichelzellanämie* korreliert der Anstieg des Serumferritins (70-2460: 367 ng/ml im Vergleich zu 8-101: 34 ng/ml bei gesunden 1-15 Jahre alten Kindern) mit dem Alter der Patienten (r = 0,8), auch wenn diese noch keine Transfusionen erhalten haben (Hussain et al. 1978; O'Brien 1978). Erklären läßt sich diese Beobachtung durch die bei hyperplastischer ineffektiver Erythrozytopoese gesteigerte Nahrungseisenabsorption, die mit zunehmendem Alter zu einem ständigen weiteren Anstieg der bereits erhöhten Eisenreserven führt. Wie bei der homozygoten ß-Thalassämie konkurriert auch bei der Sichelzellanämie die Absorptionshämosiderose mit der Transfusionshämosiderose während der Entwicklung der sekundären Eisenüberladung.

Sekundäre Eisen-Malutilisation führt bei der unbehandelten dekompensierten *Vitamin B_{12}-Mangel-Megaloblastenanämie* zu einem Anstau und Anstieg sowohl des Serumeisens als auch des Serumferritins (auf 48-1100: 330 ng/ml). Nach parenteraler Vitamin-B_{12}-Therapie kommt es zu einem scharfen Abfall des Serumeisens und des Serumferritins bis in den Normalbereich bzw. sogar darunter, da das angestaute Reserveeisen dann aus dem RES in die Hämoglobinsynthese der durch Vitamin B_{12} stimulierten und dann nicht mehr ineffektiven Erythrozytopoese strömt (Hussein et al. 1978). Ist die Serumferritinkonzentration bei dekompensierter perniziöser Anämie normal oder gar erniedrigt, so muß mit gleichzeitig existierendem bzw. unter der B_{12}-Therapie auftretendem Eisenmangel und entsprechend reduziertem Effekt der B_{12}-Therapie gerechnet werden.

Der Wert des Serumferritins und der anderen meßbaren Parameter des Eisenstoffwechsels bei den *sideroachrestischen Anämien* wurde an anderer Stelle diskutiert (Heinrich 1978 b, c, d) und ist in der Tabelle 8 dargestellt.

6 Fehlende Korrelation zwischen Serumferritin und Gesamtkörper-Reserveeisen

Die enge Beziehung zwischen Serumferritin und verfügbaren Gesamtkörper-Speichereisenmengen kann bei Erkrankungen mit gesteigerter Ferritinfreisetzung aus den Hepatozyten und/oder RES bei Infektionen und Entzündungen (6. 1), infolge vermehrter Ferritinbiosynthese und Freisetzung bei Tumoren (6. 2) und während bzw. kurz nach der hochdosierten oralen oder parenteralen Eisentherapie (6. 3) so stark gestört sein, daß die Serumferritinkonzentration für die Beurteilung des Gesamtkörper-Speichereisens nicht mehr verwendet werden kann.

80   H. C. Heinrich

Tabelle 8. Eisenstoffwechsel bei sidero-sensitiver und sidero-achrestischen Anämien (Differentialdiagnose der hypochromen-mikrozytären Anämie)

	Ätiologie	Reserve-Fe diffuses RES-Fe Serum-Ferritin (ng/ml)	$^{59}Fe^{2+}$ Absorption % aus 0,56 mg Fe^{2+}	Ferro- kinetik Plasma-HZ (Min) Ery. Inkorp. (%)	Serum-E (μg/100 ı
Normal		+/+++ 27–221:106(69)	10–50:30	PHZ: 70–100 EI: 70– 90	60–18(
Sidero-sensitiv Eisenmangel	Mal-Nutrition Mal-Digestion Mal-Absorption Blutverluste	Ø/(+) ↓<10	↑50–100:90 (außer Mal- absorption)	PHZ:↓10– 50 EI: ↑90–100	↓5–50:2(
Sidero-achrestisch					
Atransferrinämie, congen.	gestörte Transferrin- Biosynthese	↓Ø	~30% (?)	PHZ:↓ 5–25 EI: ↓10–55	↓10–30
Transferrin-Autoantikörper	Fe-Fixierung am Transferrin- Autoantikörper- Komplex	↓Ø	↑?	PHZ: ↑540 EI: ↓ 57	↑560–78
Congen. hypochr. mikro- zyt. A. (Shahidi-Diamond)	Fe-Rezeptor- Mangel in Erythroblasten u. Makrophagen	↓Ø	↑34% aus 5 mg	PHZ: N 67–120 EI: ↓50– 60	↑205–23
Sideroblasten A. Primäre erworbene S.A. (>60a) Primäre hereditäre (X) Primäre B_6-respons. (X)? Sekundäre S.A. (bei Krankh., Drugs, Pb)	intramitochon- drialer Häm- Synth.-Defekt? mit sekundärer Malutilisation	↑2+/5+ ↑2800–13 000	N/↑30–100	PHZ:↓25–50 EI. ↓15–30	↑150–30
β-Thalassämie homozygot	m-RNA-Mangel mit sekundärer Fe-Malutilisation	↑3+/5+ ↑4000–18 000	↑70–100	PHZ:↓ EI: ↓	↑250–28
heterozygot	dto.	N+/3+	N 20–30		N 60–17
A. bei chronischen Erkrankungen (Infekt, Entzündung, Tumor) »Sideropenische A. mit RES-Siderose«	Fe-Mal-Release aus RES- Speichern Fe-Mal-Reutilis. (80→30%)↓ Erythropoietin Inkr.↓	N/↑ 2+/4+ Entzündung, Infekt N/↑50–2000:300 akute Leuk., Hodgkin ↑100–2000	N/(↓)	PHZ: N/↓ EI: ~30	↓10–70:

N	= Normale Werte	Ø	= nicht nachweisbar	Ery	= Erythrozyten
↑	= erhöhte Werte	3+/5+	= stark erhöht	Hb	= Hämoglobin
↓	= erniedrigte Werte	A	= Anämie	HbF	= fötales Hämo;

TEBK (µg/100 ml)	Transferrin Fe-Sättigung (%)	Knochenmark Erythroblasten Sideroblasten		Therapie
240–380:320	25–55:38	M:E= 3–4:1 S: 30–50%	Transferrin in Serum 200–300:250 mg% Ery-Protoporphyrin 20–100 µg%	
↑350–600:450	↓1–15:5	E: Hyperplasie S: ↓∅	hypochrome mikrozytäre Anämie Transferrin in Serum 300–500:360 mg% Ery-Protoporphyrin ↑100–500 μg% Organ-Hyposiderose	orales Fe^{2+} (selten parenter. Fe^{3+})
↓30–81	20–100	E: Hyperplasie (M:E=1:1) S: ↓9%	hypochrome mikrozytäre Anämie Serum-Transferrin ↓0–39 mg/100 ml keine Organ-Hämosiderose ohne Transfusion	i.v. Transferrin
↑703–812	↑80–96	E: Hyperplasie (M:E=0,6:0,4) S: ↓18%	IgG-Transferrin-Immunkomplex Generalisierte Hämosiderose der Organe (Hepatocyten+Kupffer-Zellen-Hämosiderose)	immuno- suppressive Behandlung
↓208–253	↑94–100	E: Hyperplasie S: ↓∅	hypochrome mikroz. Anämie (5–8 g% Hb) ab Geburt Leber-Parenchym Hämosiderose	Ery. Konz.
↓200–320	↑70–95	E: Hyperplasie Ring-S. 50–100% perinukleär ferruginöses Fe (Nicht-Ferritin) in Mitochondr.	normo-/macro-cytäre Anämie (3–10 g% Hb) Ery.-Dimorphismus (normo-/hypo-chrome E) Siderocyten Ery-Protoporph. ↑40–300 µg% Fe-Absorptions- u.Transfusions-Hämosiderose der Organe (Leber, Pankreas, Herz)	Ery.-Konz. (wenn <8 g% Hb) Androgene? Desferal
N 290–330	↑74–97	E: Hyperplasie S: ↑90–100%	hypo-/normo-chrome A. (3–6 g% Hb) HbF↑: 10–50%; Organ-Hämosiderose Targetzellen; Hepato-Splenomegalie	Ery-Konzentrat Desferal
N 290–334: 312	N 18–54: 38	S↑ 70–100%	Hb A_2↑: 4–7% (8–11 g% Hb)	
↓100–300:200 ↓Transferrin (Biosynth.↓)	↓10–25:15	M:E=3–4:1 S↓5–20:10	normochrom–normozytär/ hypochrom mikrozyt.A., Ery-Protoporph. ↑ BSG↑, Fieber, Tumor Leukos↑ Hb=7–11 g/100 ml normal Hb=<7 g/100 ml zusätzl. Ursachen	Fe unwirksam Kobalt gefährlic Androgene nein Ery-Konz. bei <7 g%

RES	= Retikuloendotheliales System	PHZ	= Plasma-Halbwertzeit	M	= Myeloische Zell
m-RNA	= Boten-Ribonukleinsäure	EI	= Erythrozyten- Inkorporation	E S	= Erythroblasten = Sideroblasten

6.1 Infolge gesteigerter Ferritin-Freisetzung bei Infektionen und Entzündungen

Bei infektiöser und toxischer Leberzellschädigung. Lange Zeit vor der Entwicklung empfindlicher IRMAs bzw. RIAs zur Serumferritinbestimmung konnte bereits mit weniger empfindlichen quantitativen Methoden der Immunopräzipitation und Doppelimmunodiffusion Ferritin im Serum von Patienten mit akuter Leberschädigung (Reismann u. Dietrich 1956; Aungst 1968) nachgewiesen werden. Wie viele andere Inhaltsstoffe der Leberzelle (Eisen, Vitamin B_{12}, Indikatorenzyme u.a.m.) so wird auch das Hepatozytenferritin nach infektiöser oder toxischer Leberschädigung in das Serum freigesetzt.

Da die Hepatozyten einen großen Teil des Gesamtkörper-Speichereisens enthalten, kann dessen teilweise Freisetzung in das Serum zu extrem hohen Anstiegen des Serumferritins führen. Serumferritinkonzentrationen von bis zu 27.600 ng/ml bei der akuten Hepatitis und 30.000 ng/ml bei der Paracetamol-Überdosierung wurden beobachtet (Prieto et al. 1975). Mit dem Enzymimmunoassay wurden bei schwerer akuter Hepatitis sogar 85.000 ng Ferritin/ml Serum gemessen (Zuyderhoudt et al. 1978). Durchschnittlich war das Serumferritin bei *alkoholischer Leberschädigung* auf 516 ng/ml und bei *akuter Virushepatitis* auf 471 ng/ml erhöht, während der Gesamtbereich des Serumferritins zwischen 25 und 3239 ng/ml bei 37 Patienten mit Lebererkrankungen lag (Lipschitz et al. 1974). Bestand neben der Lebererkrankung bzw. Entzündung gleichzeitig ein Eisenmangel, so wurden auch im Normalbereich (20-250 ng/ml) liegende Serumferritinwerte gemessen. Bei nichtblutender chronischer Leberzirrhose und biliärer Zirrhose ist das Serumferritin meist normal bzw. bei vorausgegangenen Blutungen sogar erniedrigt. Da das Ferritin und auch die Aspartat-Transaminase zytoplasmatische Proteine der Hepatozyten sind, kann bei Virus- bzw. Arzneimittel (Paracetamol, Äthanol etc.) -induzierten Leberzellnekrosen mit einem parallel verlaufenden Anstieg beider Proteine im Serum gerechnet werden. Während der Anstieg der Aspartat-Transaminase im Serum vom Grad der Leberzellschädigung abhängig ist, hängt der Umfang des Serumferritinanstiegs außerdem auch noch vom Speichereisengehalt der Hepatozyten ab. Eine enge Korrelation (r = 0,945) zwischen Serumferritin und dem Produkt aus Serum-Aspartat-Transaminase- und Lebereisen-Konzentration wurde deshalb für Patienten mit akuten und chronischen Lebererkrankungen, idiopathischer Hämochromatose und sekundärer Eisenüberladung beschrieben (Prieto et al. 1975). Diese signifikante Korrelation existiert auch für die Veränderung von Serumferritin und Serum-Aspartat-Transaminase während der Erholungsphase nach einer akuten Hepatitis oder Paracetamol-induzierten Leberzellschädigung. Es wurde angenommen, daß Ferritin/Aspartat-Transaminase Konzentrationsquotienten im Serum von ⟩ 60 generell eine Eisenüberladung anzeigen, Quotienten von 10-20 für normale Eisenreserven und solche von ⟨ 10 für einen Eisenmangel sprechen (Prieto et al. 1975).

Bei Infektionen und Entzündungen. Bei Patienten mit entzündlichen Prozessen (Erythrozytensedimentationsrate ⟩ 40 mm/h; Leukozyten ⟩ 10.000/mm^3 und/oder ⟩ 37,5°C Fieber über mindestens 2 Tage) und völlig fehlendem Knochenmarkshämosiderin ist das mittlere Serumferritin von 6 auf 21 ng/ml, bei vermindertem Reserveeisen von 51 auf 146 ng/ml und bei normalen Eisenreserven auf 50-1650 ng/ml erhöht (Lipschitz et al. 1974). Eine Beziehung zwischen Art, Schweregrad und Dauer der Entzündung bzw. Infektion und dem Anstieg des Serumferritins konnte nicht festgestellt werden. Bei Kindern mit akuten Infekten der Atemwege wurden stärkere Serumferritinanstiege (18-510:

$\sim$ 150 ng/ml) als bei Kindern mit z.B. Otitis media, deren Serumferritin (6-185: 39 ng/ml) gegenüber gesunden Kindern (7-142: 30 ng/ml) nicht angestiegen war, beobachtet (Siimes et al. 1974). Die experimentelle Fiebererzeugung führte beim Menschen zu Serumeisenabfällen und Serumferritinanstiegen, die über bis zu 10 Tagen nachweisbar waren (Elin et al. 1977). Beim akuten Infekt des Menschen kommt es wenige Tage nach Beginn der klinischen Symptome zu einem Anstieg des Serumferritins, der über die akute Phase hinaus bis zu mehreren Wochen anhalten kann und in dieser Beziehung dem Haptoglobinanstieg beim akuten Infekt ähnelt (Birgegard et al. 1978).

Das Serumferritin korreliert zwar bei *chronisch entzündlichen Darmerkrankungen* (Enteritis regionalis Crohn, Colitis ulcerosa) noch mit der diagnostischen 0,5 mg $^{59}Fe^{2+}$-Absorption (r = $-0{,}77$; vgl. 3.2) und dem Berliner-Blau-reaktivem Speichereisen im Knochenmark (r = 0,94; vgl. 3. 1) (Bartels et al. 1978), bei einigen dieser Patienten wurden jedoch auch bei fehlenden Eisenreserven bzw. Vorliegen einer Eisenmangelanämie auf 19-54 ng/ml, d.h. bis in den Normalbereich erhöhte Serumferritinwerte gemessen (Thomson et al. 1978), so daß dann nur die Anfärbung des Knochenmarksreserveeisens bzw. die Messung der diagnostischen ^{59}Fe-Absorption eine Beurteilung der Eisenreserven gestattet. Auch bei der *rheumatoiden Arthritis* wird die diagnostische Wertigkeit des Serumferritins durch falsch zu hohe Werte (vgl. 7.2 u. Tabelle 10) begrenzt, da zu hohe Mittelwerte von 38 $\pm$ 19 bzw. 53 $\pm$ 21 ng/ml bei Patienten ohne bzw. mit nur Spuren von Reserveeisen im Knochenmark gemessen wurden (Bentley u. Williams 1974; Smith et al. 1977). Serumferritinwerte über 100 ng/ml schließen bei der rheumatoiden Arthritis wohl einen Eisenmangel aus, während Werte bis zu 100 ng/ml auch bei erschöpften Eisenreserven vorkommen können.

Okkulte oder manifeste Infekte bzw. Entzündungen können falsch zu hohe Serumferritinwerte bis zu 70 ng/ml bei Eisenmangelanämie, bis zu 200 ng/ml bei erschöpften Eisenreserven und bis zu 1000 ng/ml bei normalen Eisenreserven verursachen. Es kommt bei Infekten bzw. Entzündungen durch vermehrte Einlagerung des Eisens in die RES-Speicher und herabgesetzte Eisenfreisetzung aus denselben zu einem charakteristischen Abfall des Serumeisens bei gleichzeitig herabgesetzter Transferrinkonzentration bzw. TEBK. Der vermehrte Speichereisengehalt im RES (sideropenische RES-Siderose) und eine möglicherweise zusätzliche Reaktion des RES auf die Infektion bzw. Entzündung führen dann zu einer gesteigerten Ferritinbiosynthese im RES und erhöhten Ferritinsekretion bzw. Freisetzung aus den RES-Zellen in das Serum. Bei Personen mit normalen Eisenreserven und okkulten oder manifesten Infekten kommt es dadurch zu über den Normalbereich hinaus erhöhten Serumferritinkonzentrationen. Selbst bei Personen mit fehlendem Reserveeisen oder gar Eisenmangelanämie kann bei bestehendem Infekt oder Entzündung das Serumferritin „falsch zu hoch" bis in den Normalbereich erhöht sein und dadurch den diagnostischen Wert des Serumferritins aufheben (vgl. S. 87). Da die diagnostische $^{59}Fe^{2+}$-Absorption beim akuten Infekt wegen einer temporären Eisen-Malabsorption ebenfalls nicht verwertbar ist (Bender-Götze et al. 1976), bleibt dann nur noch die Auswertung des Reserveeisens in den Knochenmarkmakrophagen (vgl. 1. 2) für die Beurteilung der Eisenreserven übrig. Ein gewisser Schutz gegen die Interpretation falsch zu hoher Serumferritinkonzentrationen ist die Berücksichtigung der gleichzeitig gemessenen Erythrozytensedimentationsrate. Bei jedem Wert über 20/30 mm (1/2 h) muß grundsätzlich mit falsch zu hohen Serumferritinwerten gerechnet werden.

6.2 Infolge vermehrter Ferritin-Biosynthese bei Tumoren

Lymphogranulomatose (Morbus Hodgkin). Schon vor mehr als 20 Jahren wurden bis
auf 7.000 ng/ml erhöhte Serumferritinkonzentrationen bei Patienten mit Lymphogranulomatose mit der quantitativen Immunopräzipitation bzw. Doppelimmunodiffusion, die
Nachweisgrenzen von etwa 200 ng/ml haben und deshalb für die Erfassung normaler
Serumferritinkonzentrationen zu unempfindlich sind, gemessen (Reissmann u. Dietrich
1956; Aungst 1968). Die bei Hodgkin-Patienten manchmal sehr hohen Anstiege auf
1.000-12.350 ng/ml sind auf eine Leberbeteiligung mit gesteigerter Ferritinfreisetzung
aus den Hepatozyten zurückzuführen. Hohe Serumspiegel des zirkulierenden tumorassoziierten Antigens Ferritin wurden bei 32% der Patienten im Stadium I und II und zu
68% im Stadium III und IV gefunden (Bieber u. Bieber 1973). Mit dem empfindlicheren
Ferritin-IRMA bzw. -RIA wurden mit den Stadien der Lymphogranulomatose ansteigende mittlere Serumferritinkonzentrationen von 412 ng/ml im Stadium I, 486 ng/ml im
Stadium II, 602 ng/ml im Stadium III und schließlich 1107 ng/ml im Stadium IV (Normalbereich für diese Studie 1-580: 99 ng/ml) bei gleichzeitig herabgesetztem Serumeisen
und niedriger Transferrin-Fe-Sättigung gemessen (Jacobs et al. 1976). Da die peripheren
Lymphozyten von Hodgkin-Patienten 4,2fach mehr Ferritin synthetisieren und auch
2,4fach mehr als normale Lymphozyten freisetzen, wird angenommen, daß die hohen
Ferritinkonzentrationen im Serum und Tumorgewebe auf eine gesteigerte „de novo"
Ferritinbiosynthese in den Hodgkin-Lymphozyten mit anschließend erhöhter Freisetzung in das Serum zurückzuführen sind (Sarcione et al. 1977). Bei Leberbeteiligung kommt
es dann zu einer zusätzlichen Ferritinfreisetzung aus den geschädigten Hepatozyten.

Akute Leukämien. Durchschnittliche Anstiege des Serumferritins auf das 25fache der
Norm bei Erwachsenen mit akuter myeloblastischer Leukämie bzw. auf das 13fache bei
Kindern mit akuter lymphoblastischer Leukämie wurden beschrieben. Da die hohen Serumferritinkonzentrationen nach erfolgreicher Chemotherapie wieder in den Normalbereich abfallen, wurde vorgeschlagen, das Serumferritin bei der Vorhersage von Rezi-
diven bzw. für prognostische Aussagen mitzuverwenden (Jones et al. 1973; Parry et al.
1975). Ein normales Serumferritin schließt jedoch eine akute Lymphoblastenleukämie
bzw. ein unmittelbar bevorstehendes Rezidiv nicht aus (Koller et al. 1979). Die peripheren Leukozyten von Patienten mit akuter myeloblastischer bzw. Monozytenleukämie
enthalten wesentlich mehr Ferritin (46 bzw. 175 fg/Zelle) als Leukozyten von gesunden
Personen (7 fg/Zelle) (Worwood et al. 1974) und besitzen auch eine größere Ferritin-
synthesekapazität (White et al. 1974). Leukämische Infiltrationen der Leber mit Freisetzung von hepatischem Ferritin können zusätzlich bei akuter Leukämie zu Serumfer-
ritinerhöhungen von bis zu 5.000 ng/ml führen. Ein Eisenmangel kann bei solchen Patienten nur über die erschöpften Eisenreserven in den Knochenmarkmakrophagen diagnostiziert werden.

Karzinome. Bis auf 5875 ng/ml erhöhte Serumferritinkonzentrationen wurden vor der
Operation bei 41% der Frauen mit Brustkrebs ($\overline{X}$ = 199 ng/ml) und 67% der Frauen mit
Lokalrezidiv oder metastasierendem Mammakarzinom ($\overline{X}$ = 671 ng/ml) gemessen. Der
Serumferritin-Normalbereich dieser Studie lag zwischen 10 und 146 ($\overline{X}$ = 34) ng/ml
(Marcus u. Zirnberg 1975). Bei mehr als 70% aller Patienten mit Karzinomen des Magens,

Kolons, Pankreas, Uterus u.s.w. (Niitsu et al. 1975) und bei ca. 80% der Patienten mit primärem Leberkarzinom (Niitsu et al. 1975; Kew et al. 1978) war das Serumferritin auf 100-6.000 ng/ml erhöht und korrelierte dann nicht mehr mit dem Gesamtkörper-Reserveeisen. Das beim primären Leberkarzinom manchmal extrem hohe Serumferritin von bis zu 25.000 ($\overline{X}_g$ = 845) ng/ml ist nicht allein auf eine gesteigerte Ferritinbiosynthese und Freisetzung aus dem Tumor zurückzuführen. Hinzu kommt wohl noch die vermehrte Ferritinfreisetzung aus nekrotisierenden Leberzellen an den Tumorrandgebieten. Hohe Serumferritinwerte von 233-3.632 ng/ml wurden beim primären Leberkarzinom auch dann gefunden, wenn Hepatozyten, Kupffer-Zellen und Pfortadertraktmakrophagen kein anfärbbares Hämosiderin enthielten (Kew et al. 1978). Mit der Laurellschen Elektroimmunodiffusion, die für die Erfassung normaler Serumferritinkonzentrationen zu unempfindlich ist, wurden bei 72% aller Patienten mit Lungenkrebs hohe Serumferritinkonzentrationen (ca. 1.000-7.000 ng/ml) gemessen, während das karzinoembryonale Antigen (CEA) nur bei 47% dieser Patienten erhöht war. Bei Patienten mit metastasierendem Lungenkarzinom war das Serumferritin sogar ausnahmslos auf 3.000-50.000 ng/ml erhöht (Gropp et al. 1978). Die Bestimmung des tumorassoziierten Antigens Ferritin im Serum ist möglicherweise generell besser geeignet als die CEA-Bestimmung für die Metastasen- sowie Rezidiverkennung und Therapieeffektkontrolle beim Karzinom. Möglicherweise bringt die Entwicklung von IRMAs bzw. RIAs zur Bestimmung tumorassoziierter saurer Isoferritine eine noch größere Spezifität und Empfindlichkeit bei der diagnostischen Verwertung tumorbedingter hoher Serumferritinkonzentrationen.

Da auch Serumeisen und TEBK bei Tumorpatienten oft diagnostisch nicht verwertbar sind (vgl. Tabelle 10), kann die Diagnose eines Eisenmangels zuverlässig nur durch Beurteilung des Reserveeisens in den Knochenmarksmakrophagen bzw. mit dem diagnostischen $^{59}Fe^{2+}$-Absorptionstest durchgeführt werden.

6. 3 Während bzw. kurz nach hochdosierter oraler oder parenteraler Eisentherapie existiert die sonst enge Korrelation zwischen Serumferritin und verfügbaren Gesamtkörper-Eisenreserven (vgl. 2 u. Abb. 1) bzw. Serumferritin und diagnostischer $^{59}Fe^{2+}$-Absorption (vgl. 3. 2 u. Abb. 2) nicht mehr, so daß das Serumferritin dann nicht mehr für die Beurteilung der Eisenreserven benutzt werden kann.

Schon ein bis wenige Tage nach Beginn einer *oralen* $FeSO_4$-Therapie mit 6 mg Fe^{2+}/kg Körpergewicht wurde bei Kindern ein Anstieg des Serumferritins von 2-4 auf 70-400 ng/ ml beobachtet und als Versagen des Serumferritins als Reserveeisenindikator während der Eisentherapie gedeutet (Siimes et al. 1974). Nach Bestätigung dieser Beobachtung wurde gefolgert, daß die Serumferritinkonzentration bei der Bestätigung der retrospektiven Diagnose des Eisenmangels bei einem bereits mit Eisen anbehandelten Kind mit Eisenmangelanämie unbrauchbar sein kann (Thomas et al. 1977). Andere Autoren haben diesen während der ersten beiden Wochen nach Beginn einer wirksamen oralen Eisentherapie erfolgenden initialen Serumferritinanstieg bis in bzw. über den Normalbereich hinaus übersehen und als eine bereits während der Hämoglobinregeneration erfolgende beträchtliche Anlage von Eisenreserven gedeutet (Bentley u. Jacobs 1975) oder vorgeschlagen, den Serumferritinanstieg als quantitativen Indikator der Auffüllung der Eisenreserven und damit Kontrollparameter während der oralen Eisentherapie zu verwenden (Kaltwasser et al. 1977). Insbesondere bei nicht blutenden Patienten mit z.B. *nutritiver* Eisenmangelanämie sieht man oft unter der oralen Therapie mit 2 x 50 = 100 mg Fe^{2+}/d

einen schnellen initialen Serumferritinanstieg von 2-12 auf 30-100 ng/ml (d.h. bis in
den Normalbereich) schon wenige Tage nach Therapiebeginn, obwohl zu diesem Zeitpunkt noch eine Eisenmangelanämie besteht und das niedrige Serumeisen und die hohe
TEBK noch nicht normalisiert worden sind (Heinrich et al. 1979). Da aus der bis zum
initialen Serumferritinanstieg verabfolgten oralen Eisenmenge erst ca. 100-250 mg Eisen
absorbiert und fast vollständig in das Hämoglobin inkorporiert worden sind, kann ein
initialer Serumferritinanstieg auf 100 ng/ml ($\simeq \overline{X}_g$ bei Männern mit normalen Eisenreserven; vgl. 4. 1 u. Tabelle 3) wohl kaum einer neu angelegten Reserveeisenmenge von
ca. 830 mg (vgl. Tabelle 3 u. Abb. 1) entsprechen. Bei *dauerblutenden* Patienten kann
die Serumferritinkonzentration in Abhängigkeit von der Dosierung der oralen Eisentherapie auf bis zu 100 ng/ml normalisiert werden, obwohl die stark erhöhte diagnostische $^{59}Fe^{2+}$-Absorption gleichzeitig leere Eisenreserven anzeigt. Bei solchen Patienten
werden während der oralen Eisentherapie oft normale Serumferritinwerte gemessen, obwohl gleichzeitig noch ein latenter bis manifester Eisenmangel besteht (Heinrich u. Icagic,
S. 153).

Auch während oder kurz nach der hochdosierten *parenteralen Eisentherapie* korreliert
das Serumferritin nicht mit dem Gesamtkörper-Reserveeisen. So wurde z.B. bei einem
Patienten mit schwerer Eisenmangelanämie infolge selbstbeigebrachter Aderlässe drei
Wochen nach fraktionierter intravenöser Infusion von insgesamt 3 g Dextraneisen ein
Serumferritin von 1543 ng/ml gemessen, das bei erhaltener Korrelation einer angelegten
Reserveeisenmenge von ca. 12 g entsprechen würde. Tatsächlich ergab sich aus Hämoglobinkonzentration und gemessener Gesamtkörper-^{59}Fe-Elimination (Blutverluste),
daß 2236 mg Fe bzw. 75% der infundierten Dextraneisenmenge in das Hämoglobin eingebaut worden waren. Da die restlichen 25% des Dextraneisens zunächst einmal nicht
utilisierbar im RES über längere Zeit gespeichert werden, blieb fast nichts mehr für die
durch die hohe Serumferritinkonzentration vorgetäuschte Anlage von 12.000 mg Reserveeisen übrig (Heinrich u. Gabbe 1978). Offensichtlich kommt es bei bestehendem Eisenmangel nach Absorption bzw. Injektion therapeutischer Eisenmengen zu einer Stimulierung der Biosynthese und Freisetzung des Ferritins, die zumindest initial zu einem
Serumferritinanstieg führt, der in keinem Verhältnis zu den tatsächlichen Gesamtkörper-
Eisenreserven steht. Während bzw. kurz nach Abschluß einer oralen oder parenteralen
Eisentherapie korreliert daher das Serumferritin nicht mit den verfügbaren Eisenreserven,
so daß dann in den Normalbereich angestiegene Serumferritinwerte als Indikator normalisierter Eisenreserven nicht geeignet sind (Heinrich 1977 b, 1978 a, c, d). Nach
oraler Therapie sollen mindestens 1-2 Wochen und nach parenteraler Eisentherapie mindestens 4 Wochen abgewartet werden, bis die Serumferritinkonzentration bzw. die diagnostische $^{59}Fe^{2+}$-Absorption wieder für die Beurteilung der Eisenreserven verwendet
werden können. Der initiale Serumferritinanstieg ist aber ein brauchbarer Indikator dafür, daß ein Patient die verordnete orale Eisentherapie überhaupt genommen hat.

Der bei schwangeren Frauen nach Gesamtdosisinfusion von nur 1.349 mg Dextran-
Eisen (Imferon) nach nur 1 Woche gemessene initiale Anstieg des Serumferritins von
15 auf 410 ng/ml entsprach einer angelegten „Pseudo“-Eisenreserve von ca. 3.286 mg
Fe (R = 8,3 mg Fe/ng/ml) und erst nach 4 Wochen mit einem Serumferritin von 153
ng/ml einem realistischen Reserveeisen von ca. 1.148 mg. Das Serumferritin ist daher
erst 4 Wochen nach der Dextraneisen-Infusion als Indikator der mütterlichen Eisenreserven verwertbar (Lappin et al. 1979).

7 Diagnostische Relevanz des Serumferritins im Vergleich mit anderen diagnostisch verwertbaren Parametern des Eisenstoffwechsels

Unter bestimmten Bedingungen können die meisten diagnostisch verwertbaren biochemischen Parameter des Eisenstoffwechsels *falsch zu hohe* oder *falsch zu niedrige* Werte liefern. Die Kenntnis dieser Zusammenhänge ist notwendig, um die insbesondere bei der Beurteilung nur isoliert vorliegender Parameter leicht mögliche Fehlinterpretation und damit Fehldiagnose zu vermeiden. Für die zuverlässige Diagnose eines Eisenmangels bzw. einer Eisenüberladung ist daher in der Regel die Kenntnis aller wichtigen Parameter des Eisenstoffwechsels erforderlich.

7. 1 Diagnostische $^{59}Fe^{2+}$-Absorption und/oder Reserveeisen in Knochenmarkmakrophagen

Der Anstieg der diagnostischen $^{59}Fe^{2+}$-Absorption von 10-45% auf 50-100% bzw. das Fehlen des Nichthäm-Speichereisens im Zytoplasma der Knochenmarkmakrophagen sind die frühesten und zuverlässigsten Indikatoren der beim prälatenten Eisenmangel erschöpften Eisenreserven (vgl. 4). Allerdings muß der Patient beim Absorptionstest mindestens 10 Stunden vor und 2 Stunden nach der oralen Applikation der 10 μmol (0,56 mg) $^{59}Fe^{2+}$-Testdosis streng nüchtern sein (vgl. 1. 4), um falsch zu niedrige ^{59}Fe-Absorptionswerte infolge starker Hemmung der Eisenabsorption durch Nahrungsbestandteile (Phytate, Phosphate, Oxalate sowie Inhaltsstoffe von Tee, Kaffee, Milch u.a.m.) zu vermeiden (Heinrich 1970, 1977 a). Orale Eisentherapie sollte 2 Wochen und parenterale Eisentherapie 4 Wochen vor dem diagnostischen $^{59}Fe^{2+}$-Absorptionstest abgesetzt werden, um evtl. dadurch verursachte falsch zu niedrige Absorptionswerte zu vermeiden (Heinrich 1970). Die zytochemische Beurteilung des Speichereisens im RES setzt die Knochenmarkpunktion und Erfahrung in der nur subjektiv möglichen Auswertung (vgl. 1. 2) voraus. Bei interkurrierenden Infekten (vgl. 1. 2) und nach vorangegangener parenteraler Eisentherapie kann es zu einer falsch positiven Beurteilung des Knochenmarkreserveeisen kommen. *„Falsch zu hohe"* diagnostische $^{59}Fe^{2+}$-Absorptionswerte werden durch eine Dysregulation der Eisenabsorption, die dann nicht mehr den Eisenreserven entsprechend erfolgt, verursacht (vgl. 1. 4) und sind bei der idiopathischen Hämochromatose und bei starker Hyperplasie einer ineffektiven Erythrozytopoese (bei homozygoter ß-Thalassämie, Sideroblastenanämie und einigen enzymopenischen hämolytischen Anämien) zu erwarten (vgl. 1. 4 u. Tabelle 10). Eine *„falsch zu niedrige"* diagnostische $^{59}Fe^{2+}$-Absorption infolge Eisen-Malabsorption ist bei noch nicht behandelter glutensensitiver Enteropathie mit totaler Darmzottenatrophie die Regel und wird durch das diskrepante Zusammentreffen von $^{59}Fe^{2+}$-Malabsorption und niedrigem Serumferritin bzw. Eisenmangelanämie leicht erkannt (vgl. 1. 4 u. Tabelle 10). Glutenfreie Ernährung führt schon nach wenigen Wochen zu einem starken, dem Eisenmangel entsprechenden Anstieg der $^{59}Fe^{2+}$-Absorption, lange bevor die zunächst flache Darmmukosa regeneriert. Mit ebenfalls falsch zu niedrigen $^{59}Fe^{2+}$-Absorptionswerten infolge temporärer Eisen-Malabsorption muß auch während eines *akuten Infektes* gerechnet werden (vgl. 1. 4). Niedrige ($<$ 10%) oder normale (10-45%) diagnostische ^{59}Fe-Absorptionswerte bei streng nüchternen Patienten und gleichzeitig niedrigem Serumferritin oder bestehendem latenten bzw. manifestem Eisenmangel werden immer durch eine Eisen-Malabsorption bei unbehandelter glutensensitiver Enteropathie verursacht. Richtig niedrige

$^{59}Fe^{2+}$-Absorptionswerte von 5-15% werden bei Patienten mit iatrogener Eisenüberladung nach nicht-indizierter und meist überdosierter oraler oder parenteraler Eisentherapie beobachtet und sind dann durch die gleichzeitig hohen Serumferritinwerte und normalen bis erhöhten Serumeisenkonzentrationen bei normaler Erythrozytensedimentation von der Eisen-Malabsorption beim akuten Infekt bzw. bei der glutensensitiven Enteropathie abzugrenzen.

7.2 Serumferritin

Da „*falsch zu niedrige*" Serumferritinkonzentrationen bisher nicht bekannt geworden sind, beweist jeder Wert $\leqq$ 27 ng/ml eine Erschöpfung der Eisenreserven beim latenten oder manifesten Eisenmangel (vgl. 4. 3-4. 4, Abb. 3). Die beim prälatenten Eisenmangel erschöpften Eisenreserven können allerdings nur bei etwa der Hälfte der Personen durch den Nachweis niedriger Serumferritinwerte ($\langle$ 27 ng/ml) erfaßt werden, da bei der anderen Hälfte die Serumferritinwerte von 27-64 ng/ml mit dem unteren Normalbereich des Serumferritins (Abb. 3, Tabelle 9) überlappen (vgl. 4. 2). „*Falsch zu hohe*" Serumferritinkonzentration infolge vermehrter Ferritinfreisetzung aus dem RES bzw. den Hepatozyten (bei akuten und chronischen Infekten und Entzündungen bzw. Leberschädigung durch Alkohol oder Arzneimittel) und bei gesteigerter Ferritinbiosynthese und Freisetzung aus Tumorzellen (akute Leukämien, Lymphogranulomatose, solide Karzinome) können auch bei bestehendem Eisenmangel normale bis stark erhöhte Serumferritinkonzentrationen verursachen und dadurch die diagnostische Aussagekraft des Serumferritins entwerten (vgl. 6. 1-6. 2). Auch während oder kurz nach der Eisentherapie können in Relation zu den tatsächlich vorhandenen Eisenreserven falsch zu hohe Serumferritinwerte gemessen werden (vgl. 6. 3).

7.3 Serumeisen

„*Richtig hohe*" Serumeisenkonzentrationen zeigen bei prälatenter, latenter und manifester idiopathischer Hämochromatose die bestehende Eisenüberladung (vgl. 5. 4 u. Tabelle 7) und bei Erkrankungen mit starker Hyperplasie der ineffektiven Erythrozytopoese die Absorptions- und/oder Transfusionshämosiderose (vgl. 5. 6 u. Tabelle 8) an. *Falsch zu hohe* Serumeisenkonzentrationen werden bei der akuten Hepatitis durch eine vermehrte Freisetzung des Eisens aus den Hepatozyten verursacht, können aber auch nach längerer Behandlung mit Kortikosteroiden oder dem Gestagenanteil oraler Kontrazeptiva beobachtet werden. „*Falsch zu niedrige*" Serumeisenwerte sind die Regel bei chronischen Infekten, Entzündungen und Tumoren (mit oder ohne Anämie bei chronischen Erkrankungen) und werden durch eine verminderte Eisenreutilisation im Erythron sowie eine gestörte Eisenfreisetzung aus dem RES (sideropenische Anämie mit RES-Siderose) verursacht (Tabellen 8 u. 10).

7.4 Serumtransferrin (UEBK und TEBK)

„*Richtig hohe*" Transferrinkonzentrationen bzw. erhöhte ungesättigte und totale Eisenbindungskapazitäten (UEBK bzw. TEBK) werden bei allen Patienten mit latentem oder manifestem Eisenmangel gemessen (vgl. 4. 3-4. 4 u. Tabelle 9). „*Falsch zu hohe*" Transferrin- bzw. UEBK- oder TEBK-Werte werden bei chronischer Einnahme von

Tabelle 9. Diagnostische $^{59}Fe^{2+}$-Absorption, Serumferritin, Serumeisen, ungesättigte und totale Eisenbindungskapazität des Serums und Transferrin-Eisensättigung bei Personen mit normalen Eisenreserven, prälatentem, latentem und manifestem Eisenmangel

| | Diagnostische ^{59}Fe-Absorption aus 0,56 mg $^{59}Fe^{2+}$ (%) | Serumferritin (ng/ml) | Serumeisen (μg Fe/100 ml) | Serumeisenbindungskapazität | | Transferrin-Fe-Sättigung (%) | Transferrin im Serum (mg/100 ml) |
				UEBK (μg Fe/100 ml)	TEBK (μg Fe/100 ml)		
Normale Fe-Reserven	m 6-46:24 w 11-52:32	m 28-221:106 w 27-185: 69	m 80-180:120 w 60-160:100	150-300:200	240-380:320	25-55:38	200-300:250
Prälatenter Fe-Mangel	m 46-100:72 w 47-100:73	8- 64: 27	80-180:120	150-320:220	250-420:340	20-55:35	
Latenter Fe-Mangel	m 51-100:83 w 61-100:90	5- 32: 14	20- 60: 40	200-500:350	300-500:400	8-20:15	
Manifester Fe-Mangel	m 81-100:93 w 62-100:88	2- 12: 6	⟨5- 50: 20	250-550:400	350-600:450	1-15: 5	300-500:360

Tabelle 10. Diagnostische Wertigkeit von ^{59}Fe-Absorption, Serumferritin, Serumeisen und Serumtransferrin (TEBK und UEBK). Normalbereiche und Erkrankungen, bei denen falsch und richtig zu hohe bzw. zu niedrige Werte zu erwarten sind

	59Fe-Absorption	Ferritin	Eisen	Transferrin (TEBK u. UEBK)	Transferrin-Fe-Sättigung
Richtig	Fe-Mangel	Absorptions- + Transfusions-Hämosiderose		Fe-Mangel	Absorptions- + Transfusions-Hämosiderose
hoch	prälatent (100%) latent (100%) manifest (100%)	1. Idiopathische Hämochromatose 2. Hyperplasie d. ineffektiven Erythropoese (ß-Thalassämie, Sideroblastenanämie)		latent (100%) manifest (100%)	1. Hämochromatose 2. Hyperpl. ineffekt. Erythropoese (ß-Thalass., Sideroblastenanämie)
Falsch zu hoch	*Dysregulation der Fe-Absorption* 1. Hämochromatose 2. Hyperplasie ineffekt. Erythropoese (ß-Thalass., Siderobl. A)	*Gesteig. Ferritin-Release* Infekt, Entzündung (Hepatitis, Zirrhose), *gesteig. Ferritinbiosynthese* Tumoren (Leukämie); *unter oraler Fe-Therapie*	*Release aus der Leber* Akute Hepatitis Kortikosteroide Progesteron (in oralen Kontrazeptiva)	*Gesteig. Transferrin-biosynthese in Leber* Kortikosteroide Östrogene (in oralen Kontrazeptiva)	*Reduz. Proteinbiosynthese* Leberzirrhose Kwashiorkor *Proteinverlust* Nephrose
Diagnost. Parameter	59Fe-Absorption	Ferritin	Eisen	Transferrin (TEBK u. UEBK)	Transferrin-Fe-Sättigung
Normalbereich	10-50: 30%	(m) 28-221: 106 (w) 27-185: 69	(m) 80-180: 120 (w) 60-160: 100	TEBK: 240-380: 320 UEBK: 150-300: 200	25-55: 38%
Falsch zu niedrig	*Malabsorption* 1. unbehandelte glutensensitive Enteropathie 2. akuter Infekt		*Fe-Mal-Release u. Utilisation* Infekt, Entzündung Tumor, Myokard-Infarkt, Nephrose	*Reduzierte Transferrin-biosynthese* Infekt, Entzündung, Tumor, Zirrhose, Kwashiorkor *Proteinverlust:* Nephrose	Infekt, Entzündung, Tumor
Richtig	Fe-Überladung	Fe-Mangel	Fe-Mangel	Absorptions- + Transfusions-Hämosiderose	Fe-Mangel
niedrig	Fe-Therapie Blut-Transfusion	prälatent (50%) latent (100%) manifest (100%)	latent (100%) manifest (100%)	1. Hämochromatoase 2. Hyperplasie der ineffekt. Erythropoese	latent (< 20%) manifest (< 15%)

Kortikosteroiden oder der Östrogenkomponente oraler Kontrazeptiva beobachtet und sind dann auf eine gesteigerte Induktion der Transferrinbiosynthese in der Leber zurückzuführen (Tabelle 10). Mit *„falsch zu niedrigen"* Werten infolge reduzierter Transferrinbiosynthese ist bei chronischen Infekten, Entzündungen, Tumoren, Leberzirrhose und beim Proteinmangelsyndrom Kwaschiorkor sowie infolge renaler Plasmaproteinverluste bei der Nephrose zu rechnen. *„Richtig niedrige"* Werte bei idiopathischer Hämochromatose bzw. Eisenüberladung bei hyperplastischer ineffektiver Erythrozytopoese sind wohl auf eine verminderte Transferrinbiosynthese in der Leber zurückzuführen (Tabelle 10).

7. 5 Transferrin-Eisen-Sättigung

Aus dem gemessenen Serumeisen und der UEBK bzw. TEBK berechnet ist die Transferrin-Fe-Sättigung *richtig erhöht* bei prälatenter, latenter und manifester Hämochromatose (vgl. 5. 4 u. Tabelle 7) und Hyperplasie der ineffektiven Erythrozytopoese (Tabelle 8). *„Falsch zu hohe"* Werte werden bei reduzierter Proteinsynthese in der Leber (bei Leberzirrhose und Kwashiorkor) und renalem Proteinverlust (Nephrose) gesehen. Eine *richtige Herabsetzung* auf $< 20\%$ ist bei latentem und $< 15\%$ bei manifestem Eisenmangel charakteristisch (Tabelle 9). *„Falsch zu niedrige"* Werte entwerten die diagnostische Aussagekraft der Transferrin-Fe-Sättigung bei chronischen Erkrankungen (vgl. Tabellen 8 u. 10).

Die vorangegangene Diskussion möglicher *„falsch zu hoher"* oder *„falsch zu niedriger"* Einzelparameter des Eisenstoffwechsels engt deren diagnostische Wertigkeit bei der Erkennung der verschiedenen Stadien des Eisenmangels und der Eisenüberladung doch so sehr ein, daß man grundsätzlich gemessene Einzelparameter nicht befunden und immer ein diagnostisches Minimalprogramm verlangen sollte. Wird einmal von der Interpretation eines isolierten Serumferritinwertes von < 27 ng/ml, der zuverlässig einen Eisenmangel bestätigt, abgesehen, so hat ein isolierter Serumferritinwert von > 27 ng/ml für sich allein noch keinen diagnostischen Wert. Er kann für die Diagnose eines Eisenmangels oder einer Eisenüberladung nur dann bedeutungsvoll sein, wenn er durch andere gleichzeitig gemessene Eisenstoffwechsel-Parameter (Serumeisen, UKBK oder TEBK, diagnostische ^{59}Fe^{2+}-Absorption oder Knochenmarkmakrophagen-Reserveeisen) abgesichert wird und bekannte Fehlerquellen durch zusätzliche Informationen (Erythrozytensedimentationsrate, Fieber, Tumorzeichen, Leberfunktion etc.) ausgeschlossen werden. Die Serumferritinbestimmung kann daher kein Ersatz für die Bestimmung von Serumeisen, Transferrin-Fe-Sättigung oder der diagnostischen ^{59}Fe^{2+}-Absorption sein. Vielmehr ist sie ein leicht meßbarer zusätzlicher Parameter, der die Diagnostik von Eisenmangel und Eisenüberladung sehr bereichert hat, andererseits aber auch falsche Ergebnisse liefern kann.

Literatur

Addison GM, Beamish MR, Hales CN, Hodgkins M, Jacobs A, Llewellin P (1972) An immunoradiometric assay for ferritin in the serum of normal subjects and patients with iron deficiency and iron overload. J Clin Pathol 25: 326

Ali MAM, Luxton AW, Walker WHC (1978) Serum ferritin concentration and bone marrow iron stores: a prospective study. Can Med Assoc J 118: 945

Aungst CW (1968) Ferritin in body fluids. J Lab Clin Med 71: 517

Balcerzak SP, Westerman MP, Heinle EW, Taylor FH (1968) Measurement of iron stores using desferoxamine. Ann Intern Med 68: 518

Bartels U, Strandberg Pedersen N, Jarnum S (1978) Iron absorption and serum ferritin in chronic
inflammatory bowel disease. Scand J Gastroenterol 13: 649

Beamish MR, Walker R, Miller F, Worwood M, Jacobs A, Williams R, Corrigall A (1974) Transferrin
iron, chelatable iron and ferritin in idiopathic hemochromatosis. Br J Haematol 27: 219

Bender-Götze Ch, Heinrich HC, Gabbe EE, Oppitz KH, Schäfer KH, Schröter W, Whang DH (1975)
Intestinal iron absorption under the influence of available storage iron and erythroblastic hyperplasia. Z Kinderheilkd 118: 283

Bender-Götze Ch, Ludwig U, Schäfer KH, Heinrich HC, Oppitz KH (1976) Cytochemische Knochenmarksbefunde und diagnostische ^{59}Fe-Absorption während des akuten und chronischen Infektes
im Kindesalter. Monatsschr Kinderheilkd 124: 305

Bentley DP, Jacobs A (1975) Accumulation of storage iron in patients treated for iron deficiency
anemia. Br Med J 1: 64

Bentley DP, Williams P (1974) Serum ferritin concentration as an index of storage iron in rheumatoid arthritis. J Clin Pathol 27: 786

Beutler E, Robson MJ, Buttenwieser E (1958) A comparison of the plasma iron, iron binding capacity, sternal marrow iron, and other methods in the clinical evaluation of iron stores. Ann Intern
Med 48: 60

Bieber CP, Bieber MM (1973) Detection of ferritin as a circulating tumor-associated antigen in hodgkin's disease. Natl Cancer Inst Monogr 36: 147

Birgegard G, Högman C, Killander A, Levander H, Simonsson B, Wide L (1977) Serum ferritin and
erythrocyte 2,3-DPG during quantitated phlebotomy and iron treatment. Scand J Haematol 19:
327

Birgegard G, Hällgren R, Killander A, Strömberg A, Venge P, Wide L (1978) Serum ferritin during
infektion. A longitudinal study. Scand J Haematol 21: 333

Birgegard G, Högman C, Killander A, Wide L (1978) Serum ferritin levels in male blood donors. Relation to number of phlebotomies and iron supplementation. Vox Sang 34: 65

Cook JD, Lipschitz DA, Miles LEM, Finch CA (1974) Serum ferritin as a measure of iron stores in
normal subjects. Am J Clin Nutr 27: 681

Crosby WH (1976) Serum ferritin fails to indicate hemochromatosis − nothing golden can stay
N Engl J Med 294: 333

Edwards CG, Carroll M, Bray P, Cartwright GE (1977) Hereditary hemochromatosis. Diagnosis in
siblings and children. N Engl J Med 297: 7

Elin RJ, Wolff SM, Finch CA (1977) Effect of induced fever on serum iron and ferritin concentration in man. Blood 49: 147

Feller ER, Pont A, Wands JR, Carter EA, Foster G, Kourides TA, Isselbacher KJ (1977) Familial
hemochromatosis, physiological studies in the precirrhotic stage of the disease. N Engl J Med
296: 1422

Fenton V, Cavill I, Fisher J (1977) Iron stores in pregnancy. Br J Haematol 37: 145

Finch CA, Cook JD, Labbe RF, Culala M (1977) Effect of blood donation on iron stores as evaluated
by serum ferritin. Blood 50: 441

Gale E, Torrance J, Bothwell T (1963) The quantitative estimation of total iron stores in human bone
marrow. J Clin Invest 42: 1076

Götze Ch, Schäfer KH, Heinrich HC, Bartels H (1970) Eisenstoffwechselstudien an Frühgeborenen
und gesunden Reifgeborenen während des ersten Lebensjahres mit dem Ganzkörperzähler und anderen Methoden. Monatschr Kinderheilkd 118: 210

Gropp C, Havemann K, Lehmann FK (1978) Carcinoembryonic antigen and ferritin in patients with
lung cancer before and during therapy. Cancer 42: 2802

Halliday JW, Gera KL, Powell LW (1975) Solid phase radioimmunoassay for serum ferritin. Clin
Chim Acta 58: 207

Halliday JW, Cowlishaw JL, Russo AM, Powell LW (1977) Serum ferritin in diagnosis of haemochromatosis. Lancet 1: 621

Haskins D, Stevens AR, Finch S, Finch CA (1952) Iron metabolism. Iron stores in man as measured
by phlebotomy. J Clin Invest 31: 543

Hausmann K, Kuse R, Sonnenberg OW, Bartels H, Heinrich HC (1969) Inter-relations between iron stores, general factors and intestinal iron absorption. Acta Haematol. (Basel) 42: 193

Heinrich HC (1968) Iron deficiency without anemia. Lancet 2: 460

Heinrich HC (1970) Intestinal iron absorption in man – methods of measurement – dose relationship – diagnostic and therapeutic applications. In: Hallberg L, Harwerth HG, Vannotti A (eds) Iron deficiency. Academic Press, London New York, pp 213-294

Heinrich HC (1975) Clinical aspects of iron absorption and turnover. In: Kief H, Bothwell TH, Finch CA, Heinrich HC, Jacobs A, Jones JV (eds) Iron metabolism and its disorders. Excerpta Medica; American Elsevier, Amsterdam Oxford New York, pp 34-58

Heinrich HC (1977a) Nüchterneinnahme: Voraussetzung für optimale Bioverfügbarkeit oral verabfolgten Eisens. Dtsch Med Wochenschr 102: 1699

Heinrich HC (1977b) Serum-Ferritin ungeeignet als Kontrollparameter der oralen Eisentherapie. Dtsch Med Wochenschr 102: 1788

Heinrich HC (1978a) „Normal" Serum Ferritin – another caution. Blood 51: 764

Heinrich HC (1978b) Eisenstoffwechsel bei siderosensitiven und sideroachrestischen Anämien. Differentialdiagnose der hypochromen mikrozytären Anämien. Med Klin 73: 1335

Heinrich HC (1978c) Ätiologie, Diagnostik und Dimensionierung der Therapie des Eisenmangels. Blut [Suppl] 21: 35-94

Heinrich HC (1978d) Diagnostische Wertigkeit der Radio-Eisen-Absorptions-Messung und immunoradiometrischen Serum Ferritin-Bestimmung bei der Beurteilung der Eisenspeicher. NUC-Compact recent topics in nuclear medicine 9: 174

Heinrich HC (1979) Diagnostischer Wert der Radioeisen-Absorption und des Serum Ferritins bei Eisenmangel und Eisenüberladung. Med Welt 30: 89

Heinrich HC, Bartels H (1967) Bestimmungsmethoden und Normalbereiche der intestinalen Eisenresorption beim Menschen. Klin Wochenschr 45: 553

Heinrich HC, Gabbe EE (1978) Whole body ^{59}Fe-elimination rates and corresponding blood losses in patients with factitious anemia induced by self blood letting. Klin Wochenschr 56: 1057

Heinrich HC, Bartels H, Heinisch B, Hausmann K, Kuse R, Humke W, Mauss HJ (1968) Intestinale ^{59}Fe-Resorption und prälatenter Eisenmangel während der Gravidität des Menschen. Klin Wochenschr 46: 199

Heinrich HC, Bartels H, Goetze Ch, Schäfer KH (1969) Normalbereich der intestinalen Eisenresorption bei Neugeborenen und Säuglingen. Klin Wochenschr 47: 984

Heinrich HC, Gabbe EE, Oppitz KH, Whang DH, Bender-Götze Ch, Schäfer KH, Schröter W, Pfau AA (1973a) Absorption of inorganic and food iron in children with heterozygous and homozygous ß-thalassemia. Z Kinderheilkd 115: 1

Heinrich HC, Oppitz KH, Busch H (1973b) Eisenmangel und Eisenprophylaxe bei Blutspendern. Klin Wochenschr 51: 101

Heinrich HC, Brüggemann J, Gabbe EE, Gläser M (1977a) Correlation between diagnostic ^{59}Fe-absorption and serum ferritin concentration in man. Z Naturforsch [C] 32: 1023

Heinrich HC, Gabbe EE, Brüggemann J (1977b) Serumferritin concentration and diagnostic ^{59}Fe-absorption in humans with iron deficiency. Naturwissenschaften 64: 595

Heinrich HC, Gabbe EE, Icagic F (1979) Nutritional iron deficiency anemia in lactoovo-vegetarians. Klin Wochenschr 57: 187

Hussain MAM, Davis LR, Laulicht M, Hoffbrand AV (1978) Value of serum ferritin estimation in sickle cell anemia. Arch Dis Child 53: 319

Hussein S, Prieto J, O'Shea M, Hoffbrand AV, Baillod RA, Moorhead JF (1975) Serumferritin assay and iron status in chronic renal failure and haemodialysis. Br Med J 1: 546

Hussein S, Hoffbrand AV, Laulicht M, Attock B, Letsky E (1976) Serumferritin levels in beta-thalassemia trait. Br Med J 2: 920

Hussein S, Laulicht M, Hoffbrand AV (1978) Serumferritin in megaloblastic anaemia. Scand J Haematol 20: 241

Hynes M (1949) The iron reserve of a normal man. J Clin Pathol 2: 99

Jacobs A, Miller F, Worwood M, Beamish MR, Wardrop CA (1972) Ferritin in the serum of normal subjects and patients with iron deficiency and iron overload. Br Med J 2: 206

Jacobs A, Slater A, Whittaker JA, Canellos G, Wiernik PH (1976) Serum ferritin concentration in untreated hodgkin's disease. Br J Cancer 34: 162

Jones PAE, Miller FM, Worwood M, Jacobs A (1973) Ferritinaemia in leukemia and hodgkin's disease. Br J Cancer 27: 212

Kaltwasser JP, Werner E, Becker Hj (1977) Serumferritin als Kontrollparameter bei oraler Eisentherapie. Dtsch Med Wochenschr 102: 1150

Kelly AM, Macdonald DJ, McDougall AN (1978) Observations on maternal and fetal ferritin concentrations at term. Br J Obstet Gynaecol 85: 338

Kew MC, Torrance JD, Derman D, Simon M, Macnab GM, Charlton RW, Bothwell TM (1978) Serum and tumor ferritins in primary liver cancer. Gut 19: 294

Koller ME, Romslo I, Finne PH, Haneberg B (1979) Serial determination of serum ferritin in children with acute lymphoblastic leukemia. Acta Paediatr Scand 68: 93

Lappin TRJ, Whiteley LA, Murnaghan GA (1979) Reliability of serum ferritin determinations after total dose infusion of iron dextran in pregnancy. Ann Clin Biochem 16: 124

Letsky EA, Miller F, Worwood M, Flynn DM (1974) Serum ferritin in children with thalassemia regularly transfused. J Clin Pathol 27: 552

Leyland MJ, Ganguli PC, Blower D, Delamore IW (1975) Immunoradiometric assay for ferritin in human serum. Scand J Haematol 14: 385

Lipschitz DA, Cook JD, Finch CA (1974) A clinical evaluation of serum ferritin as an index of iron stores. N Engl J Med 290: 1213

Luxton AW, Walker WHC, Gauldie J, Ali MAM, Pelletier C (1977) A radioimmunoassay for serum ferritin. Clin Chem 23: 683

Marcus DM, Zirnberg N (1975) Measurement of serum ferritin by radioimmunoassay: results in normal individuals and patients with breast cancer. J Natl Cancer Inst 55: 791

Miles LEM, Lipschitz DA, Bieber CP, Cook JD (1974) Measurement of serum ferritin by a 2-site immunoradiometric assay. Anal Biochem 61: 209

Mirahmadi KS, Paul WL, Winer RL, Dabir-Vaziri N, Byer B, Gorman JT, Rosen SM (1977) Serum ferritin level. Determinant of iron requirement in hemodialysis patients. JAMA 238: 601

Niitsu Y, Kohgo Y, Yokota M, Urushizaki T (1975) Radioimmunoassay of serum ferritin in patients with malignancy. Ann NY Acad Sci 259: 450

O'Brien RT (1978) Iron burden in sickle cell anemia. J Pediatr 92: 579

Olsson KS (1972) Iron stores in normal men and male blood donors. Acta Med Scand 192:401

Parry DH, Worwood M, Jacobs A (1975) Serum ferritin in acute leukemia at presentation and during remission. Br Med J 1: 245

Powell LW, Halliday JW, Cowlishaw JL (1978) Relationship between serum ferritin and total body iron stores in idiopathic hemochromatosis. Gut 19: 538

Prieto J, Barry M, Sherlock S (1975) Serum ferritin in patients with iron overload and with acute and chronic liver disease. Gastroenterology 68: 525

Pritchard JA, Mason RA (1964) Iron stores of normal adults and replenishment with oral iron therapy. JAMA 190: 897

Rath CE, Finch CA (1948) Sternal marrow hemosiderin. A method for the determination of available iron stores in man. J Lab Clin Med 33: 81

Reissmann KR, Dietrich MR (1956) On the presence of ferritin in the peripheral blood of patients with hepatocellular disease. J Clin Invest 35: 588

Rios E, Lipschitz DA, Cook JD, Smith NJ (1975) Relationship of maternal and infant iron stores as assessed by determination of plasma ferritin. Pediatrics 55: 694

Sarcione EJ, Smalley JR, Lema MJ, Stutzman L (1977) Increased ferritin synthesis and release by hodgkin's disease peripheral blood lymphocytes. Int J Cancer 20: 339

Siimes MA, Addiego JE, Dallman PR (1974) Ferritin in serum: diagnosis of iron deficiency and iron overload in infants and children. Blood 43: 581

Theriault L, Page M (1977) A solid phase enzyme immunoassay for serum ferritin, Clin Chem 23: 2142

Thomas WJ, Koenig HM, Lightsey AL jr, Green R (1977) Free erythrocyte porphyrin:hemoglobin ratios, serum ferritin and transferrin saturation levels during treatment of infants with iron-deficiency anemia. Blood 49: 455

Thomson ABR, Brust R, Maut MJ, Valberg LS (1978) Iron deficiency in inflammation bowel disease. Diagnostic efficiency of serum ferritin. Digest Dis 23:705

Valberg LS, Sorbie J, Ludwig J, Pelletier O (1976) Serum ferritin and the iron status of canadians. Can Med Assoc J 114: 417

Wallerstein RO (1977) Marrow iron. JAMA 238: 1661

Walters GO, Miller FM, Worwood M (1973) Serum ferritin concentration and iron stores in normal subjects. J Clin Pathol 26: 770

Walters GO, Jacobs A, Worwood M, Trevett D, Thomson W (1975) Iron absorption in normal subjects and patients with idiopathic hemochromatosis: relationship with serum ferritin concentration. Gut 16: 188

Wands JR, Rowe JA, Mezey SE, Waterbury LA, Wright JR, Halliday JW, Isselbacher KJ, Powell LW (1976) Normal serum ferritin concentrations in precirrhotic hemochromatosis. N Engl J Med 294: 302

White GP, Worwood M, Parry DH, Jacobs A (1974) Ferritin synthesis in normal and leukaemic leucocytes. Nature 250: 584

Wide L, Birgegard G (1977) A solid phase radioimmunoassay method for ferritin using ^{125}I-labeled ferritin. Ups J Med Sci 82: 15

Worwood M, Summers M, Miller F, Jacobs A, Whittaker JA (1974) Ferritin in blood cells from normal subjects and patients with leukemia. Br J Haematol 28: 27

Zuyderhoudt FMJ, Boers W, Linthorst C, Jörning GGA, Hengeveld P (1978) An enzyme-linked immunoassay for ferritin in human serum and rat plasma and the influence of the iron in serum ferritin on serum iron measurement, during acute hepatitis. Clin Chim Acta 88: 37

Diskussion

Zuyderhout

Bei Ratten, die durch Aderlaß anämisch gemacht waren und überhaupt kein Eisen mehr in der Leber hatten, konnten wir niemals eine Erniedrigung der Serumferritinkonzentration nachweisen. Selbst wenn das Serumferritin gelegentlich erniedrigt war, ergaben die Messungen während der Aderlässe extrem hohe Serumferritinwerte. Wir haben dafür noch keine Erklärung. Vielleicht hat es etwas mit Akutreaktionen zu tun.

Worwood

Dieses Verhalten des Serumferritins bei Ratten ist in verschiedenen Arbeiten beschrieben worden. Es könnte dadurch bedingt sein, daß Ratten einen weitaus größeren Anteil des Eisens für die Hämsynthese aus der Eisenabsorption erhalten als Menschen.

van Eijk

Rattenfutter enthält relativ viel Eisen. Wenn man Ratten sehr anämisch macht und eisenarmes Futter gibt, dann fällt die Serumferritinkonzentration ab.

Heinrich

Bei uns durchgeführte Untersuchungen über die Beziehungen zwischen Eisenreserven und $^{59}Fe^{2+}$-Absorption bei Ratten haben gezeigt, daß eine Erschöpfung der Eisenreserven und Erzeugung einer Eisenmangelanämie bei ausgewachsenen Tieren nur dann möglich ist, wenn zusätzlich zu den Phlebotomien auch ein eisenarmes Futter (10 ppm) verabreicht wird. Die üblichen Normaldiäten für Ratten enthalten soviel Eisenzusatz (190 ppm), daß damit die durch die Phlebotomien verursachten Eisenverluste über eine gesteigerte Eisenabsorption leicht ausgeglichen werden können. Bei nach der Entwöhnung stark wachsenden Ratten hingegen genügt allein schon die Verabfolgung des eisenarmen Futters, um auch ohne Phlebotomien einen Eisenmangel zu erzeugen.

Methodische Probleme bei der praktischen Anwendung des Serumferritins

J. P. Kaltwasser, E. Werner

Der nachfolgende Beitrag stellt die Zusammenfassung einer Roundtable-Diskussion über methodische Probleme der Serumferritinbestimmung dar. Dabei wurden folgende Punkte erörtert: Normalbereiche (Alters- und Geschlechtsabhängigkeit), Standardisierung der Bestimmungsmethoden, Bestimmungsfehler („High-dose-hook"-Effekt), diurnale Variationen, Probengewinnung, Probenkonservierung und Qualitätskontrolle. Zur Gewährleistung einer wünschenswerten Übersichtlichkeit sind nur die nach Auffassung der Herausgeber wesentlichen Diskussionsergebnisse wiedergegeben. Die in Klammern angegebenen Namen bezeichnen den Diskutanten, dessen Beitrag in dieser Zusammenfassung wiedergegeben wird.

Normalwerte

Die in der Literatur bisher publizierten Normalwerte für Serumferritin weisen eine bemerkenswerte Variabilität und einen breiten Streubereich auf. Als Ursache für diese Variabilität der Serumferritinwerte einer Normalpopulation kommen offenbar mehrere Faktoren in Betracht:

Allen Normalkollektiven gemeinsam ist ein deutlicher *Geschlechtsunterschied* mit signifikant niedrigeren Mittelwerten für Frauen. Dieser Befund spiegelt den bekannten Unterschied in der Größe der Eisenspeicher zwischen Männern und Frauen im geschlechtsreifen Alter wider. Die signifikant kleineren Eisenspeicher der generationsfähigen Frauen sind in erster Linie auf deren physiologischerweise wesentlich höheren Eisenverlust sowie auf eine gleichzeitig durchschnittlich geringere Nahrungseisenzufuhr zurückzuführen (Heinrich).

Aber selbst, wenn durch sorgfältige Auswahl der Normalpersonen mittels Knochenmarkeisenbestimmung und Messung der intestinalen Eisenabsorption Probanden mit verminderten oder aufgebrauchten Eisenreserven ausgeschlossen werden, nimmt zwar die mittlere Serumferritinkonzentration bei Frauen zu, es bleibt aber ein signifikanter Unterschied zu Männern erhalten (Tabelle 1). Bei Männern dagegen ändert sich der Mittelwert nahezu überhaupt nicht (Kaltwasser). Es muß aus diesen Beobachtungen gefolgert werden, daß die Angabe eines gemeinsamen Mittelwertes für beide Geschlechter nicht zweckmäßig ist, d.h., für die diagnostische Anwendung der Serumferritinkonzentration ist stets der Geschlechtsunterschied zu berücksichtigen.

Geographische Unterschiede kommen für eine Erklärung der Variabilität der bisher publizierten Ferritin-Normalwerte kaum in Betracht (Birgegard, van Eijk).

Dagegen ist neben dem Geschlecht dem *Lebensalter* ein wesentlicher Effekt auf die Serumferritinkonzentration zuzuordnen. Neugeborene und Kleinkinder bis zu einem Alter von 6 Monaten haben Serumferritinwerte zwischen 100-350 μg/l; Geschlechts-

Tabelle 1. Serumferritinbestimmung bei zwei unterschiedlich definierten Normalkollektiven. A: Gesunde Personen mit normalem Hb, Ery-Indices, Serumeisen und TEBK, B: Gesunde Personen wie A, aber zusätzlich normaler Knochenmarkeisengehalt und/oder normale intestinale Eisenabsorption

Gruppe	Alter (Bereich)	Geschl.	Serumferritin (µg/l) Mittelwert ($\bar{x}$)	95%-Vertrauensbereich	Signifikanz der Unterschiede
A	20 - 49	♂	96	23 - 397	$A_\male$: $B_\male$ n. s.
A	17 - 47	♀	36	8 - 159	
B	23 - 46	♂	100	34 - 310	$A_\female$: $B_\female$ $p < 0.05$
B	20 - 58	♀	49	22 - 112	

unterschiede sind noch nicht vorhanden (Kaltwasser). Erwachsene Männer weisen mit zunehmendem Alter eine stetig steigende Serumferritin-Konzentration auf. Demgegenüber bleibt das Serumferritin bei Frauen im gebärfähigen Alter relativ konstant, steigt jedoch in der Postmenopausenphase stärker an, so daß jenseits des 50. Lebensjahres keine signifikanten Geschlechtsunterschiede mehr bestehen (Abb. 1; Wacheck[1], Kaltwasser). Die Zunahme der Serumferritinkonzentration im höheren Lebensalter könnte Folge einer zunehmenden Zahl unbekannter Erkrankungen mit Einfluß auf die Serumferritinkonzentration, z.B. chronisch entzündlicher Erkrankungen, in den untersuchten Normalkollektiven sein (Birgegard). Der Ausgleich des Geschlechtsunterschiedes dagegen wird im wesentlichen dem Wegfall der Menstruationsblutverluste und der Schwangerschaften bei Frauen zugeschrieben (Heinrich, Birgegard, Kaltwasser).

Die Frage, ob auch systemische diurnale oder sonstige biologisch determinierte Rhythmen für die Serumferritinkonzentration feststellbar sind, wird in der Literatur kontrovers bewertet. Untersuchungen von Worwood et al. sprechen jedoch ebenso wie Beobachtungen von Birgegard gegen die Existenz signifikanter diurnaler Serumferritinschwankungen. Bei der Betrachtung längerer Zeiträume lassen sich dagegen deutliche Schwankungen nachweisen. Dabei bleibt allerdings unklar, welchen Anteil dabei methodische Schwankungen haben und wieviel Variation biologischen Mechanismen zugeordnet werden kann (Worwood). Die evtl. Beeinflussung der Normalwerte durch solche Faktoren kann aber im allgemeinen leicht durch eine Vereinheitlichung des Abnahmezeitpunkts für Serumproben, wie allgemein bei Laboruntersuchungen üblich, vermieden werden (Kaltwasser).

---

[1] Dr. W. Wacheck, Hoechst AG, Medizinische Abteilung, D-6230 Frankfurt am Main 80

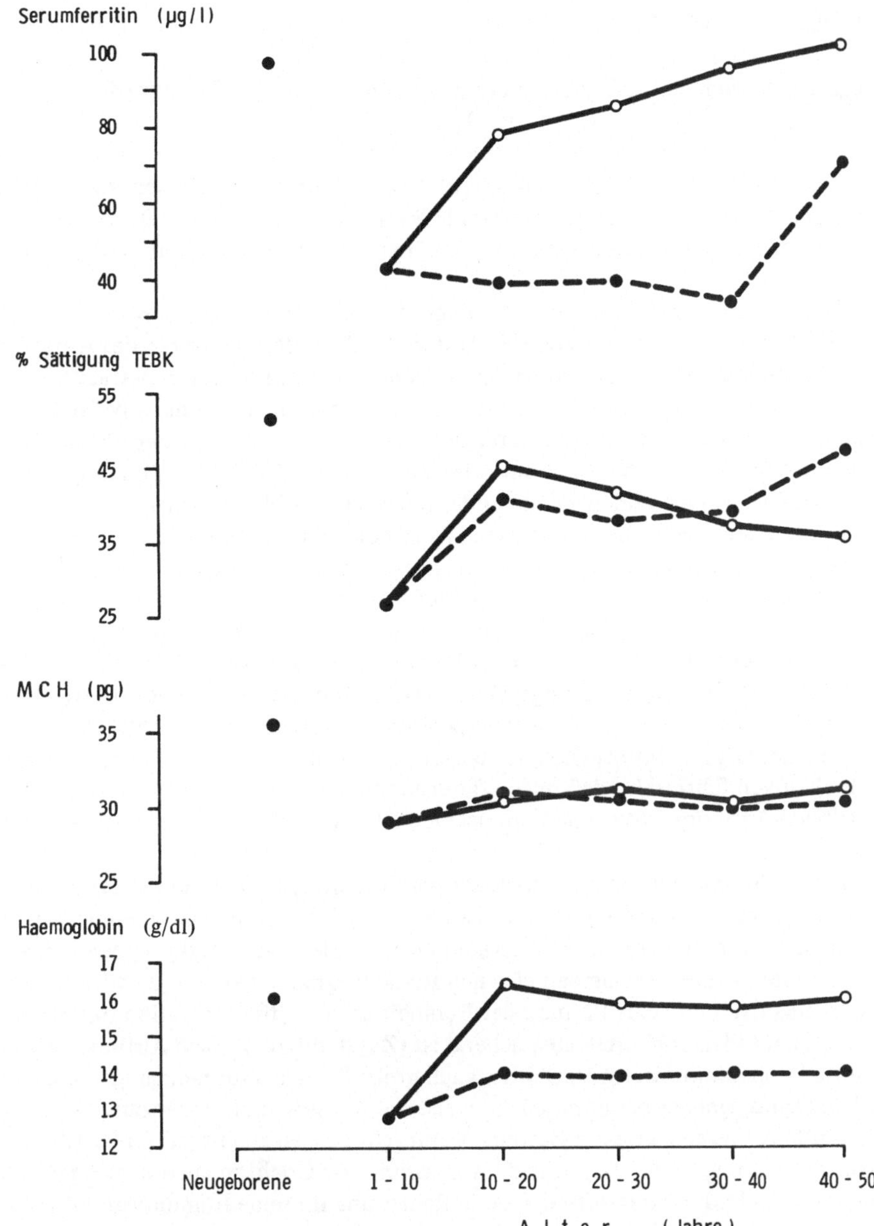

Abb. 1. Altersabhängigkeit von Serumferritin, prozentualer Sättigung der TEBK, Hämoglobin und mittlerem Zellhämoglobin (MCH) bei gesunden Männern (o—o) und Frauen (●----●)

Methodische Variationen

Von ganz erheblichem Einfluß auf Normalwertangaben für die Serumferritinbestimmung
scheint auch die Wahl des angewandten Meßverfahrens zu sein. Bereits im Referat von
Werner und Kaltwasser (s.S. 43) wurde ausführlich dargestellt, daß bei intraindividueller Untersuchung der Serumferritinkonzentration mit unterschiedlichen Assay-Systemen
bis zum Faktor 4 voneinander abweichende Werte gemessen werden. Dieser Befund wurde durch vergleichbare Untersuchungen von Heinrich und Mitarbeitern in der Diskussion
bestätigt.

Als Ursachen für diese methodisch bedingte Variabilität kommen sowohl Unterschiede
in der Herkunft des Ferritin-Standards, Unterschiede im Reinheitsgrad des Antigens, als
auch eine unterschiedliche Herkunft des verwendeten Antikörpers in Betracht. In dieser
Hinsicht besteht bisher keine Einheitlichkeit für die z.Z. in Anwendung befindlichen Bestimmungsmethoden. Ein von der Cardiffer Arbeitsgruppe 1977 durchgeführter Ringversuch mit Beteiligung von 7 Laboratorien hat ergeben, daß bei Verwendung von Standardferritinen aus menschlicher Leber oder menschlicher Milz relativ gut übereinstimmende Serumferritinwerte gemessen wurden (Worwood). Es wurde in allen teilnehmenden
Laboratorien die von Addison et al. 1972 angegebene immunoradiometrische Serumferritinbestimmung angewandt. Worwood schloß aus dem Ergebnis des Ringversuchs, daß
die beteiligten Laboratorien sämtlich gut übereinstimmende Meßwerte erzielt haben und
keine systemischen Unterschiede bei der Verwendung von Standard-Ferritin aus Leber
oder Milz feststellbar waren. Demgegenüber wurde von Niemann demonstriert, daß ein
Antiferritinserum mit einer definierten Spezifität in Reaktion mit Ferritin-Antigenen
verschiedener Organherkunft (Leber, Plazenta, Milz) zu erheblich voneinander abweichenden Eichkurven führt, d.h., daß mit Differenzen in der immunologischen Reaktivität
bei Antigen-Antikörper-Systemen unterschiedlicher Organherkunft gerechnet werden
muß.

In diesem Zusammenhang muß auch auf die Forderung nach absoluter Reinheit des
Ferritin-Antigens hingewiesen werden (Zuyderhoudt). Es kann wahrscheinlich nicht
vorausgesetzt werden, daß die als Antigen in unterschiedlichen Assay-Typen verwendeten Ferritinpräparationen alle den gleichen Reinheitsgrad aufweisen. Es blieb in der Diskussion umstritten, ob eine Prüfung der Reinheit der Ferritinpräparation mittels der
Polyacrylamid-Elektrophorese ausreichend ist (Zuyderhoudt). Nach Auffassung von
Crichton können mit diesem Verfahren auch grobe Proteinverunreinigungen übersehen
werden. Demgegenüber bietet möglicherweise die Aminosäurensequenzanalyse des gereinigten Ferritins eine größere Gewähr, Verunreinigungen zu entdecken (Crichton).
Neben Verunreinigungen kommt nach Auffassung von Crichton auch dem Aggregatzu-
stand des Standardferritins entscheidende Bedeutung für seine Immunogenität zu. Lyo-
philisiertes Ferritin stellt demzufolge kein natives Protein dar; von Crichton wurde darum
die Forderung erhoben, Standard-Ferritin niemals in gefriergetrockneter Form zu verwenden, sondern in nativer Form in Lösung zu halten. Dieser Auffassung wurde jedoch
von anderen widersprochen (Worwood, Niemann).

In dem von Addison und Mitarbeitern erstmals angegebenen Verfahren zur immunoradiometrischen Serumferritinbestimmung wurde die Proteinkonzentration des Ferritin-
Standards mit der Methode nach Lowry unter Verwendung von Rinderserum-Albumin
als Eichstandard gemessen. In der Mehrzahl der derzeit angewandten Ferritinbestimmungs-
methoden ist diese Definition des Ferritin-Standards beibehalten worden. Das Verfahren

wird von anderen Autoren für diese Anwendung als ungeeignet angesehen (Crichton, Birgegard). Ein alternatives Meßverfahren stellt z.B. die Mikro-Kjeldahl-Methode dar (Crichton). Nach Erfahrungen von Worwood liefern aber beide Methoden vergleichbare Meßergebnisse für Standard-Ferritinpräparationen.

Die methodische Unsicherheit bei der exakten Definition eines Standard-Ferritins war der Grund dafür, daß andere Autoren auf eine Angabe der Proteinkonzentration in Gewichtseinheiten verzichtet haben und den Ferritingehalt im Serum in „arbitrary units" angeben (Birgegard).

Die Diskussion hat damit wiederum gezeigt, daß die Definition eines im internationalen Rahmen verfügbaren Standard-Ferritins unbedingt erforderlich ist. Sie ist Voraussetzung dafür, daß die derzeit bestehenden, z.T. erheblichen Diskrepanzen der mit verschiedenen Verfahren ermittelten Serumferritinkonzentrationen beseitigt werden (Werner). Entsprechende Aktivitäten sind bereits von dem Internat. Committee on Standardization in Haematology (ICSH) eingeleitet worden (Worwood).

Solange keine verbindliche Standardisierung der Serumferritinbestimmungsmethode erfolgt ist, muß empfohlen werden, daß jedes Laboratorium mit der jeweils verwendeten Methode einen eigenen Normalbereich ermittelt und diesen für die Interpretation der Meßergebnisse heranzieht (Werner, van Eijk, Birgegard).

„High-dose-hook"-Effekt

Der Begriff „High-dose-hook"-Effekt beschreibt das Phänomen, daß bei sehr hohen Ferritinkonzentrationen bei allen Doppelantikörper-IRMAs ein paradoxer Abfall der an die feste Phase gebundenen Radioaktivität auftritt (Abb. 2). Bei anderen Assay-Typen (RIA, IRMA) kann dieser Effekt nicht auftreten.

Für den praktischen Gebrauch einiger kommerzieller Kits zur Serumferritinbestimmung ist dieses Phänomen sehr wichtig; es stellte bisher eine wesentliche Einschränkung der Anwendbarkeit von Doppelantikörperassays bei der Diagnose von Eisenüberladungen dar. Bei sehr hohen Ferritinkonzentrationen wird bei unzureichender Verdünnung der Probe eine Zählrate im abfallenden Schenkel der „Hook-Eichkurve" erhalten, die dann auch im linearen Bereich (ansteigender Schenkel) abgelesen werden kann und somit zu einem falsch-normalen Meßergebnis führt (Abb. 2).

Die Entstehung des Hook-Effekts wird erklärt durch eine lockere Bindung von Ferritin an die feste Phase in der Reaktion I des Doppelantikörperassays, die bei hoher Ferritinkonzentration in Phase II zu einer Freisetzung von vorher gebundenem Ferritin und zu einer Reaktion des freien Ferritins mit dem markierten Antikörper in der Lösung führt (Alfrey). Voraussetzung ist immer eine Sättigung der festen Phase mit Ferritin, d.h. ein Antigenüberschuß. Der Ablesefehler kann korrigiert werden, indem die hochkonzentrierte Ferritinprobe stärker verdünnt wird. Zur Vermeidung einer Fehlmessung muß daher empfohlen werden, bei Serumproben mit dem Verdacht auf extrem hohe Ferritinkonzentrationen (wie z.B. bei idiopathischer Hämochromatose) mehrere Verdünnungen anzusetzen. Ein paradoxer Anstieg der Zählrate bei steigender Verdünnung zeigt dann das Vorliegen eines Hook-Effekts an (Kaltwasser, Werner). Für die praktische Anwendung ist ein solches Vorgehen aber zu aufwendig, bzw. es kann nicht immer gewährleistet werden, daß der Untersucher auf eine extrem hohe Ferritinkonzentration in der zu untersuchenden Probe hingewiesen wird.

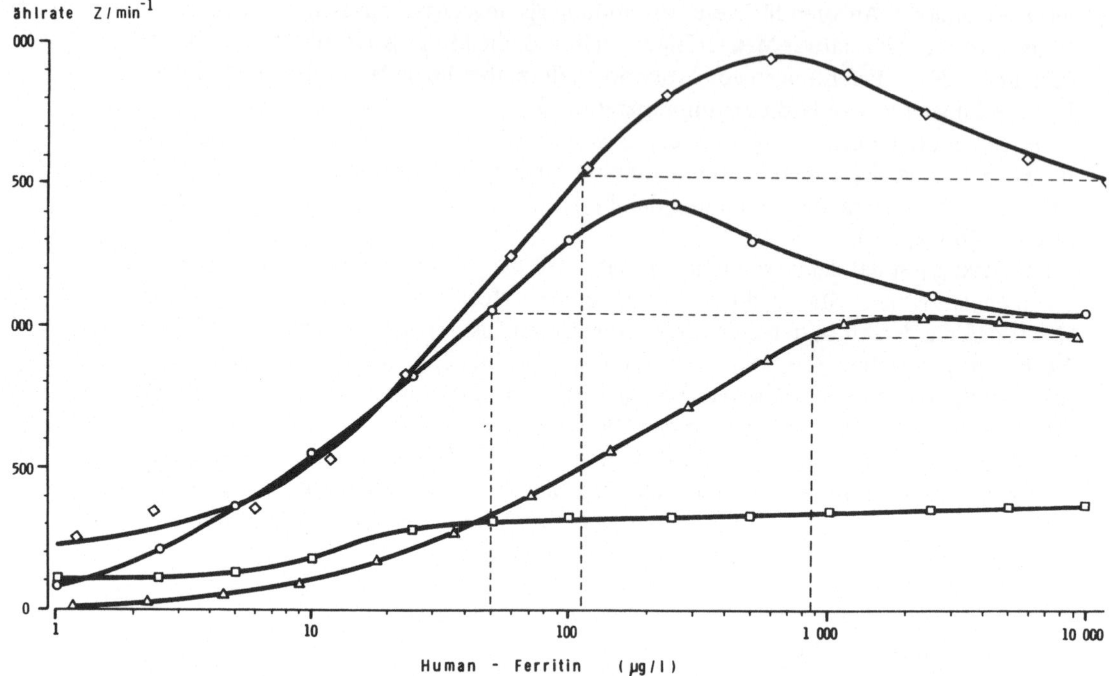

Abb. 2. „High-dose-hook"-Effekt, Standardkurven von 4 verschiedenen Assays (□ IRMA; △ „Coated-tube"-Doppelantikörper-IRMA; ○, ◇ „Bead"-Doppelantikörper-IRMA)

Von Alfrey wurde gezeigt, daß der Hook-Effekt durch eine einfache Änderung des Assay-Ansatzes vermeidbar ist: Wenn man bei einem Doppelantikörperassay die Reaktion II, in der der markierte Antikörper mit dem an die feste Phase gebundenen Antikörper-Ferritin-Komplex reagiert, nicht in Teströhrchen, sondern in einem gemeinsamen Antikörperbad für den gesamten Testansatz durchführt, so wird der Antikörperverbrauch durch das überschüssige Ferritin in einzelnen Proben kompensiert und eine Hook- Bildung vermieden (Alfrey). Bei hohen Ferritinkonzentrationen ergibt sich dann für die gemessenen Zählraten ein Plateau (s. auch Abb. 4 im Beitrag Werner u. Kaltwasser, S.41). Abnorm ferritinhaltige Proben liefern damit immer eine Zählrate außerhalb des Ablesebereichs der Standardkurve. Durch eine höhere Verdünnung kann eine solche Probe in einem nochmaligen Ansatz dann korrekt gemessen werden.

Anforderungen an das Probematerial

Der Einfluß der Nahrungsaufnahme auf die Serumferritinkonzentration ist bisher noch nicht eingehend untersucht worden. Da in der Mehrzahl der Fälle zugleich Serumeisen und TEBK bestimmt werden, ist üblicherweise eine Nüchtern-Abnahme gewährleistet. Nach vorläufigen praktischen Erfahrungen ergibt sich durch Nahrungsaufnahme auch kein wesentlicher Effekt auf die Serumferritinkonzentration (Kaltwasser, Werner).

Ferritin ist im Vergleich zu anderen Proteinen bemerkenswert unempfindlich gegen Temperaturänderungen. Daraus kann abgeleitet werden, daß Serumproben für die Ferritinbestimmung eine gute Haltbarkeit aufweisen müssen. Systematische Untersuchungen zu diesem Problem haben ergeben, daß tiefgefrorene Proben (-20°C) über mehr als ein Jahr keine Veränderungen der Serumferritinwerte zeigen (Birgegard, Kaltwasser, Werner). Auch mehrfaches Auftauen und Wiedereinfrieren beeinflußt die Ferritinkonzentration in einer Serumprobe nicht (Birgegard). Bei Raumtemperatur ist eine keimfreie Probe mindestens eine Woche haltbar (Heicke[2]). Damit können Proben für die Serumferritinbestimmung auch auf dem normalen Postweg versandt werden. Sowohl Serum- wie Plasmaproben eignen sich zur Ferritinbestimmung. Unter den üblicherweise verwendeten Antikoagulantien hat sich bei Verwendung von Heparin kein Effekt auf das Serumferritin nachweisen lassen, während bei EDTA-Zusatz eine Verminderung nachgewiesen worden ist (Birgegard).

Die Serumferritinkonzentration wird durch hämolytisches Serum wenig beeinflußt. Eine komplette Hämolyse der Erythrozyten einer Blutprobe führt zu einer Erhöhung der Serumferritinkonzentration um ca. 60% (Birgegard). Der akzidentell bedingte Hämolysegrad ist demgegenüber meist weitaus geringer und damit ohne wesentlichen Einfluß auf das Serumferritin (Worwood, Birgegard). Allerdings kann bei gleichzeitig vorhandener Retikulozytose der durch Hämolyse dem Serum zugefügte Ferritinanteil wesentlich höher werden, da Retikulozyten einen höheren Ferritinanteil als normale Erythrozyten aufweisen (Worwood).

Qualitätskontrolle

Bezüglich der Kalibrierung des Standard-Ferritins und der Aufstellung von Normalbereichen wird auf vorstehende Ausführungen (s.S. 97-101) verwiesen.

Innerhalb eines Labors sollte die Intraassay-Variation bei Einführung und in regelmäßigen Abständen durch 30fach-Bestimmung von Proben geprüft werden. Dabei sollte der Variationskoeffizient im linearen Ablesebereich der Standardkurve 10% nicht übersteigen. Daneben wird empfohlen, mindestens ein Kontrollserum (z.B. Poolserum) in jedem Assay mitzubestimmen. Der sich daraus ergebende Koeffizient der Interassay-Variation sollte für ein solches Serum, dessen Ferritinkonzentration ebenfalls im linearen Ablesebereich der Standardkurve liegen sollte, 10% nicht übersteigen (Werner).

---

[2] Prof. Dr. Heicke, Bioscientia GmbH, Postfach 1628, D-6500 Mainz

Teil II: Klinische Anwendung der Serumferritinbestimmung

Die Serumferritinbestimmung in der Diagnostik des Eisenmangels

K. Hausmann, J. Drews, R. Trampe, I. Wedekind, E. Göltner, R. Kuse,
J. Düllmann

Zusammenfassung

Radioimmunologische Serumferritinbestimmungen erleichtern den Nachweis erschöpfter Eisenreserven in der Diagnostik des Eisenmangels und seiner Abgrenzung gegenüber Infekt- und Tumoranämien. Die Ergebnisse verschiedener Untersucher lassen sich jedoch nur grob vergleichen, da die Methoden nicht standardisiert und die Normbereiche uneinheitlich definiert sind. Wenn in den Kontrollgruppen Personen mit prälatentem (Speicher-) Eisenmangel ausgeschlossen werden, wird man die hierdurch bereinigte untere Normgrenze zwischen 20 und 40 μg/l und die obere Grenze nach Berücksichtigung zunehmender Werte im Alter zwischen 300 und 500 μg/l Serumferritin ansetzen können. Für Männer werden Mittelwerte zwischen 50 und 208 μg/l, für Frauen zwischen 26 und 166 μg/l angegeben.

Bei typischer unbehandelter Eisenmangelanämie werden Serumferritinkonzentrationen zwischen 0 und 12, in Ausnahmefällen bis höchstens 20 μg/l, mit Mittelwerten um 6 μg/l gefunden. Zwischen 20 und 100 μg/l überschneiden sich die Streubereiche der Ferritinspiegel von verschiedenen Personengruppen mit erschöpften Eisenreserven (prälatenter und latenter Eisenmangel, Schwangerschaft, Polycythaemia vera, anbehandelte Eisenmangelanämien, Infekte und Tumoren mit gleichzeitigen Blutverlusten) mit denen der bereinigten Norm-Kollektive.

Unter oraler Eisensubstitution der Eisenmangelanämie hängt die Höhe der Serumferritinspiegel von der Bioverfügbarkeit und Dosierung der verabreichten Präparate sowie der Größenordnung chronischer Blutverluste ab. Hohe Ferritinkrisen (460-5520 μg/l) entstehen nach i.v. Stoßtherapie mit kolloidalem Eisen (1-3 g Fe^{3+} innerhalb von 14 Tagen). Bei beträchtlichen Blutverlusten sinken Hämoglobin und Serumeisen häufig schneller wieder ab als das Ferritin, welches nach Aufnahme von Fe^{3+} in den Makrophagen von Knochenmark, Leber und Milz synthetisiert und in das Serum abgegeben wird. Von den Sinusendothelien dieser Organe aufgenommenes, erst innerhalb von Monaten bis Jahren schwindendes granuläres Eisen wird nicht vom Serumferritin reflektiert. Entsprechendes gilt auch für bestimmte heterotope Eisenablagerungen in Gehirn, Lungen und Nieren, sowie für besonders grobscholliges, schwer mobilisierbares Leberzelleisen bei Aderlaßbehandlung der Hämochromatose.

Serumferritinbestimmungen führen nur dann zu genaueren Aussagen über die Größenordnungen der Eisenspeicher, wenn sie in Zusammenhang mit den anderen Laborparametern des Eisenstatus, der Verfügbarkeit des gespeicherten bzw. abgelagerten Eisens und klinisch relevanten Einzelheiten der Eisenbilanz interpretiert werden.

Einleitung

Seit Einführung radioimmunologischer Meßverfahren zur Bestimmung des Ferritins im Serum 1972 [1] erscheinen zunehmend Mitteilungen über den großen Wert dieses Radioimmunoassays in der Diagnostik des Eisenmangels und anderer Störungen des Eisenstoffwechsels sowie in der Kontrolle der Therapie. Alle Untersucher (Tabelle 4) stimmen dahin überein, daß das Serumferritin bei Eisenmangelanämie stark erniedrigt ist und in ausgewählten Personen- bzw. Krankheitsgruppen mehr oder weniger enge Beziehungen zur

Größenordnung der Eisenreserven bestehen. Es wurde geschätzt, daß 1 µg/l Serumferritin 8-10 mg Reserveeisen entspricht [39, 46], jedoch nehmen andere Untersucher eine Streubreite zwischen 2 und 17 mg Reserveeisen an [4, 5, Drews et al., unveröffentlicht]. Weitere Unsicherheiten und strittige Fragen betreffen die Methodik der Radioimmunoassays, die unterschiedlichen Definitionen des normalen Eisenstatus und der Stadien des Eisenmangels, die Einwirkung von komplizierenden Infekten und Tumoren, sowie den Einfluß der Eisensubstitution auf das Serumferritin. Erst vereinzelt untersucht wurden die Beziehungen zu den verschiedenen Entstehungs- und Verlaufsformen des Eisenmangels [22, 17, 23, 35] und diagnostisch relevante Befundkonstellationen bei Eisenverwertungsstörungen [16].

Methodische Probleme

Fehlende Standardisierung und Qualitätskontrolle beeinträchtigen die Vergleichbarkeit der Ergebnisse verschiedener Untersucher mit eigengefertigten oder käuflichen Reagenzien. Das zur Analyse und Gewinnung von Antikörpern benötigte hochgereinigte Humanferritin wird aus Leber, Milz oder Plazenta gewonnen, deren Isoferritinprofile leicht voneinander abweichen [28 a, b]. Die damit erzeugten Antikörper zeigen unterschiedliche Aviditäten zu verschiedenen Isoferritinen des Serums. Drews et al. [10] untersuchten käufliche Reagenzien der Firmen Ramco, Travenol und Hoechst im Vergleich zum eigenen System. Dabei stimmten die Größenordnungen der eigenen Werte mit den Ergebnissen der Assays der Firma Hoechst hinreichend überein. Dieses gilt auch für ausgedehnte Vergleichsserien an Proben von mehreren hundert Patienten mit Verlaufskontrollen. Zur besseren Vergleichbarkeit sind in den Tabellen 3-6 und in Abb. 1-5 weitgehend die mit den Reagenzien der Firma Hoechst erzielten Ergebnisse berücksichtigt. Serumferritinkonzentrationen, die 1977/78 mit den Reagenzien der Firmen Ramco und Travenol ermittelt wurden, lagen im allgemeinen um den Faktor 2-3 niedriger, mit deutlichen Abweichungen untereinander. Verlaufskontrollen zeigten aber Parallelen zu einem Anstieg oder Abfall der Werte, ohne daß immer ein zuverlässiger Proportionalitätsfaktor zu ermitteln war.

Definitionen (Tabelle 1) und Beziehungen des Serumferritins zu verschiedenen Eisenspeichern (Tabelle 2)

Die Normbereiche diagnostischer Kriterien des Eisenstatus sind uneinheitlich definiert. Dies gilt besonders im Hinblick auf die anwendbaren Methoden zur Abschätzung der Eisenreserven (Tabelle 7). Die Mehrzahl der Untersucher (Tabelle 3) geht bei prospektiven Blutspendern und betriebsärztlich überwachten Personen als Bezugsgruppen von einem allgemeinen Normbegriff aus, der am Fehlen leicht nachweisbarer Krankheitszeichen sowie an normalen Hämoglobin- und Serumeisenwerten orientiert ist. Unter diesen Bedingungen kann ein prälatenter Eisenmangel (s. unten) nicht erkannt und daher nicht ausgeschlossen werden. Bei einem normalen Körpereisenstatus liegen alle Laborparameter des Bluteisenstatus (Hämoglobin, Erythrozyten, HbE, Serumeisen, TEBK, Transferrinsättigung, UEBK und Serumferritin), die Menge des zytochemisch nachge-

Tabelle 1. Bezugsrahmen des Serumferritins bei Eisenmangel. Kriterium der Eisenreserven (Größenordnung, global, differenziert), Interpretationsmöglichkeiten, Einflußfaktoren (Einzelheiten s. Text)

Einzelbestimmung: Zeitpunkt t

Eisenstatus (Hb., Ery., Serum-Fe, TEBK, Zyto-/Histochemie), Norm, Stadien des Eisenmangels: prälatent (I), latent (II), manifest (III/IV), Ko-Morbidität (Infekt, Tumor), Fe-Substitution, Hämolyse

Verlaufskontrollen: Zeitpunkte t_1, t_2 bis t_x

Entstehungs- und Verlaufsformen des Eisenmangels:
chronisch-hämorrhagisch, nicht hämorrhagisch, post-hämorrhagisch, postpartal
Eisenbilanz (Blutungsquellen, Blutverluste, Fe-Substitution; Menge, Zeit)

---

wiesenen Eisens im Knochenmark und die intestinale Eisenresorption in den entsprechenden Normbereichen oder zumindest in unmittelbarer Nähe der gewählten Trennlinien [16-23, 25]. Zuordnungsprobleme, die durch Überschneidungen der Variablen in den diagnostischen Grenzbereichen der Definitionsmerkmale der Norm und der Stadien des Eisenmangels entstehen, wurden bereits früher ausführlich diskutiert [20] und sind auch für Tabelle 7 relevant.

Der prälatente Eisenmangel (Stadium I) ist ein reiner Speichereisenmangel, bei dem die Berliner-Blau-Reaktion der Makrophagen negativ bis schwach positiv [18, 20] und die intestinale Eisenresorption im diagnostischen ^{59}Fe-Absorptions-Gesamtkörper-Retentionstest [17, 23] erhöht ist. Rotes Blutbild, Serumeisen und TEBK zeigen normale Werte. Bei latentem Eisenmangel (Stadium II) ist außerdem eine Erniedrigung des Serumeisens auf weniger als 14 μmol/l und/oder der Transferrinsättigung auf weniger als 20% festzustellen. Im manifesten Stadium III sinkt das Hämoglobin unter 120 g/l ab. Krankheitscharakteristische Gewebs- oder Organschäden bei Eisenmangelanämie (Stadium IV), z.B. in Form von Hohlnägeln kommen in Mitteleuropa [17] im Gegensatz zu tropischen Ländern [8] nur selten vor.

Um den klinisch abschätzbaren Aspekten der Eisenbilanz und den Erfordernissen einer bedarfsgerechten Eisensubstitution mit biologisch optimal verfügbaren Präparaten gerecht zu werden, unterscheiden wir bei den verschiedenen Entstehungs- und Verlaufsformen des Eisenmangels unabhängig von den Stadien den chronisch-hämorrhagischen, nichthämorrhagischen und posthämorrhagischen bzw. postpartalen Eisenmangel [22, 17, 35]. Der chronisch-hämorrhagische Eisenmangel ist durch chronische oder intermittierende Blutverluste von 5 bis >200 ml täglich gekennzeichnet. Diese können durch die Messung von ^{59}Fe-Gesamtkörper-Eisenverlusten quantifiziert [23] oder bei Kenntnis der Blutungsquellen und des Ansprechens auf die Eisensubstitution in ihrer Größenordnung geschätzt werden [17]. Bei posthämorrhagischem oder postpartalem Eisenmangel [22, 17, 23, 35] ist die Ursache des Eisenmangels beseitigt, der Eisenstatus aber noch nicht normalisiert. Die geschätzte oder errechnete Eisenbilanz ist dann unter Normalkost positiv im Gegensatz zu den leicht bis extrem negativen Werten des chronisch-hämorrhagischen Eisenmangels [17, 23].

Die bisher vorliegenden Ergebnisse [21, 16, 17] und weitere unveröffentlichte Untersuchungen unserer Arbeitsgruppe zeigen, daß das Serumferritin weitgehend vom Füllungszustand des katabolen Eisenspeichers in den Makrophagen, insbesondere im Knochenmark,

Tabelle 2. Differenzierung der Eisenspeicher bzw. Eisenablagerungen und ihres Einflusses auf das Serumferritin (zusammengestellt aufgrund von Vergleichen mit zytochemischen und histochemischen Befunden, s. Text)

Einfluss auf das Serumferritin

groß durch Eisenspeicherung in	fehlend bis gering durch Eisenspeicherung in
Makrophagen in Knochenmark, Milz und Leber (Erythrozytenabbau, kataboler Eisenspeicher; Aufnahme und Transformation des i.v. zugeführten kolloidalen Eisens), innerhalb von Wochen mobilisierbar	Erythroblasten (von Serumeisen abhängig, anaboler Eisenspeicher), innerhalb von Tagen utilisierbar
Hepatozyten (intermediärer und Überlaufeisenspeicher), größerer Einfluß nur bei Eisenüberladung, schnell bis langsam mobilisierbar	Sinus-Endothelien in Knochenmark, Milz und Leber (Aufnahme des i.v. zugeführten Eisens, Überlaufeisenspeicher), innerhalb von Monaten bis zu 1-2 Jahren schwindend
	oder *heterotope, nicht bzw. langsam zurückgehende Eisenablagerungen* (u.a. in Makrophagen und Epithelien) in
	Zentralnervensystem (Randzonensiderose nach Subarachnoidalblutungen)
	Lungen (Siderose der alveolären Makrophagen nach Blutungen)
	Nieren (tubuläre Siderose bei intravasculärer Hämolyse)
	anderen Organen (?)

Leber, Milz und Duodenum und des Überlaufspeichers in den Hepatozyten beeinflußt wird (Tabelle 2). Als gering ist der Einfluß von Eisenablagerungen in den Sinusendothelien von Knochenmark, Leber und Milz sowie Makrophagen und Epithelien anderer Organe anzusehen. Diese Feststellung betrifft, wie eigene Untersuchungen zeigten, das nach i.v. Zufuhr von den Sinusendothelien aufgenommene kolloidale Eisen, das bei manifester Hämochromatose und Transfusionseisenüberladungen in diese Zellen gelangende Ferritineisen, die Randzonensiderose des Zentralnervensystems nach Subarachnoidalblutungen, die Lungensiderose bei chronischen intrapulmonalen Blutungen und die tubuläre Nierensiderose mit Siderinurie bei intravaskulärer Hämolyse (s. unten).

Normalpersonen bzw. Bezugsgruppen für den Normbereich (Tabelle 3, Abb. 1)

Die großen Unterschiede der Mittelwerte verschiedener Untersucher, die bis vor kurzem meist mit eigengefertigten Reagenzien arbeiteten, sind wohl z.T. auf die bereits genannten methodischen Probleme zurückzuführen. Bei niedrigen unteren Grenzen des Streu-

Tabelle 3. Serumferritin. (μg/l) bei Normalpersonen. ( ) = Abbildung dieses Referates, $\bar{x}$ = Mittelwerte (arithmetisch, geometrisch oder Mediane), Bereich = 100-95 % Streubereiche bzw. Standardabweichungen

Untersucher		$\bar{x}$	Männer Bereich	$\bar{x}$	Frauen Bereich
England					
Jacobs [a]	[29]	69	6-186	35	3-162
Jacobs [a]	[28]	123	12-420	56	12-400
Prieto [a]	[42]	176	110-300	49	13-125
Leyland [a]	[38]	189	16-408	118	15-462
Hussein [a]	[27]	165	39-340	56	14-148
USA					
Cook	[6]	94	97-329	34	9-125
Finch [b]	[15]	127	66-244	46	20-107
Walsh [a]	[45]	60	9-160	40	9-101
Australien					
Powell [a]	[41]	66	20-200	48	10-150
Südafrika					
Dempster [b]	[9]	207	52-480	166	20-329
Dänemark					
Strandberg- [b] Petersen	[44]	50	18-275	26	4- 70
BRD					
Kaltwasser	[34]	131	52-334	67	21-213
Oertel	[40]	116	±61	90	±63,7
Heinrich [c]	[25]	106	28-221	69	27-185
Drews [b]	[10]	180	15-485	74	10-200
Hausmann [d]	(1)	208	23-415	132	35-335

[a] Betriebsärztlich überwachte Normalpersonen

[b] Prospektive Blutspender

[c] Normalpersonen mit normaler intestinaler Eisenresorption

[d] Ärztlich durchuntersuchte Normalpersonen einschl. eines normalen Eisenstatus des Knochenmarks

bereichs unter 20 μg/l Serumferritin dürfte es sich um Personen mit erschöpften Eisenreserven handeln. Bezüglich der oberen Grenze der Norm zwischen 300 und 500 μg/l spielt die Alterszusammensetzung der Kontrollpersonen eine erhebliche Rolle. Bei Männern steigt das Serumferritin mit zunehmendem Alter früher und stärker an als bei Frauen [6, 7]. Zwei Spitzenwerte im Streuungsdiagramm der Abb. 1 sind zur besseren Ver-

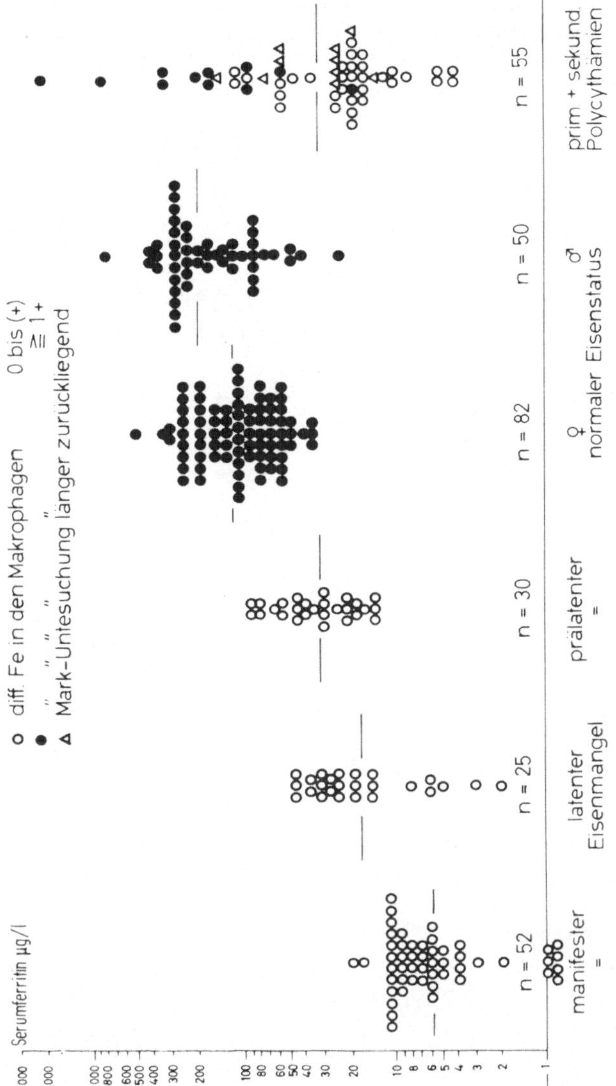

Abb. 1. Serumferritin und Eisenstatus einschließlich Fe im Knochenmark

gleichbarkeit der klinisch relevanten Streubereiche nicht in der Tabelle 3 berücksichtigt. Bei der eigenen Bezugsgruppe handelt es sich um Patienten einer Hämatologischen Ambulanz, bei denen der Eisenstatus einschließlich des anfärbbaren Eisens in den Knochenmarkmakrophagen normal war und pathologische bzw. klinisch relevante Befunde weitgehend fehlten. Die Frauen gaben relativ schwache Regelblutungen, z.T. unter oralen Kontrazeptiva, an oder befanden sich bereits im Klimakterium. Ferner sind auch männliche und weibliche Personen im Rentenalter eingeschlossen. Bei den Bezugsgruppen von Heinrich et al. [25] kann man ebenfalls normale Eisenreserven unterstellen, da der diag-

Tabelle 4. Serumferritin (μg/l) bei Eisenmangel. ( ) = Abbildungen dieses Referates, n = Zahl der untersuchten Patienten, $\bar{x}$ = Mittelwerte (arithmetisch, geometrisch oder Mediane), Bereich = 100-95% Streubereiche bzw. Standardabweichungen

Untersucher	n	n	$\bar{x}$	Bereich
Eisenmangelanämie				
Jacobs [a]	[29]	21	5	1-12
Lipschitz [a]	[39]	32	4	1-14
Leyland [a]	[38]	28	6	$\pm$ 0,7
Dempster	[9]	20	8,6	3-16
Walsh [a]	[45]	11	2,8	3- 4
Kaltwasser [a, b]	[34]	30	7,3	2-12
Oertel [a] Typ I	[40]	38	23	$\pm$10,7
Oertel [a] Typ II	[40]	18	24	$\pm$ 7,0
Oertel [a] Typ III	[40]	17	29	$\pm$12,8
Heinrich [b]	[25]	45	6	2,7-12
Hausmann [a]	(2)	50	5,6	0-20
Latenter Eisenmangel				
Kaltwasser [a, b]	[34]	13	21	9-51
Heinrich [b]	[25]	15	14	5,3-32
Hausmann [a]	(2)	25	17	2-49
Prälatenter Eisenmangel				
Kaltwasser [a, b]	[34]	48	39	19-79
Heinrich [b]	[24]	31	27	7,8-64
Hausmann [a]	[2]	30	34	14-89
Eisenmangel-Anämie +				
Infekt/Tumor				
Bentley [a]	[2]	13	38	$\pm$19
Bentley [a]	[2]	6	53	$\pm$21
Lipschitz [a]	[39]	2	21	16-28
Lipschitz [a]	[39]	6	146	47-296
Hausmann [a]	(2)	14	27	13-65

[a] Mit Untersuchung des Eisens im Knochenmark

[b] Mit Untersuchung der intestinalen Eisenresorption

nostische $^{59}Fe^{2+}$-Absorptions-Gesamtkörper-Retentionstest im Bereich der Norm lag,
jedoch handelt es sich wahrscheinlich um jüngere Altersgruppen.

**Manifester, latenter, prälatenter, komplizierter und polyzythämischer Eisenmangel
(Tabelle 4, Abb. 1, 2)**

Im Gegensatz zu den erheblichen Unterschieden in den normalen Bezugsgruppen (Tabelle 3) liegen Mittelwerte des Serumferritins (3-9 μg/l) und dazugehörige Streubereiche (0-12 bis höchstens 20 μg/l) verschiedener Untersucher mit einer Ausnahme [40] bei Eisenmangelanämie eng beieinander. Letztere [40] betrifft unterschiedliche Schweregrade der Eisenmangelanämie, die in einem hypochromen Typ (I), normochromen Typ (II) und normochromen Typ mit normalem Serumeisen und normaler TEBK (III) unterteilt wurde. Ebenso wie bei den unbehandelten Eisenmangelanämien stimmen auch die Angaben für den latenten und prälatenten Eisenmangel sowie für Eisenmangelanämien mit gleichzeitig bestehenden Infekten oder Tumoren weitgehend überein. Bei den jeweils an erster Stelle der Tabelle 4 stehenden Gruppen von Bentley u. Williams [2] und Lipschitz et al. [39] fehlte das zytochemisch nachweisbare Knochenmarkeisen völlig. In der darunterstehenden Gruppe war das anfärbbare Eisen vermindert. Bei den durch schwere Infekte oder ausgedehnte Tumoren komplizierten Eisenmangelanämien liegt das Serumferritin meist höher als bei Patienten ohne Komplikationen (Tabelle 4, Abb. 1, 2). Entsprechendes gilt auch für Patienten mit Niereninsuffizienz, die durch regelmäßige Hämodialysen Blut verlieren [13, 27].

Bei der Polycythaemia vera (Abb. 1) sind die zytochemisch nachweisbaren Eisenreserven durch die starke Expansion des Erythrozyten-Gesamtvolumens meistens schon bei der Erstuntersuchung erschöpft. Das Serumferritin ist dann im allgemeinen noch nicht unter 20 μg/l erniedrigt; erst die Aderlaßbehandlung führt zu einem Absinken bis in den Bereich der Eisenmangelanämie. Ähnliches wurde auch von Leyland et al. [38] beobachtet. Normale Eisenreserven und Serumferritinkonzentrationen konnten bei symptomatischen Polyzythämien bzw. Polyglobulien nachgewiesen werden, die mit einer geringeren Hyperplasie des Knochenmarks und Ausdehnung des Erythrozyten-Gesamtvolumens einhergehen. Ungewöhnlich war ein Serumferritinspiegel von 2140 μg/l bei einem Äthiopier mit symptomatischer Polyzythämie, bei dem eine gleichzeitige latente Eisenüberladung durch sehr eisenreiche Kost über Jahrzehnte festzustellen war. Unter Aderlaßtherapie kam es vermutlich durch Mobilisierung von Makrophagen- und Hepatozyteneisen sogar zu einem Anstieg auf 3900 μg/l.

Schwangerschaftseisenmangel (Tabelle 5, Abb. 3)

Mit einer Ausnahme [11], die nach Angabe des Autors nicht auf methodische Unterschiede zurückzuführen ist, liegen die Serumferritinwerte von Schwangeren höher als bei unbehandelter Eisenmangelanämie. 99 von 109 Patientinnen, die von Göltner (Fulda) ante partum untersucht wurden, zeigten eine negative bis höchstens schwach positive Berliner-Blau-Reaktion in den Makrophagen des Knochenmarks. Etwa die Hälfte der Schwangeren hatte überhaupt keine Eisenpräparate erhalten. Ein weiterer Teil hatte Eisen mit unter-

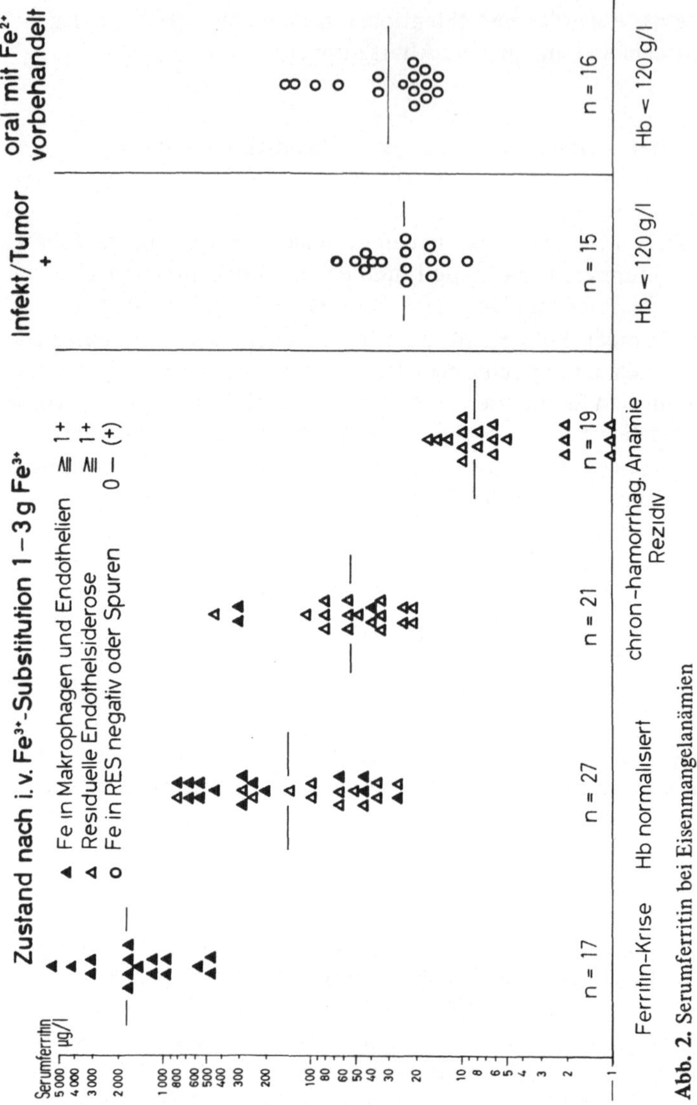

Abb. 2. Serumferritin bei Eisenmangelanämien

schiedlicher Bioverfügbarkeit so kurzfristig oder unzulänglich eingenommen, daß die Eisenreserven ebenfalls nicht aufgefüllt waren. Nur bei 10 graviden Frauen ante partum konnten normale Eisenmengen in den Makrophagen des Knochenmarks zytochemisch nachgewiesen werden. Die Befunde im Nabelschnurblut ergaben nur in einem Fall den Verdacht auf einen latenten und in vier weiteren Fällen den Verdacht auf einen prälatenten Eisenmangel. Die Frage, ob Zinkmangel für die Entwicklung normochromer Anämien in der Schwangerschaft (Tabelle 5, Abb. 3) eine Rolle spielt [30], ist noch nicht hinreichend geklärt.

Tabelle 5. Serumferritin (μg/l) bei Schwangerschaft ante partum. ( ) = Abbildung dieses Referates, n = Zahl der untersuchten Patienten, $\bar{x}$ = Mittelwerte (arithmetisch, geometrisch oder Mediane), Bereich = 100-95% Streubereiche bzw. Standard-Abweichungen

Untersucher		n	$\bar{x}$	Bereich
van Eijk	[11]			
ohne Fe-Subst.		15	5	$\pm$ 6
mit Fe-Subst.		15	22	$\pm$21
Fenton	[14]			
ohne Fe-Subst.		30	13	
Fe wegen Anämie		42	29	
Fe prophylaktisch		82	41	
Göltner [a]	(3)			
hypochrome Anämie		10	20	12-31
normochrome Anämie		16	42	22-93
latenter Fe-Mangel		35	29	26-79
prälatenter Fe-Mangel		38	37	32-173
Normosiderose Hb. $\geq$120 g/l		10	85	43-175

[a] Mit Untersuchung des Eisens im Knochenmark

Eisensubstitution

Orale Eisengaben (Tabelle 5 u. 6, Abb. 4)

Von Untersuchern, die Serumferritinkonzentrationen unter oraler Eisensubstitution bei Eisenmangelanämie und Schwangerschaftseisenmangel über Monate verfolgten [3, 33, 31, 43], wurden meistens Anstiege in den Bereich zwischen 20 und 100 μg/l berichtet, die wegen der beobachteten Divergenzen zum zytochemisch nachweisbaren Eisen der Knochenmarkmakrophagen mehrdeutig sind. In den ersten Wochen wurden sogar flüchtige Ferritinsteigerungen bis über 100 und sogar über 400 μg/l beobachtet, bevor die Werte wieder unter 100 μg/l absanken [43]. Nach der Normalisierung des Hämoglobins stieg das Serumferritin im Verlauf eines weiteren Monats selbst bei Eisenpräparaten mit anscheinend unterschiedlicher biologischer Verfügbarkeit etwa um das Doppelte an [3].

16 Patienten mit Eisenmangelanämie, die zuvor unzulänglich mit verschiedenen oralen Eisenpräparaten behandelt worden waren, zeigten im Vergleich zu ihrem Eisenstatus und unbehandelten Fällen (Tabelle 3, Abb. 1) zu hohe Werte ($\bar{x}$ = 31, Bereich 14-140 μg/l) (Tabelle 4, Abb. 2). Bei 53 Kranken mit z.T. bereits jahrelang oder vereinzelt sogar jahrzehntelang bestehendem chronisch-hämorrhagischen Eisenmangel wurden von uns Serumferritinkonzentrationen in kürzeren oder längeren Abständen bis über 3 Jahre gemessen. In 18 von 40 Fällen konnte ein flüchtiger initialer Ferritinanstieg zwischen 14 und 140 μg/l erfaßt werden, der trotz weiterer Eisensubstitution mit einem biologisch optimal verfügbaren Eisenpräparat in einer Standarddosis von täglich 100 mg [22]

                                                     K. Hausmann et al.

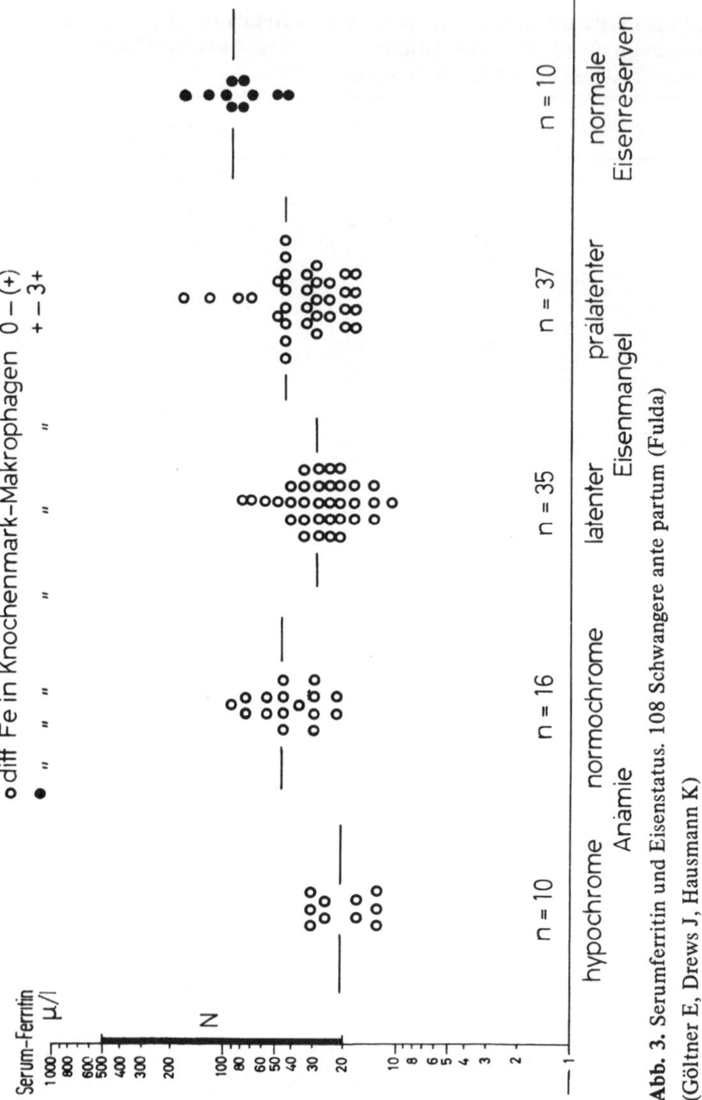

Abb. 3. Serumferritin und Eisenstatus. 108 Schwangere ante partum (Fulda) (Göltner E, Drews J, Hausmann K)

auf ein deutlich niedrigeres Plateau mit unregelmäßigen Schwankungen zurückging. Unter dieser Dosierung kam es in einem Fall von Morbus Osler mit geschätzten Blutverlusten von mindestens 50-100 ml/d oder zeitweilig sogar mehr zu einer Zunahme des Hämoglobins von 63 auf 121 g/l bei Ferritinwerten um durchschnittlich 7 μg/l. Ein ähnlicher Patient mit Morbus Osler und täglichen Blutverlusten von durchschnittlich 93 ml/Tag (Messung von Heinrich et al. 1977) (Abb. 4) ließ unter einer Erhaltungsdosis von täglich 200 mg Fe^{2+} und kurzfristig sogar 400 mg Fe^{2+} über 2 1/2 Jahre stärkere Schwankungen des Serumferritins als des subnormalen Hämoglobins erkennen. Bei unregelmäßiger

Tabelle 6. Serumferritin (μg/l) bei Eisenmangelanämie (initial $\leqq$ 12 μg/l) unter/nach [a] Fe-Substitution bei posthämorrhagischem und [b] chronisch hämorrhagischem Eisenmangel mit [c] Untersuchung des Eisens im Knochenmark [d] in einem Teil der Fälle. ( ) = Abb. dieses Referates oder Text, n = Zahl der untersuchten Patienten, $\bar{x}$ = Mittelwerte (arithmetisch, geometrisch oder Mediane), Bereich = 100-95% Streubereiche bzw. Standard-Abweichungen

Untersucher	n	$\bar{x}$	Bereich
Bentley [a,b] [3]			
Fe^{2+} oral, Hb $\rangle$ 120g/l	7	47	$\pm$11,8
1 Mon. später		84	$\pm$15,2
Fe^{2+} oral, Hb.$\rangle$ 120g/l	8	23	$\pm$ 2,0
1 Mon. später		47	$\pm$13,2
Fe^{2+} oral, Hb.$\rangle$ 120g/l	11	26	$\pm$ 4,5
1 Mon. später		53	$\pm$12,3
Fe^{3+} i.v. 7 Mon. später	12	144	$\pm$84,4
Kaltwasser [33]			
Fe^{2+} oral [b] Hb. $\rangle$ 120g/l	20	21	$\pm$ 8
Fe^{2+} oral [a] Hb. $\rangle$ 120 g/l	7	55	$\pm$10
Birgegard [4]			
Fe^{3+} 500 mg i.v.	3		100-300
Hausmann (2)			
mit Fe^{2+} oral [b, c] unzulänglich vorbehandelt	16	31	14-140
systemat. Erhaltungstherapie [b] 100 mg Fe^{2+} Standarddosis/die oral			
Hb $\langle$ 120 g/l	3	20	7- 30
Hb $\rangle$ 120 g/l	17	40	14- 86
Fe^{3+} (1-3g) i.v. initiale Ferritinkrisen [b, d]	17	1841	460-5520
Hb $\rangle$ 120 g/l [a, b, c]	27	143	35- 800
Hb$\langle$ 120 g/l [b, c]	21	57	21- 43
Hb$\langle$ 120 g/l [b, c] residuelle Endothelsiderose	19	8	0- 16

Eiseneinnahme im September 1977 sank das Hämoglobin innerhalb von 14 Tagen deutlich ab, während Serumferritin und Serumeisen weitgehend gleichblieben. Erst als die Eisendosis auf täglich 400 mg gesteigert wurde, stieg das Serumferritin auf 100 μg/l, ohne daß die Berliner-Blau-Reaktion der Knochenmarkmakrophagen stärker positiv wurde. Unter oraler Eisensubstitution wurden in Abhängigkeit von der Größenordnung der Blutverluste sowie der Dosierung und Bioverfügbarkeit der verabreichten Eisenpräparate in 35 von 40 Fällen unregelmäßige Plateaubildungen auf jeweils unterschiedlichen Ebenen zwischen 7 und 100 μg/l Ferritin beobachtet. Nur bei 5 Patienten mit geringen oder später fehlenden Blutverlusten lagen die Werte darüber. Auch Kaltwasser [33, 31]

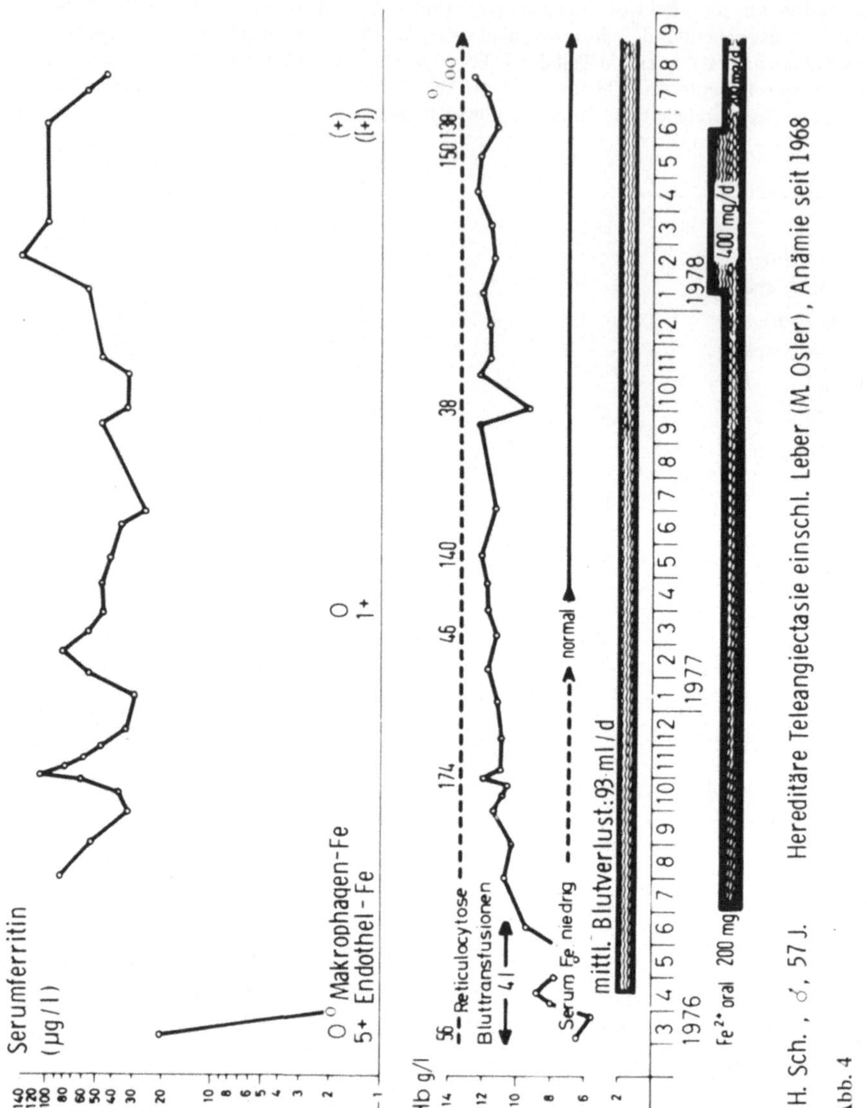

fand deutliche Unterschiede des Serumferritins bei der Substitution des chronisch-hämorrhagischen und posthämorrhagischen Eisenmangels.

I. v. Eisengaben (Tabelle VI, Abb. 2, 5)

Kolloidales Eisen, insbesondere Ferrisaccharat und weniger häufig Eisendextran, wurde
in 23 Fällen i.v. verabreicht, wenn orale Eisenpräparate zuvor nicht vertragen worden
waren. 1-3 g Fe^{3+}, innerhalb von 10-14 Tagen in verteilten Dosen gegeben, bewirkten

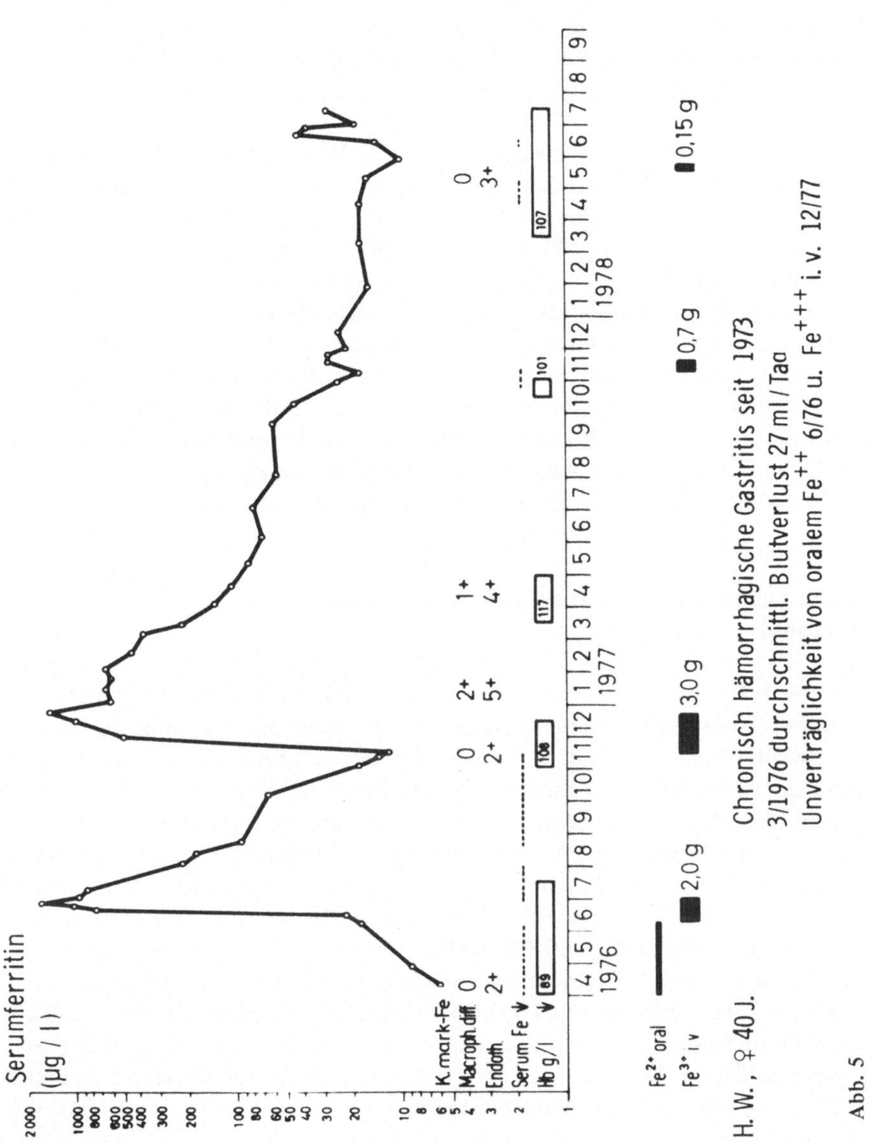

innerhalb weniger Wochen starke überrepräsentative Ferritinkrisen (n 17, $\overline{x}$ = 1841, Bereich 460-5220 µg/l) (Tabelle 6, Abb. 5). Derartige Spitzen werden durch zu weitmaschige oder zu späte Kontrollen [3] nicht erkannt. Bei beträchtlichen Blutverlusten sinken Hämoglobin und Serumeisen häufig schneller ab als das Serumferritin, dessen Synthese durch Fe^{3+} in den Makrophagen induziert wird [21]. Bei jahrelanger Erhaltungstherapie mit Eisenmengen zwischen 100 und 500 mg Fe^{3+} i.v./Woche können eindeutige Serumferritinanstiege völlig fehlen oder die Grenze von 100 µg/l nicht überschreiten. Das von den Endothelien aufgenommene kolloidale Eisen [21, 16, 17] schwindet im Knochenmark erst innerhalb von mehreren Monaten bis zu 1-2 Jahren und wird vom Serumferritin nicht oder nur wenig reflektiert. Es hängt im wesentlichen von der Größe des behandlungsfreien Intervalls ab, ob eine residuelle Endothelsiderose mit subnormalem Serumferritin (schwierig zu differenzierende Eisenreste in den Makrophagen) oder bereits stark erniedrigte Konzentrationen (Tabelle 6, Abb. 2 u. 5) einhergeht. Ein typischer Verlauf bei einer Patientin mit chronisch-hämorrhagischem Eisenmangel infolge chronisch-hämorrhagischer Gastritis ist in der Abb. 5 dargestellt. In einem weiteren, nicht operablen Fall von schwerster, alkoholbedingter, chronisch-hämorrhagischer Gastritis mit geschätzten Blutverlusten von mindestens 100-200 ml/Tag und Unverträglichkeit gewaschener Erythrozytenkonzentrate bewirkten 6,3 g kolloidales Eisen im Verlauf von 4 Monaten einen Anstieg des Serumferritins auf 3700 μg/l. Trotz anhaltender Retikulozytose zwischen 20 und 40 % als Ausdruck einer maximal stimulierten Erythropoese blieben die Hämoglobinwerte zwischen 42 und 80 g/l. Hier waren die Blutverluste offensichtlich größer als die stark gesteigerte Erythrozytenregeneration. Vor der systematischen i.v. Eisensubstitution war die Serumferritinkonzentration nach Transfusion mit geringer Hämolyse von 35 auf 130 μg/l angestiegen. In anderen Fällen von Eisenmangelanämie blieb das Serumferritin selbst durch zahlreiche voll verträgliche Transfusionen unbeeinflußt.

Eisenablagerungen im Zentralnervensystem, Nieren, Lungen, Leber und anderen Organen trotz Eisenmangel

Am ungewöhnlichsten unter 5 Patienten dieser Gruppe war die Beobachtung einer schweren Randzonensiderose des Zentralnervensystems (Prof. Colmant, Abteilung für Neuropathologie, Psychiatrische Univ.-Klinik Hamburg-Eppendorf) bei einem unserer Patienten mit Morbus Osler und schwerstem chronisch-hämorrhagischen Eisenmangel über 13 Jahre. Die zuvor von Heinrich et al. gemessenen uns später von uns weiter in gleicher Größenordnung geschätzten Blutverluste betrugen mindestens 100-200 ml/Tag oder sogar noch mehr. Es wurden mehr als 1000 Bluttransfusionseinheiten = mehr als 420 l Blut und mehr als 100 g kolloidales Eisen i.v. verabreicht. In den letzten Jahren wurden durchschnittlich 1-2 Transfusionseinheiten/Woche und 300-400 mg Fe^{3+} i.v./Woche gegeben (Serumferritin 56, 63, 38, 46 μg/l). Subarachnoidalblutungen konnten durch den Nachweis von Blut im Liquor gesichert werden. Der Tod erfolgte durch Pneumonien bei Bronchialkarzinom (starker Raucher). Autoptisch stand eine schwere, als blutungsbedingt interpretierte Randzonensiderose des gesamten Zentralnervensystems im Vordergrund, während die Endothelsiderose als Folge der schon einige Zeit zurückliegenden i.v. Eisensubstitution in Knochenmark, Leber und Milz nur gering bis mäßig ausgeprägt war. Ante finem betrug das Serumferritin dennoch nur 24 μg/l. 13 μg/l Serumferritin zeigten 2 Patienten mit Eisenmangelanämie und starker Siderinurie infolge eines PNH-Syndroms bzw. bei Aortenklappenprothese. Aufgrund stark positiver zytochemischer Eisenreaktion der Harnsedimente kann man davon ausgehen, daß eine renale tubuläre Siderose bestand. Bei 2 Patienten mit eindeutiger Eisenmangelanämie, negativer Berliner-Blau-Reaktion im Knochenmark und idiopathischer Lungensiderose (ein Fall durch Lungenbiopsie und Semidünnschnitthistologie gesichert) der Lungenabteilung des Allg. Krankenhauses Hamburg-Harburg (Prof. Hain) wurden noch relativ hohe Serumferritinwerte von 91 bzw. 130 μg/l auf eine verzögerte Eisenmobilisation in dem erst kurzen Krankheitsverlauf zurückgeführt.

Zwei weitere Kranke mit anfänglich manifester Hämochromatose entwickelten unter
intensiver Aderlaß-Therapie bereits eine leichte Eisenmangelanämie mit Ferritinwerten
unter 20 μg/l, als im Knochenmark noch eine geringe Endothelsiderose und in einem
Fall noch grobe residuelle Eisenschollen in den Hepatozyten zu erkennen waren.

Schlußfolgerungen

Radioimmunologische Serumferritinbestimmungen erweitern die Möglichkeiten für die
Abschätzung der Eisenreserven in der nichtinvasiven Labordiagnostik des Eisenmangels
erheblich. Ergebnisse verschiedener Untersucher (Tabellen 3-6) sind jedoch nur grob vergleichbar, da die Methoden nicht standardisiert und die Normbereiche uneinheitlich definiert sind. Ferner können Eisensubstitution, komplizierte Erkrankungen (Tabelle 5)
und Blutverluste zu Divergenzen zwischen den Konzentrationen des eisenarmen Serumferritins [28 a, b] und den Mengen des zytochemisch oder histochemisch mit Hilfe der
Berliner-Blau-Reaktion in verschiedenen Zellsystemen und Organen nachweisbaren Speichereisens führen (Tabelle 6, Abb. 3, 5) [16].

Niedrige Serumferritinwerte unter 20-30 μg/l sprechen für erschöpfte Eisenreserven in
den Makrophagen des RES und bei unkompliziertem Eisenmangel für entleerte Eisenspeicher des Körpers überhaupt. Wie von uns gezeigt [21, 16] und in Tabelle 2 schematisch dargestellt wurde, werden zu langsam oder nicht mobilisierbare „residuelle" Eisenablagerungen in Sinusendothelien von Knochenmark, Leber und Milz (nach i.v. Eisensubstitution, nach intensiver Aderlaß-Therapie der manifesten Hämochromatose), im Zentralnervensystem (Randzonensiderose), in den Lungen (idiopathische Lungenhämoside-
rose), in der Niere (renale tubuläre Siderose) und unter bestimmten Bedingungen sogar
in der Leber (grobschollige Hepatozytensiderose nach Aderlaßbehandlung der idiopathischen manifesten Hämochromatose) durch das Serumferritin nicht reflektiert. Auch mit
Hilfe der quantitativen Phlebotomie, die auf häufig zu wiederholende Untersuchungen,
wie die Bestimmung von Hämoglobin, Serumeisen und Serumferritin sowie auf die relativ leichte Verfügbarkeit der Eisenreserven für die Hämoglobinbildung angewiesen ist,
können die vorstehend aufgeführten, z.T. heterotopen Eisenablagerungen nicht erfaßt
werden. In dem Unsicherheitsbereich zwischen 20 und 100 μg/l (Abb. 1) nimmt die Wahrscheinlichkeit einer positiven Berliner-Blau-Reaktion in den Makrophagen des Knochenmarks mit steigendem Serumferritin kontinuierlich von 0 bis nahezu 100% zu. Hier überschneiden sich die Streubereiche von Gruppen mit erschöpften und gefüllten Eisenspeichern beträchtlich. Diagnostisch relevante Befundkonstellationen entstehen erst durch
die zweckmäßige Verknüpfung mit anderen Parametern des Eisenstatus und den klinischen Aspekten der verschiedenen Entstehungs- und Verlaufsformen des Eisenmangels.

Wenn Hämoglobin, Serumeisen, Transferrinsättigung und Serumferritin erniedrigt sind,
liegt mit Sicherheit eine Eisenmangelanämie vor. Bei verringertem Serumeisen und Serumferritin ohne Anämie handelt es sich um einen latenten Eisenmangel (Abb. 1, 3). Niedriges Serumferritin bei sonst normalem Bluteisenstatus spricht für einen prälatenten (Spei-
cher-) Eisenmangel. Durch diese Konstellationen werden jedoch nur 68% des latenten
Eisenmangels und 57% des prälatenten Eisenmangels erfaßt (Tabelle 7, Abb. 1, 3), wenn
man die untere Grenze der Norm für das Serumferritin bei 30 μg/l ansetzt und bei der
Definition des Eisenmangels u.a. von einer negativen bis schwach positiven Berliner-Blau-

Tabelle 7. Empfindlichkeitsvergleich der verschiedenen Testmethoden zur Erfassung erschöpfter Eisenreserven. Intestinale Eisenresorption im ^{59}-Fe^{2+}-Absorptions-Gesamtkörperretentionstest [20, 23], Zytochemie des Makrophageneisens im Knochenmark [18, 20, 21], Serumferritin (Abb. 1, Tabelle 4) und totale Eisenbindungskapazität [20]. Prozentzahlen der Personen, bei denen die Befunde außerhalb des Normbereichs lagen

Testmethoden abnormer Bereich	Prälatenter Eisenmangel %	Latenter Eisenmangel %	Manifester Eisenmangel %
$^{59}Fe^{2+}$-Resorption			
50-100%	95	98	100
Diffuses Fe (Makrophagen)			
0 - (+)	89	97	100
Serumferritin			
0-30 μg/l	57	68	100
Totale Eisenbindungs-kapazität $\rangle$ 72 μmol/l	13	37	62

Reaktion der Makrophagen des Knochenmarks und/oder erhöhten intestinalen Eisenresorption ausgeht [20, 23, 25]. Letztere Befunde können bereits auf erschöpfte Eisenreserven hinweisen, bevor das Serumferritin eindeutig absinkt. Ein Vergleich der verschiedenen Methoden zur Ermittlung erschöpfter Eisenreserven bei prälatentem, latentem und manifestem Eisenmangel (Tabelle 7) zeigt, daß das Serumferritin bei einem Grenzwert von 30 μg/l eine Mittelstellung zwischen der wenig empfindlichen TEBK einerseits und den empfindlicheren Methoden, wie zytochemischer Eisennachweis in den Knochenmarkmakrophagen und intestinale Eisenresorption im ^{59}Fe-Absorptions-Gesamtkörper-Reteptionstest, einnimmt. Ergänzend sei erwähnt, daß der Aussagewert der TEBK durch die Errechnung der ungesättigten Eisenbindungskapazität (TEBK minus Serumeisen) erhöht werden kann, so daß bei einer Trennlinie von 60 μmol/l = 300 μg/dl UEBK die Eisenmangelanämie vom Normbereich und den Infektanämien in ca. 95% der Fälle getrennt werden kann (Kuse et al., unveröffentlicht). Besondere Beachtung verdienen Befundkonstellationen mit erniedrigtem Hämoglobin und Serumeisen bzw. Transferrinsättigung, jedoch normalem Serumferritin, die eine Eisenmangelanämie nicht ausschließen. In diesen Fällen ist häufig eine orale oder i.v. Eisensubstitution vorangegangen. Eine weitere Möglichkeit für zu hohe Werte bei Eisenmangelanämien sind gleichzeitig bestehende Infekte oder Tumoren. Wenn aber Blutverluste groß genug sind und lange genug anhalten, sinken normale oder nach i.v. Eisensubstitution sogar extrem erhöhte Serumferritinwerte (Abb. 5, Tabelle 6) wieder in den Eisenmangelbereich ab. In solchen Fällen schließen subnormale oder selbst stark erniedrigte Serumferritinwerte lokalisierte Wucherungen solider Tumoren, maligne Lymphome und Leukämien nicht aus. Dagegen gehen Infekt- und Tumor-Hyposiderämien und -Anämien ohne Blutverluste mit normalen oder erhöhten Serumferritinwerten einher.

Der Aussagewert des Serumferritins als „Kontrollparameter" der oralen Eisensubstitution [33, 31] ist begrenzt, da der Therapieerfolg bei Eisenmangelanämien vorrangig am Hämoglobinanstieg erkennbar ist. Wenn verträgliche Dosen biologisch optimal verfügbarer Eisenpräparate die Hämoglobinwerte infolge persistierender mittel- bis hochgradiger Blutverluste nur in subnormalen Bereichen halten können, ist eine Auffüllung erschöpfter Eisenreserven nicht zu erwarten (Tabelle 6, Abb. 2, 4) [36, 37]. Andererseits tendiert die post-hämorrhagische Eisenmangelanämie infolge positiver Eisenbilanz unter Normalkost nach Blutstillung innerhalb von 1-2 Jahren zunächst zu einer Normalisierung des Hämoglobins und dann auch des Speichereisens [22, 17]. Dieser Vorgang wird durch optimal wirksame orale Eisengaben auf wenige Monate verkürzt [22], ohne daß Ferritinkontrollen erforderlich sind. Bei i.v. Stoßtherapie läßt sich die Wirkungsdauer des zugeführten kolloidalen Eisens nicht mit Hilfe der initialen Ferritinkrisen (Tabelle 6, Abb. 2, 5) voraussagen, da diese von der verabreichten Dosis und der Transformation des Eisens in den Makrophagen abhängen. Entscheidend sind Größenordnung und Dauer der Blutverluste.

Nachdem zahlreiche Ergebnisse von Serumferritinbestimmungen in den verschiedenen Stadien des Eisenmangels und bei Verlaufsbeobachtungen unter Eisensubstitution vorliegen, ergibt sich die Frage, ob und wie weit dieser Parameter andere Kriterien des Bluteisenstatus ergänzen und evtl. sogar ersetzen kann. Wenn es sich nur um die Diagnostik des Eisenmangels, insbesondere einer Eisenmangelanämie handelt, können Serumferritinbestimmungen die Indikation für eine Knochenmarkpunktion zum Nachweis erschöpfter Eisenreserven einengen. Nicht zu ersetzen sind die weit verbreiteten Untersuchungen von Serumeisen, TEBK und den sich daraus ableitenden Rechenwerten Transferrinsättigung und UEBK, wie vereinzelt in Diskussionen gefordert wurde. Wenn auch das Serumferritin mit einer ungewöhnlichen Breite der Meßskala von 0 bis über 20.000 $\mu g/l$ in zahlreichen Fällen die Größenordnungen des Speichereisens von der Eisenmangelanämie bis zur manifesten Eisenüberladung mit Gewebsschädigung reflektiert, so können einzelne Werte ohne sonstiges diagnostisches Spektrum weder als globaler Bestandsanzeiger des Körpereisens, noch als „Master"-Kriterium bzw. Kontrollparameter des Eisenstoffwechsels überhaupt angesehen werden. Mit zunehmenden klinischen Kenntnissen über Entstehungs- und Verlaufsformen des Eisenmangels, quantitative Eisensubstitution und Befundkonstellationen bei Infekt- und Tumoranämien lassen sich aber auch die Indikationen zu Serumferritinbestimmungen durch andere Laborparameter und die klinische Diagnostik einschränken. Wenn Blutbild, Serumeisen und TEBK eine typische Eisenmangelanämie anzeigen und die Ursachen des Eisenmangels offensichtlich sind, dürften sich Serumferritinbestimmungen erübrigen. Bei Blutspendern ergibt sich die Frage, ob prophylaktische Eisengaben in Abhängigkeit von Alter, Geschlecht und den entnommenen Blutmengen nicht rationeller sind als eine differenzierte, aber kostspielige Erfassung der vorhersehbaren und abschätzbaren Verminderung der Eisenreserven. Ähnliches gilt auch für die bei Schwangeren regelmäßig auftretenden leichteren Eisenmangelzustände.

Die Indikationen zu Serumferritinbestimmungen werden z.Z. außerdem durch die hohen Kosten dieser Methode (45,- bis 60,- DM für eine Untersuchung) eingeengt. In der BRD reicht der Umsatz der pharmatzeutischen Industrie für eisenhaltige Antianaemica bereits aus, um jedes Jahr 1 Mill. Einwohner für 3 Monate mit 100 mg Ferroeisen/Tag zu versorgen. Wenn bei allen Patienten, für die eine Eisentherapie erwogen wird, eine bis mehrere Serumferritinbestimmungen durchgeführt werden, dürften sich die reinen Arzneimittelkosten allein durch diese Diagnostik verdoppeln bis vervielfachen. Nicht zuletzt wegen dieses Problems hängen die Indikationen für Serumferritinbestimmungen von Zielsetzungen, Interessen, Kenntnisstand und technischen oder organisatorischen Möglichkeiten der jeweiligen Untersucher bzw. Untersuchergruppen ab.

Literatur

1. Addison GM, Beamish MR, Hales CN, Hodgkins M, Jacobs A, Llewellin P (1972) An immunoradiometric assay for ferritin in the serum of normal subjects and patients with iron deficiency and iron overload. J Clin Pathol 25: 326-329
2. Bentley DP, Williams P (1974) Serum ferritin concentration as an index of storage iron in rheumatoid arthritis. J Clin Pathol 27: 786-788
3. Bentley DP, Jacobs A (1975) Accumulation of storage iron in patients treated for iron-deficiency anaemia. Br Med J 2: 64-66
4. Birgegard G, Högmann C, Killander A, Levander H, Simonsson B, Wide L (1977) Serum ferritin and erythrocyte 2,3-DPG during quantitated phlebotomy and iron treatment. Scand J Haematol 19: 327-333
5. Charlton RW, Derman D, Skikne B, Lynch SR, Sayers MH, Torrance JD, Bothwell TH (1977) Iron storage, serum ferritin and iron absorption. In: Brown EB, et al. (eds.) Problems of iron metabolism. Grune & Stratton, New York, pp 387-392
6. Cook JD, Lipschitz DA, Miles LEM, Finch CA (1974) Serum ferritin as a measure of iron stores in normal subjects. Am J Clin Nutr 27: 681-687
7. Cook JD, Finch CA, Smith NJ (1976) Evaluation of the iron status of a population. Blood 48: 449-455
8. Cowan B, Bharucha C (1973) Iron deficiency in the tropics. Clin Haematol 2: 353-363
9. Dempster WS, Steyn DL, Knight GJ, De v. Heese H (1977) Immunoradiometric assay of serum ferritin as a practical method for evaluating iron stores in infants and children. Med Lab Sci 34: 337-344
10. Drews J, Haµsmann K, Düllmann J, Kuse R (1978) Serumferritin bei verschiedenen Formen und Schweregraden der Eisenüberladung. Verh Dtsch Ges Inn Med 84: 125-128
11. Eijk HG Van, Kroos MJ, Hoogendoorn GA, Wallenburg HCS (1978) Serum ferritin and iron stores during pregnancy. Clin Chim Acta 83: 81-91
12. Elin RJ, Wolff SM, Finch CA (1977) Effect of induced fever on serum iron and ferritin concentrations in man. Blood 49: 147-153
13. Eschbach JW, Cook JD, Scribner BH, Finch CA (1977) Iron balance in hemodialysis patients. Ann Intern Med 87: 710-713
14. Fenton V, Cavill I, Fisher J (1977) Iron stores in pregnancy. Br J Haematol 37: 145-149
15. Finch CA, Cook JD, Labbe RF, Culala M (1977) Effect of blood donation on iron stores as evaluated by serum ferritin. Blood 50: 441-447
16. Hausmann K (1978) Eisenverwertungsstörungen: chronische Anämie, sideroblastische Anämie und residuelle Endothelsiderose. Blut [Erg. Bd.] 21: 145-161
17. Hausmann K (1978) Klinik der Störungen des Eisenstoffwechsels. Verh Dtsch Ges Inn Med 84: 55-71
18. Hausmann K, Kuse R (1970) Morphological types of none-heme iron in bone marrow squash preparations and intestinal iron absorption. In: Hallberg L et al. (eds) Colloquia Geigy, iron deficiency. Academic Press, London New York, pp 297-306
19. Hausmann K, Kuse R, Sonnenberg OW, Bartels H, Heinrich HC (1969) Inter-relations between iron stores, general factors and intestinal iron absorption. Acta Haematol (Basel) 42: 193-207
20. Hausmann K, Kuse R, Meinecke KH, Bartels H, Heinrich HC (1971) Diagnostische Kriterien des prälatenten, latenten und manifesten Eisenmangels. Klin Wochenschr 49: 1164-1174
21. Hausmann K, Wulfhekel U, Düllmann J, Kuse R (1976) Iron storage in macrophages and endothelial cells. Histochemistry, ultrastructure and clinical significance. Blut 32: 289-295
22. Hausmann K, Kuse R, Meinecke KH, Bartels H, Gabbe EE, Heinrich HC (1976) Posthaemorrhagic iron deficiency. Arzneim Forsch (Drug Res.) 26: 1884-1891

23. Heinrich HC (1975) Clinical aspects of iron absorption and turnover. In: Kief H, et al (eds) Workshop conferences Hoechst 3. Excerpta Medica, Amsterdam Oxford, pp 34-58

24. Heinrich HC (1978) Serum-Ferritin ungeeignet als Kontrollparameter der oralen Eisentherapie. Dtsch Med Wochenschr 102: 1788

25. Heinrich HC, Brüggemann J, Gabbe EE, Gläser M (1977) Correlation between diagnostic $^{59}Fe^{2+}$-absorption and serum ferritin concentration in man. Z Naturforsch [c] 32: 1023-1025

26. Hows J, Hussein S, Hoffbrand AV, Wickramasinghe SN (1977) Red cell indices and serum ferritin levels in children. J Clin Pathol 30: 181-183

27. Hussein S, Prieto J, O'Shea M, Hoffbrand AV, Baillod RA, Moorhead JF (1975) Serum ferritin assay and iron status in chronic renal failure and haemodialysis. Br Med J 1: 546-548

28a. Jacobs A, Worwood M (1975) Ferritin in serum. Clinical and biochemical implications..N Engl J Med 292: 951-956

28b. Jacobs A, Worwood M (1975) The biochemistry of ferritin and its clinical implications. Prog Hematol 9: 1-24

29. Jacobs A, Miller F, Worwood M, Beamish MR, Wardrop CA (1972) Ferritin in the serum of normal subjects and patients with iron defiency and iron overload. Br Med J 11: 206-208

30. Jameson S (1976) Refractory anaemia of pregnancy as an expression of zinc deficiency. Acta Med Scand [Suppl] 65-76

31. Kaltwasser JP (1978) Serumferritin als Kontrollparameter bei oraler Eisentherapie. Dtsch Med Wochenschr 103: 313-315

32. Kaltwasser JP, Werner E (1977) Die radioimmunologische Messung von Ferritin im Serum und ihre klinische Bedeutung. Klin Wochenschr 55: 1103-1107

33. Kaltwasser JP, Werner E, Becker HJ (1977) Serumferritin als Kontrollparameter bei oraler Eisentherapie. Dtsch Med Wochenschr 32: 1150-1155

34. Kaltwasser JP, Werner E, Bechstein PB, Koch KM (1977) Die Wertigkeit von Serumferritin als Maß für die Körpereisenspeicher im Vergleich mit anderen Methoden. Verh Dtsch Ges Inn Med 83: 1135-1138

35. Kuse R, Hausmann K (1973) Eine neue Einteilung der Eisenmangelzustände und ihre Bedeutung für die Therapie. Med Welt 24: 1974-1977

36. Kuse R, Hausmann K, Heinrich HC, Bartels H, Gabbe EE (1976) Chronisch hämorrhagischer Eisenmangel: Ätiologie, Dauer, Eisensubstitution. Blut 32: 200

37. Kuse R, Drews J, Hausmann K (1978) Langzeitsubstitution des Eisenmangels bei Patienten mit chronischen und rezidivierenden Blutverlusten. Verh Dtsch Ges Inn Med 84: 120-122

38. Leyland MJ, Ganguli PC, Blower D, Delamore IW (1975) Immunoradiometric assay for ferritin in human serum. Scand J Haematol 14: 385-392

39. Lipschitz DA, Cook JD, Finch CA (1974) A clinical evaluation of serum ferritin as an index of iron stores. N Engl J Med 22: 1213-1216

40. Oertel J, Gerhartz H (1977) Die Ferritinkonzentration im Serum bei verschiedenen Typen der Eisenmangelanämie. Dtsch Med Wochenschr 102: 1147-1155

41. Powell LW, Halliday JW, McKeering LV (1975) Studies of serum ferritin with emphasis on its importance in clinical medicine. In: Crighton RR (ed) Proteins of iron storage and transport in biochemistry and medicin. North-Holland, Amsterdam, pp 215-221

42. Prieto J, Barry M, Sherlock S (1975) Serum ferritin in patients with iron overload and with acute and chronic liver disease. Gastroenterology 68: 525-533

43. Siimes MA, Addiego JE, Dallmann PR (1974) Ferritin in serum: diagnosis of iron deficiency and iron overload in infants and children. Blood 43: 581-590

44. Strandberg-Pedersen N, Morling N (1978) Iron stores in blood donors evaluated by serum ferritin. Scand J Haematol 20: 70-76

45. Walsh JR, Fredrickson M (1977) Serum ferritin, free erythrocyte protoporphyrin, and urinary iron excretion in patients with iron disorders. Am J Med Sci 273: 293-300

46. Walters GO, Miller FM, Worwood M (1973) Serum ferritin concentration and iron stores in normal subjects. J Clin Pathol 26: 770-772

Diskussion

Heinrich

Vor dem Versuch einer Interpretation isolierter Serumferritinwerte ist genauso zu war-
nen wie vor der diagnostischen Verwertung isolierter Serumeisenwerte. Während das
Serumferritin unter bestimmten krankhaften Bedingungen nur falsch zu hoch sein kann,
können Serumeisen und TEBK sowohl falsch zu hoch als auch falsch zu niedrig sein (vgl.
Tab. 10, S. 90). An 3 Fällen sei illustriert, wie infolge okkulter oder manifester Infekte
oder Entzündungen im Normalbereich liegende Serumferritinkonzentrationen bei erschöpften Eisenreserven und sogar bei mittelschwerer Eisenmangelanämie die Diagnostik
des Eisenmangels verwirren können, während die erhöhte $^{59}Fe^{2+}$-Absorption dabei ihre
diagnostische Treffsicherheit nicht einbüßt.

Eisenmangelanämie mit normalem Serumferritin und hoher BSG

Bei einer nach Streptomyzintherapie abklingenden Brucellose wurde eine Eisenmangelanämie mit niedrigem Serumeisen, niedriger Transferrin-Fe-Sättigung, einer entsprechend
hohen diagnostischen $^{59}Fe^{2+}$-Absorption und einer normalen Serumferritinkonzentration
von 40-94 ng/ml beobachtet. Erst mit der Normalisierung der zunächst noch hohen BSG
fiel auch das Serumferritin auf die für eine Eisenmangelanämie charakteristischen niedrigen Werte von 11 u. 15 ng/ml ab (Tabelle 1).

Bei einer Patientin mit Psoriasis vulgaris, hoher BSG und ätiologisch zunächst unklarer,
angeblich eisenrefraktärer hypochromer Anämie wurde eine erhöhte diagnostische ^{59}Fe
$^{2+}$-Absorption mit im Normalbereich liegenden Serumferritinkonzentrationen von 33-47
ng/ml gemessen. Wie bei Anämien bei chronischen Erkrankungen waren Serumeisen und
TEBK herabgesetzt und ebenso wie die Transferrin-Fe-Sättigung diagnostisch nicht verwertbar (Tabelle 2). Die hohe diagnostische $^{59}Fe^{2+}$-Absorption wurde als Eisenmangel
gedeutet. Die anschließend durchgeführte orale Ferroeisentherapie führte zu einem raschen Anstieg und zur Normalisierung von Hämoglobin und MCH, während das Ferritin
und das niedrige Serumeisen und die TEBK unbeeinflußt blieben. Als Ursache der Eisenmangelanämie wurden ständige okkulte Blutverluste von 0,09-0,42 %/d (= 3-14 ml Blut-
verlust/Tag) erkannt (Tabelle 2). Gleichzeitig mit einem starken BSG-Anstieg auf bis zu
96/130 mm stieg auch das Serumferritin auf ca. 130 ng/ml an. Bei dieser Patientin hatte
somit eine eisensensitive Eisenmangelanämie vorgelegen, obwohl das Serumferritin falsch
zu hoch im Normalbereich lag und die TEBK bei gleichzeitig niedrigem Serumeisen falsch
zu niedrig war. Lediglich die erhöhte diagnostische $^{59}Fe^{2+}$-Absorption war in diesem
Fall ein zuverlässiger Indikator des bestehenden Eisenmangels gewesen und hatte die
Eisentherapie veranlaßt, insbesondere da die ^{59}Fe-Erythrozyteninkorporation mit 100%
ungestört war.

Prälatenter Eisenmangel mit normalem Serumferritin und normaler BSG

Bei einem Patienten mit prälatentem Eisenmangel war die Erschöpfung der Eisenreserven
nur an der starken Erhöhung der diagnostischen $^{59}Fe^{2+}$-Absorption auf 88-99% zu erkennen, während das Serumferritin trotz fehlender BSG- bzw. Leukozytenerhöhung mit

Tabelle 1. Eisenmangelanämie mit normalem Serumferritin und hoher BSG nach Streptomyzintherapie einer Brucellose (nach Agglutinationstiter-Abfall von 1:800 auf 1:100). Abfall des falsch zu hohen Serumferritins mit BSG-Normalisierung. (Pet.R., 26w, 78)

Datum	$^{59}Fe^{2+}$-Absorption (%)	Serum-ferritin (ng/ml)	Serum-eisen (μg/100 ml)	TEBK	Transferrin-Fe-Sättigung (%)	Hämo-globin (g/100ml)	MCH (pg/Ery)	BSG (mm)
26.6.78	77	54	18	350	5	9,3	25	30/75
3.7.78		40	13	344	4	9,4	24	32/71
6.7.78		94	15	352	4	8,7	25	30/70
14.7.78		15	19	419	5	9,6	24	26/54
17.7.78		11	20	427	5	9,7	23	12/28

Tabelle 2. Eisenmangelanämie infolge ständiger okkulter Blutverluste (Hiatushernie und Sigmadivertikulose) mit im unteren Normalbereich liegenden Serum Ferritinkonzentrationen bei stark erhöhter BSG (Psoriasis vulgaris mit Arthropathie) vor und während der oralen Eisenerhaltungstherapie mit 2 Kapseln Eryfer/Tag. (Such.W., 69w, 78)

Datum	$^{59}Fe^{2+}$-Absorption (%)	Serum-ferritin (ng/ml)	Serum-eisen (μg/100 ml)	TEBK	Transferrin-Fe-Sättigung (%)	Hämo-globin (g/100ml)	MCH (pg/Ery)	BSG (mm)	Leukos. $10^3/mm^3$
10.3.78	83	47	26	290	9	9,1	23	92/135	5,9
23.3.78	71	33	32	291	11	9,0	24	125/159	5,8
30.3.78		36	44	302	15	8,7	24	65/110	5,8

6.4.78-29.6.78 orale Fe-Therapie mit 2 x 50 = 100 mg Fe^{2+}/d: insges. 9g Fe

^{59}Fe-Gesamtkörper-Eliminationsrate=0,18-0,42%/d
(30.3.-5.10.78)   6-14 ml Blut/d
^{59}Fe-Erythrozyteninkorporation = 100%

Datum									
13.4.78		44	44	312	14	10,1	22	150/172	4,5
12.5.78		43	44	342	13	11,1	25	38/ 77	5,6
15.6.78		46	42	316	13	12,7	28	45/ 78	5,1
6.7.78	88	38	56	317	18	13,0	29	21/ 50	5,2

7.7.78-21.12.78 orale Eisentherapie mit 2 x 50 = 100 mg Fe^{2+}/d

^{59}Fe-ER (20.7.-21.11.78) = 0,09-0,39%/d = 3-13 ml Blut/d
   ”   (7.12.-18.5.79) = 0,15-0,41%/d = 5-14 ml Blut/d

Datum									
20.7.78		52	64	327	20	12,3	29	23/ 53	4,4
7.9.78		53	70	303	23	12,8	31	21/ 52	3,4
5.10.78		64	63	305	21	13,2	31	45/100	4,8
19.10.78		52	61	320	19	12,5	32	9/ 23	3,9
9.11.78		58	--	---	--	13,2	30	8/ 22	4,1
24.11.78	80	37	66	324	20	13,1	31	18/ 45	4,3
18.12.78		55	59	345	17	12,8	31	22/ 52	5,7
20. 2.79		128	45	305	15	13,4	30	45/ 80	6,3
30. 3.79		132	57	280	20	12,9	29	96/130	4,6

Tabelle 3. Erschöpfte Eisenreserven (prälatenter Fe-Mangel) mit stark erhöhter diagnostischer $^{59}Fe^{2+}$-Absorption bei gleichzeitig normalem Serumferritin und normaler BSG und Leukozytenzahl vor und nach der Auffüllung der Eisenreserven durch orale Eisentherapie über 120 Tage mit 50 mg Fe^{2+}/d = insges. 6g Fe: daraus absorbiert ca. 720 mg Fe (^{59}Fe-ER = 0,03%/d = normal) bei Patienten mit partieller Ileumresektion wegen Ileitis regionalis (unter Ultralan-, Imurek- u. Neoteben-Therapie) und absolutem Intrinsic-factor-Mangel (^{57}Co-B_{12}-Absorpt. 4→41% mit IF). (Hae.R., 38a, 75-77)

Datum	$^{59}Fe^{2+}$-Absorption (%)	Serum-ferritin (ng/ml)	Serum-eisen (μg/100 ml)	TEBK	Transferrin-Fe-Sättigung (%)	Hämo-globin (g/100ml)	MCH (pg/Ery)	BSG (mm)	Leukos. 10^3/mn
24. 4.75	88		92	407	23	15,4	31		9,2
3.11.75	94		94	391	24	14,7	28		8,3
10. 8.76		85	104	428	24	15,3	29	6/16	77,8
9. 3.77		96	82	386	21	15,0	29	14/30	8,4
9. 6.77	99	86	157	403	39	15,2	31	9/23	7,3
12. 7.77		95	162	377	43	15,0	31	6/16	10,8

12.7.77-9.11.77 orale Eisentherapie mit 50 mg Fe^{2+}/d; $\sim$ 12% Absorption aus 6g Fe = 720 mg absorbiertes Fe

Datum	$^{59}Fe^{2+}$-Absorption (%)	Serum-ferritin (ng/ml)	Serum-eisen (μg/100 ml)	TEBK	Transferrin-Fe-Sättigung (%)	Hämo-globin (g/100ml)	MCH (pg/Ery)	BSG (mm)	Leukos. 10^3/mn
26. 7.77		80	111	381	29	14,7	31	8/18	6,4
2. 9.77		111	157	409	38	16,6	32	5/14	8,9
22.11.77	27	106	83	371	22	16,7	31	8/18	12,5
6.12.77		135	---	---	--	15,9	31		8,6
13.12.77		136	128	373	34	15,6	30	8/20	9,6

85-96 ng/ml dem Mittelwert des Normalbereichs bei Personen mit normalen Eisenreserven entsprach. Die orale Eisentherapie mit insgesamt 6g Ferroeisen (ì Kapsel Eryfer über 120 Tage) führte dann zu einer Normalisierung der $^{59}Fe^{2+}$-Absorption auf 27% (vgl. Tabelle 3), da daraus etwa 12% bzw. $\sim$ 720 mg Fe absorbiert wurden, die für die Auffüllung der Eisenreserven erfahrungsgemäß ausreichen.

Eine nicht erhöhte $^{59}Fe^{2+}$-Absorption und hohe Serumferritinwerte können als zusätzliche diagnostische Parameter die Abgrenzung eisentherapierefraktärer, sideropenischer (hypo-/normochromer) Anämien mit RES-Siderose (bei chronischen Infekten, Entzündungen und Tumoren) von siderosensitiven Eisenmangelanämien erleichtern und dem Patienten eine unwirksame und deshalb nicht indizierte Eisentherapie ersparen. Bei dem in der Tabelle 4 dargestellten Patienten sollte eine während und nach Behandlung einer beidseitigen Pyelonephritis festgestellte hypochrome Anämie wegen des niedrigen Serumeisens mit Eisen therapiert werden. Schon die niedrige TEBK von 161-195 μg/100 m war jedoch ein Hinweis für das Vorliegen einer Infektanämie, obwohl die Transferrin-Fe-Sättigung auf 18-20% herabgesetzt war. Durch die nicht erhöhte $^{59}Fe^{2+}$-Absorption und das auf 632 ng/ml erhöhte Serumferritin war ein Eisenmangel mit Sicherheit ausgeschlossen. Mit dem Abfall der zunächst stark erhöhten BSG auf Normalwerte kam es dann ohne überflüssige Eisentherapie zu einer Remission mit Normalisierung von Hämoglobin, MCH, Serumeisen, TEBK und langsamem Abfall des Serumferritins (Tabelle 4).

Brauchbare BSG-Grenzwerte, oberhalb derer mit falsch zu hohen Serumferritinwerten zu rechnen ist, können z.Z. noch nicht angegeben werden. Bei Patienten mit Eisenmangel-

Tabelle 4. Remission einer hypochromen Infektanämie nach Pyelonephritis bei gleichzeitig okkult blutender Sigmadivertikulose (^{59}Fe-ER = 0,17%/d = 9 ml Blutverlust/d). (Sor.H., 72 m, 76)

Datum	^{59}Fe^{2+}-Absorption (%)	Serum-ferritin (ng/ml)	Serum-eisen (μg/100 ml)	TEBK	Transferrin-Fe-Sättigung (%)	Hämo-globin (g/100ml)	MCH (pg/Ery)	BSG (mm)	Reserve-eisen im RES
1.6.76	30		32	161	20	8,3	24	92/120	
10.6.76	22	632	35	195	18	10,2	26		
24.6.76		590	35	192	18	10,4	26		
5.8.76		425	59	228	26	12,5	26		
23.8.76		353	65	247	26	12,8	29	4/7	amorphes Fe: 5+
1.9.76	33								granul. Fe: 5+
27.9.76		356	92	244	38	13,8	28	5/16	

anämien und bis zu 70/100 mm erhöhter BSG ist das Serumferritin meist noch nicht über den oberen Grenzwert bei Eisenmangelanämie (12 ng/ml) hinaus erhöht. Ist die BSG bei Eisenmangelanämie über 70/100 mm hinaus erhöht, so sind die Serumferritinwerte oft falsch zu hoch und liegen mit 30-70 ng/ml im unteren Normalbereich. Gelegentlich haben wir jedoch auch falsch zu hohe „normale" Serumferritinwerte bei Eisenmangelanämie und nur auf 30/70 mm erhöhter BSG gesehen (vgl. Tabelle 1). Auch bei normalen Eisenreserven und prälatentem/latentem Eisenmangel muß grundsätzlich mit falsch zu hohem Serumferritin gerechnet werden, sobald die BSG merklich über 20/30 mm angestiegen ist. Allerdings kommen falsch zu hohe Serumferritinkonzentrationen infolge okkulter Infekte und Entzündungen auch bei normaler BSG gelegentlich vor. Vielleicht gelingt der Ausschluß falsch zu hoher Serumferritinwerte bei latenten Infekten und Entzündungen zuverlässiger durch den gleichzeitigen Nachweis von erhöhten Konzentrationen der mehr oder minder entzündungspezifischen Indikatorproteine [„acute phase reactants" im Serum (C-reaktives Protein, α, -Antitrypsin, saures α, -Glykoprotein, Haptoglobin)].

Hausmann

Die von Heinrich mitgeteilten Beobachtungen stimmen weitgehend mit den in unseren Tabellen 4 und 7 sowie Abb. 1 und 2 zusammengestellten Ergebnissen (s.S. 109 f., 112, 120) überein. Zwischen 30 und 100 μg/l Serumferritin überschneiden sich die Streubereiche von Personen mit und ohne zytochemisch nachweisbare Eisenreserven im Knochenmark. Es ist daher nicht überraschend, daß auch bei Ferritinwerten zwischen 80 und 100 μg/l oder noch mehr die intestinale Eisenresorption erhöht sein kann. In solchen Fällen findet man in der Regel eine negative oder schwach positive Berliner-Blau-Reaktion der Makrophagen des Knochenmarks. Die Bezeichnung „ falsch zu hohe" oder „falsch zu niedrige" Werte des Serumferritins, des Serumeisens und der TEBK sind jedoch klinisch unzweckmäßig, da atypische Befundkonstellationen des Eisenstatus trotzdem diagnostisch relevant sind.

Serumferritinkonzentrationen im unteren Bereich der Norm (30-100 μg/l) bei gleichzeitiger Hyposiderämie und hypochromer Anämie deuten bei mäßig bis stark erhöhter

BSG auf Mischbilder zwischen Eisenmangelanämie und Infekt- bzw. Tumoranämie hin.
Bei normaler bis leicht erhöhter BSG weisen derartige Befunde dagegen auf eine vorangegangene orale oder i.v. Eisensubstitution hin. In dem ersten von Heinrich mitgeteilten
Fall, der von uns über ein Jahr lang beobachtet wurde, handelte es sich um eine rezidi-
vierende chronisch-hämorrhagische Eisenmangelanämie mit abklingender Brucellose und
vermutlich auch den Nachwirkungen einer i.v. Eisensubstitution auf das Serumferritin.
Im Knochenmark war das Makrophageneisen bereits vermindert, jedoch noch Endotheleisen nachweisbar. Zu der zweiten Beobachtung von Heinrich ist zu bemerken, daß bei
echten Mischbildern aus Eisenmangelanämie und Infektanämie in der Regel nur die Eisenmangelkomponente durch die Eisensubstitution beseitigt werden kann. Bei anhaltender
schwerer Infektkonstellation steigt das Hämoglobin lediglich auf subnormale Werte an,
auch wenn Eisenreserven und intestinale Eisenresorption normalisiert werden.

Die bisher mitgeteilten Ergebnisse lassen erkennen, daß die zytochemisch nachweisbaren Eisenreserven und die intestinale Eisenresorption im Bereich zwischen 30 und 100
μg/l Serumferritin in einem Teil der Fälle besser übereinstimmen als die Konzentrationen
des eisenarmen Serumferritins und die intestinale Eisenresorption (s. Tabelle 7, S. 120).
Enge Korrelationen zwischen Serumferritin und intestinaler Eisenresorption besagen noch
nicht, daß auch die Trennlinien beider Parameter zwischen Personengruppen mit normalen
und erschöpften Eisenreserven übereinstimmen.

Kaltwasser

Für eine verbindliche Beurteilung der Aussagefähigkeit des Serumferritins während einer
Eisensubstitutionstherapie kommt wohl nur die Messung des mobilisierbaren Speichereisens durch quantitative Phlebotomie in Frage. Bei Patienten kann diese Methode nicht
angewendet weıden. Deshalb kann man nur durch modellhafte Untersuchungen an gesunden Freiwilligen zu einer abschließenden Aussage kommen. Es sollte nochmals darauf
hingewiesen werden, daß nach den bisher vorliegenden Erfahrungen das Serumferritin in
einer quantitativen Beziehung zum „chelierbaren" Speichereisen steht und nicht zum gesamten Speichereisen. Für den Kliniker ist vor allem die Information von Belang, welcher
Anteil am Speichereisen (chelierbares Eisen?) für die Erythropoese unmittelbar zur Verfügung steht.

Hausmann

Schon in der Dtsch Med Wochenschr wurde mit der Diskussion begonnen, ob das Serumferritin als „Kontrollparameter der oralen Eisentherapie" geeignet [Kaltwasser (1978)
102: 1177; 103: 315] oder „ungeeignet" [Heinrich (1977) 102: 1788] ist. U.E. lassen
sich die gegensätzlichen Standpunkte ohne Schwierigkeiten annähern oder sogar vereinen,
wenn zu hohe, nicht erfüllbare Ansprüche an die Aussagefähigkeit des Serumferritins
verringert werden. Zur Abklärung der angeschnittenen Probleme sollte man unterscheiden zwischen der Abschätzung der unter oraler Eisentherapie gebildeten Eisenreserven
mit Hilfe des Serumferritins und dem Aussagewert von Serumferritinwerten als Entscheidungshilfe für die Dosierung und Dauer der oralen Eisensubstitution.

Die Ergebnisse verschiedener Untersucher, einschließlich der Befunde von Kaltwasser (s. S. 137) und unserer Gruppe (s. S. 113) stimmen darin überein, daß das Serumferritin unter wirksamer oraler Eisentherapie in der Mehrzahl der Fälle auf Werte zwischen 30 und 100 μg/l und bei posthämorrhagischem Eisenmangel zuletzt sogar auf über 100 μg/l ansteigt. Bei einem Teil der Patienten kommt es anfänglich auch zu geringen bis mäßigen Ferritinkrisen. Andererseits kann eine Zunahme des Serumferritins bei anhaltenden starken Blutverlusten trotz Anstiegs des Hämoglobins ausbleiben oder umgekehrt das Serumferritin bei gleichbleibenden subnormalen Hämoglobinwerten zunehmen bzw. beträchtlich schwanken. Trotz einiger Einschränkungen bedeuten die Formulierungen von Kaltwasser eine zu starke Gewichtung und Anerkennung des Serumferritins als eines quantitativen Indikators der Eisenreserven oder eines repräsentativen (chelatierbaren?) Teils derselben. Bei Konzentrationen zwischen 30 und 100 μg/l ist die Interpretation des Serumferritins schon ohne Eisensubstitution mit Unsicherheit belastet, da sich hier die Streubereiche von Personen mit und ohne zytochemisch nachweisbare Eisenreserven in den Makrophagen des Knochenmarks überschneiden (s. S. 109). U.E. kann man unter geeigneten klinischen Bedingungen und mit Ausnahme der anfänglichen Unsicherheitsperiode auch unter oraler Eisentherapie mit Hilfe der quantitativen Bestimmung des Serumferritins in Zusammenhang mit den anderen Parametern des Eisenstatus und den klinischen Aspekten der Eisenbilanz nur die Größenordnung der Eisenreserven schätzen. Bei der Angabe, daß 1 μg/l Serumferritin 8-10 mg Speichereisen entspricht, wird häufig zu wenig berücksichtigt, daß es sich hierbei um Mittelwerte handelt und die Streubereiche wohl sogar zwischen 2 und 20 mg Speichereisen liegen. Außerdem dürften die Verhältniszahlen im Verlauf der oralen Eisentherapie schwanken.

Mit der Formulierung „Kontrollparameter" wird die Aussagefähigkeit des Serumferritins als Entscheidungshilfe für die Dosierung und Dauer der oralen Eisensubstitution gegenüber anderen therapeutisch relevanten Einzelheiten zu hoch angesetzt. Neben den notwendigen Hämoglobinkontrollen kommt es dabei besonders auf die Wahrscheinlichkeit und Größenordnung weiterer Blutverluste sowie die Bioverfügbarkeit und Verträglichkeit der verwendeten Eisenpräparate an. Eine rationelle orale Eisensubstitution ist nur dann zu erreichen, wenn alle therapeutisch relevanten Einzelheiten und Vorkenntnisse über den Eisenbedarf bei den verschiedenen Entstehungs- und Verlaufsformen des Eisenmangels hinreichend berücksichtigt werden.

Kontrolle der Eisenreserven von Blutspendern durch die Serumferritinbestimmung

G. Birgegard

Zusammenfassung

In einer nicht ausgewählten Stichprobe von Blutspendern wurden mittels Serumferritinbestimmung im Mittel verminderte Eisenreserven gefunden. Bei 10% wurde ein Eisenmangel festgestellt, und zwar unter den Spendern, die mindestens 6mal gespendet und wenig oder kein Eisen genommen hatten.

In einer anderen Studie wurden 15 Dauerblutspender mit subnormalen Ferritinwerten untersucht. Keiner von ihnen hatte vorher eine Eisensubstitution erhalten. Sie erhielten dann zwischen jeder Spende 2800 mg Eisen zur oralen Applikation, und die Spendenintervalle wurden auf 8 Wochen standardisiert. Blutproben wurden monatlich untersucht. Nach dem Beginn der Therapie wurde bei allen Personen ein anfänglicher Anstieg des Serumferritins beobachtet, aber während der folgenden 3 bis 6 Monate sank bei den meisten das Ferritin wieder auf subnormale oder Grenzwerte ab, d.h. daß die Eisenreserven wieder zu niedrig waren. Nach 32 Wochen wurde die Eisendosis auf 5600 mg zwischen jeder Spende erhöht. Danach wurde wiederum ein signifikanter Anstieg der Serumferritinwerte beobachtet und nach 60 Wochen wurden keine subnormalen Werte mehr gefunden.

Die Hämoglobinkonzentration war während der ganzen Zeit normal, aber nach der Verdopplung der Eisendosis wurde ein signifikanter Anstieg der Hb-Werte beobachtet, d.h. daß bei einigen Spendern vorher suboptimale Hb-Werte bestanden hatten.

Aus diesen Ergebnissen wird geschlossen, daß es nun möglich ist, den Eisenstatus des einzelnen Blutspenders durch fortlaufende Serumferritinbestimmungen zu kontrollieren und damit die Eisenmedikation bzw. das Spendenintervall zu individualisieren. Dies erscheint notwendig, da die Ergebnisse auch gezeigt haben, daß die jetzigen allgemeinen Empfehlungen für einige Blutspender nicht adäquat sind.

Die Anzahl der den Blutbanken zur Verfügung stehenden aktiven Blutspender ist in den einzelnen Ländern sehr unterschiedlich. In einigen Ländern, wo die Anwerbung von Blutspendern recht erfolgreich war, ist es nicht erforderlich, die Spender mehr als ein- oder zweimal pro Jahr spenden zu lassen. In vielen anderen Ländern ist jedoch die Zahl der Blutspender begrenzt, damit ergeben sich wesentlich kürzere Intervalle zwischen den Spenden, sogar bis herab zu sechs oder acht Wochen. Die WHO arbeitet an Empfehlungen über das minimale Intervall zwischen Blutspenden. Für Länder mit kurzen Spendenintervallen konnte wiederholt gezeigt werden, daß Dauerblutspender verminderte Eisenreserven im Vergleich zur normalen Bevölkerung haben (Heinrich et al. 1973; Lieden 1973). Diese Untersuchungen haben zu allgemeinen Empfehlungen über die Eisenmedikation bei Blutspendern geführt. Es scheint jedoch, daß diese Empfehlungen nur eine geringe Wirkung hatten, da prälatenter und latenter Eisenmangel unter Dauerblutspendern immer noch häufig zu finden ist. Untersuchungen haben gezeigt, daß nur sehr wenige Blutspender sich tatsächlich an die Empfehlungen der Blutbanken halten.

Die für die Untersuchung der Eisenreserven bei Blutspendern angewandten Methoden waren alle arbeits- und zeitaufwendig, d.h. sie waren nur für wissenschaftliche Untersuchungen, nicht jedoch für den Routinegebrauch einsatzfähig (Desferrioxamintest, Radioeisenabsorption, Anfärbung des Hämosiderins von Knochenmarkproben, quantitative Phlebotomie). Wegen des Fehlens von einfachen und aussagefähigen Methoden für die Bestimmung der Eisenreserven gab es nur zwei grundsätzlich unterschiedliche Wege, um zu Empfehlungen über die Eisenzufuhr zu kommen:

1. Magnusson et al. (1975) haben die Radioeisenabsorption nach einer einzigen Blutspende bei Normalpersonen und Dauerblutspendern gemessen. Dabei konnten sie nachweisen, daß Dauerblutspender ungefähr dreimal soviel Eisen aus einer Dosis von 2000 mg oral verabreichtem Eisen absorbieren als Personen mit normalen Eisenreserven oder gerade so viel, wie in einer einzigen Blutspende verloren geht, nämlich 275 mg. Diese Zahl kann als Grundlage für die Empfehlung verwendet werden, daß Blutspender zwischen jeder Spende 2000 mg Eisen einnehmen sollen, um ein Gleichgewicht in der Eisenbilanz des Dauerblutspenders sicherzustellen.
2. Unter Verwendung aller erreichbaren Informationen über den Eisenverlust und die Eisenabsorption können allgemeine Berechnungen über den Eisenbedarf angestellt werden. Diese Berechnungen müssen die Unterschiede der Eisenabsorption bei normalem Eisenstatus im Vergleich zum Eisenmangel berücksichtigen und müssen außerdem Annahmen über die Nahrungseisenaufnahme und den Eisenverlust, z.B. durch Menstruationen, zugrunde legen.

Beide Methoden sind aus verschiedenen Gründen unsicher. Es ist gut bekannt, daß die intraindividuelle Variation der Eisenabsorption sowohl bei Personen mit normalen Eisenreserven wie im Eisenmangel sehr groß ist. Es ist nicht bekannt, inwieweit die Absorption von Nahrungseisen während einer oralen Eisenbehandlung verändert wird, d.h. die Verwendung eines standardisierten Wertes für die Nahrungseisenabsorption kann während einer Eisentherapie fehlerhaft sein. Es ist nicht bekannt, ob sich die Eisenverluste während einer Eisentherapie ändern. Ebenso variieren die Menstruationsverluste ganz erheblich. Da die Eisenabsorption sowohl aus der Nahrung wie aus Eisentabletten bei verminderten Eisenreserven ansteigt, muß eine allgemeine Empfehlung über die Eisenmedikation bei einigen Blutspendern weniger gut zutreffen als bei anderen. Wenn man alle diese Unsicherheiten aufsummiert, kommt man zu dem Schluß, daß eine allgemeine Empfehlung selbst für Blutspender als Gruppe niemals mehr als einen Hinweis darstellen und für den einzelnen Blutspender nicht ausreichend sein kann. Es gibt also einen augenscheinlichen Bedarf, für die Bestimmung der Eisenreserven bei Blutspendern einen einfachen Weg zu finden. Deshalb sind Serumferritinbestimmungen gerade bei dieser Gruppe von großem Interesse.

Verschiedene Autoren haben nachgewiesen, daß Blutspender im Durchschnitt geringere Ferritinwerte als Normalpersonen haben. Die Werte sind ungefähr die gleichen wie bei gesunden Frauen: Bei einer Untersuchung wurden acht Gruppen von männlichen Blutspendern mit einer unterschiedlichen Spendenzahl gebildet (Birgegard et al. 1978); die mittlere Ferritinkonzentration der Blutspender war dieselbe wie bei einer Gruppe gesunder Frauen.

Es konnte nachgewiesen werden, daß die Gruppen mit sechs oder mehr Spenden im Mittel signifikant niedrigere Ferritinwerte hatten, 7 der 70 Blutspender hatten subnormale Ferritinwerte (Abb. 1 und Abb. 2). Es gab eine gute Beziehung zu der Eisendosis, die seit der letzten Blutspende eingenommen wurde, d.h. die meisten subnormalen Werte wurden bei denen gefunden, die weniger als 1000 mg Eisen seit der letzten Spende ein-

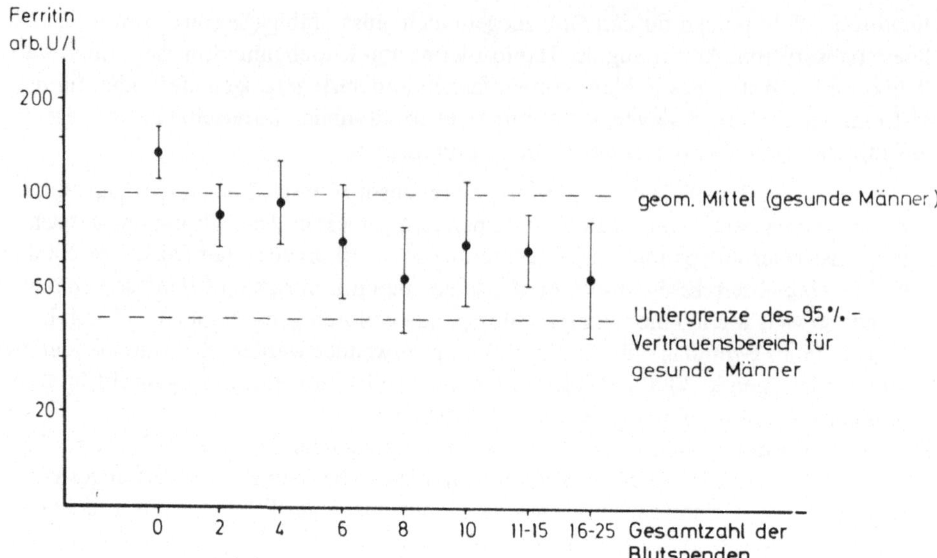

Abb. 1. Serumferritinkonzentration in Gruppen von Blutspendern mit einer unterschiedlichen Anzahl von Spenden. Angegeben ist das geometrische Mittel und der 95%-Vertrauensbereiche (SEM)

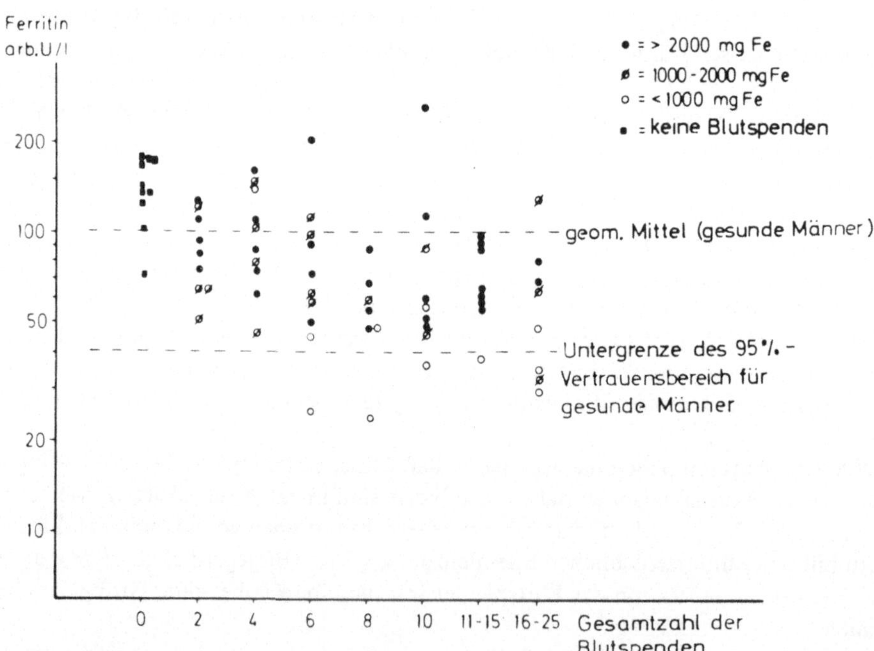

Abb. 2. Einzelwerte der Serumferritinbestimmung von allen Blutspendern und Menge des seit der letzten Spende eingenommenen Eisens

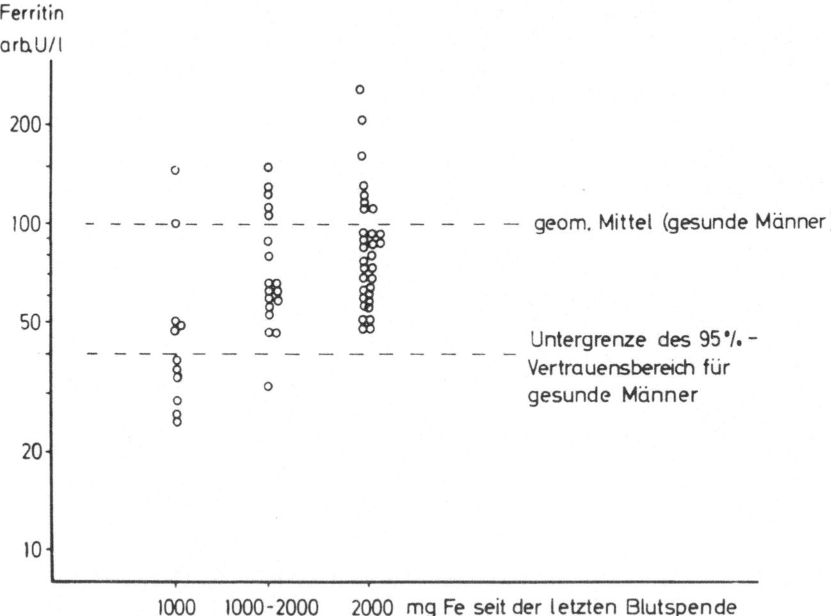

Abb. 3. Beziehung zwischen den Serumferritinwerten und der Eisenmedikation bei allen Blutspendern

genommen hatten (Abb. 2 und Abb. 3). Bei den Hämoglobinwerten und bei den Spendeintervallen gab es keine Unterschiede zwischen den Gruppen (Tabelle 1).

Diese Ergebnisse stimmen gut mit denen aus früheren Untersuchungen bei Blutspendern überein, bei denen verminderte Eisenreserven mit ungefähr der gleichen Häufigkeit nach der gleichen Anzahl von Blutspenden gefunden wurden (Lieden 1973). Es wurde bestätigt, daß der Hämoglobinwert für das Auffinden von Personen mit verminderten Eisenreserven wertlos ist. Außerdem konnte festgestellt werden, daß für die Eisenbilanz der Blutspender die Höhe der Eisenmedikation von größerer Wichtigkeit ist als geringe Unterschiede in den Spendenintervallen.

In einer Verlaufsstudie von 15 Dauerblutspendern mit subnormalen Serumferritinwerten wurden sowohl Spendenintervall wie Eiseneinnahme standardisiert. Sie wurden alle 8 Wochen zur Ader gelassen, Blutproben wurden alle 4 Wochen genommen, und zwischen den Spenden wurde ihnen 2800 mg Eisen verabreicht. Einer der Untersucher hatte jeden Monat persönlichen Kontakt mit den Personen und fragte sie, ob sie die 14 beim letzten Besuch verordneten Tabletten eingenommen hatten. Ebenso wurde nach zwischenzeitlich aufgetretenen Infektionen gefragt. Während der letzten Woche vor der Blutentnahme für die Untersuchungen durften keine Eisentabletten eingenommen werden. Alle Personen hatten vor der Untersuchung nur sehr wenig oder gar kein Eisen erhalten.

Einen Monat nach Beginn der Eisentherapie hatten die meisten Personen Serumferritinwerte, die gerade oberhalb der Untergrenze des Normalbereichs lagen. Während der folgenden drei bis sechs Monate verringerten sich die Ferritinkonzentrationen jedoch wieder zu subnormalen bzw. Grenzwerten. Deshalb wurde die Eisendosis nach 32 Wochen auf 5600 mg zwischen jeder Blutspende angehoben. Dadurch stieg die Ferritinkonzentration

Tabelle 1. Mittlere Hämoglobinkonzentration und mittlere Serumferritinwerte bei allen Blutspendern, bei den Personen mit subnormalen Ferritinwerten und bei denen mit einem Spendenintervall von $\leq$ 8,5 Wochen. Bei den Hämoglobinkonzentrationen wurden keine signifikanten Unterschiede zwischen den Gruppen gefunden (p $>$ 0,05)

	Hb g/l M $\pm$ SD	Ferritin arb U/l M (log M $\pm$ log SD)	
Alle Spendergruppen n = 68	138,7 $\pm$ 6,7	70	(1.848 $\pm$ 0.213)
Freiwillige ohne vorher- gehende Spende n = 10	145.2 $\pm$ 8.3	135	(2.414 $\pm$ 0.119)
Spender mit subnormalen Ferritinwerten n = 7	137.6 $\pm$ 8.1	31	(1.488 $\pm$ 0.077)
Spender mit Spendeinter- vallen $\leq$ 8,5 Wochen n = 14	140.5 $\pm$ 6.6	66.7	(1.824 $\pm$ 0.257)

signifikant an. Nach 60 Wochen hatte keiner der Probanden mehr subnormale Ferritinkonzentrationen. Diese Untersuchungsergebnisse lassen sich dahingehend deuten, daß der initiale Anstieg des Serumferritins bei diesen Personen im Eisenmangel durch eine rasche Absorption von großen Mengen an Eisen verursacht wurde. Nach einigen Monaten ist der Eisenmangel nicht mehr so ausgeprägt wie vor der Therapie, dann wird weniger Eisen aus der verabreichten Dosis absorbiert. Da die Spenden fortgesetzt werden, fallen die Ferritinwerte bis auf einen Gleichgewichtszustand an der unteren Normgrenze oder sogar darunter zurück. Offenbar benötigen diese Spender gerade 5600 mg an Eisen, um zu einem Gleichgewicht zwischen Phlebotomieverlusten und Eisenabsorption zu kommen und trotzdem Eisenreserven im Normalbereich zu erhalten. Diese Dosis erscheint hoch, es ist jedoch zu berücksichtigen, daß diese Personen wegen ihrer niedrigen Ferritinwerte ausgesucht wurden. Man kann annehmen, daß sie im Vergleich zu anderen Personen Eisen relativ schlecht absorbieren. Während der letzten drei Monate, d.h. nach der 60. Woche, ergaben sich bei 4 der Spender wiederum subnormale Ferritinwerte. Dies war während des Sommers, und alle 4 gaben zu, daß sie wieder weniger Eisen eingenommen hatten, und zwar etwa genauso viel wie im ersten Teil der Untersuchung.

Die Hämoglobinwerte waren bei allen Personen während der gesamten Untersuchungsperiode im Normbereich, aber es trat ein signifikanter Anstieg der Hämoglobinkonzentration in der Gruppe nach der Verdopplung der Eisendosis auf. Dieser Anstieg wurde hauptsächlich bei 5 Personen festgestellt. Er war jedoch so ausgeprägt, daß der mittlere Hämoglobinwert der Gruppe signifikant erhöht wurde. Obgleich die Hämoglobinwerte im Normbereich lagen, kann dies als ein Hinweis darauf angesehen werden, daß die Werte für die Einzelpersonen noch nicht optimal waren.

Wesentliche Fehlerquellen bei der Serumferritinbestimmung stellen maligne Erkrankungen, Leberschäden, Infektionen usw. dar. Alle diese Fehlermöglichkeiten führen zu normalen oder erhöhten Ferritinwerten, so daß die Beziehung zu den Eisenreserven des Individuums aufgehoben ist. Wir haben nachgewiesen, daß akute Infektionen verschiedener Art zu einer lang anhaltenden Erhöhung des Serumferritins führen (Birgegard et al. [1978]), aber in der vorliegenden Untersuchung haben wir gefunden, daß leichtere

Infektionen wie gewöhnliche Erkältungen selbst kurz vor den Blutentnahmen die Ferritinwerte nicht änderten. Natürlich stellt es ein Risiko dar, daß man vielleicht bei einem Patienten die Entwicklung eines Eisenmangels übersieht, wenn eine andere Erkrankung die Serumferritinwerte ansteigen läßt. Andererseits erscheint in diesem Zusammenhang die langsame Entwicklung eines Eisenmangels bei einem Patienten mit einer malignen Erkrankung oder einer Leberschädigung von geringerer Wichtigkeit zu sein.

Nach diesen Untersuchungen ergeben sich folgende Schlußfolgerungen: Untersuchungen über die Eisenreserven von Blutspenderkollektiven unter Anwendung des Serumferritins kommen zu den gleichen Ergebnissen wie frühere Untersuchungen, bei denen aufwendigere Methoden verwendet wurden. Ungefähr 10% der Dauerblutspender haben sehr geringe oder fehlende Eisenreserven. Diese Personen können mit der Serumferritinmessung, nicht jedoch mit der Messung der Hämoglobinkonzentration ermittelt werden. Das Serumferritin kann zur *individuellen* Überwachung der Eisenmedikation bzw. der Spendeintervalle bei den Blutspendern eingesetzt werden. Leichter als mit jeder allgemeinen Empfehlung kann der Blutspender für die Einnahme von Eisen motiviert werden, wenn sein individueller Eisenstatus bekannt ist.

Literatur

Birgegard G, Högman C, Killander K, Wide L (1978) Serum ferritin levels in male blood donors. Vox Sang 34: 65-70

Birgegard G, Hällgren R, Killander A, Strömgren A, Venge P, Wide L (im Druck) Serum ferritin during infection. A longitudinal study. Scand J Haematol

Heinrich HC, Oppitz K-H, Busch H (1973) Eisenmangel und Eisenprophylaxe bei Blutspendern. Klin Wochenschr 51: 101-107

Lieden G (1973) Iron state in regular blood donors. Scand J Haematol 11: 342-349

Magnusson B, Sölvell L, Arvidsson B, Siösteen C (1975) Iron absorption during iron supplementation in blood donors. Scand J Haematol 14: 337-346

Diskussion

Heinrich

Die in Blutspendezentralen auch heute noch weit verbreitete Ansicht, nach der Dauerblutspenden zu keiner ernsthaften Belastung des Eisenhaushalts führt, ist dringend korrekturbedürftig. Seit über 10 Jahren ist bekannt, daß mehr als 2 Blutspenden pro Jahr bei menstruierenden Frauen und mehr als 4 Blutspenden pro Jahr bei Männern mindestens eine Erschöpfung der Eisenreserven und gelegentlich auch eine Eisenmangelanämie verursachen. Die notwendige Eisenprophylaxe wird in den meisten Blutspendezentralen recht lasch gehandhabt. Der am Ausgang stehende Topf mit irgendwelchen und oft wechselnden Eisenpräparaten mit meist unbekannter Bioverfügbarkeit sowie die unbestimmte Aufforderung zur Eiseneinnahme eignen sich nicht für eine wirksame und damit sinnvolle Eisenprophylaxe. Die Bluttransfusionsdienste sollten nur orale Eisenpräparate mit nachgewiesen voller Bioverfügbarkeit verwenden. In der Praxis werden jedoch auch heute noch immer wieder angeblich gut verträgliche orale Eisenpräparate mit fast nicht absorbierbarem dreiwertigen Eisen bzw. solche Eisenpräparate mit zweiwertigem Eisen verwendet, bei denen die Bioverfügbarkeit durch eine ungeeignete Galenik (z.B. verzögerte Eisenfreisetzung im Dünndarm) oder den Zusatz von Absorptionshemmern (Mukoproteose) auf die Hälfte bis ein Drittel der möglichen Absorbierbarkeit herabgesetzt ist. Wenn Dauerblutspender trotz regelmäßiger Eisenprophylaxe die Symptome des Eisenmangels (hohe diagnostische $^{59}Fe^{2+}$-Absorption, niedriges Serumferritin etc.) zeigen, so liegt es meist weniger an einer unzuverlässigen Einnahme als vielmehr an der schlechten Bioverfügbarkeit der verteilten oder verordneten oralen Eisenpräparate.

Birgegard

Ich stimme mit Herrn Heinrich darin überein, daß nur Eisenpräparate mit einer hohen Bioverfügbarkeit verwendet werden sollten. Dies allein löst jedoch sicher nicht das Problem. Wir verwenden in Schweden nur Eisensulfat-Tabletten mit nachgewiesener guter Bioverfügbarkeit. Trotzdem zeigen immer noch verschiedene Untersuchungen einschließlich unserer eigenen, daß bei etwa 10% der Dauerblutspender ein Eisenmangel besteht. Es ist bekannt, daß die meisten Blutspender Eisentabletten, wenn überhaupt, dann nur sehr unregelmäßig einnehmen. Wir meinen, daß Blutspender besser zur Eiseneinnahme motiviert werden könnten, wenn ihr individueller Eisenstatus durch die Ferritinbestimmung nachgewiesen werden könnte.

Kaltwasser

In einer Studie an 800 Dauerblutspendern des Frankfurter Blutspendedienstes konnten wir bei 58% der Männer und 64% der Frauen Serumferritinwerte feststellen, die unterhalb des 2σ-Bereichs der entsprechenden Normalkollektive lagen und damit eine Verminderung des Reserveeisens anzeigten. 9% der Männer bzw. 24% der Frauen wiesen sogar Serumferritinwerte unter 12 μg/l auf. In Übereinstimmung mit den meisten anderen Autoren zeigen die Werte eine völlige Entleerung der Eisenspeicher an. Im Gesamtkollektiv ergab sich keine Korrelation zwischen dem Serumferritin und der Gesamtzahl der bisher geleisteten Spenden. Dagegen wurde eine signifikante Korrelation zwischen der Spendenzahl in den letzten zwei Jahren und dem Serumferritin bei Männern, nicht jedoch bei Frauen gefunden. Bei Frauen fanden sich bereits nach 1 bis 2 Spenden in den vorhergehenden 2 Jahren deutlich verminderte Serumferritinwerte. Bei den untersuchten Blutspendern wurde — im Gegensatz zu dem von Dr. Birgegard untersuchten Kollektiv — keine regelmäßige Eisenprophylaxe betrieben.

Serumferritin als Kontrollparameter bei der Therapie des Eisenmangels

J. P. Kaltwasser, E. Werner

Zusammenfassung

Die Behandlung des Eisenmangels verfolgt drei Ziele: 1. die Ausschaltung der Eisenmangelursache, 2. den Ausgleich des Hb-Defizits und 3. die Wiederauffüllung der Eisendepots.

Um den Füllungsgrad der Eisendepots im Verlauf einer Therapie beurteilen zu können, sind wiederholte Messungen dieses Körpereisenkompartments erforderlich. Für die praktische Anwendung zur quantitativen Beurteilung der Eisendepots hat sich in den letzten Jahren die Serumferritinbestimmung bewährt. Die Wertigkeit dieses Speichereisenparameters für die Verlaufsbeobachtung einer Eisentherapie wird in der Literatur heute z.T. aber noch kontrovers beurteilt.

In der vorliegenden Studie wurde das Verhalten der Serumferritinkonzentration bei insgesamt 56 Patienten mit Eisenmangel unterschiedlicher Ursache und unterschiedlichen Ausmaßes untersucht. 55 Patienten erhielten Eisen über 3-4 Monate in oraler Applikationsform, in einem Fall wurde eine intravenöse Eisentherapie durchgeführt. Die Ergebnisse der oralen Eisentherapie in einer Tagesdosis von 105 mg zeigen, daß das Serumferritin auch während der Therapie eine direkte Relation zum Körpereisenstatus aufweist, während die Eisenbilanz im Falle der intravenösen Eisengabe eine Überproportionalität zwischen Serumferritin und zugeführtem Eisen ergab. Daraus wird gefolgert, daß für die Kontrolle des Therapieeffektes einer oralen Eisentherapie und insbesondere für die Objektivierung der Wiederauffüllung der Eisendepots die Serumferritinbestimmung auch während der Therapie herangezogen werden kann. Bei parenteraler Therapie dagegen ist ein mehrwöchiges therapiefreies Intervall vor der Eisendepotüberprüfung durch das Serumferritin erforderlich. Die Indikation zur praktischen Anwendung der Serumferritinbestimmung wird durch die Verlaufskontrolle bei der Therapie des Eisenmangels nach unserer Auffassung wesentlich erweitert.

Einleitung

Die Therapie des Eisenmangels ist ein medizinisches Alltagsproblem. In aller Regel ist der Eisenmangel kein akut auftretendes Krankheitsbild, sondern eine chronische, sich langsam entwickelnde Mangelerscheinung, die dem Arzt häufig als Begleitphänomen anderer, z.T. schwerwiegenderer Erkrankungen oder als Zufallsbefund begegnet. Die Substitution des fehlenden Eisens ist im Normalfall nicht von besonderer Dringlichkeit und relativ einfach durchführbar, muß notwendigerweise aber über eine längere Zeit durchgeführt werden. Crosby [5] hat diesen Sachverhalt so ausgedrückt: „Iron deficiency is rarely a threat of life and it seems unreasonable to place a heavy emphasis on its immediate correction".

Nach Möglichkeit sollte der Eisentherapie die diagnostische Abklärung der Ursache voraus- oder zumindest parallel gehen. Erst auf dieser Basis läßt sich die Therapie hinsichtlich Applikationsform, Dosis und Dauer sinnvoll planen und durchführen.

Im klinischen Krankengut überwiegt nach unseren Erfahrungen die durch anhaltende

Blutverluste gekennzeichnete, ursächlich meist komplexe chronisch hämorrhagische
Anämie [12]. Seltener sind demgegenüber in der Klinik Eisenmangelanämien ohne Blut-
verluste in der Therapiephase (posthämorrhagische Anämien bzw. nicht-hämorrhagisch
bedingte Anämien, d.h. Eisenmangelanämien infolge von Absorptionsstörungen oder
Mangelernährung). Therapieeffekt und Dauer sind bei letzteren meist besser abschätzbar.
Weitere Störfaktoren der Therapie wie unzureichende Bioverfügbarkeit des verwendeten
Eisenpräparats, unvollständige Medikamenteneinnahme (Patienten-Compliance) u.a. können den Therapieerfolg zusätzlich beeinträchtigen und müssen neben Blutverlusten für
die Beurteilung des Therapieeffektes berücksichtigt werden. Darum ist der Arzt in der
Regel genötigt, den Therapieerfolg durch wiederholte Kontrolluntersuchungen zu überprüfen. Der Ausgleich der Anämie ist einfach und zuverlässig durch eine wiederholte
Hämoglobinbestimmung kontrollierbar. Eine sachgerechte Eisentherapie soll aber nicht
beim Ausgleich des Hb-Defizits enden, sondern auch eine Wiederauffüllung der Eisendepots einschließen. Dazu ist eine wiederholte quantitative Messung des vorhandenen
Depoteisens notwendig. Dies war bisher nur mit relativ aufwendigen bzw. invasiven Methoden wie z.B. der Messung der intestinalen Eisenabsorption in einem Ganzkörperzähler, der histochemischen Knochenmarkeisenbestimmung oder dem Desferaltest möglich
[11]. Im medizinischen Alltag unterblieb deshalb die Depoteisenkontrolle meist wegen
der offenkundigen Diskrepanz zwischen diagnostischer Aussage und methodischem Auf-
wand.

Die seit 1972 verfügbare Serumferritinbestimmung erlaubt demgegenüber aufgrund
einer direkten Relation dieses Plasmaproteins zu dem im Körper vorhandenen mobilisierbaren Speichereisenpool diesen auf einfache Weise direkt und quantitativ zu beurteilen
[11].

In dieser Studie sollten im Hinblick auf die Verwendbarkeit des Serumferritins zur Kontrolle der Eisendepots im Verlauf einer Eisentherapie folgende Fragen untersucht werden:

1. Reflektiert das Serumferritin auch während einer oralen Eisentherapie den Füllungsgrad der Eisenspeicher?
2. Bleibt die direkte Relation von Serumferritinkonzentration und Speichereisen auch
   bei parenteraler Eisentherapie erhalten?
3. Kann die Serumferritinbestimmung zur Kontrolle der Effektivität einer Eisentherapie
   herangezogen werden?

Material und Methoden

In die Studie wurden insgesamt 56 Patienten beiderlei Geschlechts einbezogen. Davon
wiesen 31 (25 Frauen, 6 Männer) eine chronisch-hämorrhagische Anämie und 11
(5 Frauen, 6 Männer) eine post-hämorrhagische Anämie auf. Die übrigen 14 Probanden
waren männliche Dauerblutspender mit verminderten oder aufgebrauchten Eisendepots.

Vor Beginn der Eisentherapie wurden bei allen Probanden Hämoglobin, Erythrozytenzahl, Hämatokrit und die Erythrozytenindizes mit dem Coulter-Counter (Modell S) sowie Serumeisen (Boehringer, Biochemica-Test-Kombination, Methode nach Trinder [17]),
die totale Eisenbindungskapazität (TEBK – Methode nach Ramsay [14] und das Serumferritin (two-site-immunoradiometrischer Assay, Ramco-Lab. Houston, Texas; s. auch
Beitrag Werner E u. Kaltwasser JP, S. 34) bestimmt. Bei allen 56 Patienten wurde zudem

der Knochenmarkeisengehalt histochemisch (Berliner-Blau-Färbung) nach der Methode von Hausmann und Kuse [7] bestimmt. Bei den 14 Dauerblutspendern wurde außerdem die intestinale ^{59}Fe-Absorption aus einer Testdosis vor und nach der Eisentherapie mit Hilfe eines Ganzkörperzählers bestimmt [20]. Bei den Patienten mit posthämorrhagischer bzw. chronisch-hämorrhagischer Anämie wurde zusätzlich eine quantitative Blutverlustmessung mit dem Ganzkörperzähler über mindestens 10 Wochen durchgeführt [19]. Die mittleren Blutverluste betrugen bei den Patienten mit posthämorrhagischer Anämie 2 ml/d, bei den Patienten mit chronisch-hämorrhagischer Anämie 20 ml/d. Sie bildeten die Grundlage für die Einteilung der Patienten in die Gruppen I und II.

40 Probanden erhielten Eisen oral als Ferrosulfat in einer Dosis von 105 mg/d. Eine Patientin mit chronisch-hämorrhagischer Anämie wurde demgegenüber mit 3x 100 mg Ferroglykokollsulfat/d behandelt. Eine weitere Patientin mit chronisch-hämorrhagischer Anämie erhielt in einer Dosierung von 40-80 mg/d Ferriglukonat (Gesamtdosis 1.995 mg) intravenös verabreicht. Acht Dauerblutspender erhielten im Verlauf einer Doppelblindstudie über 3 Monate täglich ebenfalls 105 mg Ferrosulfat (Gesamtdosis 9,45 g), während sechs Dauerblutspendern ein äußerlich gleichaussehendes Placebo-Präparat verabreicht wurde. Die Eisen- bzw. Placebo-Präparate waren durch Numerierung verschlüsselt. Die Auflösung der Verschlüsselung wurde dem Untersucher erst nach Beendigung der Studie durch den Hersteller bekannt gegeben. Während der Therapiephase wurde kein Blut gespendet. Die letzte Spende lag mindestens 4 Wochen vor Beginn der Studie. Das Ergebnis der oralen Eisentherapie wurde bei den anämischen Patienten über insgesamt 4 Monate, bei den Dauerblutspendern über 3 Monate mit Hilfe von Hämoglobin, MCH, Serumeisen, TEBK, Serumferritin und Knochenmarkeisenbestimmung kontrolliert.

Für jede Gruppe wurden Mittelwerte und Standardabweichungen der bestimmten Parameter berechnet. Die Signifikanz der Unterschiede zwischen den Mittelwerten einzelner Parameter wurde mittels t-Test (verbunden und unverbunden) geprüft.

Ergebnisse und Diskussion

1 Orale Eisentherapie

1.1 Chronisch-hämorrhagische/posthämorrhagische Anämien

Das Ergebnis einer oralen Therapie mit 105 mg Ferrosulfat/d über insgesamt 4 Monate bei 39 Patienten mit Eisenmangelanämie ist in Tabelle 1 wiedergegeben. Bei einem Ausgangswert von 94 $\pm$ 17 g/l Hb in Gruppe I und 103 $\pm$ 9 g/l Hb in Gruppe II und Serumferritinwerten von 4,5 µg/l (SD: 2,7) bzw. 3,6 µg/l (SD: 2,5) stieg die Hb-Konzentration in beiden Gruppen stetig aber mit unterschiedlichem Ausmaß an. Die Serumferritinkonzentration in Gruppe II nahm ebenfalls stetig zu und erreichte mit 43 µg/l (SD: 1,95) nach 4 Monaten den Normbereich, während in der Gruppe I eine Normalisierung nicht erreicht wurde. Die Unterschiede zwischen den Endwerten für Serumferritin sind hoch signifikant (p ⟨ 0,001), während für die übrigen Parameter keine signifikanten Unterschiede gefunden wurden (Tabelle 1). Aus dem unterschiedlichen Verhalten des Serumferritins in beiden Gruppen läßt sich demzufolge die durch Blutverlustmessung getroffene Unterteilung in chronisch-hämorrhagische und posthämorrhagische Anämien

Tabelle 1. Mittelwerte ($\bar{X}\pm S$) für Hb, MCH, Serum-Fe und Serumferritin vor und im Verlauf einer 4monatigen oralen Eisentherapie bei Patienten mit chronisch-hämorrhagischer Anämie (mittlerer Blutverlust/d: 20,0 ml = Gruppe I) und bei Patienten mit post-hämorrhagischer Anämie (mittlerer Blutverlust 2,0 ml/d = Gruppe II)

		Gruppe I	Signifikanz d. Unterschiede zw. I u. II	Gruppe II
Patientenzahl		29		10
Alter (Jahre)		16 - 79		29 - 51
Geschlecht ($\male/\female$)		6 / 23		5 / 5
Fe^{++}- Sulfat (mg/d)		105		105
vor Therap.	Hämoglobin (g/l)	94,1 ± 16,5	n. s.	103 ± 8,9
	M C H (pg)	22,8 ± 4,1	n. s.	23,9 ± 3,5
	Fe (µmol/l)	4,2 ± 2,6	p < 0,5	5,0 ± 1,7
	Ferritin (µg/l)	4,5 (SD:2,7)	n. s.	3,6 (SD:2,5)
1. Monat	Hämoglobin (g/l)	108 ± 18,0	p < 0,01	126 ± 12,3
	M C H (pg)	24,6 ± 3,8	p < 0,5	25,9 ± 3,5
	Fe (µmol/l)	14,9 ± 15,4	p < 0,5	11,2 ± 7,4
	Ferritin (µg/l	13 (SD:2,6)	p < 0,02	22 (SD:2,9)
2. Monat	Hämoglobin (g/l)	115 ± 18,2	p < 0,002	138 ± 14,0
	M C H (pg)	25,3 ± 3,1	n. s.	27,1 ± 2,5
	Fe (µmol/l)	11,0 ± 8,7	n. s.	16,0 ± 9,8
	Ferritin (µg/l)	16,0 (SD:2,5)	n. s.	22,0 (SD:2,5)
3. Monat	Hämoglobin (g/l)	120 ± 21,4	p < 0,01	150 ± 8,6
	M C H (pg)	26,5 ± 2,5	n. s.	28,6 ± 2,0
	Fe (µmol/l)	13,2 ± 10,7	n. s.	22,2 ± 10,0
	Ferritin (µg/l)	15,0 (SD:2,2)	p < 0,05	33,0 (SD:1,2)
4. Monat	Hämoglobin (g/l)	129 ± 18,1	p < 0,02	149 ± 9,6
	M C H (pg)	28,0 ± 2,4	n. s.	29,2 ± 1,3
	Fe (µmol/l)	12,2 ± 5,5	p < 0,05	18,7 ± 8,0
	Ferritin (µg/l	17,0 (SD:1,8)	p < 0,01	43,0 (SD:1,9)

bestätigen. Serumferritin zeigt offenbar bei Anämien mit anhaltenden Blutverlusten (Gruppe I) bereits im Verlauf der Eisentherapie die mangelhafte Eisenspeicherbildung an.

Von einigen Autoren wurde über disproportional hohe Serumferritinwerte am Beginn einer oralen Eisentherapie berichtet und daraus gefolgert, daß *während* einer Eisentherapie das Serumferritin nicht zur Beurteilung der Eisendepots herangezogen werden kann [8, 15]. Andere Autoren haben dagegen bei vergleichbarem Krankengut und vergleichbarer Therapie keine überproportionalen Serumferritinwerte in der initialen Therapiephase einer oralen Eisentherapie beobachtet [3, 9, 16].

Die Abbildungen 1 und 2 zeigen an zwei Beispielen aus unserem Patientengut das Verhalten des Serumferritins unter oraler Eisentherapie bei unterschiedlicher Dosierung. In Abb. 1 ist der Verlauf von Hb, Serumeisen, TEBK und Serumferritin bei einem 29jährigen gesunden Mann während einer 13wöchigen Aderlaßbehandlung und in der darauf folgenden Eisentherapiephase wiedergegeben. Durch wöchentliche Aderlässe von je 500 ml (quantitative Phlebotomie) wurden hier die vorhandenen Eisenreserven innerhalb von 13 Wochen völlig aufgebraucht. Es entwickelte sich eine Eisenmangelanämie, gekennzeichnet durch eine niedrige Sättigung der TEBK (3%), fehlendes Knochenmarkeisen und eine gesteigerte intestinale Eisenabsorption (80%). Unter der oralen Eisentherapie mit 105 mg Ferroeisen/d normalisierte sich das Hb innerhalb von 6 Wochen. Das Serumferritin zeigte zunächst in den ersten 14 Tagen einen deutlichen Anstieg, fiel dann wieder auf subnormale Werte ab und stieg erst wieder stetig an, nachdem die Hb-Regeneration beendet war. Nach insgesamt 7monatiger oraler Eisentherapie war die Ferritinkonzentration im Serum nicht über ein Niveau von 100 µg/l hinaus angestiegen, und auch nach Absetzen der Eisenmedikation trat keine wesentliche Abweichung der Ferritinkonzentration von den Werten unter Therapie ein. Der Knochenmarkeisengehalt war inzwischen normalisiert, ebenso die intestinale Eisenabsorption. Zu keinem Zeitpunkt konnten Serumferritinwerte beobachtet werden, die sich überproportional zum erwarteten Speichereisen verhielten.

Abbildung 2 zeigt den Verlauf von Hb, Serumeisen, TEBK und Serumferritinkonzentration bei einem 15jährigen Mädchen mit chronisch-hämorrhagischer Anämie unklarer Genese. Im Gegensatz zu dem in Abb. 1 dargestellten Fall betrug hier die Tagesdosis 300 mg elementares Ferroeisen. Innerhalb von 2 Monaten stieg die Hb-Konzentration mit einer durchschnittlichen täglichen Zunahme von 1,2g/l auf ein normales Niveau an, Serumeisen und TEBK normalisierten sich ebenfalls und auch die Serumferritinkonzentration zeigte in den ersten 4 Wochen analog zum Fall in Abb. 1 einen stetigen Anstieg auf Werte in den unteren Normbereich, fiel aber dann wieder deutlich ab, während im gleichen Zeitraum die Hb-Regeneration stetig zunahm und keine Blutverluste nachweisbar waren. Dann trat intermittierend ein Blutverlust von insgesamt 550 ml ein, der einen Hb-Abfall und einen Abfall des Serumeisens zur Folge hatte. Das Serumferritin nahm ebenfalls ab, um erst wieder stetig anzusteigen, als erneut ein Hb-Anstieg und eine Normalisierung des Serumeisens zu beobachten waren und auch keine weiteren Blutverluste nachgewiesen werden konnten.

Die Verlaufsbeobachtungen in Tabelle 1, Abb. 1 und 2 zeigen, daß bei oraler Eisentherapie bereits im Stadium der Hb-Regeneration, d.h. zu einem Zeitpunkt, an dem der Patient sich nach der schematischen Einteilung noch im Stadium des manifesten Eisenmangels befindet, die Serumferritinkonzentration signifikant ansteigt. In diesem Eisen-

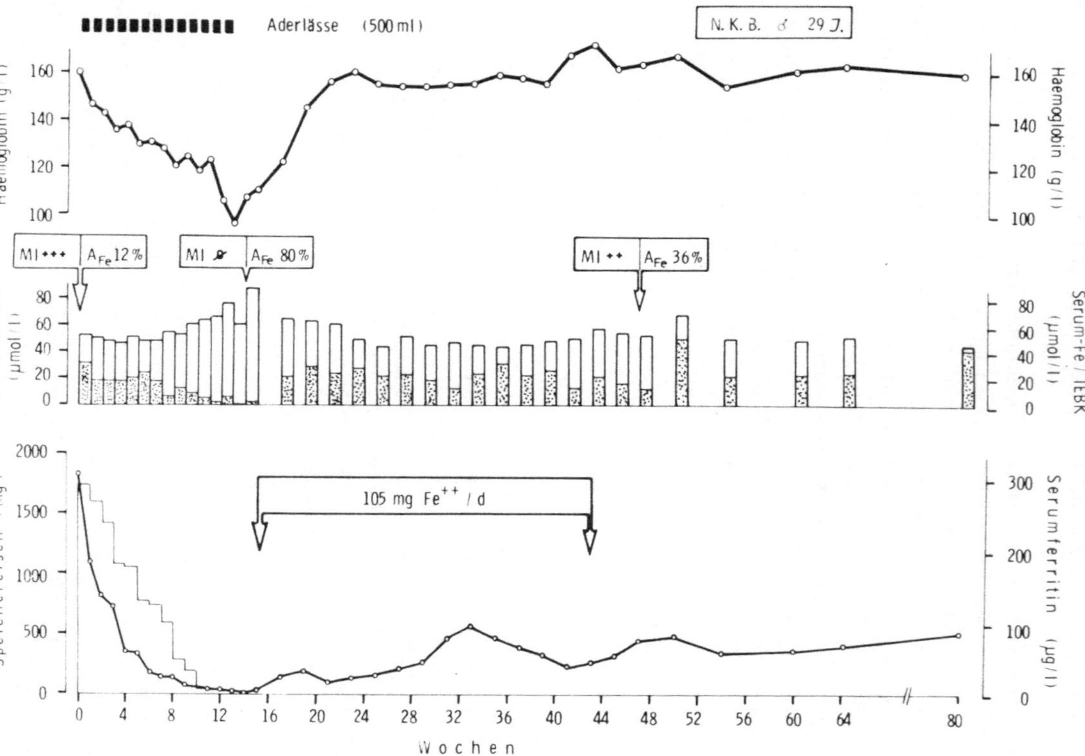

Abb. 1. Effekt einer oralen Eisentherapie (105 mg/d) bei Eisenmangelanämie nach quantitativer Phlebotomie (posthämorrhagische Anämie) auf Hb, Serum-Fe, TEBK, Serumferritin, intestinale Eisenabsorption und Knochenmarkeisengehalt.

MI = Knochenmarkeisengehalt, A_{Fe} = intestinale ^{59}Fe-Testdosisabsorption. Weiße Säulen = TEBK; schraffierte Säulen = Serum-Fe; abgestufte Fläche (unterer Teil der Abb.) = durch Phlebotomie mobilisiertes Speichereisen; durchgezogene Linie = Serumferritin

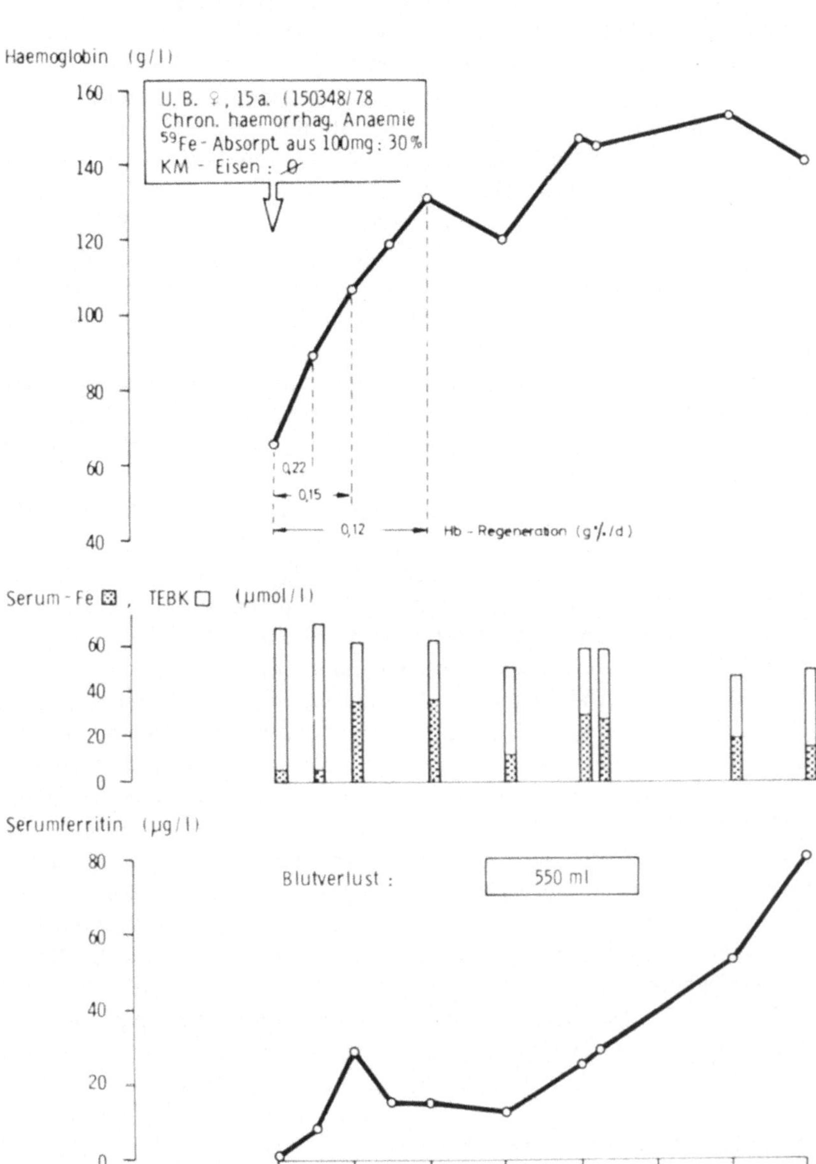

Abb. 2. Effekt von 3x 100 mg Ferroeisen bei einer 15jährigen Patientin mit intermittierenden Blutverlusten (chronisch-hämorrhagische Anämie) auf Hb, Serum-Fe, TEBK und Serumferritin

mangelstadium sollte definitionsgemäß kein Speichereisen vorhanden sein. Wenn man diese Definition auch auf die Initialphase einer Eisenmangelbehandlung anwendet, bedeutet dies für die Serumferritinkonzentration, daß die beobachtete Zunahme nicht auf eine Zunahme des Speichereisens zurückgeführt werden kann, sondern eine andere Ursache, z.B. die Induktion der Ferritinneosynthese darstellt und somit keinen diagnostischen Aussagewert hat. Eine solche Interpretation hat aber ebenso hypothetischen Charakter wie etwa die Interpretation, daß das aufgenommene Eisen nicht ausschließlich in den Hb-Pool fließt, sondern initial zunächst auch in die Eisenspeicher gelangt, um im weiteren Verlauf durch erneute Mobilisation infolge allmählicher Steigerung der erythropoetischen Regenerationskapazität wieder abzunehmen [12]. Für letztere Annahme spricht immerhin die Beobachtung von Hallberg [6], daß im Stadium der Anämie unter oraler Eisentherapie mehr Eisen absorbiert wird als für die bloße Hb-Neubildung erforderlich ist.

Geklärt werden kann diese Frage nur durch Überprüfung der Eisenspeichergröße während der Therapie mittels eines unabhängigen Meßparameters, z.B. durch quantitative Phlebotomie. Die histochemische Knochenmarkeisenbestimmung (s. auch Beitrag Hausmann et al. S. 104) ist als semiquantitativer Parameter in diesem Zusammenhang als unabhängiger Speichereisenindikator nur bedingt anwendbar, da sich zeigen läßt, daß bei fehlendem oder stark vermindertem Knochenmarkeisengehalt [(+)-∅] durch quantitative Phlebotomie noch Speichereisenmengen in der Größenordnung von 200-400 mg mobilisierbar sind (Kaltwasser JP, unveröffentlichte Ergebnisse). Ungeklärt ist bislang auch, welcher Einfluß der applizierten Eisendosis auf die Höhe der Serumferritinkonzentration und deren Repräsentanz für das Depoteisen zukommt.

Unsere bisherigen Erfahrungen mit der Anwendung des Serumferritins als Parameter zur Verlaufsbeobachtung einer oralen Eisentherapie zeigen in jedem Falle, daß bei einer Langzeitbeobachtung, wie eine monatelange orale Eisentherapie sie erfordert, eine Kongruenz zwischen der zu erwartenden Depoteisenbildung bzw. deren Ausbleiben infolge von Blutverlusten, zu niedriger Eisendosierung oder Absorptionsstörungen zu beobachten ist. Ob es sich dabei in allen Phasen der Therapie um eine direkte quantitative Relation zwischen Ferritin und Speichereisen handelt, wie sie bei Normalpersonen, Patienten mit Eisenmangel und Patienten mit Eisenüberladung nachweisbar ist [10], läßt sich derzeit ohne weitere experimentelle Daten (s.o.) nicht entscheiden. Die Konstanz der Serumferritinkonzentration nach Absetzen einer oralen Langzeittherapie (Abb. 1) spricht aber dafür, daß der tatsächliche Füllungszustand der Eisenspeicher zu diesem Zeitpunkt bei der hier angewandten Eisendosis von 105 mg/d auch während der Eisentherapie durch die Serumferritinkonzentration reflektiert wird.

1. 2 Prälatenter/latenter Eisenmangel

Die wesentliche Bereicherung der Eisenstoffwechseldiagnostik durch die Serumferritinbestimmung liegt in der damit erheblich erleichterten quantitativen Beurteilung des Depoteisens. Die Serumferritinbestimmung kann damit vor allem auch für die Kontrolle der Wiederauffüllung der Eisendepots bei Patienten mit Eisenmangel ohne Anämie, d.h. mit einem prälatenten bzw. latenten Eisenmangel herangezogen werden. Dauerblutspender weisen in einem relativ hohen Prozentsatz verminderte bzw. aufgebrauchte Eisendepots auf und benötigen deshalb zur Wiederherstellung normaler Depots eine regelmäßige Eisensubstitution [13]. Abbildung 3 gibt das Ergebnis einer Doppelblindstudie an 14 männlichen Dauerblutspendern mit vermindertem bzw. völlig fehlendem Reserveeisen wieder.

Die Hämoglobinkonzentration lag in beiden Behandlungsgruppen zu Therapiebeginn im Normbereich und zeigte während des gesamten Therapieverlaufs keine signifikante Abweichung vom Ausgangswert. Die Serumferritinkonzentration dagegen stieg in der mit Eisen behandelten Gruppe von einem Ausgangswert von 19 ± 7 μg/l auf 64 ± 26 μg/l. Im Vergleich dazu stieg in der Placebo-Gruppe die Ferritinkonzentration nur von 33 ± 17 μg/l auf 35 ± 12 μg/l an und blieb damit im Bereich der unteren Normgrenze für normale Männer (32 μg/l). Der Unterschied der Serumferritinkonzentration für beide Behandlungsgruppen am Ende der 3monatigen Therapie war statistisch hoch signifikant (p < 0,001). Die Zunahme des Depoteisens in der mit Eisen behandelten Gruppe im Vergleich zur Placebo-Gruppe wird bestätigt durch eine Zunahme des histochemisch nachweisbaren Knochenmarkeisengehalts und einer Abnahme der intestinalen Eisenabsorption (Abb. 3). Trotz einer Gesamtdosis von 9,45 g Eisen, und obwohl während der Therapie keine Blutspenden erlaubt waren, wurden auch in der Therapiegruppe nicht bei allen Blutspendern die Eisendepots völlig aufgefüllt. Der Vergleich des Therapieergebnisses durch drei voneinander unabhängige Speichereisenindikatoren (Knochenmarkeisen, ^{59}Fe-Absorption und Serumferritin) zeigt, daß auch im latenten und prälatenten Eisenmangel mit Hilfe des Serumferritins die Eisendepotbildung im Verlauf einer Eisensubstitution kontrolliert werden kann. Das Ergebnis der Studie zeigt gleichzeitig, daß bei Dauerblutspendern mit verminderten bzw. aufgebrauchten Eisenreserven eine dreimonatige Eisentherapie mit 105 mg/d nicht ausreicht, um die Eisendepots in jedem Fall vollständig zu normalisieren. Ohne Eisensubstitution, d.h. allein durch Absorption aus der Nahrung, ist eine Depotbildung innerhalb des hier gewählten Untersuchungszeitraumes von 3 Monaten offenbar unzureichend, was die Forderung nach einer prophylaktischen Eisentherapie bei Dauerblutspendern (s. auch Beitrag Birgegard, S. 130) unterstreicht.

2 Parenterale Eisentherapie

Über das Verhalten der Serumferritinkonzentration nach parenteraler Eisenapplikation sind in der Literatur bisher nur vereinzelte Angaben zu finden [2, 4]. Sie beziehen sich jeweils auf Beobachtungen bei der Therapie mit Dextran-gebundenem Eisen.

Hier soll über einen Fall einer 38jährigen Frau mit einer chronisch-hämorrhagischen Anämie infolge einer Hypermenorrhoe berichtet werden, die über schwere Intoleranzerscheinungen bei oraler Eisenapplikation klagte. Der Patientin wurde darum Eisen in Form eines niedermolekularen Ferriglukonatkomplexes in einer Dosierung von 40-80 mg/d intravenös verabreicht. Abbildung 4 gibt den Verlauf der Therapie bezüglich Hb-Anstieg, Serumeisen, TEBK, Blutverlust und Serumferritin wieder. Blutverluste, gemessen mit dem ^{59}Fe-Ganzkörperretentionstest [19] betrugen während 3 beobachteten Menstruationszyklen 390, 330 und 560 ml, entsprechend 122, 149 und 269 mg Eisenverlust. Unter anfänglich 40 mg Ferriglukonat/d, das nach 10 Tagen auf 80 bzw. 60 mg/d erhöht wurde, stieg die Hb-Konzentration trotz der starken Menstruationsblutverluste um durchschnittlich 1,8 g/l pro Tag von anfangs 76 g/l auf 126 g/l innerhalb eines Monats an. Gleichzeitig normalisierten sich in dieser Zeit Serumeisen und TEBK. Die Serum-

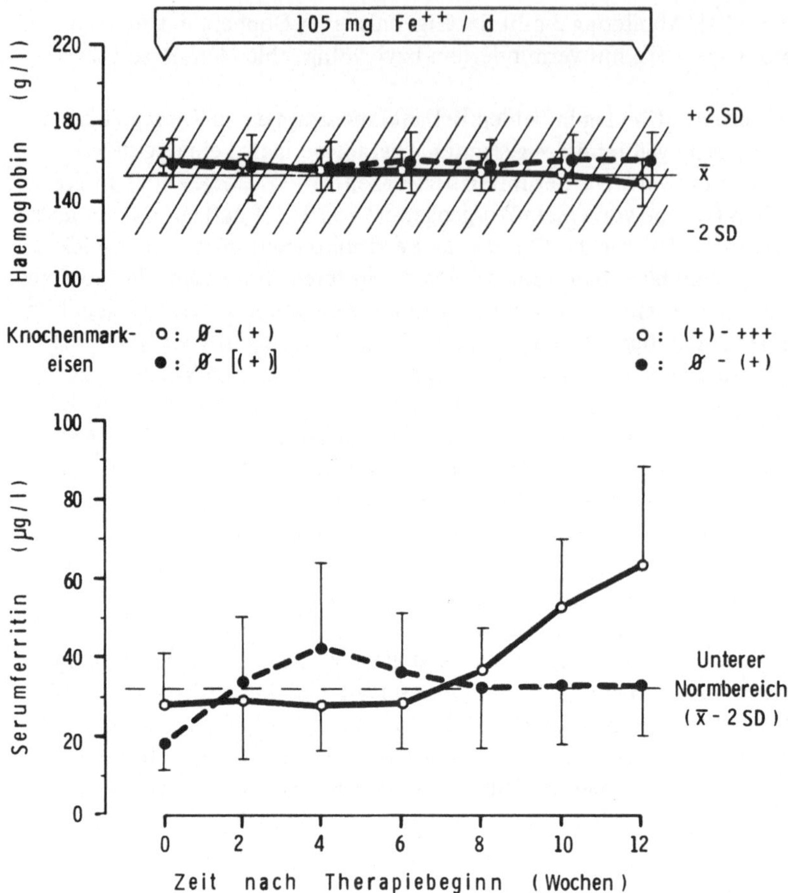

Abb. 3. Orale Eisentherapie bei männlichen Dauerblutspendern (n = 14). Verhalten von Hb, Knochenmarkeisen und Serumferritin im Verlauf einer 3monatigen Therapie (Doppelblindstudie); o—o Therapie mit 105 mg Ferroeisen/d (n = 8); •--• Placebo-Gruppe (n = 6)

ferritinkonzentration stieg in diesem Zeitraum ebenfalls stetig auf Werte um 100 µg/l an, ohne daß dabei extrem hohe Initialwerte (s.o.) beobachtet wurden. Der Anstieg des Serumferritins nahm mit zunehmender Normalisierung der Hb-Konzentration an Steilheit zu und erreichte am Ende der i.v.-Therapie einen Maximalwert von 380 µg/l, fiel nach Absetzen der Eisentherapie jedoch rasch wieder ab.

Im Folgenden soll die Verlaufsbeobachtung dieses Falles zum Anlaß genommen werden, eine Bilanz des Eisenverbrauchs vorzunehmen, um zu untersuchen, ob die beobachteten Serumferritinkonzentrationen die zu verschiedenen Zeitpunkten der Therapie kalkulierbare Speicherfüllung widerspiegelt. In Abb. 5 sind die der Bilanz zugrunde gelegten Voraussetzungen wiedergegeben. Das in der Beobachtungszeit absorbierte Nahrungseisen, physiologische Eisenverluste sowie Änderungen des Gewebeeisengehalts bzw. des Blutvolumens wurden dabei vernachlässigt. Für die Berechnung des Speichereisens wurde davon ausgegangen, daß in dem hier angewandten Assay-System zur Serumferritinbestim-

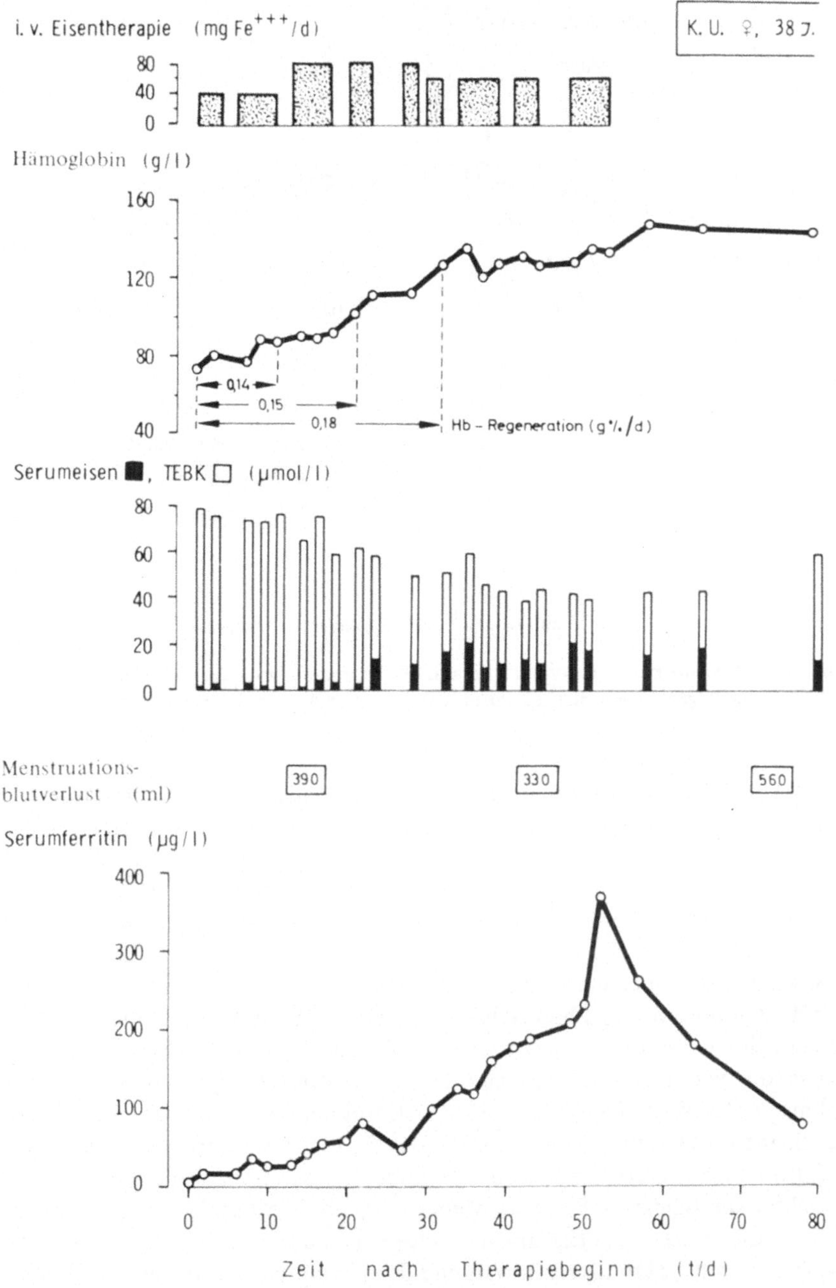

Abb. 4. Effekt einer intravenösen Eisentherapie auf Hb, Serum-Fe, TEBK und Serumferritin (Gesamtdosis 1.995 mg Ferriglukonat) bei einer 38jährigen Patientin mit Hypermenorrhoe (chronisch-hämorrhagische Anämie)

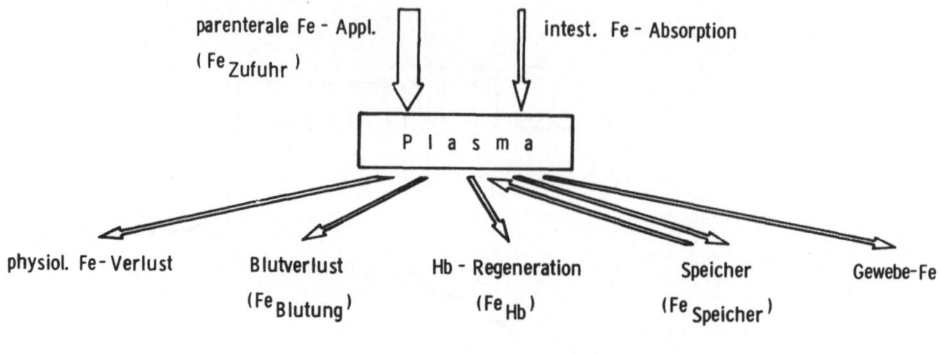

In der Bilanz werden vernachlässigt :

int. Fe - Absorption

physiol. Fe - Verlust

Gewebeeisen - Änderungen

Blutvolumen - Änderungen

dann gilt :

$$Fe_{Zufuhr} = Fe_{Hb} + Fe_{Blutung} + Fe_{Speicher}$$

Abb. 5. Eisenbilanz bei parenteraler Therapie. Zusammenfassung der Voraussetzungen, die der in Tabelle 2 wiedergegebenen Bilanz zugrunde liegen. Berechnung des Speichereisens s. Text

mung 1 μg/l Serumferritin 5,7 mg Speichereisen entspricht. Diese Relation wurde errechnet aus der initialen Serumferritinkonzentration des in Abb. 1 wiedergegebenen quantitativen Phlebotomieversuches bei einem gesunden 29jährigen Mann [18]. Der Beobachtungszeitraum von insgesamt 80 Tagen wurde für die Bilanz in Abschnitte zu je 10 Tagen unterteilt, um zu verschiedenen Zeiten das Bilanzresultat mit der zugeführten Eisenmenge (Sollwert) vergleichen zu können. Tabelle 2 gibt die Gesamtbilanz zusammengefaßt wieder. In den ersten 30 Tagen, d.h. in dem Abschnitt, in dem eine stetige Zunahme der Hb-Konzentration zu beobachten ist, stimmen Sollwert und unter den o.g. Bedingungen errechnete Eisenbilanz ausgezeichnet überein (Tabelle 2). Etwa vom 30. Therapietag an, d.h. von dem Zeitpunkt, von dem ab bis zum Therapieende keine signifikante Zunahme der Hb-Werte mehr nachweisbar ist, trat dann eine erheblich positive Abweichung des Bilanzwertes vom Sollwert (+109%, +22%, +16%; schraffierte Felder in Tabelle 2) auf. Innerhalb von 20 Tagen nach dem Ende der i.v. Eisenzufuhr nahm die Überproportionalität von Bilanz- zu Sollwert wieder stetig ab. Wie Tabelle 2 (punktierte Felder) zeigt, ist die Diskrepanz in der Eisenbilanz Folge einer zu hohen Bewertung der Speichereisenmenge durch das Serumferritin während der Therapiephase, in der die Hb-Regeneration abgeschlossen ist und das angebotene Eisen vorzugsweise anderen Körpereisenkompartments zur Verfügung steht. Es wird eine größere Depoteisenmenge durch das Serumferritin vorgetäuscht als aufgrund der Eisenzufuhr und des stattgefundenen Verbrauchs durch die Hb-Regeneration errechnet werden kann. Ein ähnliches Verhalten der Serumferritinkonzentration ist auch unter hochdosierter, einmaliger Applikation von Eisendextran nach vorausgehender Phlebotomie beobachtet worden [4]. Drei Wochen nach

Tabelle 2. Eisenbilanz im Verlauf einer parenteralen Eisentherapie mit Ferriglukonat bei einer 38jährigen Frau (K. U.) mit chronisch-hämorrhagischer Anämie infolge Hypermenorrhoe. Punktierte Felder: Abweichung des Bilanzwertes vom Sollwert. (Therapieende: Tag 52)

	Zeit (Tage)									
	1 - 10	10 - 20	20 - 30	30 - 40	40 - 50	50 - 60	60 - 70	70 - 80	total	1 - 80
Intravenöse Eisenzufuhr als Fe^{+++}- Glukonat (mg)	320	480	383	313	375	125	---	---	1996	1996
Hb - Regeneration (g)	+ 46	+ 49	+ 69	+ 30	+ 10	+ 43	+ 7	- 3	237	237
Für Hb-Regeneration verbrauchtes Eisen (mg)	+157	+168	+235	+101	+ 34	+145	+153	+123	1116	1116
Eisenverlust durch Blutung (mg)	---	121	---	68	81	---	129	113	512	512
Speichereisen (mg), berechnet aus Serumferritin (1 µg/l Ferritin = 5,7 mg Fe)	+148	+194	+143	+485	+342	0	- 499	- 328	485	465
Gesamteisen - Verbrauch (mg)	+305	+483	+378	+ 654	+457	+145	- 282	- 236	2113	2084
% - Abweichung vom Sollwert	- 5	+ 1	- 1	+109	+ 22	+ 16	- 77 *	- 39 *	+ 6	+ 4

* negative Abweichung des berechneten Speichereisens vom Sollwert

Ende der Eisentherapie befanden sich in unserem Falle (Abb. 4) Serumferritin und Eisenspeicher gemäß der Bilanz dann aber wieder in guter Übereinstimmung, wie die letzte Spalte in Tabelle 2 zeigt. Es kann deshalb aus dieser Einzelbeobachtung gefolgert werden, daß bei i.v. Eisenapplikation im Verlauf der Therapie *keine* Übereinstimmung zwischen Serumferritinkonzentration und Depoteisenmengen besteht, d.h. daß das Serumferritin im Verhältnis zum Depoteisen zu hoch bestimmt wird. Nach einem mindestens 3wöchigen therapiefreien Intervall aber konnte wieder eine gute Übereinstimmung zwischen Serumferritin und Depoteisen nachgewiesen werden. Um die Depotfüllung nach einer abgeschlossenen parenteralen Eisentherapie mit Hilfe des Serumferritins zu beurteilen, muß demzufolge ein mehrwöchiges therapiefreies Intervall abgewartet werden. Für eine allgemeine Beurteilung des diagnostischen Wertes der Serumferritinbestimmung bei parenteraler Therapie sind aber noch weitere klinische Erfahrungen unter sorgfältiger Bilanzierung des Eisenverbrauchs erforderlich. Zusammenfassend lassen sich die eingangs gestellten Fragen wie folgt beantworten:

1. Aus Langzeitbeobachtungen bei Patienten mit Eisenmangel verschiedener Stadien kann gefolgert werden, daß das Serumferritin während einer oralen Eisentherapie mit 105 mg/d den Füllungsgrad der Körpereisendepots reflektiert.
2. Unter parenteraler Eisentherapie (40-80 mg/d) wird demgegenüber die Depotfüllung durch das Serumferritin überbewertet. Es ist ein mehrwöchiges therapiefreies Intervall notwendig, bis sich wieder eine direkte Relation von Serumferritinkonzentration und Depoteisen nachweisen läßt.
3. Serumferritin ermöglicht es auf relativ einfache Weise, die Depotfüllung im Verlauf einer oralen (bzw. nach einer oralen) oder parenteralen Eisentherapie zu überprüfen.

Damit kann die Anwendbarkeit der Serumferritinbestimmung auf ein praktisch wichtiges diagnostisches Gebiet ausgedehnt werden. Insbesondere wird die einfache Kontrolle der Bildung ausreichender Eisendepots am Ende einer Eisentherapie auf eine den Patienten kaum belastende Weise ermöglicht.

Die Autoren danken den Mitarbeitern G. Becker, H. Hahn, I. Jankowitz, R. Kalkbrenner, U. Tacke und G. Schmidt für sorgfältige technische Assistenz.

Literatur

1. Addison GM, Beamish MR, Hales CN, Hodgkin M, Jacobs P, Llewellin P (1972) An immunoradiometric assay for ferritin in the serum of normal subjects and patients with iron deficiency and iron overload. J Clin Pathol 25: 326
2. Beallo R, Dallman PR, Schoenfeld PY, Humphreys MH (1976) Serumferritin and iron deficiency in patients on chronic hemodialysis. Trans Am Soc Artif Intern Organs 22: 73
3. Bentley DP, Jacobs A (1975) Accumulation of storage iron in patients treated for iron-deficiency. Br Med J 2: 64
4. Birgegard G, Högmann C, Killander A, Levander H, Simonsson B, Wide L (1977) Serumferritin and erythrocyte 2,3-DPG during quantitated phlebotomy and iron treatment. Scand J Haematol 19: 327
5. Crosby WH (1966) Iron and anemia. Disease-a-month. Year Book, Chicago
6. Hallberg L (1975) Oral iron therapy. In: Kief H (ed) Iron metabolism and its disorders. Excerpta Medica, Amsterdam Oxford, p 306

7. Hausmann K, Kuse R (1970) Morphological types of non-heme iron in bone marrow squash preparations and intestinal iron absorption. In: Hallberg L, Harwerth HG, Vanotti A (eds) Iron deficiency pathogenesis, clinical aspects, therapy. Academic Press, London New York, p 297

8. Heinrich HC (1977) Serumferritin ungeeignet als Kontrollparameter der oralen Eisentherapie. Dtsch Med Wochenschr 102: 1788

9. Kaltwasser JP (1978) Serumferritin als Kontrollparameter bei oraler Eisentherapie. Dtsch Med Wochenschr 103: 313

10. Kaltwasser JP, Werner E (1977) Die radioimmunologische Messung von Ferritin im Serum und ihre klinische Bedeutung. Klin Wochenschr 55: 1103

11. Kaltwasser JP, Werner E (1978) Die quantitative Beurteilung der Körpereisenspeicher. Nuc Compact 9: 139

12. Kaltwasser JP, Werner E, Becker Hj (1977) Serumferritin als Kontrollparameter bei oraler Eisentherapie. Dtsch Med Wochenschr 102: 1150

13. Kaltwasser JP, Werner E, Seidl S (1978) Eisenmangel durch Blutspenden? Die Beurteilung der Eisenreserven bei Dauerblutspendern mit Hilfe des Serumferritins. Verhandlungen der Deutschen Gesellschaft für Innere Medizin, Bd. 84. Bergmann, München, S. 117

14. Ramsay WNM (1957) The determination of the total iron binding capacity of serum. Clin Chim Acta 2: 221

15. Siimes MA, Addiego Jr JA, Dallman PR (1943) Ferritin in serum: diagnosis of iron deficiency and iron overload in infants and children. Blood 43: 581

16. Thomas WJ, Koenig HM, Lightsey Jr AL, Gren R (1977) Free erythrocyte porphyrin, hemoglobin ratios, serumferritin and transferrin saturation levels during treatment of infants with iron deficiency anemia. Blood 49: 455

17. Trinder P (1956) The improved determination of iron in serum. J Clin Pathol 9: 170

18. Walters GO, Miller FM, Worwood M (1973) Serumferritin concentration and iron stores in normal subjects. J Clin Pathol 26: 770

19. Werner E, Kaltwasser JP, Becker Hj (1972) Quantitative Bestimmung von Blutverlusten mit dem Ganzkörperzähler. Klin Wochenschr 50: 543

20. Werner E, Kaltwasser JP, Ihm P (1976) Intestinale Eisenabsorption aus therapeutischen Dosen. Arzneim Forsch 26: 2093

Diskussion

Crichton

Eisengabe führt zu einer Ferritinsynthesesteigerung bei verschiedenen Zelltypen. Je nachdem, in welchem Umfang dieses neu synthetisierte Ferritin in das Serum ausgeschüttet wird und zu einem Anstieg des Serumferritinwertes führt, reflektiert dieses Serumferritin nicht mehr die Eisenreserven. Ich frage mich darum, von rein biochemischen Überlegungen ausgehend, nach dem Wert der Serumferritinbestimmung als Reflexion der Eisenreserven während einer Eisentherapie.

Heinrich

Bevor Frau Ičagić in einem angemeldeten Diskussionsbeitrag unsere Hamburger Ergebnisse zum selben Thema darstellt, möchte ich mich grundsätzlich der von Prof. Crichton angebotenen Interpretation anschließen. Wenn schon wenige Tage nach Beginn einer oralen Eisentherapie mit 100 mg Fe^{2+}/Tag der initiale Serumferritinanstieg zu einer Normalisierung des Serumferritins geführt hat, obwohl die Eisenmangelanämie noch besteht,

Serumeisen und Transferrin-Fe-Sättigung noch pathologisch niedrig sind und die bei Eisenmangelanämie absorbierten 25 mg Fe/Tag fast vollständig in die Hämoglobinregeneration gehen, Eisenreserven also gar nicht angelegt werden können, so sind die dann falsch zu hohen Serumferritinwerte nur durch eine starke Stimulierung der Ferritinbiosynthese im RES zu erklären. Kleinste Mengen an absorbiertem Eisen (ca. 100-200 μg) genügen offensichtlich, um nach Einbau in das Ferritin mit dem Absterben der Makrophagen (nur ca. 2 Tage Lebensdauer) einen schnellen initialen Serumferritinanstieg bis in den Normalbereich hinein zu verursachen, obwohl die Eisenreserven dann noch erschöpft sind. Um falsch zu niedrige diagnostische $^{59}Fe^{2+}$-Absorptions- bzw. falsch zu hohe Serumferritinwerte zu vermeiden, sollten diese Untersuchungen bei nicht blutenden Personen erst 1-2 Wochen nach Absetzen einer oralen bzw. 4 Wochen nach Absetzen einer parenteralen Eisentherapie durchgeführt werden. Verlieren Dauerbluter mehr als ca. 70 ml Blut/Tag ($\sim$ 35 mg Fe/d), so genügt oft eine Unterbrechung der oralen Erhaltungseisentherapie für nur 2-3 Tage, ohne daß dadurch die diagnostischen $^{59}Fe^{2+}$-Absorptionstests beeinträchtigt werden.

Kaltwasser

Für die diagnostische Bewertung der Änderung der Serumferritinkonzentration zu Beginn einer oralen Eisentherapie bei Patienten mit Eisenmangelanämie sind die Überlegungen von Herrn Crichton interessant und möglicherweise zutreffend. Ob aber im weiteren Verlauf der monatelang notwendigen oralen Eisensubstitution die direkte quantitative Beziehung von Serumferritin und Speichereisen aufgehoben ist, kann m.E. nicht ohne weiteres aus der Tatsache abgeleitet werden, daß Eisen die intrazelluläre Ferritinsynthese stimuliert. Unsere klinischen und experimentellen Erfahrungen haben vielmehr gezeigt, daß bei einer normalen oralen Eisentherapie das Serumferritin, gemessen an klinischen Daten und an Ferritin-unabhängigen Speichereisenparametern (Knochenmarkeisengehalt, quantitative Phlebotomie), sehr wohl eine direkte Relation zum vorhandenen Speichereisen aufweist. Eine Aufhebung dieser Relation ist also nur ein initiales Phänomen im Verlauf einer oralen Eisentherapie und könnte erklären, warum in Einzelfällen in den ersten 2-3 Wochen nach Therapiebeginn bereits normale Serumferritinwerte nachzuweisen sind.

Das diagnostische Interesse des behandelnden Arztes zielt bei der oralen Eisentherapie aber nicht auf diese initiale Therapiephase, in der die Speichereisenverhältnisse durch die vorausgehende Diagnostik ja zumeist gerade erst geklärt wurden; der Therapeut braucht vielmehr eine Information über die Depoteisenbildung *nach* Ausgleich des Hb-Defizits, die bekanntermaßen erst dann in relevantem Umfang einsetzt. Gerade hier kann das Serumferritin eine wichtige Information vermitteln, die bisher nur mit aufwendigen Verfahren, wie Knochenmarkuntersuchung oder Messung der intestinalen Eisenabsorption zu erhalten war. Ein mehrwöchiges therapiefreies Intervall, wie von Herrn Heinrich vorgeschlagen, ist nach unseren klinischen Erfahrungen bei Eisendosen bis zu 200 mg/d nicht erforderlich. Die Ferritinkonzentration bleibt auch nach Absetzen der oralen Eisenmedikation auf dem gleichen Niveau wie während der letzten Therapiephase.

Zur Frage der Korrelation zwischen Serumferritin und Eisenreserven während und kurz nach der oralen Eisentherapie

H. C. Heinrich, F. Ičagić

Hinsichtlich der Eignung des Serumferritins als quantitativer Kontrollparameter für den Füllungszustand der Eisenreserven während der oralen Eisentherapie wurden kontroverse Standpunkte vorgetragen. Während Kaltwasser und Werner davon ausgehen, daß die in diesem Buch an anderer Stelle ausführlicher beschriebene quantitative bzw. nur semiquantitative Korrelation zwischen Serumferritin und verfügbaren Eisenreserven (vgl. S. 60) auch während der oralen Eisentherapie noch erhalten ist und die fortlaufende, therapiebegleitende Serumferritinbestimmung eine quantitative Vorstellung vom jeweiligen Füllungszustand der Eisenspeicher erlaubt und insbesondere die erfolgte Auffüllung der Eisenreserven anzeigt, bezweifeln andere Autoren und wir die Existenz einer quantitativen Korrelation zwischen Serumferritin und Eisenreserven und damit die Brauchbarkeit des Serumferritins als Kontrollparameter während der oralen Eisentherapie (Übersicht und Literatur in diesem Buch bei Kaltwasser und Werner, S. 137, und Heinrich, S. 85). Nachfolgend sind an einigen Beispielen vergleichende Messungen des Serumferritins und anderer Parameter des Eisenstoffwechsels während der oralen Eisentherapie bei nicht-blutenden und ständig blutenden Patienten dargestellt.

Bei einem 11jährigen *Laktoovovegetarier* mit einer mittelschweren *nutritiven Eisenmangelanämie* und über 194 Tage gemessenen *normalen ^{59}Fe-Gesamtkörper-Eliminationsrate* (0,016%/d = 0,20 mg Fe/d; d.h. keinerlei okkulte Blutverluste) (Abb. 1) war das Serumferritin schon am 3. Tag nach Beginn der oralen Eisentherapie mit 2 x 50 = 100 mg Fe^{2+}/d von initial 12 μg/l auf 25 μg/l und am 10. Tag sogar auf 88 μg/l angestiegen, obwohl gleichzeitig noch immer eine Eisenmangelanämie bestand und Serumeisen und Transferrin-Fe-Sättigung noch unverändert pathologisch niedrig waren (Abb. 1). Die bis zum 10. Tage gemessene Hämoglobinregeneration (0,31g/100 ml/d) entsprach einer Eisenutilisation von ca. 320 mg ($\sim$ 32% der während der ersten 10 Tage oral verabfolgten 1000 mg Fe) bei einer gemessenen ^{59}Fe-Erythrozyteninkorporation von 100%. Einem Serumferritinanstieg um 76 μg/l würde eine angelegte Reserveeisenmenge von ca. 608 mg Fe entsprechen (vgl. Tabellen 2 u. 3). Gemessene Eisenutilisation plus so berechnete Reserveeisenmenge hätten eine Eisenabsorption von 928 mg oder 93% aus 1000 mg zur Voraussetzung gehabt. Tatsächlich können aus 50 mg Einzeldosen von optimal bioverfügbaren Fe(II)SO$_4$-Präparaten (Eryfer) bei Vorliegen einer mittelschweren Eisenmangelanämie aber nur etwa 25$^+_-$5% absorbiert werden. Für die Anlage einer dem Serumferritinanstieg entsprechenden Reserveeisenmenge von ca. 928 mg Fe hätte also 3mal mehr Eisen als tatsächlich absorbierbar ist, absorbiert zur Verfügung stehen müssen.

Tabelle 1 zeigt den Effekt der oralen Eisentherapie mit 2 x 50 = 100 mg Fe^{2+}/d (Nüchterneinnahme) bei einem 12jährigen Mädchen mit mittelschwerer *Eisenmangelanämie* infolge gleichmäßiger *geringer gastrointestinaler Blutverluste* (^{59}Fe-Gesamtkörper-Elimi-

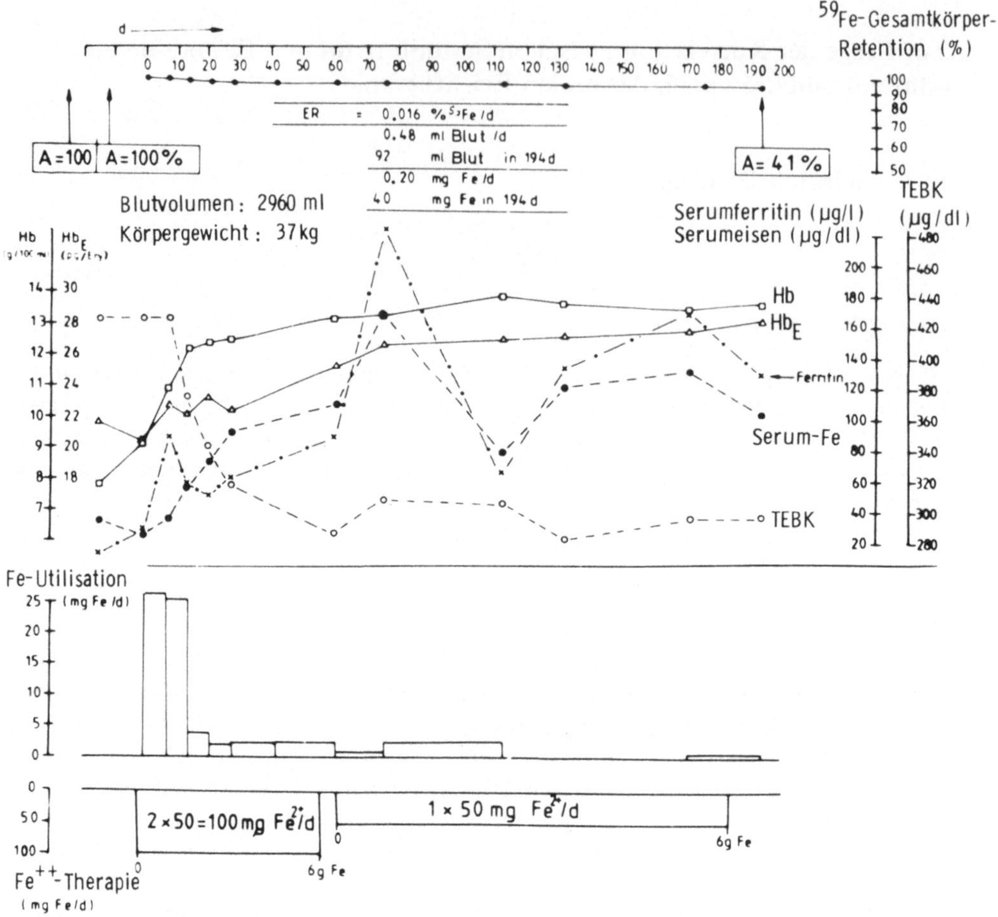

Abb. 1. ^{59}Fe-Gesamtkörper-Eliminationsrate (ER), Fe-Utilisation und Normalisierung der Eisenpools während der oralen Fe^{2+}-Therapie bei einem 11jährigen Jungen (F.L., 11, 77) mit Eisenmangelanämie infolge Eisen-Malnutrition (Laktoovovegetarier)

nation: 0,19%/d = 6,6 ml Blutverlust/d). Das Serumferritin war schon am 3. Tag nach Therapiebeginn von initial 5-6 µg/l auf 32 µg/l angestiegen, während an diesem Tag Hämoglobin und Serumeisen noch unverändert niedrig waren. Am 7. Tag war das Serumferritin dann weiter auf 113 µg/l und am 10. Tag sogar auf 220 µg/l angestiegen, obwohl gleichzeitig noch immer eine Eisenmangelanämie mit ca. 10,5 g Hb/100 ml und einem MCH von 20 bestand und auch die Transferrin-Fe-Sättigung mit 13 bzw. 17% noch immer unterhalb des Normalbereichs lag. Während der ersten 7 Tage wurden aus der verabfolgten therapeutischen Eisenmenge von 700 mg ca. 250 mg Fe in die zirkulierende Hämoglobinmenge eingebaut (Hämoglobinanstieg: 72 g Hb $\stackrel{\wedge}{=}$ 250 mg Fe) und gingen 29 mg Fe durch okkulte Blutungen verloren (Fe-Elimination: 4,1 mg/d). Insgesamt 279 mg Fe oder ca. 40% waren somit aus der während der ersten 7 Tage verabfolgten Eisenmenge (700 mg) absorbiert und für die Hämoglobinsynthese utilisiert worden (vgl. Tabelle 1). Dem entsprach eine hohe initiale Hämoglobinregeneration von 0,30 g Hb/100 ml/d (insges. 10,3 g Hb-Anstieg pro Tag). Würde die Korrelation zwischen Serumferritin und verfügbarer Reserveeisenmenge (R = 8 mg Fe/μg x l^{-1} Serumferritin) auch während der oralen Eisentherapie existieren, so entspräche einem Serumferritinanstieg um 113 μg/l nach 7 Tagen eine Reserveeisenvermehrung um 904 mg Fe und einem Anstieg um 214 μg/l nach 10 Tagen ein Reserveeisenanstieg um 1712 mg Fe. Das sind 129 bzw. 171% der Eisenmenge, die während der ersten 7 bzw. 10 Tage insgesamt verabfolgt wurde (700 bzw. 1000 mg Fe), oder das 3-5fache der tatsächlich absorbierten und größtenteils in das Hämoglobin inkorporierten Eisenmenge.

Bei einer Patientin mit *chronisch rezidivierender Eisenmangelanämie* infolge *ständiger geringer gastrointestinaler Sickerblutungen* ($\sim$ 2,6 ml Blutverlust/Tag = 0,064%/d ^{59}Fe-Gesamtkörper-Elimination) (Tabelle 2) blieb zwar ein hoher initialer Serumferritinanstieg nach Therapiebeginn aus. Dennoch war unter oraler Verabfolgung von 2 x 50 = 100 mg Fe^{2+}/d nach 2 Wochen zunächst das Serumferritin bis in den unteren Normalbereich angestiegen. Nach etwa 3-4 Wochen erreichte das Hämoglobin dann den Normalbereich, während Serumeisen und Transferrin-Fe-Sättigung erst nach 8 Wochen und der MCH-Wert erst nach 14 Wochen normalisiert waren (Tabelle 2). Nach oraler Verabfolgerung von 9,7 g Fe (über insgesamt 134 Tage) zeigte die hohe diagnostische ^{59}Fe^{2+}-Absorption jedoch weiterhin erschöpfte Eisenreserven an, obwohl das Serumferritin nach Abschluß der ersten Eisentherapieperiode auf 75-80 μg/l angestiegen war. Erst die orale Verabfolgung weiterer 3g Fe (über 60 Tage je 50 mg Fe^{2+}/d) führte dann auch zu einer Auffüllung der Eisenreserven mit auf 31% normalisierter diagnostischer ^{59}Fe^{2+}-Absorption. Der frühe Anstieg des Serumferritins bis in den unteren Normalbereich bei noch bestehender manifester Eisenmangelanämie entsprach wohl einem abgeschwächten initialen Serumferritinanstieg, während die nach Abschluß der ersten Therapieperiode auf 75-80 μg/l angestiegenen falsch zu hohen Serumferritinkonzentrationen noch nicht vorhandene normale Eisenreserven vortäuschten.

Auch bei ständig stark blutenden und deshalb mit pausenloser hochdosierter oraler Eisentherapie kompensierten Patienten korreliert das Serumferritin nicht mehr mit den Gesamtkörper-Eisenreserven.

Bei einem ständig zwischen 74 und 94 ml Blut/Tag (= 30-37 mg Fe/d = 1,4-1,8%/d ^{59}Fe-Gesamtkörper-Elimination) verlierenden Patienten mit *hereditärer hämorrhagischer Teleangiektasie* (M. Osler) (Tabelle 3) reichte die orale Erhaltungstherapie mit 4 x 50 = 200 mg Fe/d (4 Eryfer/d) aus, um mit den daraus absorbierten 34-40 mg Fe/d ($\stackrel{\sim}{=}$ 17-20% Absorption bei Nüchterneinnahme) gerade die Blutverluste zu kompensieren und das Hämoglobin bei 11,3-12,7 g/100 ml zu halten, während Serumeisen und Transferrin-Fe-Sättigung entweder leicht erniedrigt waren bzw. gerade noch im unteren Normalbereich lagen (Tabelle 3). Während und 2-3 Tage nach Unterbrechung der Eisentherapie war das Serumferritin zunächst bis auf 137 μg/l angestiegen und lag anschließend mit 37-58 μg/l zunächst immer im unteren Normalbereich. Daß die diesen Serumferritinwerten entsprechenden verfügbaren Eisenreserven von ca. 296-464 mg tatsächlich aber nicht angelegt worden waren, wurde durch die gleichzeitig unverändert hohen diagnostischen ^{59}Fe^{2+}-Absorptionen von 68-84% selbst nach nur 1-3 Tagen Therapieunterbrechung angezeigt (Tabelle 3). Die Erhöhung der oralen Eisendosis von 4 x 50 = 200 mg auf 4 x 100 = 400 mg Fe^{2+}/d (8 statt 4 Eryfer/d) führte dann zu einem raschen Anstieg des Serumferritins auf 87-109 μg/l. Obwohl das theoretisch hohen Reserveeisenmengen von 696-872 mg entspräche, zeigte die diagnostische ^{59}Fe^{2+}-Absorption von 65% unverändert erschöpfte

Tabelle 1, Serumferritin, Serumeisen u. Hämoglobinanstieg während oraler Fe^{2+}-Therapie (2 x 50 = 100 mg Fe/d) (geringe gastrointestinale Blutungen $\sim$ 6,6 ml Blut/d). (Cel., G., 13w, 77)

Datum	Tage auf oraler Fe-Therapie	Serum-ferritin (μg/l)	Serum-eisen (μg/100 ml)	TEBK	Transferr.-Fe-Sättg. (%)	Hb (g/100ml)	MCH (pg/Ery)	BSG (mm)	Eisenutilisation (Hb-Anstieg + Blutverlust) (mg/d)	Σ mgFe	% d. Fe-Dosis
16. 6.77		5	17	519	3	8,6	17	6/21	0	0	0

Orale Eisentherapie: 2 x 50 = 100 mg Fe^{2+}/d vom 21. 6. - 20.8.77 (6g Fe)

^{59}Fe-ER = 0,19%/d $\cong$ 6,6 ml Blut/d ^{59}Fe-Erythrozyteninkorporation: 100%

Datum	Tage auf oraler Fe-Therapie	Serum-ferritin	Serum-eisen	TEBK	Transferr.-Fe-Sättg.	Hb	MCH	BSG	Eisenutilisation (mg/d)	Σ mgFe	% d. Fe-Dosis
21. 6.77	0	6	17	516	3	8,7	17	5/10	0	0	0
24. 6.77	3	32	28	539	5	8,3	17	-			
									40	279	40
28. 6.77	7	113	68	518	13	10,4	19	3/7			
1. 7.77	10	220	76	448	17	10,6	20	2/8	12	317	32
5. 7.77	14	152	65	413	16	11,8	22	1/4	38	470	34
12. 7.77	21	106	104	353	29	12,7	22	1/4	21	614	29
22. 7.77	31	104	90	307	29	12,7	24	1/5	1,7	632	20
27. 7.77	34	102	105	331	32	13,4	23	1/3	24	750	22
30. 8.77	70	106	112	358	31	14,3	27	2/4	7,5	1005	-

Orale Eisentherapie: 2 x 50 = 100 mg Fe/d vom 9.9.-9.10.77 (3g Fe)

Datum	Tage auf oraler Fe-Therapie	Serum-ferritin	Serum-eisen	TEBK	Transferr.-Fe-Sättg.	Hb	MCH	BSG	Eisenutilisation (mg/d)	Σ mgFe	% d. Fe-Dosis
9. 9.77	80	157	102	365	28	15,2	27	3/9	12	1120	19
30. 9.77	101	258	92	322	29	14,1	28	14/33	-3,2	1105	15
11.10.77	112	229	133	325	41	14,8	29	4/4	8,5	1199	-
25.10.77	126	339	141	321	44	14,5	29	3/9			
15.11.77	147	102	115	341	34	14,7	29	2/6			

Diagn. ^{59}Fe-Absorption 26% (11.10.77) u. 23% (25.10.77)

Tabelle 2. Normalisierung der Parameter des Eisenstoffwechsels während der oralen Eisentherapie bei einer mittelschweren Eisenmangelanämie infolge gleichmäßiger, geringer gastrointestinaler Sickerblutungen (Blutverluste: 2,0-5,2 ml/d) bei 55jähriger Patientin in der Menopause. (Hey., L., 55w, 78)

Datum	^{59}Fe^{2+}-Absorption (%)	Serum-ferritin (μg/l)	Serum-eisen (μg/100 ml)	TEBK	Transferrin-Fe-Sättigung (%)	Hämoglobin (g/100 ml)	MCH (pg/Ery)	Sonstiges
31.1.78	100	12	33	393	8	8,7	18	
9.2.78		8	22	387	6	8,8	18	^{59}Fe-Erythrozyten-
14.2.78	97	8	18	385	5	8,9	18	inkorporation: 95%

14.2.78-14.4.78: 2 x 50 = 100 mg Fe/d (= 2 Kapseln Eryfer/d) = 6   g Fe
15.4.78-29.6.78: 1 x 50 = 50 "   "   (= 1   "   "   ) = 3,7 g Fe

Datum	^{59}Fe^{2+}-Absorption (%)	Serum-ferritin (μg/l)	Serum-eisen (μg/100 ml)	TEBK	Transferrin-Fe-Sättigung (%)	Hämoglobin (g/100 ml)	MCH (pg/Ery)	Sonstiges
21.2.78		15				9,7	19	^{59}Fe-Gesamtkörper-
28.2.78		29	21	350	6	10,5	19	Eliminationsrate
7.3.78		35	29	331	9	11,6	21	(21.2.78-17.7.78)
14.3.78		31	33	313	10	12,6	22	0,064%/d = 2,6 ml Blut/d
21.3.78		29	37	347	11	12,5	22	
4.4.78		26	49	287	17	13,4	23	
18.4.78		30	67	316	21	13,6	25	
11.5.78		32	79	338	23	14,1	26	
1.6.78		32	--	---	--	14,4	26	
29.6.78		62	107	322	33	14,1	29	
10.7.78		80	103	321	32	14,9	28	
17.7.78	84	75	107	333	32	15,0	28	
31.7.78		50	82	352	23	14,7	30	

1.8.78-1.10.78: 1 x 50 mg Fe/d (= 1 Kapsel Eryfer/d)= 3 g Fe

Datum	^{59}Fe^{2+}-Absorption (%)	Serum-ferritin (μg/l)	Serum-eisen (μg/100 ml)	TEBK	Transferrin-Fe-Sättigung (%)	Hämoglobin (g/100 ml)	MCH (pg/Ery)	Sonstiges
16.10.78	31	57	82	318	26	14,3	29	^{59}Fe-Gesamtkörper-
		63	65	271	24	14,7	30	Elimination

(31.7.-16.10.78):
0,12%/d = 5,1 ml Blut/d

Tabelle 3. Hohe diagnostische $^{59}Fe^{2+}$-Absorption und normale Serumferritinkonzentrationen während der oralen Eisenerhaltungstherapie bei einem ständig blutenden Patienten mit hereditärer hämorrhagischer Teleangiektasie (M. Osler). Gleichmäßige Blutverluste von 74-94 ml/d. (Schü. H., 57m, 76-7)

| Orale Eisentherapie | | | $^{59}Fe^{2+}$- * | Serum- | Serum- | Transferrin-Fe- | Hämoglobin | MCH |
Dosierung (mg Fe/d)	Interval	Datum	Absorption (%)	ferritin (μg/l)	eisen (μg/100 ml)	Sättigung (%)	(g/100ml)	(pg)
		27. 4.76	77	5	22	4	7,6	19
4 x 50	14.7.-14. 9.76	26. 8.76			49	13	10,2	24
	2 d Pause	17. 9.76	72	137	49	13	11,0	25
4 x 50	18.9.- 1. 2.77	14.10.76		100	68	18	10,6	23
		11.11.76		68	77	21	11,1	24
		9.12.76		31	91	23	11,5	24
	1 d Pause	3. 2.77	78	28	62	16	11,4	25
4 x 50	4.2.-12. 6.77	3. 3.77		49	86	22	11,5	25
		31. 3.77		47	84	21	12,0	24
		17. 5.77		44	81	22	12,2	24
	1 d Pause	14. 6.77	84	37	61	17	11,3	23
4 x 50	15.6.-11. 9.77	28. 6.77		37	99	23	11,8	24
	1 d Pause	13. 9.77	68	58	75	18	12,7	23
4 x 50	14. 9.77-	28.10.77		37	84	21	12,1	23
	31. 1.78	29.11.77		51	82	22	11,8	24
		16.12.77		53	41	13	11,6	24
	1 d Pause	2. 2.78	74	46	84	23	12,3	25
4 x 100	3.2.-15. 5.78	16. 2.78		109	73	21	11,8	24
		16. 3.78		87	95	28	11,9	24
		13. 4.78			102	30	12,2	24
	2 d Pause	18. 5.78	65	99	95	27	12,1	25
4 x 100	19.5.-14. 6.78	2. 6.78		94	64	19	11,3	25
4 x 50	22.6.-14. 7.78	15. 6.78		107	94	26		

	2 d Pause	17. 7.78	81	60	99	25	12,7	25
4 x 50	18.7.-24.11.78	31. 7.78		50	82	23	12,0	23
		14. 9.78			88	24	11,8	25
		12.10.78		52	86	22	11,6	26
		21.11.78		31	62	17	12,0	25
	3 d Pause	28.11.78	77	36	78	–	11,2	23
4 x 50	29.11.78-	11.12.78		27	71	20	10,7	25
	11. 1.79	11. 1.79		20	98	25	11,3	24
	25. 1.-26. 2.79	25. 1.79		37	59	17	11,9	25
	2 d Pause	1. 3.79	81	34	50	14	11,6	25
4 x 50	2.3.- 1. 4.79	13. 3.79		45	75	18	11,5	24
		9. 4.79		17	37	9	11,8	23
4 x 100	10.4.-18. 6.79	18. 6.79		71	74	21	11,3	24
4 x 50	18.6.-14. 7.79							
	1 d Pause	16. 7.79	83	41	54	15	10,9	15
4 x 50	16.7.-	27. 7.79			55	15	11,2	15

* Fe-Absorption aus Eryfer: 17% aus 4 x 50 = 200 mg Fe^{2+}/d = 34 mg Fe/d
15% " 4 x 100 = 400 " " " = 60 mg Fe/d

Tabelle 4. Hohe diagnostische $^{59}Fe^{2+}$-Absorption und normale Serumferritinkonzentrationen bei einem infolge ständiger starker Blutungen aus einem Anastomosenulkus (nach Ileumresektion wegen Atresie) ständig im latenten bis manifesten Eisenmangel befindlichen 11jährigen Mädchen während der oralen Eisenerhaltungstherapie. (Schn. H., 11w, 77-79)

Datum	$^{59}Fe^{2+}$-Absorption (%)	Serum-ferritin (μg/l)	Serum-eisen (μg/100 ml)	TEBK	Transferrin-Fe-Sättigung (%)	Hämoglobin (g/100 ml)	MCH (pg)	
16. 6.77	94	13	17	398	4	8,5	29	^{59}Fe-Erythrozyteninkorporation:
21. 6.77		10	20	393	5	8,7	26	100%
21.6.-4.7.77: 2 x 50 mg Fe^{2+}/d (2 Eryfer/d)								
24. 6.77		15	33	397	8	8,9	25	^{59}Fe-Gesamtkörperelimination
28. 6.77		45				9,8	26	(24.6.-1.9.77): 5,4%/d = 121 ml
1. 7.77		61	43	385	11	9,6	25	Blut/d = 40 mg Fe/d
5. 7.77		88	43	353	12	10,1	26	
5.7.-12.7.77: 3 x 50 = 150 mg Fe/d (3 Eryfer/d)								
13.7.-25.7.77: 4 x 50 = 200 mg Fe/d (4 ")								
26.7.-26.8.77: 6 x 50 = 300 mg Fe/d (6 ")								
27. 7.77		84	39	315	12	10,3	30	
1. 9.77	66	61	26	284	9			
2.9.-22.11.77: 6 x 50 = 300 mg Fe/d (6 Eryfer/d)								
9. 9.77		180	47	318	15	9,5	29	^{59}Fe-Gesamtkörperelimination
23. 9.77		133	34	288	12			(9.9.-22.11.77): 4,1%/d = 98 ml
7.10.77		119	8	240	3,4	8,9	29	Blut/d = 31 mg Fe/d
21.10.77		101	10	313	3	9,3	28	
4.11.77		83	16	262	6	9,7	28	
22.11.77						8,9	29	
23.11.77: Operation: Resektion des Anastomosenulkus und Bluttransfusion								
2.12.77	84	65				12,1	30	

Datum								
16.12.77			74	346	21	12,7	29	^{59}Fe-Gesamtkörperelimination (16.12.77-2.5.78): 0,69%/d = 17 ml Blut/d = 7,1 mg Fe/d
17.12.77-12.6.78: 2 x 50 = 100 mg Fe/d (2 Eryfer/d)								
26. 1.78		67	57	324	18	12,3	29	
21. 2.78		77	50	321	16	12,5	29	
23. 3.78		48	56	335	17	12,1	31	
2. 5.78		43	44	324	14	12,0	31	
16. 5.78		41	37	360	10	11,6	30	
13. 6.78		34	33	350	9	12,3	30	^{59}Fe-Gesamtkörperelimination (16.5.-23.10.78): 0,95%/d = 23 ml Blut/d = 9,1 mg Fe/d
20.6.78-21.2.79: 2 x 100 = 200 mg Fe/d (4 Eryfer/d)								
29. 6.78		84	14	279	5	10,9	31	
31. 7.78		73	33	325	10	10,8	31	
23.10.78		53	67	314	21	11,4	29	
6.11.78		53				12,6	31	^{59}Fe-Gesamtkörperelimination (6.11.78-26.2.79): 1,3%/d = 35 ml Blut/d = 15 mg Fe/d
20.11.78		34				12,5	31	
21.12.78		41				11,6	32	
15. 1.79		37	48	381	13	12,4	32	
26. 2.79	80	45	41	322	11	12,3	32	
27.2.-26.6.79: 2 x 100 = 200 mg Fe/d (4 Eryfer/d)								
13. 3.79		82	--	---	--	11,5	30	^{59}Fe-Gesamtkörperelimination (13.3.-11.5.79): 1,5%/d = 40 ml Blut/d = 17 mg Fe/d
9. 4.79		40	38	403	10	12,0	29	
11. 5.79		53	36	369	10	11,5	30	

Eisenreserven an. Schon kurz nach Reduzierung der Eisendosierung auf wieder 4 x 50 = 200 mg Fe^{2+}/d fiel dann auch das Serumferritin zunächst wieder auf 50-60 μg/l und dann schließlich bis in den unteren Normalbereich auf 27-45 μg/l ab (Tabelle 3). Nur 7 Tage Unterbrechung der Eisentherapie reichten aus für einen Abfall des Serumferritins von 45 auf 17 μg/l und einen Serumeisenabfall von 75 auf 37 μg/100 ml, obwohl in dieser Zeit nur 33 mg Fe/d oder 264 mg Fe insgesamt durch Blutverluste von 82 ml/d verlorengingen. Da bei diesem Patienten die aus der oralen Eisentherapie (200 mg Fe/d) täglich absorbierten und im Hämoglobin inkorporierten Eisenmengen von 36-38 mg gerade ausreichten für die Kompensation der Eisenverlusten von 30-37 mg Fe/d entsprechenden gleichmäßigen Blutungen, konnten Eisenreserven nicht aufgebaut werden. Die nur während der oralen Eisentherapie mit 4 x 50 = 200 mg Fe/d im unteren Normalbereich mit 27-58 μg/l bzw. bei höherer Eisendosierung mit 4 x 100 = 400 mg Fe/d mit 87-109 μg/l beim Mittelwert des Normalbereichs liegenden, falsch zu hohen Serumferritinwerte zeigten keine normalisierten Eisenreserven an und fielen schon wenige Tage nach Unterbrechung der Eisentherapie wieder auf sehr niedrige Werte ab (Tabelle 3).

Bei einem nach Ileumresektion (angeborene Ileumatresie) ständig aus einem Anastomosenulkus stark blutenden 11jährigen Mädchen (gleichmäßige Blutverluste von 121 ml/Tag = 40 mg Fe/d = 5,4% ^{59}Fe-Gesamtkörper-Elimination/d) mit mittelschwerer Eisenmangelanämie führte die orale Eisentherapie mit zunächst 2 x 50 = 100 mg Fe/d zu einem raschen initialen Anstieg des Serumferritins von 10 μg/l auf 45 μg/l am 7. Tag und 61 bzw. 88 μg/l am 10. bzw. 14. Tag nach Therapiebeginn, obwohl ständig unverändert eine hypochrome Eisenmangelanämie mit herabgesetztem Serumeisen und niedriger Transferrin-Fe-Sättigung vorlag (Tabelle 4). Sieben Tage nach Erhöhung der Eisendosierung auf schließlich 6 x 50 = 300 mg Fe/d war das Serumferritin sogar auf 180 μg/l angestiegen, um dann langsam wieder auf 83 μg/l abzufallen, während weiterhin eine Eisenmangelanämie mit niedrigem Serumeisen und herabgesetzter Transferrin-Fe-Sättigung bestand und die hohe diagnostische ^{59}Fe^{2+}-Absorption von 84% erschöpfte Eisenreserven anzeigte (Tabelle 4). Nach der erneuten Resektion eines auch bei endoskopischer Betrachtung stark blutenden zirkulären Anastomosenulkus gingen die Blutverluste zunächst von 98 auf 17 ml Blut/Tag zurück, so daß die Serumferritinkonzentration auch bei einer Eisendosierung von nur 2 x 50 = 100 mg Fe/d zunächst mit 43-77 μg/l im Normalbereich blieb, während die niedrigen Serumeisen- und Transferrin-Fe-Sättigungswerte unverändert einen latenten Eisenmangel anzeigten. Wegen der dann wieder zunehmenden gastrointestinalen Blutverluste (Anstieg auf 23 und dann 35 ml Blut/Tag) und gleichzeitig abfallenden Serumferritin- und Serumeisenwerte wurde die orale Eisendosis von 100 mg Fe/d auf 200 mg Fe/d heraufgesetzt. Zehn Tage später ließ sich noch ein erneuter, durch die Eisendosiserhöhung verursachter „initialer" Serumferritinanstieg auf 84 μg/l nachweisen. Wohl wegen langsam weiter zunehmender Blutverluste (bis zu 40 ml/d) und unregelmäßiger Eiseneinnahme fiel das Serumferritin dann auf noch im unteren Normalbereich liegende Werte von 34-45 μg/l ab. Die auf 80% erhöhte diagnostische ^{59}Fe^{2+}-Absorption zeigte das Fehlen des Reserveeisens, das niedrige Serumeisen und die herabgesetzte Transferrin-Fe-Sättigung einen bestehenden latenten Eisenmangel an (Tabelle 4). Bei dieser ständig mehr oder minder blutenden Patientin waren fast alle während der Eisentherapie gemessenen Serumferritinwerte bei gleichzeitig bestehendem latenten bis manifesten Eisenmangel falsch zu hoch und signalisierten nicht vorhandene normale Eisenreserven.

Wir folgern aus unseren Befunden:

1. Der kurz nach Beginn einer oralen Eisentherapie bei manchen Patienten mit Eisenmangelanämie zu beobachtende *initiale Serumferritinanstieg* bis in den unteren bis oberen Normalbereich hinein bei gleichzeitig noch bestehender Eisenmangelanämie zeigt keine Normalisierung der Eisenreserven an, sondern kommt wohl durch eine überproportionale Stimulierung der Ferritinbiosynthese und Freisetzung im RES zustande.
2. Die bei der Eisenerhaltungstherapie stark dauerblutender Patienten in Abhängigkeit von der oralen Eisendosis erreichbare völlige Normalisierung des Serumferritins bei gleichzeitig weiterbestehendem latentem oder manifestem Eisenmangel ist ebenfalls kein Hinweis für aufgefüllte Eisenreserven, sondern auf eine ständige, Eisendosis-abhängige Stimulierung der Ferritinsynthese und Freisetzung zurückzuführen.
3. Während und kurz nach Abschluß einer oralen Eisentherapie ist die sonst bestehende enge Korrelation zwischen Serumferritin und verfügbaren Gesamtkörper-Eisenreserven aufgehoben und mit falsch zu hohen Serumferritinkonzentrationen zu rechnen.
4. Wie bei den diagnostischen ^{59}Fe-Absorptionstests sollte auch die diagnostische Bewertung des Serumferritins bei nicht stark blutenden Patienten frühestens 1-2 Wochen nach Abschluß der oralen Eisentherapie erfolgen. Nach Abschluß einer parenteralen Eisentherapie muß wahrscheinlich sogar über 1-2 Monate mit falsch zu hohen Serumferritinwerten gerechnet werden.

Diskussion

Kaltwasser

In diesem Beitrag werden aus der Beobachtung von 5 Einzelfällen allgemeine Folgerungen über den diagnostischen Wert des Serumferritins bei der Verlaufskontrolle einer oralen Eisentherapie abgeleitet, die nicht einer breiteren klinischen Erfahrung entsprechen. Zwar wird der initiale Ferritinanstieg in unterschiedlicher Ausprägung auch in unseren Beobachtungen bestätigt — die diagnostische Relevanz des Befundes ist aber gering, da wenige Tage nach Beginn einer oralen Eisentherapie keine Notwendigkeit besteht, die Eisenspeicherfüllung zu beurteilen. Dies ist erst nach Ausgleich des Hb-Defizits sinnvoll. Deshalb erscheinen uns die umfangreichen Berechnungen des Speichereisengehaltes in der Frühphase der Eisentherapie irrelevant, zumal alle Berechnungen auf der Annahme einer konstanten Relation von 8 mg Speichereisen pro 1 μg/l Serumferritin beruhen. Tatsächlich besteht aber eine große Variation in dieser Beziehung (s. Heinrich, S. 63). Die Autoren gehen von der absoluten Zuverlässigkeit der intestinalen Absorption als Speichereisenindikator aus. Es ist aber bekannt, daß wenige Tage nach einem akuten Blutverlust die intestinale Eisenabsorption wesentlich ansteigt, obwohl zu diesem Zeitpunkt noch normale Speichereisenmengen vorhanden sind [Crosby WH (1963) The control of iron balance by the intestinal mucosa. Blood 22:441]. Man kann deshalb nicht ausschließen, daß bei den angegebenen Absorptionsdaten nicht auch der Blutverlust per se zu einer Steigerung der Absorption geführt hat. Bezüglich des initialen Serumferritinanstiegs bei dem Patienten mit M. Osler (Tabelle 3) sollte nicht unerwähnt bleiben, daß zwischen dem Vorwert und dem ersten Meßwert des Serumferritins unter Eisentherapie zusätzlich 4 l Blut transfundiert worden sind (s. Abb. 4 des Beitrags von K. Hausmann, S. 116).

Hämatologische Parameter während der Schwangerschaft

H. G. van Eijk, N. C. Verhoef

Zusammenfassung

Der Eisenstatus wurde bei zwei Gruppen von schwangeren Frauen untersucht. Gruppe A erhielt 100 mg Eisen/Tag verabreicht. Gruppe B erhielt kein Eisen.

1. Bei allen Personen wurden in regelmäßigen Abständen, beginnend im dritten Monat, bis zur Geburt und drei Monate nach der Geburt die Konzentrationen von Hämoglobin, Serumeisen, Transferrin und Serumferritin bestimmt. Die gleichen Untersuchungen wurden auch im Nabelschnurblut durchgeführt.
2. Die Veränderungen im Eisenstatus scheinen bei den Personen mit Eisensubstitution geringer ausgeprägt zu sein als bei den anderen. Ein Abfall von Hämoglobin, Serumeisen und Serumferritin wurde jedoch bei allen Frauen beobachtet.
3. Drei Monate nach der Geburt sind die Hämoglobinkonzentrationen durchweg wieder bis in den Normalbereich für Frauen angestiegen, aber die Serumferritinkonzentrationen sind immer noch sehr gering.
4. Der Eisenstatus der Mutter hat keine Auswirkungen auf den Fetus. Zwischen den Gruppen A und B wurden bei den Nabelschnurblutwerten keine signifikanten Unterschiede gefunden.

Einführung

Während der Schwangerschaft kommt es zu Veränderungen bei den Eisenstoffwechsel-Parametern. Eine beträchtliche Menge an Eisen wird von der Mutter auf den Fetus übertragen. Bei der Geburt enthält der menschliche Fetus 200-400 mg Eisen. Über den Transfermechanismus für Eisen von der Mutter auf den Fetus durch die Plazenta ist nur wenig bekannt, ungeachtet der großen Zahl von Untersuchungen bei verschiedenen Tieren. Es erscheint so, daß der verfügbare Eisenpool in der Leber an der Mobilisierung dieses Eisens beteiligt ist. Dieses Eisen liegt hauptsächlich intrazellulär im Ferritin der RES-Zellen der Leber vor. Intrazelluläres Ferritin kann in histologischen Ausstrichpräparaten durch Anfärbung mit Preußischblau nachgewiesen werden. Auch im zirkulierenden Blut wird normalerweise Ferritin in geringen Konzentrationen zwischen 10 und 200 μg/l gefunden. Bei normalen, d.h. nicht-pathologischen Bedingungen soll die Serumferritinkonzentration dem Speichereisen entsprechen. Bei Patienten mit malignen Erkrankungen oder Gewebeschädigungen kann die Beziehung zwischen Serumferritin und dem Eisenstatus durch Veränderungen bei der Bildung oder der Freisetzung von Ferritin gestört sein. Nach Angaben in der Literatur soll 1 μg Ferritin pro Liter Serum 8 mg Speichereisen entsprechen.

In dieser Arbeit soll die Wertigkeit verschiedener hämatologischer Parameter, insbesondere des Serumferritins als Maß für die Eisenreserven während der Schwangerschaft und daraus folgend als eine Indikation für die Eisentherapie dargelegt werden. Zusätzlich zu den Ergebnissen beim Menschen haben wir bei graviden Ratten auf chemischem Wege aus einer Nadelbiopsie das Lebereisen der Mütter und Feten bestimmt.

Material und Methoden

Für diese Studie wurden dreißig Schwangere, die die geburtshilfliche Klinik des Universitätskrankenhauses Rotterdam aufsuchten, willkürlich ausgesucht. In allen Fällen waren der Verlauf der Schwangerschaft und die Geburt unkompliziert. 15 der Frauen (Gruppe A) erhielten täglich 100 mg Eisen als Eisensulfat vom dritten Monat der Schwangerschaft bis zur Geburt. Die 15 anderen Frauen erhielten keinerlei Eisensubstitution (Gruppe B). Beginnend mit dem dritten Monat bis zur Geburt wurde alle drei bis vier Wochen jeweils zwischen 14 und 16 Uhr eine Probe venösen Blutes entnommen, außerdem drei Monate nach der Geburt. Jeweils 5 ml wurden in Polystyrenröhrchen gegeben, die Sequestrene als Antikoagulans enthielten. Unmittelbar nach der Geburt wurde gemischtes Nabelschnurblut entnommen. Die Hämoglobinkonzentration wurde mit einem Coulter Counter Modell S bestimmt. Das Instrument war kalibriert mit der Hämatologiereferenzkontrolle 4 C (Coulter Diagnostics Inc., Hialek, Fla./USA).

Die Serumeisen- und Transferrinkonzentration wurden nach einer früher bereits beschriebenen Methode bestimmt. Für die Bestimmung des Serumferritins wurde ein spezifischer hochempfindlicher Festphasen-Radioimmunoassay verwendet, der von Halliday übernommen wurde und bereits früher im Detail beschrieben worden ist. Die Reproduzierbarkeit aller verwendeten Methoden war besser als 95%. Für den statistischen Vergleich der Parameter zwischen den Gruppen A und B wurde der zweiseitige Wilcoxon-Test verwendet.

Bei einer Gruppe von 10 weiblichen Wistar-Ratten wurde der mittlere Lebereisengehalt gemessen. In Gruppen von jeweils 10 graviden Ratten wurde der mittlere Lebereisengehalt in der mütterlichen und der fetalen Leber am Tag 12, 14, 16, 18 und 22 (bei der Geburt) bestimmt. Zu denselben Zeitpunkten wurde die Ferritinkonzentration in den Rattenseren bestimmt.

Ergebnisse

Wir untersuchten die Konzentrationen von Hb, Transferrin, Serumeisen und Serumferritin im mütterlichen Blut bei der Geburt, im mütterlichen Blut 12 Wochen nach der Geburt (unter der Annahme, daß die Hb-Werte in diesem Blut denen im Blut vor der Schwangerschaft entsprechen) und im Nabelschnurblut bei der Geburt. Außerdem wurde das zeitliche Verhalten von Hämoglobin, Transferrin, Serumeisen und Serumferritin bei etwa 15 schwangeren Frauen mit Eisensubstitution (Gruppe A) und 15 Frauen ohne Eisensubstitution (Gruppe B) in einer sechsmonatigen Verlaufskontrolle bis zur Geburt bestimmt.

In den Abb. 1-4 sind als Beispiel für die Ergebnisse jeweils fünf oder sechs Kurven von jeder untersuchten Gruppe dargestellt. Zusätzlich ist der Verlauf des Mittelwertes für beide Gruppen von jeweils 15 Personen in diesen Abbildungen eingezeichnet. Aus Abb. 1 entnehmen wir einen Abfall der Hb-Konzentration bis zur 28. Woche, danach einen

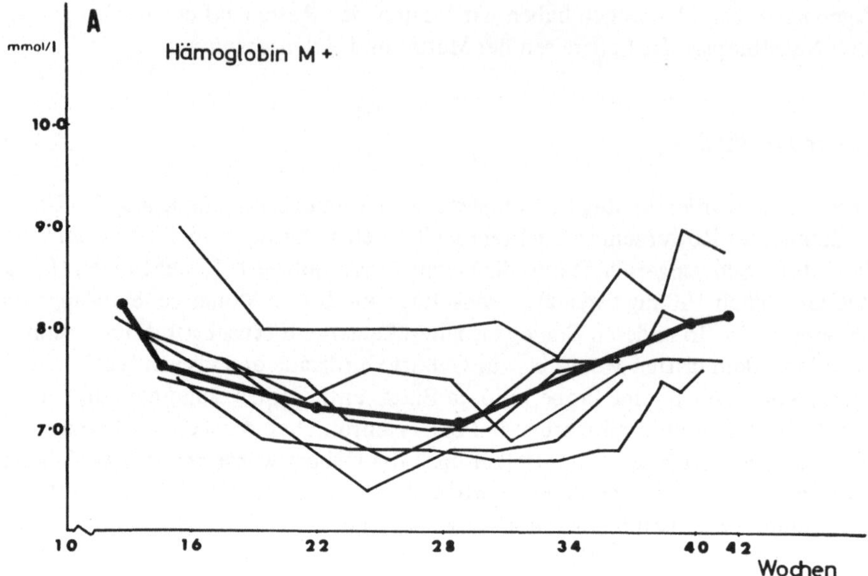

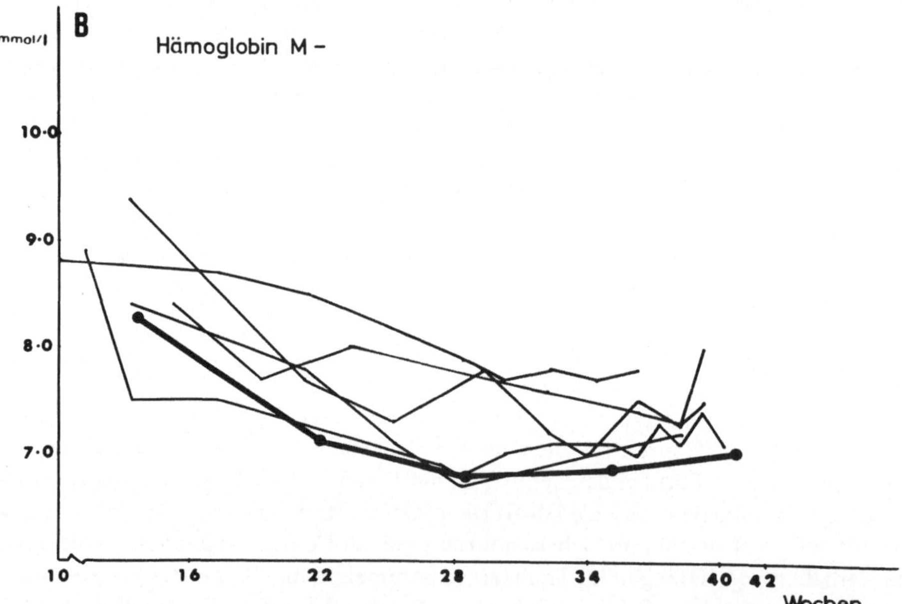

Abb. 1. Zeitlicher Verlauf der Hämoglobinkonzentration. M+, im mütterlichen Blut mit Eisentherapie; M-, im mütterlichen Blut ohne Eisentherapie. Die Mittelwerte für jede Gruppe (A und B, je 15 Personen) sind durch fette Linien dargestellt

leichten Anstieg. In Abb. 2 kann man einen allmählich fortschreitenden Abfall der Serumeisenkonzentration während der Schwangerschaft erkennen. Abb. 3 gibt den Anstieg der Transferrinkonzentration wieder, der in Übereinstimmung mit dem Abfall der Serumeisenkonzentration (s. Abb. 2) steht. Abb. 4 gibt den Abfall der Ferritinkonzentration während der Schwangerschaft wieder. Für Gruppe A ergibt sich eine mittlere Ferritinkonzentration in der 14. Woche von 53 μg/l, für Gruppe B von 47 μg/l. Die statistische Analyse ergab keine signifikanten Unterschiede bei Hb, Transferrin und Serumeisen zwischen den Gruppen A und B in der 14. und 28. Woche. Wie man aus den Abb. 5-8 entnehmen kann, ergaben sich dagegen bei der Geburt zwischen den Gruppen A und B signifikante Unterschiede in den Konzentrationen von Hämoglobin, Transferrin, Serumeisen und Serumferritin. In den Abb. 5-8 werden die Werte im mütterlichen Blut bei der Geburt und im Nabelschnurblut zwischen den Gruppen A und B verglichen. Aus diesen Abbildungen kann man entnehmen, daß es keine Unterschiede zwischen den Gruppen A und B bei den Nabelschnurblutwerten gibt. Dies bedeutet, daß für den Fetus keine Unterschiede in Bezug auf den Eisenstatus der Mutter bestehen. Die vergleichsweisen Daten sind nochmals in den Tabellen 1 und 2 dargestellt. Der zeitliche Verlauf von mütterlichem und fetalem Lebereisen bei weiblichen Ratten und zusätzlich von mütterlichem Serumeisen ist in Abb. 9 aufgezeigt. Es gibt eine deutliche Abnahme des Lebereisens während der Schwangerschaft, sobald das fetale Lebereisen ansteigt. Wir beobachteten auch einen leichten Abfall der mütterlichen Serumferritinkonzentration.

Diskussion

Ausgehend von einer normalen mittleren Hämoglobinkonzentration (Hb = 8,7 mmol/l) bei den dreißig schwangeren Frauen konnten wir eine Abnahme des Hb bis auf einen Mittelwert von 7,0 mmol/l bei der Geburt bei den Frauen ohne Eisensubstitution feststellen. Dagegen wiesen die Frauen mit täglicher Einnahme von 100 mg Eisen bei der Geburt einen Mittelwert von 8,2 mmol Hb/l auf. Parallel zum Abfall der Hb-Konzentration wurde eine Abnahme der Serumeisenkonzentration bei Gruppe A bis auf 9 μmol/l beobachtet. Ausgehend von einer mittleren Serumferritinkonzentration von ungefähr 50 μg/l (Normalwert für Frauen) fanden wir einen merklichen Abfall um etwa 30-40 μg/l. Dies deutet auf eine Mobilisierung des Speichereisenpools durch den Bedarf einer normalen Schwangerschaft hin.

Nach Literaturdaten entspricht 1 μg Ferritin/l Serum 8-10 mg Reserveeisen. Bei einem normalen Blutvolumen und einem Hämatokrit von 0,5 beträgt das Plasmavolumen 2-2,5 l. Dann entspricht ein Abfall von 30-40 μg/l des Serumferritins einem Verlust von ungefähr 400 mg Eisen.

Drei Monate nach der Schwangerschaft bestimmten wir nochmals die Hämoglobinkonzentration. Bei beiden Gruppen war das Hämoglobin auf normale Werte (8,7 mmol/l angestiegen. Im Gegensatz zum normalen Hämoglobinwert war die Serumferritinkonzentration überraschenderweise immer noch gering. Dies könnte bedeuten, daß das für die Wiederherstellung der Hämoglobinbilanz notwendige Eisen aus dem Leberferritin freigesetzt wurde. Ein geringeres Serumferritin stimmt gut mit weniger Speichereisen in der Leber überein. Im Hinblick auf die Therapie erscheint nach diesen Ergebnissen eine erhöhte Eisenzufuhr nach der Schwangerschaft nützlich.

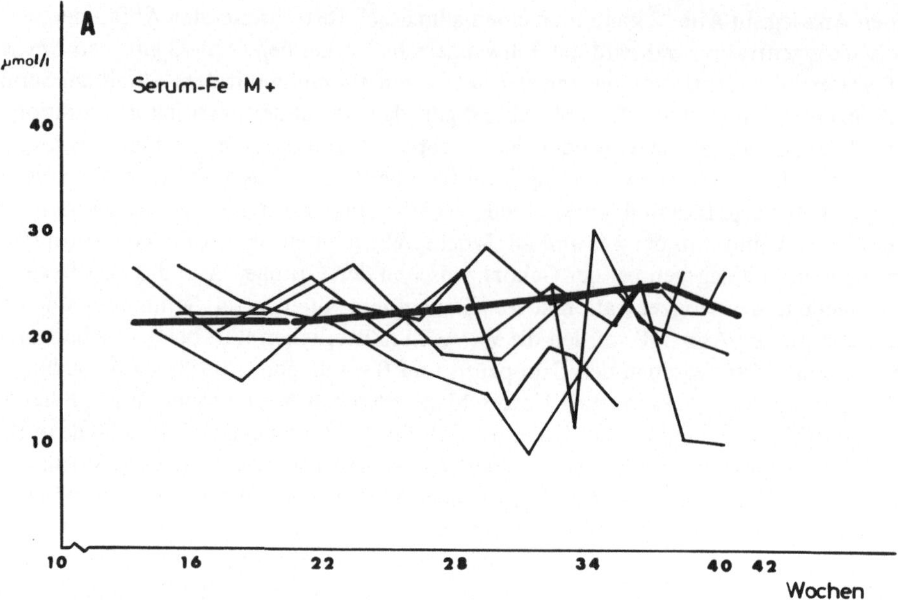

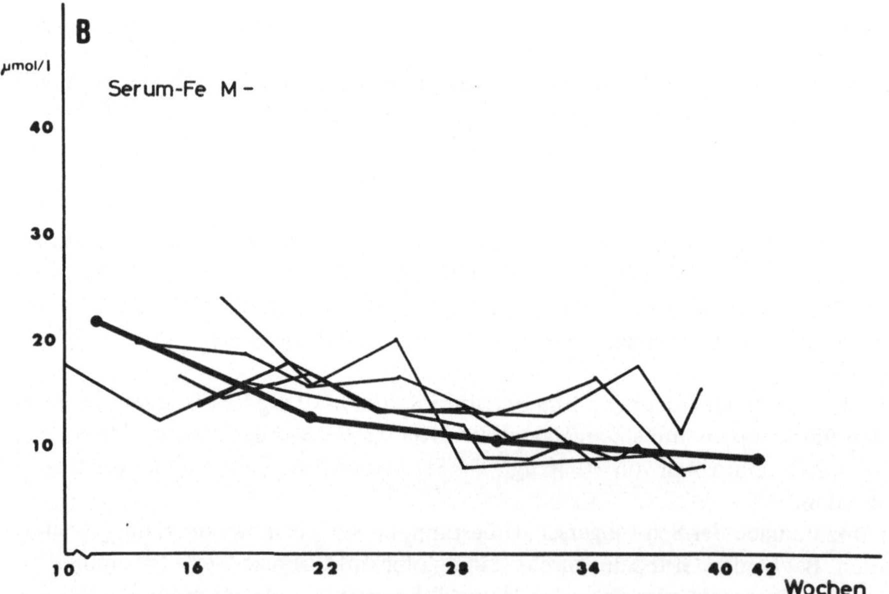

Abb. 2. Zeitlicher Verlauf der Serumeisenkonzentration. M+, mütterliches Blut mit Eisentherapie; M−, mütterliches Blut ohne Eisentherapie. Die Mittelwerte für jede Gruppe (15 Personen) sind durch fette Linien dargestellt

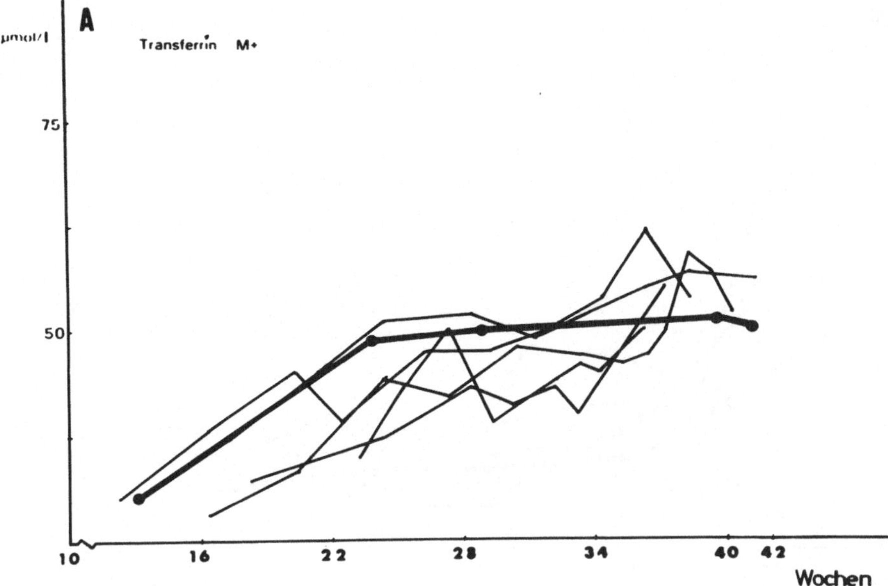

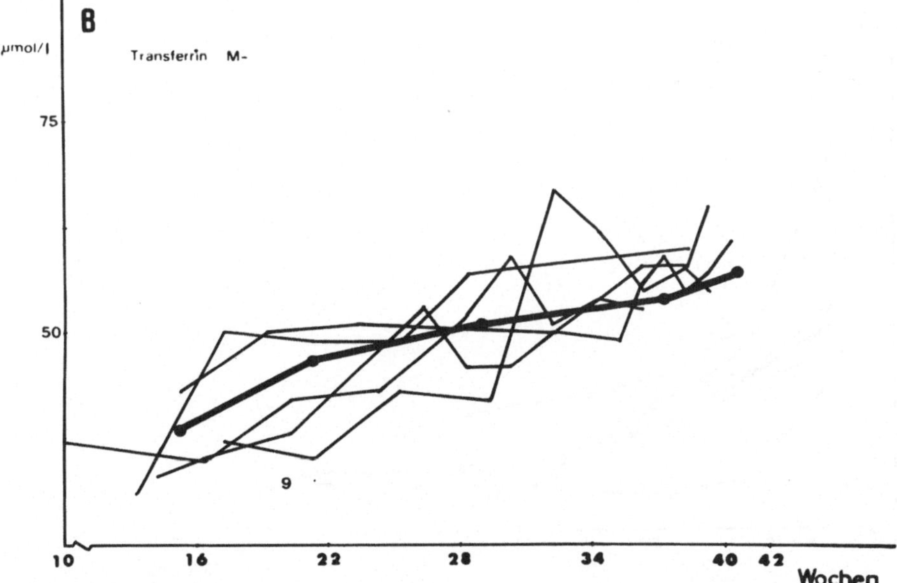

Abb. 3. Zeitlicher Verlauf der Transferrinkonzentration. M+, im mütterlichen Blut mit Eisentherapie; M-, im mütterlichen Blut ohne Eisentherapie. Die Mittelwerte für jede Gruppe (15 Personen) sind durch fette Linien dargestellt

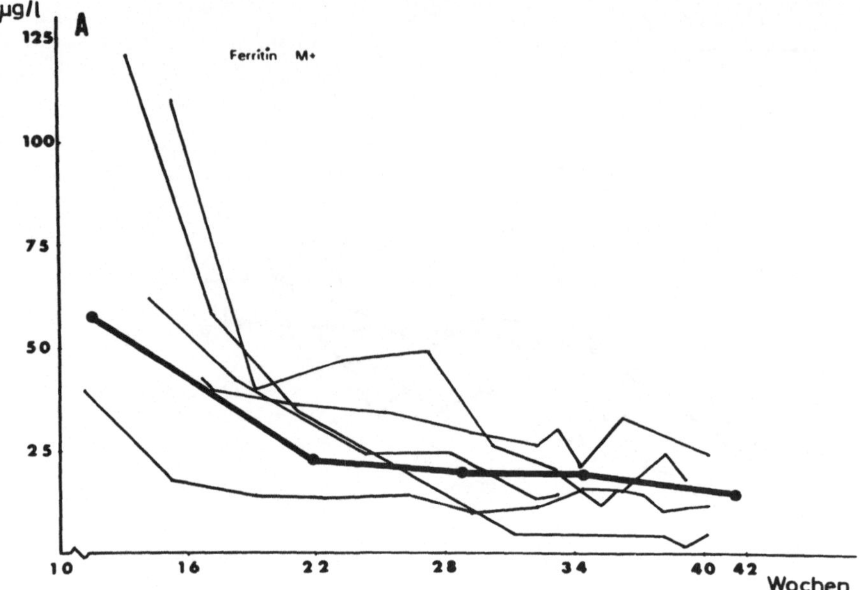

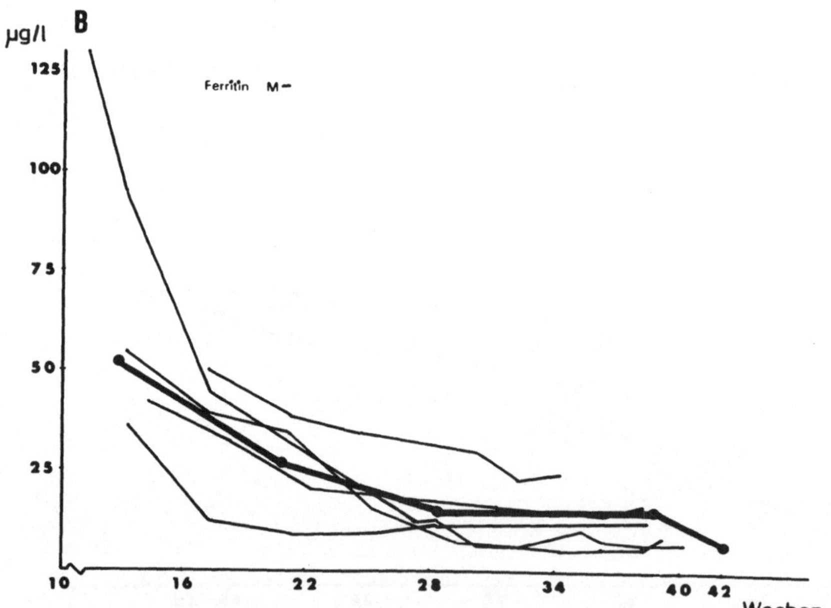

Abb. 4. Zeitlicher Verlauf der Serumferritinkonzentration. M+, im mütterlichen Blut mit Eisentherapie; M-, im mütterlichen Blut ohne Eisentherapie. Die Mittelwerte für jede Gruppe (15 Personen) sind durch fette Linien dargestellt

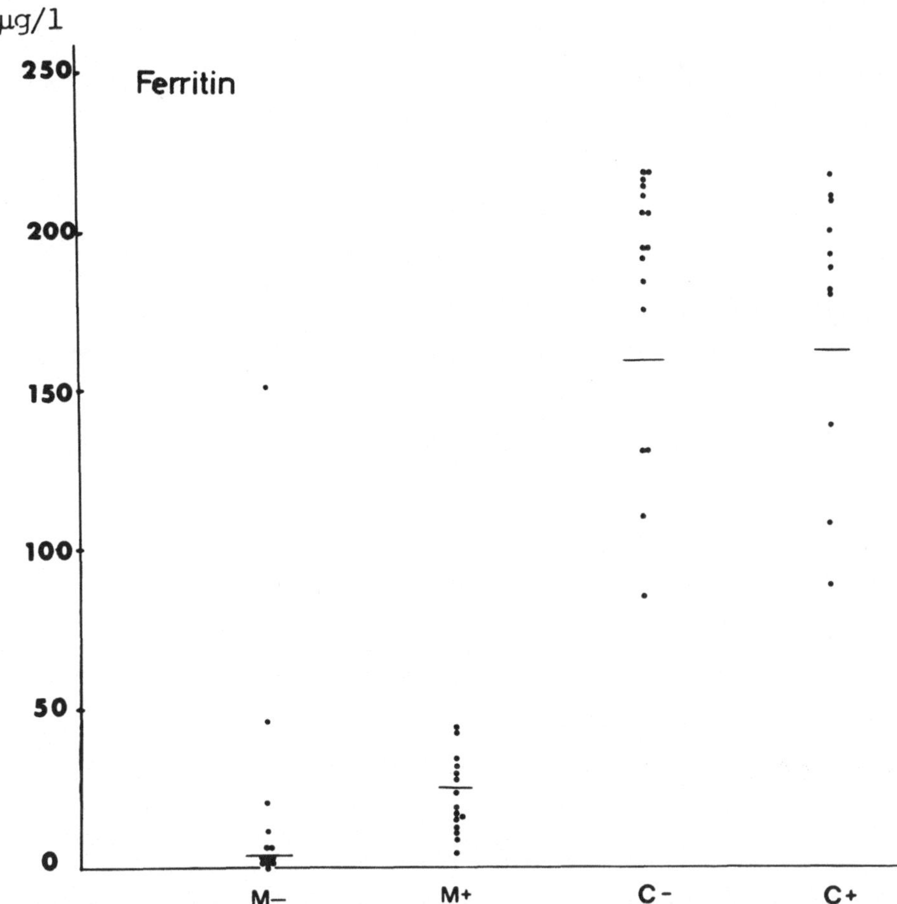

Abb. 5. Ferritinkonzentration im mütterlichen Blut bei der Geburt und im Nabelschnurblut. M+, mütterliches Blut mit Eisentherapie; M-, mütterliches Blut ohne Eisentherapie; C+, Nabelschnurblut mit Eisentherapie; C-, Nabelschnurblut ohne Eisentherapie. Die Mittelwerte sind durch waagerechte Balken gekennzeichnet

Inwieweit die Serumferritinkonzentration dem Eisengehalt der Leber entspricht, ist beim Menschen schwierig nachzuweisen. Aus unseren Tierexperimenten an Ratten können wir schließen, daß tatsächlich Eisen von der Mutter auf den Fetus übertragen wird (van Eijk et al. 1980). Wie bereits früher vermutet wurde, konnten wir trotzdem bei Ratten im Gegensatz zum Menschen keine signifikante Beziehung zwischen Lebereisen und Serumferritinabfall feststellen (Abb. 9).

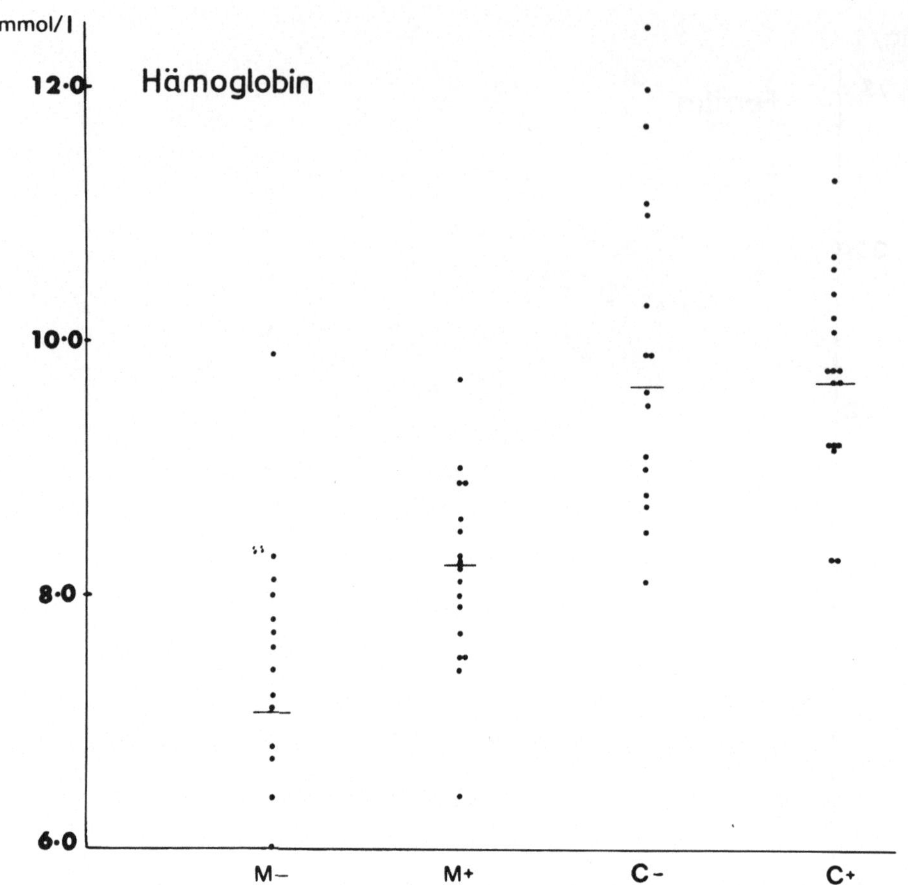

Abb. 6. Hämoglobinkonzentration im mütterlichen Blut bei der Geburt und im Nabelschnurblut (M+, M-, C+, C- s. Abb. 5)

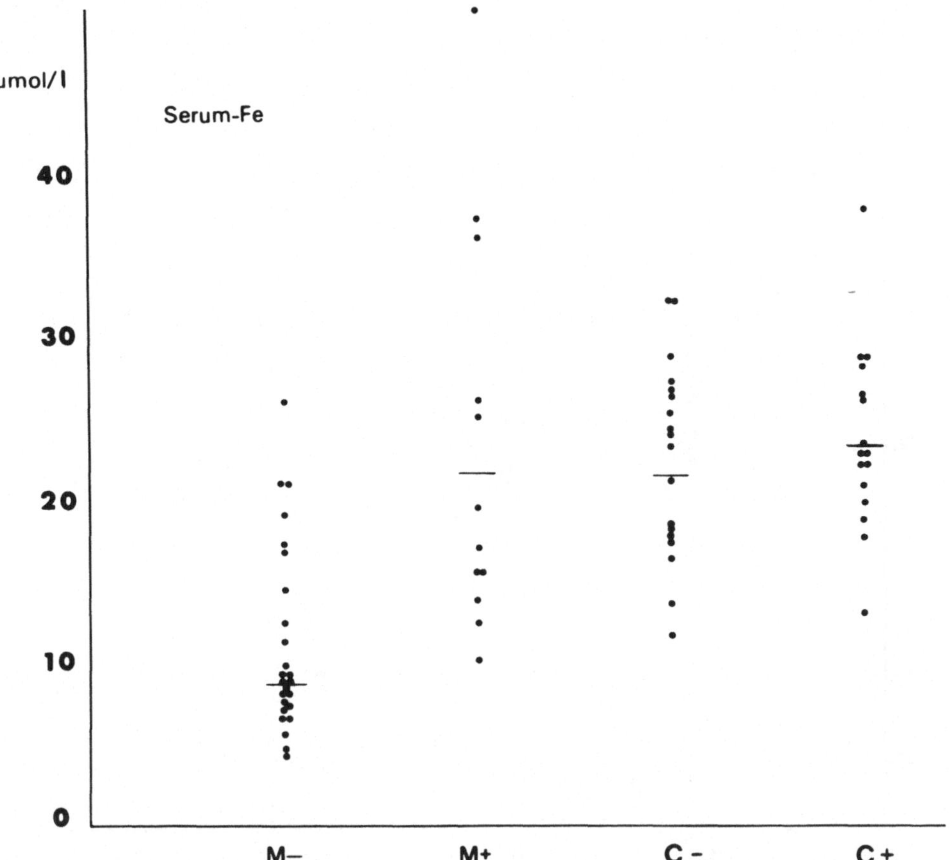

Abb. 7. Serumeisenkonzentration im mütterlichen Blut bei der Geburt und im Nabelschnurblut (M+, M-, C+, C- s. Abb. 5)

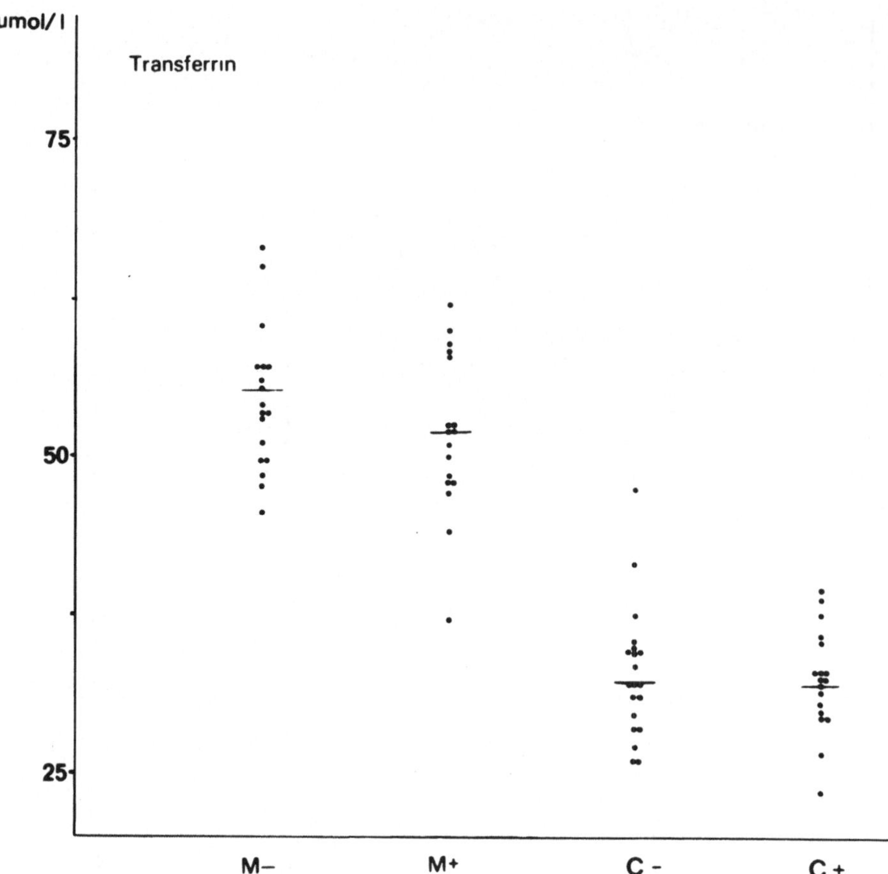

Abb. 8. Transferrinkonzentration im mütterlichen Blut bei der Geburt und im Nabelschnurblut (M+, M-, C+, C- s. Abb. 5)

Tabelle 1. Mittelwerte und Standardabweichungen der Konzentrationen von Hämoglobin, Transferrin, Serumeisen und Serumferritin bei Müttern mit bzw. ohne Eisentherapie zum Zeitpunkt der Geburt sowie deren Neugeborenen im Nabelschnurblut

	Mittelwerte $\pm$ S.D. (n = 15)			
	Hämoglobin (mmol/l)	Transferrin (μmol/l)	Serumeisen (μmol/l)	Ferritin (μg/l)
Mütterliches Serum bei Geburt ohne Fe	7.0 ± 1	54 ± 5	9 ± 3	5 ± 6
Mütterliches Serum bei Geburt mit Fe	8.2 ± 0.7	52 ± 6	21 ± 5	22 ± 12
Nabelschnurblut ohne Fe	9.7 ± 1.8	33 ± 5	24 ± 5	168 ± 44
Nabelschnurblut mit Fe	$9.7 \pm 0,8$	32 ± 4	22 ± 6	174 ± 45

Tabelle 2. Vergleich der Mittelwerte von Hämoglobin und Serumferritin bei Müttern mit bzw. ohne Eisentherapie zum Zeitpunkt und 12 Wochen nach der Geburt

	Hämoglobin (mmol/l) ± 1 S.D.	Ferritin (μg/l) ± 1 S.D.
Mütter, 12 Wochen nach Geburt, ohne Fe während Schwangerschaft	8,7 ± 0.3	18 ± 9
Mütter, 12 Wochen nach Geburt, mit Fe während Schwangerschaft	8.7 ± 0.3	23 ± 12
Mütter bei Geburt, ohne Fe während Schwangerschaft	7.0 ± 1	5 ± 6
Mütter bei Geburt, mit Fe während Schwangerschaft	8.2 ± 0.7	22 ± 12

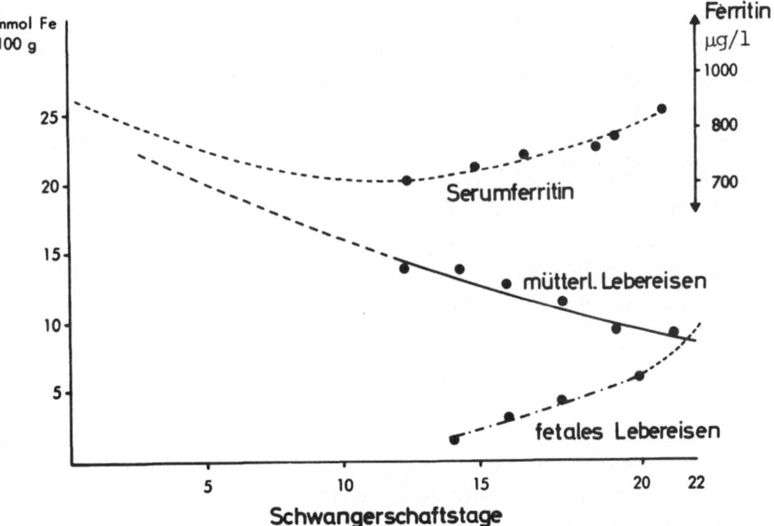

Abb. 9. Mütterliches und fetales Lebereisen während der Schwangerschaft bei Ratten. Zusätzlich ist die mütterliche Serumferritinkonzentration angegeben.

Literatur

Eijk HG van, Kroos MJ, Hoogendoorn GA, Wallenburg (1978) Serum Ferritin and iron stores during pregnancy. Clin Chim Acta 83: 81-91

Hunter JE (1978) Variable effects of iron status on the concentration of ferritin in rat plasma, liver and spleen. J Nutr 108: 497-505

Eijk HG van, Kroos MJ, Heul C van der, Verhoef NC, Yen-Jaspars Nde, Wallenburg HCS (im Druck) Observations on the iron status during pregnancy. Eur J Obstet Gynaecol

Diskussion

Heinrich

Der Anstieg des transplazentaren Eisentransfers in den Feten von zunächst 0,3-0,7 mg
Fe/d im zweiten Trimester auf schließlich 1,7-3,7 mg Fe/d im dritten Trimester und der
dementsprechende Anstieg des fetalen Gesamteisens von 60 mg gegen Ende des zweiten
Trimesters auf ca. 280 mg Fe kurz vor der Geburt erklärt die Erschöpfung der Eisenreserven bei praktisch allen Schwangeren und das häufige Vorkommen manifester Eisenmangelanämien im letzten Schwangerschaftstrimester. Frühgeborene haben die Periode
des maximalen transplazentaren Eisentransfers verpaßt, werden mit nur etwa der halben
Gesamtkörper-Eisenmenge geboren und geraten schon im ersten bis zweiten Trimenon
in einen Eisenmangel. Der von verschiedenen Arbeitsgruppen beschriebene kontinuierliche Abfall des mütterlichen Serumferritins auf schließlich etwa 10 ng/ml entspricht der
Erschöpfung der mütterlichen Eisenreserven während der Schwangerschaft und bestätigt
die Interpretation des von uns vor 10 Jahren beschriebenen Anstiegs der diagnostischen
$^{59}Fe^{2+}$-Absorption während der Schwangerschaft [Heinrich HC (1968) Klin Wochenschr
46: 199].

In der Schwangerschaftsperiode, in der die Eisenreserven erschöpft werden, steigt die
diagnostische $^{59}Fe^{2+}$-Absorption von zunächst $32 \pm 8\%$ auf schließlich $90\% \pm 5$ an und
fällt das Serumferritin von 100 auf etwa 13 ng/ml ab (vgl. Abb. 5, S. 74). Bei fast allen
Schwangeren ohne Eisenprophylaxe sind die Eisenreserven gegen Ende des zweiten Trimesters erschöpft und bei 20-30% entwickelt sich im letzten Trimester eine Eisenmangelanämie. Aus den Lehr- und Handbüchern sollte daher endlich der Begriff der „physiologischen" Schwangerschaftsanämie verschwinden, da es sich dabei um nichts anderes
als um einen Eisenmangel ohne bzw. mit Anämie handelt, der durch einen erhöhten physiologischen Eisenbedarf (7 mg Fe/d) verursacht wird und durch die bei der menstruierenden Frau schon mehr oder minder reduzierten Eisenreserven und die im Eisenmangel
mögliche Verdopplung der Nahrungseisenabsorption nicht kompensiert werden kann.

Göltner

Nachdem einerseits keine Beziehungen zwischen dem mütterlichen Serumferritin und dem
kindlichen Serumferritin nachgewiesen werden konnten, hat Jacobs andererseits über
deutliche Korrelationen zwischen dem mütterlichen Eisenmangel und den Neugeborenen-
Ferritinwerten berichtet. Haben Sie diese Beziehungen in Ihren Ergebnissen überprüft?
In eigenen Studien haben wir jetzt in einigen Fällen bei stark erniedrigten mütterlichen
Serumferritinwerten sogar deutlich erhöhte kindliche Werte beobachtet. Es werden bei
solchen Untersuchungen in Zukunft noch viel mehr schwangerschaftsbedingte Erkrankungen (Gestosen, Diabetes usw.) berücksichtigt werden müssen.

Worwood

Die erwähnte Arbeit von Fenton et al. aus Cardiff wurde 1977 im Br J Haematol 37: 145
veröffentlicht. Diese Autoren fanden geringere Serumferritinwerte im Nabelschnurblut

bei den Neugeborenen, deren Mütter Ferritinwerte unter 12 μg/l aufwiesen, im Vergleich zu den Neugeborenen von Müttern mit Ferritinwerten über 12 μg/l bei der Geburt. Dieses Ergebnis beruht aber auf einem anderen Untersuchungsansatz als in der Studie von Prof. van Eijk.

Kaltwasser

Wir führen derzeit ebenfalls eine Studie über den Eisenstatus im Verlauf der Schwangerschaft und bei Neugeborenen durch. Unsere bisherigen Ergebnisse bestätigen Ihren Befund, daß in der Schwangerschaft ein stetiger Abfall der Serumferritinkonzentration zu beobachten ist (Abb. 1, S. 178). Wie aus Abb. 1 ferner hervorgeht, trat der Abfall sowohl bei Schwangeren ohne Eisenprophylaxe als auch bei Schwangeren mit Eisenprophylaxe auf. Die Serumferritinkonzentration im Nabelschnurblut Neugeborener von Müttern mit einer Hb-Konzentration < 120 g/l lag ebenso im Normbereich, wie bei Kindern von Müttern, die keine Anämie aufwiesen (Abb. 2, S. 179). Dieser Befund bestätigt, daß die Neugeborenen ohne Rücksicht auf den Eisenstatus der Mutter mit einem möglichst optimalen Eisenspeicher ausgestattet sind.

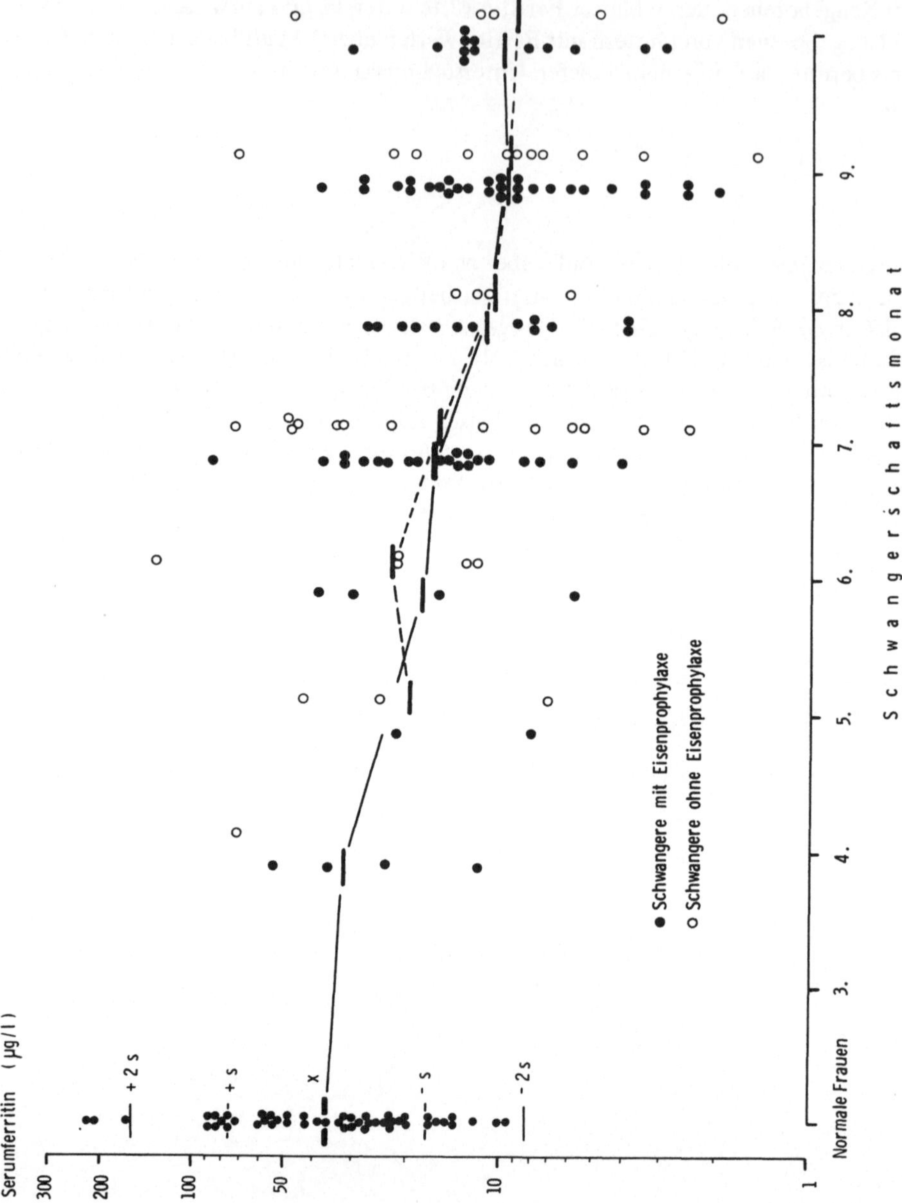

Abb. 1. Serumferritinkonzentration im Verlauf der Schwangerschaft bei Schwangeren mit und ohne Eisenprophylaxe im Vergleich zu normalen Frauen

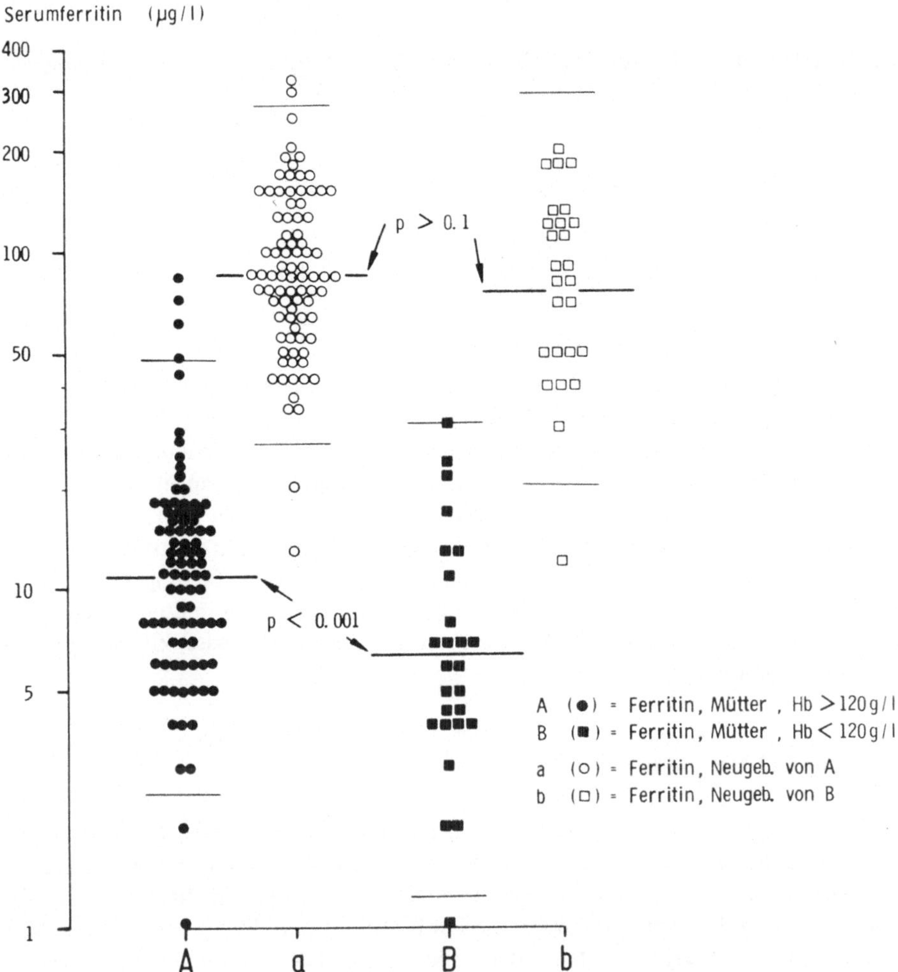

Abb. 2. Serumferritinkonzentration von Müttern mit und ohne Anämie am Geburtstermin im Vergleich zu den Serumferritinwerten ihrer neugeborenen Kinder

Serumferritin in der Gravidität: Normalverlauf, Frühgeburtsbestrebungen, EPH-Gestose

W. Linkesch, R. Pavelka, E. Kofler

Während Serumferritin bei normalem Schwangerschaftsverlauf in neueren Arbeiten untersucht wurde [1, 2, 12, 13], ist über das Verhalten des Serumferritins bei pathologischem Schwangerschaftsverlauf derzeit noch nichts bekannt. 30-40% aller Frauen in Europa und Nordamerika leiden aber an prälatentem oder latentem Eisenmangel, welcher unter der Belastung einer Schwangerschaft verstärkt und manifest werden kann [6, 7, 18]. Bei Eisenmangel sind perinatale Mortalität und Frühgeburtenrate deutlich erhöht [17]. Gerade in der Schwangerschaft ist daher eine genaue Beurteilung des Füllungszustands der Eisenspeicher von großer Wichtigkeit. Dazu eignet sich die immunoradiometrische Messung von Serumferritin als eine die Patientin wenig belastende, präzise, klinisch gut brauchbare Methode, besonders gut [14].

Patientengut und Methodik

Bei 108 Schwangeren wurde Serumferritin mittels heterologem Antikörpersystem (Behringwerke-Hoechst, Frankfurt) bestimmt. Weiter wurden Transferrin (radiale Immunodiffusion nach Mancini) und Serumeisen, Hämoglobin, Transferrinsättigung, Hämatokrit und Erythrozytenzahl nach Standardmethoden bestimmt und daraus der mittlere Hämoglobingehalt des Einzelerythrozyten (MCH), die mittlere Hämoglobinkonzentration (MCHC), sowie das mittlere Zellvolumen (MCV) berechnet.

39 Frauen hatten einen unauffälligen Schwangerschaftsverlauf, welcher mit einer termingerechten Geburt endete (vollendete 37 Wochen, Kind über 2500 g) [19]. 49 Schwangere boten Zeichen von Frühgeburtsbestrebungen, welche wir wie folgt definierten: 1. Auftreten vorzeitiger Wehen, die eine ambulante oder stationäre Tokolyse (Ritodrine) erforderlich machten. 2. Fälle mit Zervixinsuffizienz und 3. Fälle mit erfolgter Frühgeburt.

Bei 20 Schwangeren wurde eine leichte EPH-Gestose (2-4 Punkte nach dem Gestose-Index nach Rippmann) diagnostiziert [11 a, b, 16]. Da eine Störung der Korrelation von Serumferritin und dem Füllungszustand der Eisenspeicher beim Untergang von Gewebe auftritt [10, 15], wurden EPH-Gestosen höheren Schweregrades (Hepatopathie, Plazentarinfarkte) in diese Studie nicht aufgenommen.

In Einzelfällen wurden stichprobenartig Knochenmarkeisenfärbungen (Berliner Blau) durchgeführt und nach Gale et al. [3] mittels Graduierung von 0 bis 6 von zwei unabhängigen Befundern beurteilt. Die Schwangeren, welche ausnahmslos keine Eisentherapie erhalten hatten, wurden in zwei Gruppen unterteilt: Gruppe I mit einer Schwangerschaftsdauer von der 12. bis zur 28. Woche, Gruppe II mit einer Schwangerschaftsdauer über der 28. Woche.

Ergebnisse

Die Serumferritinwerte und hämatologischen Daten der Schwangeren mit normalem Verlauf, Frühgeburtsbestrebungen und leichten EPH-Gestosen sind in Tabelle 1 dargestellt. In den einzelnen Kollektiven konnte bei den Schwangerschaften jenseits der 28. Woche stets ein signifikanter Abfall (Student's t-Test) der Serumferritinwerte beobachtet werden (Gruppe I gegen Gruppe II): Unauffälliger Graviditätsverlauf (p $<$ 0,005), Frühgeburtsbestrebungen (p $<$ 0,005) und leichte EPH-Gestosen (p $<$ 0,02).

Bei Frühgeburtsbestrebungen fanden sich in beiden Gruppen etwas niedrigere Serumferritinwerte als bei normalem Verlauf. Die niedrigsten Werte aller Gruppen wurden bei Fällen mit EPH-Gestose gemessen, wobei sich hier nur in Gruppe II eine eindeutige Entleerung der Eisenspeicher zeigte (Serumferritin unter 30 μg/l).

Bei den unauffälligen Schwangerschaften wurde in beiden Gruppen eine signifikante Korrelation zwischen Serumferritin und Serumeisen bzw. eine signifikant negative Korrelation zwischen Serumferritin und Transferrin gefunden (s. Werte in Tabelle 1). Eine signifikante Korrelation zwischen Serumferritin und Serumeisen konnte nur noch in Gruppe II der EPH-Gestosen gefunden werden. Weiter konnten wir in keiner der Gruppen eine signifikante Korrelation zwischen Serumferritin, Erythrozytenzahl, Hämoglobin, Hämatokrit oder den Erythrozytenindizes feststellen.

Von 108 untersuchten Schwangeren zeigten 41, das sind 37%, eine Hypoferritinanämie (Serumferritin unter 30 μg/l). Tabelle 2 zeigt den Anteil (4-Feldertest) niedriger Ferritinwerte in den einzelnen Gruppen. Der signifikant höchste Anteil niedrigerer Ferritinwerte wurde jenseits der 28. Woche in der Gruppe der leichten Gestosen gefunden. Auch bei den anderen Kollektiven nimmt der Anteil niedrigerer Ferritinwerte nach der 28. Woche zu.

Die hämatologischen Daten dieser 41 Schwangeren mit Hypoferritinämie sind in Tabelle 3 dargestellt. Es ist ersichtlich, daß nur Serumferritin eindeutig einen Eisenmangel anzeigt, während dies aus den anderen Parametern nicht klar zu erkennen wäre. Bei drei dieser Fälle mit Serumferritinwerten unter 30 μg/l wurde eine Sternalpunktion mit Berliner-Blau-Färbung und einer Beurteilung nach Gale et al. [3] durchgeführt, die bei allen Patientinnen einen Grad 1 ergab. Bei einer dieser Patientinnen endete die Schwangerschaft mit einem intrauterinen Fruchttod in der 36. Woche (Gewicht des Feten: 2450 g).

Diskussion

Bereits ab der 12. Schwangerschaftswoche kommt es durch ein deutliches Ansteigen der erythropoetischen Aktivität der Mutter zu einem Absinken des Speichereisens [2]. Bei Vorliegen einer Anämie kommt es überdies zu einer überschießenden Steigerung der Erythropoetinproduktion [4]. Die mütterliche Erythropoese hat bis zur 28. Woche ihre Anforderungen an die Eisenspeicher weitgehend befriedigt [2]. Erst nach diesem Zeitpunkt verursacht der wachsende Eisenbedarf des Fetus einen weiteren signifikanten Abfall des Speichereisens der Schwangeren. Dieser Abfall, der auch von anderen Untersuchern beobachtet wurde [1, 2, 13], konnte in unserer Studie ebenfalls gefunden werden. Am Ende der Schwangerschaft sind die mütterlichen Eisenspeicher offenbar weitgehend entleert und die Serumferritinwerte daher niedrig [12, 13].

Der bei 37% unserer Schwangeren festgestellte Eisenmangel mit einem durchschnitt-

Tabelle 1. Hämatologische Daten von 108 Schwangeren bei normalem und pathologischem Schwangerschaftsverlauf (Mittelwerte und Standardabweichung)

Kollektiv		Serum-ferritin μg/l	Serum-eisen μmol/l	Transferrin g/l	Transferrin-sättigung %	Ery 10^{12}/l	Hb g/l	Hkt %	MCV fl	MCHC g/l	MCH pg
Unauffällige Gravidität											
12.-28.SSW	n = 20	$78^{\pm}45$	$22,0^{\pm}8,06$	$2,07^{\pm}0,63$	$46^{\pm}25$	$3,8^{\pm}0,4$	$122^{\pm}\ 7$	$36,8^{\pm}2,7$	$96^{\pm}4,3$	$332^{\pm}18$	$32.2^{\pm}1,5$
$\rangle$ 28.SSW	n = 19	$36^{\pm}27$	$16,1^{\pm}9,85$	$3,28^{\pm}0,88$	$30^{\pm}22$	$3,9^{\pm}0,4$	$124^{\pm}14$	$38,1^{\pm}3,3$	$96^{\pm}5,8$	$325^{\pm}24$	$31,2^{\pm}1,4$
Gravidität mit Frühgeburts-bestrebung											
12.-28.SSW	n = 21	$60^{\pm}43$	$20,7^{\pm}6,09$	$3,03^{\pm}1,42$	$32^{\pm}16$	$3,8^{\pm}0,3$	$123^{\pm}8$	$36,9^{\pm}2,9$	$95^{\pm}6,5$	$334^{\pm}16$	$31,6^{\pm}2,5$
$\rangle$ 28.SSW	n = 28	$32^{\pm}15$	$14,6^{\pm}4,65$	$3,82^{\pm}0,72$	$18^{\pm}\ 6$	$3,7^{\pm}0,4$	$122^{\pm}11$	$37,3^{\pm}3,0$	$98^{\pm}7,4$	$328^{\pm}23$	$32,1^{\pm}1,9$
EPH-Gestosen											
12.-28.SSW	n = 7	$49^{\pm}34$	$19,89^{\pm}4,3$	$2,71^{\pm}0,74$	$34^{\pm}13$	$3,8^{\pm}0,2$	$118^{\pm}8$	$35,8^{\pm}2,6$	$93^{\pm}3,9$	$330^{\pm}10$	$31\ ^{\pm}1,6$
$\rangle$ 28.SSW	n = 13	$24^{\pm}9$	$15,2^{\pm}4,65$	$4,26^{\pm}1,16$	$17^{\pm}\ 6$	$4,1^{\pm}0,3$	$126^{\pm}10$	$38,4^{\pm}2,6$	$92^{\pm}6,6$	$329^{\pm}18$	$30,1^{\pm}2,0$

Tabelle 2. Schwangere mit Hypoferritinämie ($\langle$ 30 µg/l); Prozentanteil in den einzelnen Gruppen

	12. - 28. Woche	ab 28. Woche
Unauff. Gravidität	3 von 20 /15%)	9 von 19 (47%)
Frühgeburts- bestrebung	5 von 21 (24%)	11 von 28 (39%)
EPH-Gestose	2 von 7 (28%)	11 von 13 (85%)

Tabelle 3. Hämatologische Daten von Schwangeren mit Hypoferritinämie (n = 41)

	$\bar{x}$	S.D.		$\bar{x}$	S.D.
Serumferritin (µg/l)	19,2	5,8	Hämoglobin (g/l)	117	11
Serumeisen (µmol/l)	14,0	5,3	Hämatokrit (%)	35	1
Transferrin (g/l)	3,91	1,0	MCV (fl)	97	6
Transferrinsättigung (%)	20	3,0	MCHC (g/l)	326	23
Erythrozyten (10^{12}/l)	3,6	0,3	MCH (pg)	31	2

lichen Serumferritinwert von 19,2 µg/l hätte mit Serumeisen, Transferrin, Transferrinsättigung, Erythrozytenzahl, Hämoglobin, Hämatokrit oder Erythrozytenindizes nicht eindeutig diagnostiziert werden können. Diese Resultate befinden sich in Übereinstimmung mit jenen anderer Autoren [2]. Auffallend ist die Tatsache, daß der Anteil der Schwangeren mit Hypoferritinämie im Kollektiv der leichten EPH-Gestosen besonders hoch ist. Plazentainsuffizienz und EPH-Gestose sind in hohem Maße miteinander vergesellschaftet [11 a, b]. Bei Schwangeren mit Hyposiderinämie wurden in 37% der Fälle pathologische Veränderungen in der Plazenta gefunden [17]. Ebenso ist bei Eisenmangel eine erhöhte Inzidenz von Frühgeburtlichkeit, Totgeburtenrate und perinataler Mortalität bekannt [17].

Serumferritin kann sehr frühzeitig und genau einen Eisenmangel anzeigen, da es von physiologischen Änderungen in der Gravidität, wie Vermehrung des Plasmavolumens, welche sich auf Hämoglobin- und Hämatokritwerte auswirken können, offenbar nicht betroffen wird [4, 8]. In Einzelfällen gilt allerdings die Einschränkung, daß in Fällen mit Gewebsuntergang (Hepatopathie, Plazentarinfarkte mit Nekrosen), sowie bei akuten und chronischen Infekten oder kurz nach dem Beginn einer Eisentherapie dieser Rückschluß auf den Füllungszustand der Eisenspeicher nicht immer möglich sein wird. In solchen Fällen sind Verlaufskontrollen angezeigt. Das Verhalten von Serumferritin bei Schwangerschaften mit schweren EPH-Gestosen, bei denen die Auswirkungen multipler pathophysiologischer Vorgänge in den Vordergrund treten, sollte gesondert betrachtet werden und ist Gegenstand einer weiteren Studie.

Unsere Ergebnisse bestätigen die gute klinische Brauchbarkeit der Serumferritinbestimmung in der Gravidität. Mit dieser relativ einfachen, die Schwangere wenig belastenden Methode kann im Vergleich zu anderen Parametern frühzeitig und auf breiter Basis die Indikation zu einer Eisentherapie in der Schwangerschaft gestellt werden.

Literatur

1. Eijk HG van, Kroos MJ, Hoogendorn GA, Wallenburg HCS (1978) Serum-Ferritin levels and iron stores during pregnancy. Clin Chim Acta 83: 81
2. Fenton V, Cavill I, Fisher J (1977) Iron stores in pregnancy. Br J Haematol 37: 145
3. Gale E, Torrance J, Bothwell Th (1963) The quantitative estimation of total iron stores in human bone marrow. J Clin Invest 42: 1076
4. Göltner E (1964) Erythropoetin in der Schwangerschaft und nach der Geburt. Arch Gynaekol 200: 60
5. Göltner E (1978) Die Bedeutung des Eisenmangels in der Gynäkologie und Geburtshilfe. Therapie 28: 7709
6. Hausmann K, Kuse R, Meinecke KH, Bartels H, Heinrich HC (1971) Diagnostische Kriterien des prälatenten, latenten und manifesten Eisenmangels. Klin Wochenschr 21: 1164
7. Heinrich HC, Bartels H, Heinisch B, Hausmann K, Kuse R, Humke W, Mauss HJ (1968) Intestinale ^{59}Fe-Resorption und prälatenter Eisenmangel während der Gravidität. Klin Wochenschr 46: 199
8. Hytten FE, Paintin DB (1963) Increase in plasma volume during normal pregnancy. J Obstet Gynaecol Br Cwlth 70: 402
9. Jacobs AF, Miller M, Worwood M, Beamish R, Wardrop CA (1972) Ferritin in the serum of normal subjects and patients with iron deficiency and iron overload. Br Med J 4: 206
10. Jacobs A, Path FRC, Worwood M (1975) Ferritin in serum, clinical and biochemical implications. N Engl J Med 292: 951
11a. Janisch H (1970) Morphogenetische und funktionelle Veränderungen bei EPH-Gestose, I. Teil. Z Geburth Gynäkol 173: 266
11b. Janisch H (1971) Morphogenetische und funktionelle Veränderungen bei EPH-Gestose, II. Teil. Z Geburth Gynäkol 174: 107
12. Kelly AM, MacDonald DJ (1978) Observations on mateternal fetal ferritin concentrations at term. Br J Obstet Gynaecol 85: 338
13. Kelly AM, MacDonald DJ, MacNay MB (1977) Ferritin as an assessment of iron stores in normal pregnancy. Br J Obstet Gynaecol 84: 434
14. Linkesch W (im Druck) Serum-Ferritin: diagnostische und klinische Bedeutung. Acta Med Austriaca
15. Lipschitz DY, Cook JD, Finch CA (1974) A clinical evaluation of serum ferritin as an index of iron store. N Engl J Med 290: 1213
16. Rippmann ET (1968) Gestosis of late pregnancy, nomenclature and scoring. Gynaecologia 165: 12
17. Roszkowski J, Wojcicka J, Zalenska K (1966) Serum iron deficiency during the third trimester of pregnancy: maternal complications and fate of the neonate. Obstet Gynecol 28: 820
18. World Health Organisation (1968) Technical Report Series 407: 1
19. World Health Organisation (1976) Definitions and recommendations. Off Rec Wld Hlth Org 233: 18

Die Serumferritinbestimmung im Kindesalter

G. Weippl

Zusammenfassung

Der Normbereich von Serumferritin ist im Kindesalter, wie viele andere Werte des Eisenstoffwechsels, vom Alter abhängig: Im Nabelschnurblut liegen die Werte, übereinstimmend bei allen Autoren, um 100 μg/l. Anschließend kommt es im 1. Lebensmonat, wohl im Zusammenhang mit der „Trimenon-anämisierung" zu einem Anstieg, der Werte von 160-320 μg/l erreichen kann. In den nächsten Monaten fällt das Serumferritin kontinuierlich ab, wobei im 6. Monat teilweise Eisenmangelwerte erreicht werden. Frühgeborene verhalten sich in den ersten Lebensmonaten wie reife Kinder.

Der Normbereich vom 1.-10. oder 15. Lebensjahr liegt bei einem Mittel von 30-43 μg/l übereinstimmend zwischen 10-15 μg/l bis 120-140 μg/l. Die Begrenzung nach unten hängt ab von der Zahl der Kinder mit prälatentem Eisenmangel, die kaum auszuscheiden sind. Die Durchschnittswerte in den einzelnen Lebensjahren (von 1-10) zeigen eine gering steigende Tendenz von 35-53 μg/l, die aber statistisch nicht zu sichern ist. Mit diesen Durchschnittsbefunden kann zu einer Reihe von Fragen, wie allgemeine Eisenprophylaxe, Beginn der Eisengabe für Frühgeborene, Stellung genommen werden.

Bei Eisenmangelanämien liegen die Mittelwerte bei 3,4 μg/l (13 Kinder), 7 μg/l (30 Kinder), 13,9 μg/l (39 Kinder). Nach 4 Wochen Eisentherapie wird ein Anstieg auf 18 μg/l, nach drei Monaten auf 50 μg/l beobachtet. Diese bisher wenigen Werte lassen, wie bei Erwachsenen, die Abhängigkeit von der Eisenspeicherung erkennen.

Bei chronischen Hämolysen werden schon im Kindesalter extrem hohe Werte (bei Thalassämie bis zu 9000 μg/l erreicht. Die Ferritinerniedrigung durch Vermehrung der Eisenausscheidung ist dabei bisher nur gering. Bei chronischen Erkrankungen mit Anämie ist die Ferritinbestimmung wichtig für die Frage einer Eisentherapie.

Einleitung

Die radioimmunologische Messung von Ferritin im Serum hat für alle Gebiete des Eisenstoffwechsels in den letzten Jahren zunehmend an Bedeutung gewonnen [Übersichten bei Addison et al. (1972); Jacobs et al. (1972); Dallman (1977); Kaltwasser u. Werner (1977); Kaltwasser (1978); Walters et al. (1973); Smith u. Rios (1975); Miles et al. (1974)].

Im Kindesalter bieten Physiologie und Pathologie des Eisenstoffwechsels viele Besonderheiten; eine neue Untersuchungsmethode, wofür nur Serum benötigt wird, ist daher für diese Altersperiode besonders interessant. Eine Übersicht über die heutigen Kenntnisse von Serumferritin im Kindesalter soll von den verschiedenen, für das Kindesalter typischen Problemkreisen ausgehen:

1. Durchschnittswerte und Normbereich. Wie weit sind die ermittelten Durchschnittswerte von gesunden Kindern mit normalen Serumeisen- und Transferrinwerten für die Ermittlung des Normbereiches verwendbar? Das Neugeborenenalter und das frühe

Kleinkindesalter sind für den Eisenstoffwechsel besonders unterschiedliche Abschnitte.
2. Frühgeborene entwickeln im 2.-3. Lebensmonat zunehmend einen Eisenmangel (Weippl 1974). Ermöglicht die Serumferritinbestimmung die Festlegung des genauen Zeitpunkts des Beginns dieses Eisenmangels?
3. Serumferritin bei Eisenmangel und Eisenmangelanämie.
4. Serumferritin bei Anämien mit Eisenüberschuß.
5. Serumferritin bei Infektionen.

1. Serumferritindurchschnittswerte und Normbereich (Abb. 1 u. 2)

Untersuchungen im *Nabelschnurblut* und bei Neugeborenen zeigen sehr übereinstimmende Werte: Siimes et al. (1974) fanden bei 21 Untersuchungen einen Mittelwert von 101 μg/l (Bereich 14-200 μg/l), Rios (1975) 100,5 (77-131 μg/l) bzw. 117 (82-166) μg/l bei insgesamt 26 Untersuchungen. Dabei stammt der erste Wert von Kindern mit Serumferritin der Mutter unter 9 μg/l, der zweite von Kindern mit Müttern ohne Eisenmangel. Der Mittelwert der eigenen Untersuchung von 32 Proben beträgt 96 μg/l (67-136 μg/l). Serumeisen und Transferrin sind im Nabelschnurblut sehr übereinstimmend ebenfalls hoch (Übersicht bei Weippl et al. 1973 a,b); bei eigenen Untersuchungen an 320 Proben fand sich ein Mittelwert von 154 μg/dlFe (72-237) und bei Transferrin von 204 (141-270) mg/dl, also 3,06 mg/l Eisenbindungskapazität. Im Säuglingsalter steigt das Ferritin im 1. Lebensmonat an und erreicht Werte von 150-300 μg/l. In dieser Phase wird die Neugeborenen-Polyglobulie abgebaut und durch die Trimenonanämisierung sinkt die Hämoglobinkonzentration auf 100 bis 110 g/l ab.

In den nächsten Monaten sinkt nun das Serumferritin fortlaufend; von besonderem Interesse erscheint der 6. Lebensmonat: Hier weichen die Werte der verschiedenen Autoren sehr wesentlich voneinander ab: Siimes et al. (1974) finden 40 μg/l, Rios et al. (1975) 6 μg/l, im eigenen Untersuchungsgut (Kaltwasser u. Weippl (1978) 26 μg/l. Dies entspricht vollständig der Situation des Eisenstoffwechsels in diesem Lebensalter. Abhängig von geographischen und sozioökonomischen Bedingungen ist mit einem erheblichen Anteil von Eisenmangelwerten in einer Durchschnittspopulation zu rechnen. Im eigenen Untersuchungsgut haben 12 von 51 Säuglingen ein Serumferritin von 10 μg/l oder weniger, wobei nur Kinder mit Hämoglobin über 110 g/l und einer Transferrinsättigung über 15% in diese Untersuchung einbezogen wurden.

Daraus ergeben sich zwei Fragenkomplexe: 1. Wie häufig ist Eisenmangel in einem Alterskollektiv und wie ist das Häufigkeitsverhältnis der einzelnen Formen zueinander? Im eigenen Untersuchungsgut finden sich unter 1% Eisenmangelanämien, 25% mit latentem Eisenmangel und 23% prälatentem Eisenmangel bei allerdings nur insgesamt 69 Säuglingen. 2. Wie hoch muß der Anteil an Eisenmangel sein, damit eine allgemeine Eisenprophylaxe gerechtfertigt ist?

Im Kleinkindes- und Schulalter liegen die Serumferritinwerte recht gleichmäßig etwa zwischen 35 und 50 μg/l. Die Werte der eigenen Untersuchungen an 100 Kindern von 1-10 Jahren (Weippl und Kaltwasser) stimmen mit den Angaben von Hussein et al. (1978) und Siimes et al. (1974), die 573 Kinder untersuchten, überein. Bei einer jahrgangsweisen Aufteilung der eigenen Werte konnte mit einem Korrelationskoeffizienten von r= 0,1368

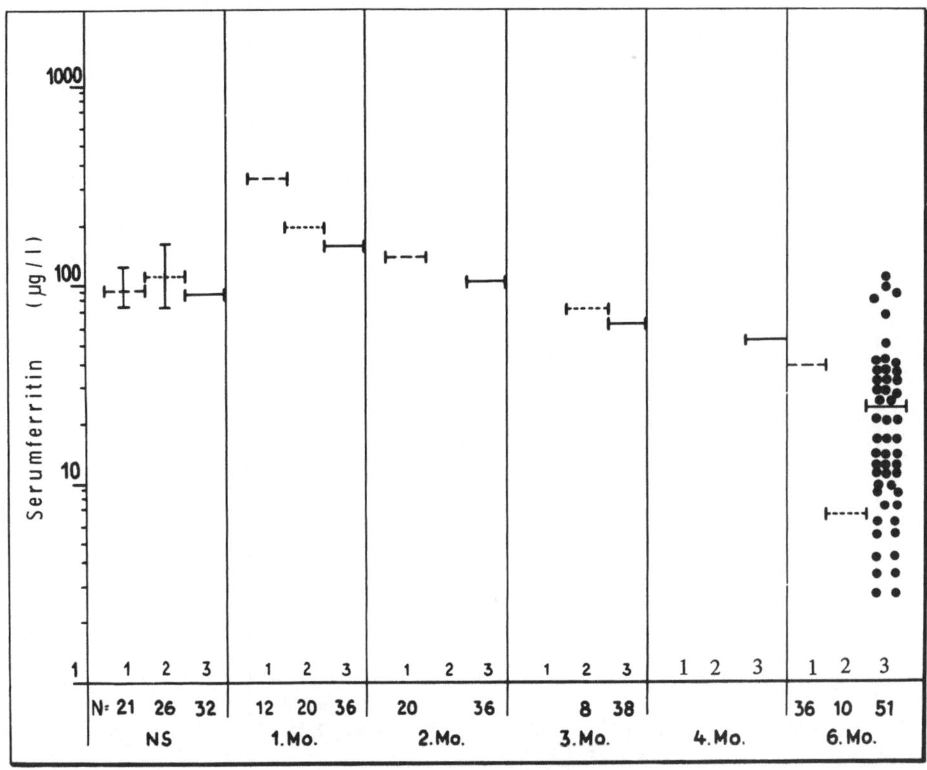

Abb. 1. Durchschnittswerte des Serumferritins im Nabelschnurblut (*NS*) und vom 1.-6. Lebensmonat. *1* Siimes et al. (1974); *2* Rios et al. (1975); *3* eigene Werte

keine Altersabhängigkeit innerhalb von 1-10 Jahren nachgewiesen werden, auch eine Varianzanalyse der log-Mittelwerte ergab keine sichere Differenz. Allerdings erscheint die mit dem Alter ansteigende untere Begrenzung durch $(\bar{x}-2s)$ für eine zunehmende Verminderung des Eisenmangels zu sprechen. Auch beim Vergleich des eigenen Normbereichs mit dem von Hussein et al. (1978) und dem von Siimes et al. (1974) fällt die Verschiedenheit der unteren Begrenzung auf, was wohl durch die unterschiedliche Häufigkeit von prälatentem Eisenmangel im jeweiligen Untersuchungsgut erklärbar ist.

2. Serumferritin bei Frühgeborenen (Abb. 3)

Die Serumferritinwerte bei Frühgeborenen unterscheiden sich eigentlich nicht von den Werten bei reifgeborenen Kindern, wie die Abb. 3 zeigt. Die Werte im Nabelschnurblut liegen um 100 μg/l, in den ersten Lebenswochen erfolgt ein Anstieg auf fast 200 μg/l, anschließend sinkt das Ferritin auf etwa 160 μg/l im 2. Lebensmonat ab. Der weitere Verlauf aber unterscheidet sich nun grundsätzlich. Es ist seit langem bekannt (Weippl 1956), daß Frühgeborene vom 3. Lebensmonat an zunehmend eine Eisenmangelanämie entwickeln, die schließlich lebensbedrohlich werden kann. Daher erhalten heute Früh-

                                                                G. Weippl

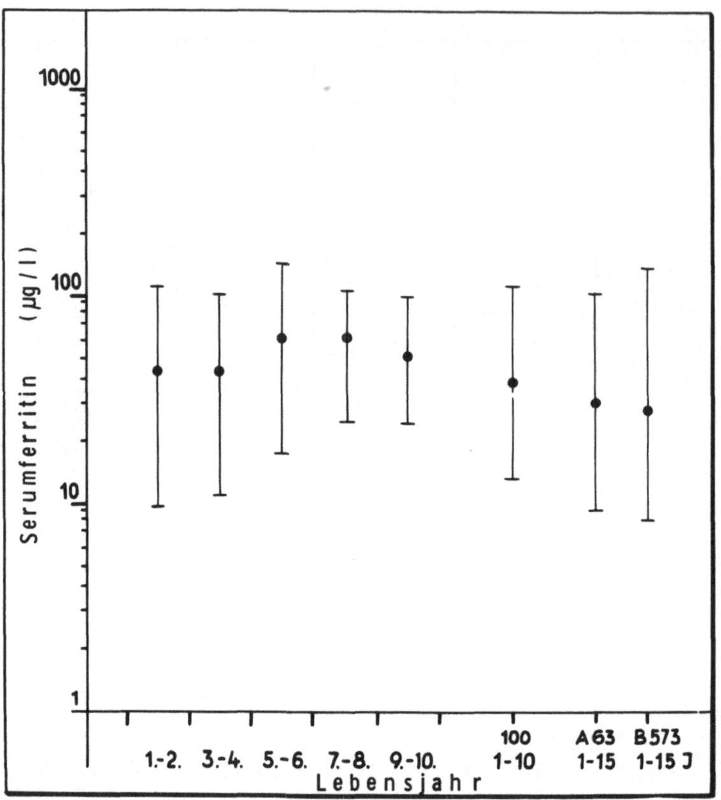

Abb. 2. Durchschnittswerte des Serumferritins vom 1.-10. bzw. 15. Lebensjahr. Linker Teil der Abbildung: eigene Untersuchungen, *A* Hussein et al. (1978), *B* Siimes et al. (1974)

geborene eine Eisenprophylaxe, bevor sich diese Anämie entwickelt, also im 2. Lebensmonat. 1977 haben Lundström et al. versucht zu beweisen, daß die Eisenprophylaxe in der 2. Lebenswoche beginnen soll. Die Ferritinwerte der ersten zwei Lebensmonate entsprechen sehr weitgehend den eigenen, nur wurden als Vergleichsgruppe Frühgeborene ohne Eisenprophylaxe verwendet, ein wohl unnötiges Vorgehen, denn es geht ja nicht um die Frage „Kein Eisen oder in der 2. Woche? " sondern „Eisen in der 2. Woche oder im 2. Monat? " Mit den eigenen Serumferritinwerten und den von Lundström et al. (1977) gefundenen Werten läßt sich die Eisengabe ab dem 2. Lebensmonat gut begründen.

3. Serumferritin bei Eisenmangel und Eisenmangelanämie (Abb. 4)

Über die grundlegende Bedeutung des Serumferritins für den Eisenmangel haben Heinrich (1978); Hausmann (1978); Birgegard (1978) und Kaltwasser (1978), früher Oertel u. Gerhartz (1977) berichtet. 1974 fanden Siimes et al. bei 13 Kindern mit Eisenmangelanämie ein Serumferritin von 3,4 (1,5-9) µg/l; in einer Untersuchung gemeinsam mit Kaltwasser (1978) bei 39 Kindern mit Eisenmangelanämie war der Mittelwert 13 µg/l,

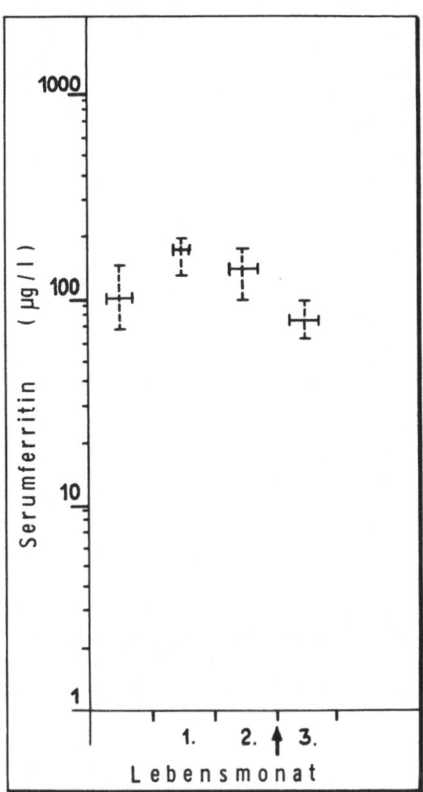

Abb. 3. Durchschnittswerte des Serumferritins bei 30 Frühgeborenen. Nabelschnurblut, 1.-3. Lebensmonat. ↑ Beginn der Eisenprophylaxe

mit einem Bereich von 1,0-33 µg/l. Nach 3 Monaten Therapie wurde ein Mittelwert von 50 µg/l erreicht (Abb. 4). Für die diagnostische Verwertung von Serumferritin im Eisenmangel scheint im Kindesalter eine Schwierigkeit zu bestehen: Koerper u. Dallman (1977) finden bei Festlegung eines oberen Grenzwertes von 12 µg/l Serumferritin im Eisenmangel bei 30% der untersuchten Kinder mit niedrigem Serumeisen, erhöhter Eisenbindungs-kapazität und Fe-Sättigung unter 16%, Serumferritinwerte nicht unter diesem Grenzwert. Siimes et al. zeigten schon 1974, daß bei vielen akuten Infektionen im Kindesalter, wie Infektion der oberen Atemwege oder Fieber ungeklärten Ursprungs, Serumferritin sehr hoch ansteigen kann. Die Mittelwerte bei diesen beiden Gruppen von banalen, alltäglichen Infektionen sind 167 und 138 µg/l mit einem Bereich bis zu 510 µg/l. Bisher liegen keine Angaben darüber vor, wie lange diese Serumferritinerhöhung dauert und ob sie mit Fieber oder Blutsenkung zu korrelieren ist. Da ein wesentlicher Teil der Eisenmangelanämien im Rahmen akuter Infekte entdeckt werden, muß diese mögliche Wechselwirkung geklärt werden.

4. Serumferritin bei Anämien mit Eisenüberschuß (Abb. 5)

Auslösende Krankheiten für einen Eisenüberschuß sind im Kindesalter praktisch nur hämolytische Anämien, insbesondere Thalassämien und Sichelzellanämien (Cohen u.

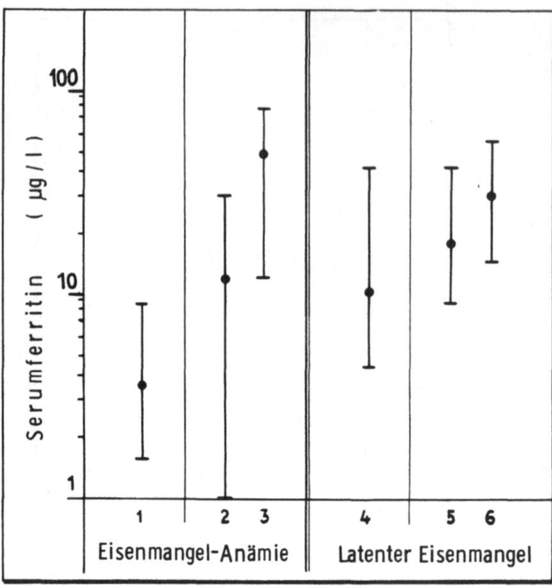

Abb. 4. Durchschnittswerte des Serumferritins bei Eisenmangel. *1* 13 Pat. nach Siimes et al. (1974);
2 39 Patienten nach Weippl u. Kaltwasser (1978) vor der Therapie; *3* 3 Monate nach Eisentherapie.
Latenter Eisenmangel(ohne Anämie): *4* 6 Kinder nach Siimes et al. (1974); *5* 10 Kinder nach Weippl
u. Kaltwasser (1978) vor der Therapie; *6* nach 3 Monaten Eisentherapie

Schwartz (1978 a,b); Letsky et al. (1974). Bei Thalassämie sind Werte bis 9000 μg/l gefunden worden (Graziano et al. (1978). Mit Desferrioxamintherapie lassen sich Ernied-
rigungen des Serumferritins erzielen, z.B. in 9 Monaten Therapie von 3680 auf 1700 μg/l;
Als Ursache dieser Abnahme ist zu diskutieren, ob die Rate der intrazellulären Ferritinsynthese oder die Rate der Leberzelldestruktion gesenkt wird (Graziano et al. 1978).
Aber auch eine direkte Chelatbildung des Eisens aus Leberparenchymzellen erscheint
möglich (Hershko et al. 1973). Die Ferritinwerte bei anderen hämolytischen Anämien
zeigt Abb. 5.

5. Serumferritin bei Infektionen

Die noch sehr spärlichen Befunde lassen keinen generellen Überblick zu; für die Bedeutung des Serumferritins kann man die akuten Infektionen von den chronischen abtren-
nen. Bei akuten Infektionen kommt es, wie schon beim Eisenmangel gezeigt, zu einer
deutlichen Erhöhung des Serumferritins, wie die Werte von Siimes et al. (1974) zeigen.
Bei chronischen Infekten dagegen und bei hyperergischen und malignen Erkrankungen
geht es um die Klärung der sehr häufig vorhandenen Anämie. Bei der juvenilen rheumatoiden Arthritis zeigten Koerper et al. (1977), daß bei 6 Patienten mit Ferritinwerten unter 30 μg/l die Eisenbehandlung Erfolg hatte, daß aber auch 2 von 4 Patienten mit Ferritinwerten von 30-90 μg/l auf die Eisentherapie gut ansprachen.

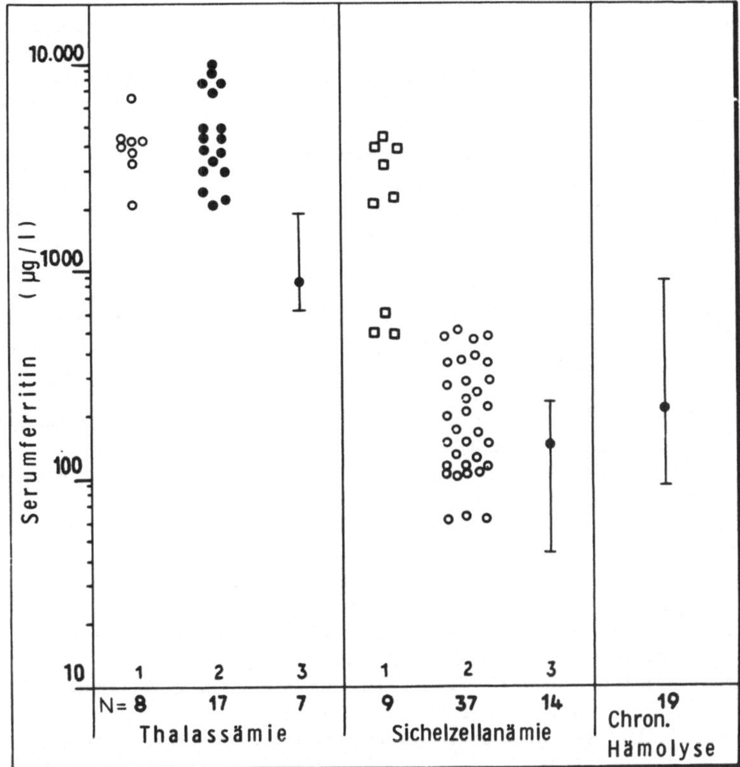

Abb. 5. Serumferritinwerte bei Kindern mit chronisch hämolytischen Anämien. Thalassämie: *1* Cohen u. Schwartz (1978 a, b); *2* Graziano et al. (1978); *3* Siimes et al. (1974); Sichelzellanämie: *1* Hussein et al. (1978); *2* Cohen u. Schwartz (1978 a,b); *3* Siimes et al. (1974); Verschiedene chronische Hämolysen: Siimes et al. (1974)

Literatur

Addison GM, Beamish MR, Hales CH, Hodgkins M, Jacobs A, Llewellin P (1972) An immunoradiometric assay for ferritin in the serum of normal subjects and patients with iron deficiency and iron overload. J Clin Pathol 25: 326

Birgegard G (1978) Serumferritin bei der Kontrolle des Eisenstatus von Blutspendern. Symposium Serumferritin, Frankfurt/M. 13./14.10.1978

Cohen A, Schwartz E (1978 a) Iron chelation therapy with deferoxamine in Cooley anemia. J Pediat 92: 643

Cohen A, Schwartz E (1978 b) Excretion of iron in response to deferoxamine in sickle cell anemia. J Pediat 92: 659

Dallman PR (1977) New approaches to screening for iron deficiency. J Pediat 90: 678

Graziano JH, Markenson A, Miller DR, Chang H, Bestak M, Meyers P, Pisciotto P, Rifkind A (1978) Chelation therapy in beta-thalassemia major. J Pediat 92: 648

Hausmann K (1978) Die Serumferritin-Bestimmung in der Diagnostik des Eisenmangels. Symposium Serumferritin, Frankfurt/M. 13./14.10.1978

Heinrich HC (1978) Diagnostische Wertigkeit des Serumferritin zur Beurteilung der Gesamtkörper-Eisenspeicher. Symposium Serumferritin, Frankfurt/M. 13./14.10.1978

Hershko C, Cook JD, Finch CA (1973) Storage iron kinetics. J Lab Clin Med 81: 876

Hussein MAM, Davis LR, Laulicht M, Hoffbrand AV (1978) Value of serum ferritin estimation in
sickle cell anemia. Arch Dis Child 53: 319

Jacobs A (1976) Serum ferritin. In: Bergsma (eds) Iron metabolism in thalassemia. Liss, New York

Jacobs A, Miller F, Worwood M, Beamish MR, Wardrop CA (1972) Ferritin in the serum of normal
subjects and patients with iron deficiency and iron overload. Br Med J 4: 206

Kaltwasser JP (1978) Serumferritin als Kontrollparameter bei oraler Eisentherapie. Dtsch Med Wochenschr 103: 313

Kaltwasser JP, Weippl G (1978) Serumferritin, diagnostische Bedeutung und Normalwerte im Kindesalter. Österr. Ges. Kinderheilk. Wien 9.5.1978

Kaltwasser JP, Werner E (1977) Die radioimmunologische Messung von Ferritin im Serum und ihre
klinische Bedeutung. Klin Wochenschr 55: 1103

Koerper MA, Dallman PR (1977) Serum iron concentration and transferrin saturation in the diagnosis
of iron deficiency in children: Normal development changes. J Pediat 91: 870

Koerper MA, Stempel DA, Miller JJ, Dallman PR (1977) Iron deficiency anemia in children with
juvenile rheumatoid arthritis. Pediat Res 11: 473

Letsky EA, Miller F. Worwood M, Flynn D (1974) Serum ferritin in children with thalassemia regularly transfused. J Clin Pathol 27: 652

Lundström U, Siimes MA, Dallmann PR (1977) At what age does iron supplementation become ne-
cessary in low-birtg-weight infants? J Pediat 91: 878

Miles LEM, Lipschitz DA, Bieber CP, Cook JD (1974) Measurement of serum ferritin by a 2-site
immunoradiometric assay. Anal Biochem 61: 209

Oertel J, Gerhartz H (1977) Die Ferritinkonzentration im Serum bei verschiedenen Typen der Eisenmangelanämie. Dtsch Med Wochenschr 102: 1147

Rios E, Lipschitz DA, Cook JD, Smith NJ (1975) Relationship of maternal and infant iron stores
assessed by determination of plasma ferritin. Pediatrics 55: 694

Saarinen UM, Siimes MA (1977) Iron absorption form infant milk formula and the optimal level of
iron supplementation. Acta Paediat Scand 66: 719

Siimes MA, Dallman PR (1972) New kinetic role for serum ferritin in iron metabolism. Br J Haematol
28: 7

Siimes MA, Addiego JE, Dallman PR (1974) Ferritin in serum: Diagnosis of iron deficiency and iron
overload in infants and children. Blood 43: 581

Smith NJ, Rios E (1975) Iron metabolism and iron deficiency in infancy and childhood. Adv Pediat
22: 239

Walters GO, Miller FM, Worwood M (1973) Serum ferritin concentration and iron stores in normal
subjects. J Clin Pathol 26: 770

Weippl G (1974) Eisenmangelanämie im Kindesalter. Enke, Stuttgart

Weippl G, Pantlitschko M, Bauer P, Lund S (1973 a) Normal values and distribution of serum iron
in cord blood. Clin Chim Acta 44: 147

Weippl G, Pantlitschko M, Bauer P, Priebe H (1973 b) Normalwerte und statistische Verteilung von
Transferrin im Nabelschnurblut. Wien Klin Wochenschr 85: 408

Diskussion

Heinrich

Die Frage, wann mit der Eisenprophylaxe bzw. Therapie begonnen werden soll, kann
relativ einfach beantwortet werden. Aus dem Anstieg der diagnostischen $^{59}Fe^{2+}$-Ab-
sorption auf typische Eisenmangelwerte bei Reifgeborenen gegen Ende des ersten Lebensjahres und bei Frühgeborenen schon während des ersten Trimenons (vgl. Abb. 6 auf S. 74)
wurde gefolgert, daß die Eisenreserven beim Reifgeborenen nach 6-12 Lebensmonaten,
bei den Frühgeborenen jedoch schon während der ersten drei Lebensmonate aufgebraucht worden sind [Götze et al. (1970) Monatschr Kinderheilkd 118: 210]. Der von

verschiedenen Autoren übereinstimmend beschriebene Abfall des Serumferritins während des ersten Lebensjahres hat diese Befunde und ihre Deutung (vgl. S. 72) bestätigt. Um die sonst häufige Entstehung einer Eisenmangelanämie während des 2. Lebensjahres (bei ca. 30% der Kleinkinder) zu vermeiden, sollte die nutritive oder medikamentöse Eisenprophylaxe bzw. Therapie beim Reifgeborenen nach dem 6. Lebensmonat, beim Frühgeborenen jedoch möglichst schon im ersten Trimenon beginnen. Allerdings sind anorganische Eisenpräparate dafür denkbar ungeeignet. Dreiwertiges Eisen wird praktisch nicht absorbiert und ist deshalb unwirksam. Zweiwertiges Eisen wird bei Zusatz zur Milch oder zu Milchpräparaten infolge Bindung an Milchbestandteile in seiner Bioverfügbarkeit stark eingeschränkt und bringt bei Überdosierung von Eisenpräparaten das Risiko der evtl. lebensbedrohlichen Eisenvergiftung. Die für die volle Bioverfügbarkeit des Ferroeisens auch beim Säugling oder Kleinkind erforderliche Nüchterneinnahme ist praktisch nicht realisierbar. Es wurde daher auch für die Eisenprophylaxe bzw. Therapie beim Säugling und Kleinkind die Verwendung von Hämoglobineisen empfohlen, da dieses ohne Beeinträchtigung der Bioverfügbarkeit zur Milch, Milchnahrungen, Babymenüs etc. zugesetzt werden kann und nicht die bei Überdosierung toxischen Eigenschaften des Ferroeisens hat [Heinrich HC, Gabbe EE (1977) Klin Wochenschr 55: 1043]. Bisher haben die Hersteller von Säuglings- und Kleinkindernahrung diese begründeten Anregungen nicht aufgegriffen und setzen ihren Nahrungen auch weiterhin anorganisches Eisen mit schlechter Bioverfügbarkeit zu.

Die Serumferritinbestimmung in Diagnostik und Therapie der Eisenüberladung

J. Drews, J. Düllmann, K. Hausmann, R. Kuse

Zusammenfassung

Die Ergebnisse zahlreicher Untersucher stimmen darin überein, daß das Serumferritin bei definierten Krankheitsbildern mit Eisenüberladung die Größenordnungen des Speichereisens widerspiegelt. Die Relationszahlen von Serumferritin in $\mu g/l$ zu Speichereisen in mg werden von einigen Autoren mit 1:8 oder 1:10 angegeben. Diese Angabe ist zu erweitern auf einen Streubereich von 1:2 bis 1:20 mit Mittelwerten von 1:5 bis 1:10. Dieser große Streubereich ist nur zum Teil auf methodische Unterschiede zurückzuführen. Eine wesentliche Rolle spielt der Zeitpunkt der Messung zur jeweiligen klinischen Situation (vorangegangene Transfusionen, Aderlässe, hämolytische Aktivität), denn Eisenumverteilungen können zu kurzfristigen Hyper- und Hypoferritinanämien führen.

Die Mehrzahl der Untersucher gibt für prälatente und latente Eisenüberladungszustände ohne Organschäden (Stadium I und II) über 600 $\mu g/l$ an, niedrigere Werte mit Überschneidungen zum Normbereich kommen vor. Bei den manifesten Eisenüberladungszuständen (Stadium III und IV) werden Serumferritinkonzentrationen über 1200 $\mu g/l$ mit Mittelwerten zwischen 1500 und 9500 $\mu g/l$ angegeben. Bei eisenüberladungsbedingten Organschäden (Stadium III-IV) haben wir bis auf eine Ausnahme Ferritinwerte über 3000 $\mu g/l$ gefunden.

Eine möglichst sichere Zuordnung zu den einzelnen Stadien der Eisenüberladung erfordert die systematische Kombination von Serumferritinwerten mit anderen Parametern des Eisenstatus und die Berücksichtigung klinischer Daten.

Nicht repräsentative Hyperferritinämien finden sich bei Patienten mit malignen Erkrankungen des hämatologischen und lymphatischen Systems, bei soliden Tumoren, nach parenteraler Eisentherapie, bei Hämolysen und nach kurz zurückliegender Transfusionsbehandlung.

Einleitung

Seit Einführung der radioimmunologischen Serumferritinbestimmung [1] wurde über stark erhöhte Serumkonzentrationen bei Hämochromatosen und transfusionsbedingten Eisenüberladungen berichtet [1, 4, 8, 9, 16, 22, 23, 24, 27, 28, 29, 33, 35]. Die aus quantitativen Phlebotomien bei Hämochromatosen und aus Transfusionen bei therapierefraktären Anämien errechnete Eisenmenge begründet die Annahme, daß 1 $\mu g/l$ Ferritin 8 bzw. 10 mg Speichereisen entspricht [4, 25, 40]. Andererseits konnten aber auch normale Serumferritinwerte bei früher, „präzirrhotischer" oder „präklinischer" Hämochromatose gefunden werden [13, 41]. Weiterhin sind mäßig bis stark erhöhte Serumferritinspiegel bei Infekten [5, 12, 16, 38], Tumoren und akuten Leukämien [19, 21, 25, 31, 37], Leberschäden [33, 34, 39], Hämolysen [8, 12, 29], nach i.v. Gabe von kolloidalem Eisen [17] und unter Eisenentzugstherapie [9, 29] nicht repräsentativ für die Menge an Speichereisen. Somit ergibt sich die Frage, welche Bedeutung das Serumferritin für die Diagnostik unterschiedlicher Schweregrade der Eisenüberladung und für die Beurteilung ver schiedener Entstehungs- und Verlaufsformen — auch unter therapeutischen Gesichtspunkten — hat.

Stadieneinteilung der Eisenüberladung

Zur Definition des Normalkollektivs und der Normwerte für das Serumferritin darf auf Hausmann (S. 104) verwiesen werden. Bei der Mehrzahl der Untersucher finden sich Normwerte zwischen 20 und 500 μg/l. Wie weit darüber liegende Werte (500-1000 μg/l) bereits eine Eisenüberladung anzeigen, ist unsicher. Der Versuch einer allgemeingültigen Stadieneinteilung der Eisenspeicherkrankheiten unabhängig von ihrer Entstehung bereitet Schwierigkeiten, zumal wenn auch der Grenzbereich erfaßt werden soll. Die Menge überschüssig gespeicherten Eisens kann 5 g bis über 100 g betragen. Das Ausmaß möglicher Organläsionen hängt aber nicht nur von der jeweiligen Eisenmenge ab, sondern wesentlich von der Verteilung des Eisens auf die verschiedenen Speicher im Organismus. Je nach Entstehungsform einer Eisenüberladung kommt es zu verschiedenen Verteilungsmustern, die im wesentlichen aus der Geschwindigkeit, mit der das Eisen anflutet, resultieren.

Bei der idiopathischen Hämochromatose steht die parenchymale Eisenspeicherung im Vordergrund [6, 21]. Die häufig benutzte Zweiteilung in ein „präzirrhotisches" oder „präklinisches" Stadium und ein „zirrhotisches" oder „klinisch manifestes" Stadium [41] ist für die Mehrzahl der Transfusionseisenüberladungen nur mit Vorbehalten durchführbar. Bei diesen wird die Leber weniger geschädigt, da hier nach der vorherrschenden Meinung die parenchymale Eisenspeicherung zugunsten der retikuloendothelialen zunächst zurücktritt. Eine Stadieneinteilung sollte deswegen neben der Größenordnung der Eisenüberladung auch eine histochemisch-funktionelle Differenzierung der Eisenspeicherung berücksichtigen, um klinische Gefahren besser erkennen zu lassen. Die von uns versuchte Einteilung in Stadium I-IV [17] kann je nach Bedarf auf zwei oder drei Gruppen reduziert werden: I/II und III/IV oder I, II und III/IV. Von Stadium zu Stadium nehmen Zahl und Ausprägung pathologisch ausfallender Tests und als letztes klinische Zeichen der Eisenüberladung zu.

1. Die prälatente Eisenüberladung (Stadium I) kennzeichnet einen symptomlosen Grenzbereich zur Norm. Serumeisen und Transferrinsättigung können noch im Bereich der Norm liegen, im Desferrioxamintest findet sich eine Ausscheidung von weniger als 1 mg/24 h. Der Serumferritinwert kann noch im Normbereich liegen oder auch gering erhöht sein. Bei Vorliegen einer refraktären Anämie und dadurch bedingter Eisenumverteilung sind die Serumferritinspiegel deutlich erhöht (über 500 μg/l), das Gesamtkörpereisen wird insofern überrepräsentiert. Das zyto- oder histochemisch nachweisbare Eisen in Knochenmarkmakrophagen (5+/6+) und/oder Hepatozyten (2+/3+) ist vermehrt.

2. Die latente Eisenüberladung (Stadium II) charakterisiert den Übergangsbereich zur Leberschädigung und die Grenzkapazität der Eisenspeicherung in den Hepatozyten (3+/4+). Serumeisen, Transferrinsättigung und Serumferritinspiegel sind deutlich erhöht.

3. Bei der manifesten Eisenüberladung (Stadium III) ist die Speicherkapazität der Hepatozyten überschritten, eisenbeladene Makrophagen erscheinen in den Periportalfeldern

der Leber, mit zunehmender Ausbildung einer Fibrose finden sich auch feinste Eisen-
granula in Fibrozyten und gröbere Eisenpartikel in den Gallengangsepithelien. Die erst
kürzlich identifizierte Endothelsiderose [10, 18] im Knochenmark zeigt die Expansion
der Eisenspeicher über die Leber hinaus. Die Transaminasenaktivitäten im Serum sind
in diesem Stadium bei Hämochromatosen regelmäßig, bei Transfusionseisenüberladungen weniger ausgeprägt erhöht.
4. Im Stadium IV der Eisenüberladung sind fast regelmäßig alle Organe mit Eisen über-
flutet. Es finden sich einzeln oder in unterschiedlicher Kombination die bekannten
Zeichen der eisenbedingten Organläsion (Hepatomegalie, Splenomegalie, Melanoder-
mie, Kardiopathie, Endokrinopathie, Arthropathie).

Abzugrenzen von den eigentlichen Eisenüberladungen sind die Eisenverteilungsstörun-
gen, bei denen eine Verminderung von Hämoglobineisen zu einer entsprechenden Vermehrung von Speichereisen führt. Eine dadurch bedingte Erhöhung des Serumferritinspiegels kann als „Umverteilungs-Hyperferritinämie" bezeichnet werden.

Die von verschiedenen Autorengruppen mitgeteilten Serumferritinwerte bei Patienten
mit Eisenüberladungszuständen verschiedener Ätiologie (Tabelle 1) zeigen Werte zwischen
600 und 12000 µg/l. Nur vereinzelt liegen gleichzeitig Ergebnisse über Paralleluntersu-
chungen des Eisens in Knochenmark und/oder Leber vor.

Hämochromatose

Bei fünf Patienten im Frühstadium einer Hämochromatose, also mit einer prälatenten
bis latenten Eisenüberladung, finden sich mäßig erhöhte Serumferritinwerte (680-1600 µg/l
im Mittel 1000 µg/l (Abb. 1). Diese Ergebnisse stimmen mit Angaben anderer Autoren
[2, 13, 41] überein. Bei unbehandelten oder inkonsequent anbehandelten Patienten mit
idiopathischer Hämochromatose im Stadium der manifesten Eisenüberladung (III-IV)
sind die Serumferritinspiegel stark erhöht (3000-10000 µg/l). Ihre Höhe korreliert in
etwa mit dem Ausmaß der Eisenüberladung von Hepatozyten und von Kupffer-Sternzellen sowie von Sinusendothelien in Leber, Knochenmark und Milz. Eine korrespon-
dierende Siderose der Makrophagen von Knochenmark und Milz wurde in diesen Fällen
vermißt. Ist nach Aderlaßbehandlung der Eisenspeicher in den Hepatozyten und den Makro
phagen von Knochenmark, Leber und Milz weitgehend entleert, so finden sich erniedrigte
Werte für das Serumferritin (8-90 µg/l). Dabei ist jedoch häufig selbst im Stadium einer
therapeutisch induzierten Eisenmangelanämie noch Eisen in Endothelzellen des Knochenmarks nachweisbar, das nur sehr langsam schwindet. Wir haben dieses Phänomen als residuelle Endothelsiderose bezeichnet [10, 18].

Refraktäre Anämien

Bei Patienten mit sideroblastischer Anämie, Panmyelopathie und Myelofibrose liegen
erythropoetische Insuffizienzen unterschiedlicher Art und Schwere vor.
Sideroblastische Anämien gehen meist mit einer starken Hyperplasie der Erythropoese
und mit einer gesteigerten intestinalen Eisenresorption [20, 18] einher. Bei den nicht oder
nur wenig transfusionsbedürftigen Patienten dieser Gruppe (Abb. 2) weisen die im Mittel

Tabelle 1. Serumferritinspiegel bei Patienten mit verschiedenen Formen und Schweregraden der Eisenüberladung. Hc = Hämochromatose, apl. A. = aplastische Anämie, EÜ = Eisenüberladung verschiedener Genese, TS = Transfusionssiderose, SiA = sideroblastische Anämie

Untersucher			n	Mittelwert μg/l	Streuung μg/l	Bereich μg/l
Addison	[1]	apl.A.+Hc	9	1528	-	680-2800
Beamish	[2]	Hc	5	2829	-	1200-5040
Drews [a]		EÜ, manifest	58	6800	$\pm$ 5570	2100-12000
		EÜ, (prä-)-latent	45	1120	$\pm$ 630	580-1840
Edwards	[11]	Hc, manifest	4	5720	$\pm$ 4629	1730-11560
		Hc, latent	4	1459	$\pm$ 1303	106- 3230
		Hc, prälatent	4	220	$\pm$ 148	99- 437
Halliday	[15]	Hc	41	-	-	670- 4100
Jacobs	[24]	apl.A.	13	1790	$\pm$ 266	-
		Hc	8	2646	$\pm$ 494	940-4240
Leyland	[29]	Hc	4	2884	$\pm$ 56	-
		apl.A.	12	2436	$\pm$ 660	-
		TS	7	9476	$\pm$ 3030	-
		SiA	6	7830	$\pm$ 2706	-
Lipschitz	[30]	Hc+TS	23	3918	-	1350-6800
Powell	[33]	Hc	9	-	-	1000-10000
Prieto	[34]		6	-	-	1290-8300

[a] Abb. 1, 2 und 3 dieses Beitrags

mit 650 μg/l (100-1800 μg/l) mäßig erhöhten Ferritinwerte auf eine prälatente bis latente Eisenüberladung hin. Bei den polytransfundierten Patienten (Abb. 2) finden wir hohe Ferritinwerte, im Mittel 6300 μg/l (1200-20000 μg/l) als relativ zuverlässigen Indikator für das Vorliegen einer manifesten Eisenüberladung (Stadium III-IV), deren Ausmaß im wesentlichen von der Menge des transfundierten Blutes abhängt.

Bei nicht transfusionsbedürftigen Patienten mit einer Panmyelopathie (Abb. 2) reflektieren erhöhte Ferritinwerte bis 1000 μg/l eine gesteigerte Makrophagensiderose, die sich parallel zur Anämie und zur erythropoetischen Hypoplasie entwickelt. Es handelt sich also nicht um eine Eisenüberladung des Gesamtorganismus, sondern um eine Zunahme des makrophagealen Eisenspeichers auf Kosten des Hämoglobineisens, also um eine Umverteilung von Eisen innerhalb des Körpers, die durch eine ,,Umverteilungs-Hyperferritinämie'' gekennzeichnet ist. Hyperferritinämien von über 1000 μg/l (2000-18000 μg/l) fanden wir nur dann, wenn eine chronische Transfusionsbehandlung vorausging. Der jeweilige Ferritinspiegel korreliert hier in etwa mit dem Eisengehalt der Makrophagen von Knochenmark, Leber und Milz sowie mit dem Füllungszustand des hepatozellulären Eisenspeichers und in fortgeschrittenen Fällen auch mit dem Ausmaß einer Endothelsiderose in Knochenmark, Leber und Milz (Stadium III-IV).

Bei den nicht oder nur wenig transfusionsbedürftigen Patienten mit einem Myelofibrose-

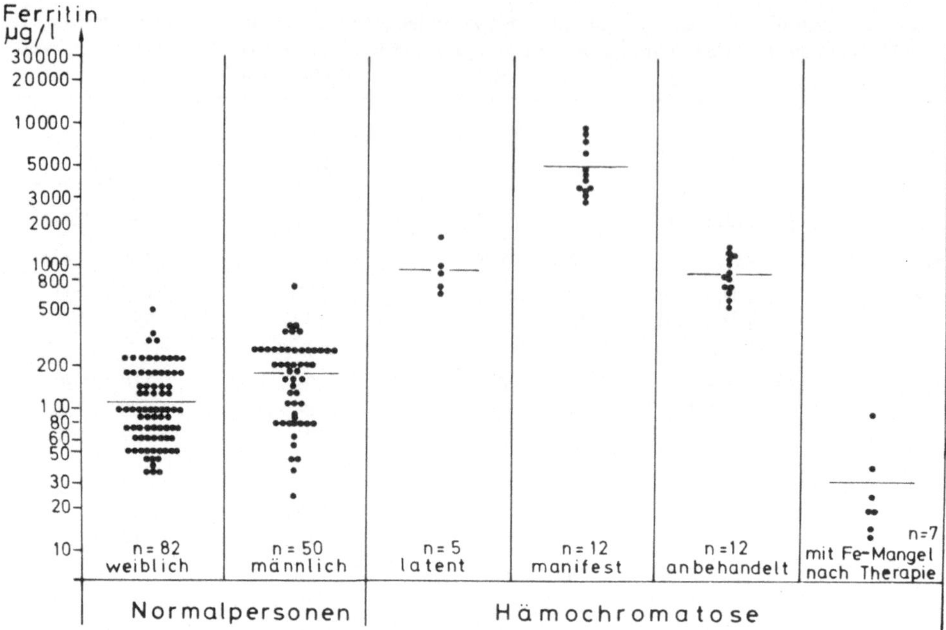

Abb. 1. Serumferritinspiegel (—•— arithmetisches Mittel) von Normalpersonen und Patienten mit Hämochromatose in verschiedenen Stadien der Eisenüberladung und nach Eisenentzug

Syndrom (Abb. 2) lagen die Ferritinwerte überwiegend im Normbereich, im Mittel bei 280 µg/l (50-600 µg/l). Entsprechend wurden in diesen Fällen abnorm mit Eisen gefüllte Knochenmarkmakrophagen trotz einer zumeist nachweisbaren Anämie vermißt. Die erwartete „Umverteilungs-Hyperferritinämie" fand sich nicht. Dies läßt darauf schließen, daß bei diesen Patienten das aus dem Hämkatabolismus anfallende Eisen offenbar in extramedullären, aber ineffektiven Blutbildungsstätten reutilisiert wird. Nach chronischer Transfusionsbehandlung ergaben sich Befunde wie bei den entsprechenden Patienten mit Panmyelopathie.

Hämolyse

Bei den hämolytischen Anämien (Abb. 2) entsprechen dem Füllungszustand der Eisenspeicher die Normalwerte für das Serumferritin (80-480 µg/l) bei 9 Patienten, die zum Untersuchungszeitpunkt nicht im hämolytischen Schub waren, und bei 2 Patienten mit intravasaler Hämolyse, deren erniedrigter Serumferritinspiegel (28 bzw. 36 µg/l) einen Eisenmangel infolge chronischer Hämoglobinurie anzeigt. Bei 3 weiteren Patienten, die zum Untersuchungszeitpunkt frei von einem hämolytischen Schub waren, entsprechen die erhöhten Ferritinwerte (1300-5600 µg/l) einer transfusionsbedingten Eisenüberladung und zum Teil wohl auch einer anhaltend gesteigerten intestinalen Eisenresorption [20, 18]. Bei Patienten im hämolytischen Schub waren die aktuell ermittelten Ferritinwerte (180-12000 µg/l) häufig nicht repräsentativ für eine Eisenüberladung. Disproportional hohe Serumferritinwerte bei starker Hämolyse wurden auch von Leyland [28] gefunden.

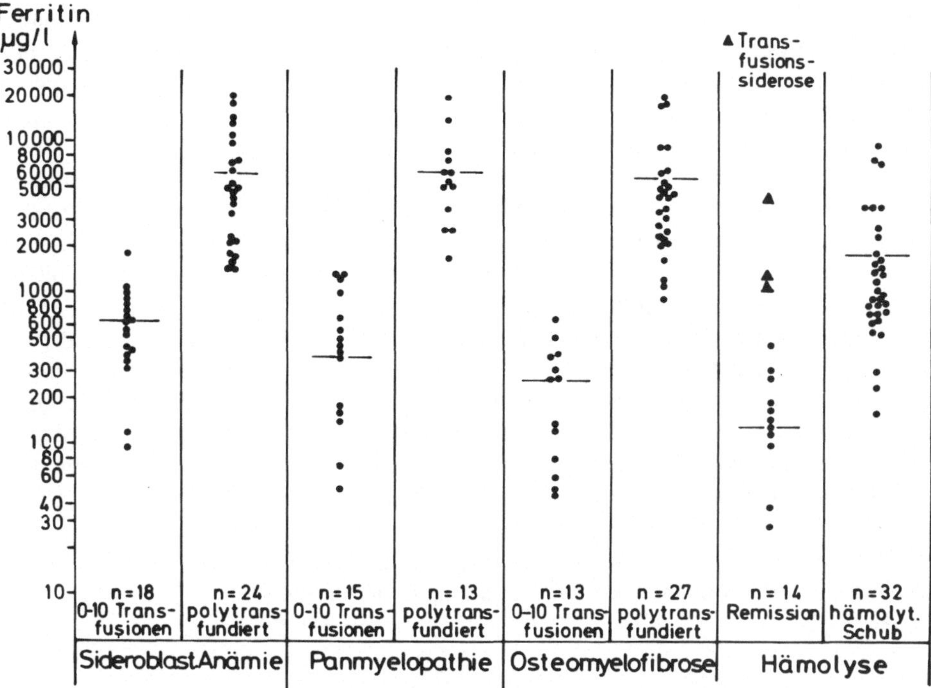

Abb. 2. Serumferritinspiegel (–•– arithmetisches Mittel) von Patienten mit verschiedenen Formen refraktärer Anämien ohne oder mit wenigen Transfusionen und unter chronischer Transfusionsbehandlung und von Patienten mit chronisch hämolytischer Anämie in Remission und im akuten hämolytischen Schub

Nicht repräsentative Ferritinämien

Bei chronischer Transfusionsbehandlung ist der Anstieg des Serumferritins der Zahl gegebener Transfusionseinheiten nicht immer linear proportional (Abb. 4). Es ergeben sich häufig ausscherende Spitzenwerte für das Serumferritin, welche – verglichen mit früheren oder späteren Werten und bezogen auf das Speichereisen – überhöht erscheinen. Noch deutlicher zeigten sich solche disproportionalen Ferritinwerte im Verlaufe der Aderlaßbehandlung von zwei Patienten mit Hämochromatose über einen Beobachtungszeitraum von 2 1/2 Jahren (Abb. 5). Ähnliche Beobachtungen hat auch Leyland [29] mitgeteilt. Er konnte in Einzelfällen einen Anstieg des Serumferritins bis auf das Achtfache nach Einleitung der Aderlaßtherapie gegenüber den Ausgangswerten beobachten. Diese intermittierenden Anstiege des Serumferritinspiegels während der Aderlaßbehandlung von Hämochromatosepatienten sind bisher nicht hinreichend erklärt. Von einigen Autoren [14, 35] wird angenommen, daß dieses Phänomen mit einem bei dieser Form der Eisenüberladung veränderten Isoferritinmuster zusammenhänge, die im Assay verwendeten Antikörper somit zu verschiedenen Isoferritinen eine unterschiedliche Avidität hätten. Dem ist entgegenzuhalten, daß wir einen Patienten mit Polycythaemia vera beobachteten, der ebenfalls einen erheblichen Anstieg des Serumferritins unter Aderlaßbehandlung zeigte (Abb. 6). Anfänglich war in diesem Fall Speichereisen in den Knochenmarkmakrophagen nachzuweisen. Es ist deswegen anzunehmen, daß die Mobilisierung von Speichereisen zu einem Anstieg des Serumferritinspiegels führen kann, unabhängig davon, ob eine Eisenüberladung vorliegt oder nicht.

In Einzelfällen wurden „falsch zu niedrige" Ferritinwerte ermittelt. Es handelte sich einmal um einen Patienten, der mehr als 40 Transfusionseinheiten Blut erhalten hatte und bei dem mit einer Hypersiderämie und einer Transferrinsättigung von mehr als 60% in Verbindung mit den serochemischen Zeichen der Leberzellschädigung die Kriterien einer manifesten Eisenüberladung (Stadium IV) erfüllt waren. Der mehrfach kontrollierte Ferritinwert lag zunächst mit 70 μg/l im unteren Normbereich. Er stieg dann im Verlaufe von 6 Wochen weiter an, jedoch nur auf 2200 μg/l, während wir sonst bei allen Patienten mit einer Eisenüberladung im Stadium IV Werte über 3000 μg/l gemessen haben. Eine Erklärung für diesen verzögerten und relativ geringen Anstieg des Serumferritins kann noch nicht gegeben werden. Zum anderen beobachteten wir einen Patienten, der nach langjähriger Transfusionsbehandlung bei sideroblastischer Anämie in eine Remission kam und bei dem dann eine Aderlaßbehandlung zum Eisenentzug durchgeführt wurde. Die anfänglich mit 6000 μg/l stark erhöhten Ferritinwerte normalisierten sich unter der Therapie bereits zu einem Zeitpunkt, als sich aufgrund der Bilanz von Zahl der Transfusionen zu Zahl der Aderlässe noch eine Eisenüberladung in der Größenordnung von 20 g errechnen ließ.

Diskussion

Die Ergebnisse zahlreicher Untersuchungen (Tabelle 1, Abb. 1 und 2) stimmen darin überein, daß die Serumferritinwerte bei echten Eisenüberladungen infolge einer gesteigerten Eisenresorption oder einer chronischen Transfusionsbehandlung in der Regel die Größenordnung der Eisenspeicherungen, insbesondere in Makrophagen und Hepatozyten, reflektieren. Bei prälatenter und latenter Eisenüberladung, die zu keiner erkennbaren Organschädigung führt, liegen die gemessenen Ferritinkonzentrationen deutlich niedriger als im manifesten Stadium (Abb. 3), bei dem die Speicherungskapazität der Leberzellen für Eisen überschritten ist und eine mehr oder weniger starke Leberschädigung vorkommt. Sehr hohe Ferritinwerte ($\rangle$ 5000 μg/l) finden sich immer dann, wenn auch die physiologischerweise nicht eisenspeichernden Zellen im Sinne eines Überlaufspeichers mit Eisen beladen sind, also die Endothelzellen der Sinusoide von Knochenmark, Leber und Milz. Andererseits schließen normale Ferritinwerte eine prälatente/latente Eisenüberladung nicht aus. Normale Ferritinwerte im Frühstadium der Hämochromatose wurden von verschiedenen Autorengruppen [13, 41] mitgeteilt.

Für die einzelnen Schweregrade der Eisenüberladung ergaben sich nur zum Teil signifikante Unterschiede der Ferritinwerte (Abb. 3). Das prälatente und latente Stadium lassen sich auf der Basis des Serumferritins allein nicht gegeneinander abgrenzen, sondern nur in Kombination mit anderen Parametern des Eistenstoffwechsels. Sie wurden deswegen hier zusammengefaßt. Deutliche Unterschiede finden sich jedoch zwischen der Normosiderose (40-360 μg/l), prälatenter/latenter Eisenüberladung (580-1840 μg/l) und manifester Eisenüberladung (2100-12000 μg/l). Besonders das Stadium der manifesten Eisenüberladung (III-IV) zeichnet sich durch eine große Streubreite aus, es wurden in Einzelfällen Werte bis 20000 μg/l gemessen.

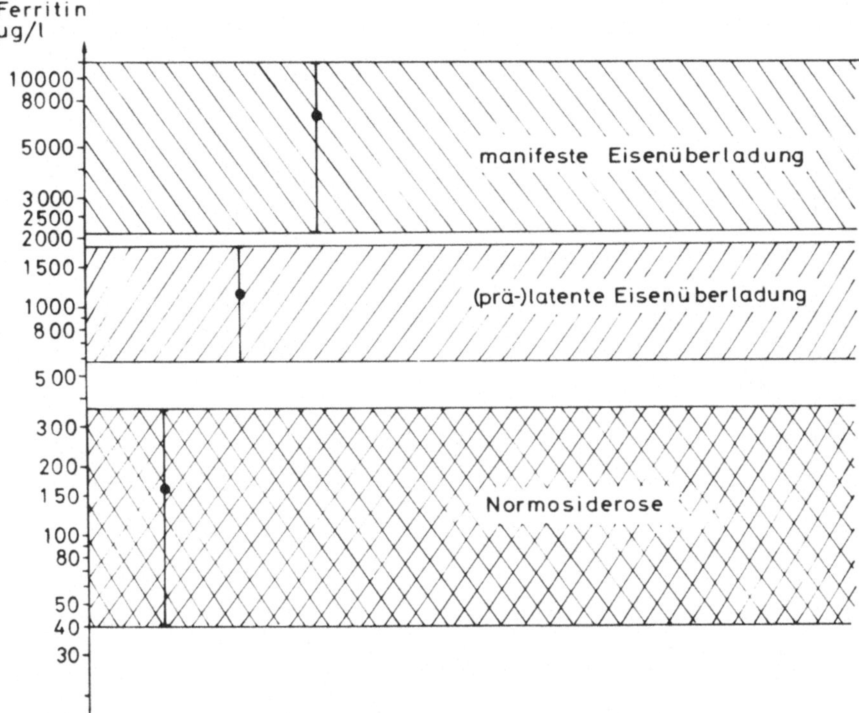

Abb. 3. Mittelwert und Streuung der Serumferritinspiegel von Probanden mit Normosiderose (n = 132) und Patienten mit den verschiedenen Stadien der Eisenüberladung (n = 45 bzw. 58)

Bei der Angabe, daß 1 µg/l Serumferritin 8-10 mg Speichereisen entspricht, handelt es sich um Mittelwerte. Die Ergebnisse der quantitativen Phlebotomie bei Normalpersonen [3, 30, 40] lassen Streubreiten zwischen 1:4 bis 1:17 erkennen. Wenn wir unsere Ergebnisse bei Transfusionssiderosen (Zahl der Transfusionen) oder bei Hämochromatosen (bioptisch kontrollierte quantitative Phlebotomien) zugrunde legen, gelangen wir in der Mehrzahl der Fälle zu Verhältniszahlen zwischen 1:5 bis 1:10 mit Streubereichen von 1:2 bis 1:20. Nach Aderlaßbehandlung manifester Eisenüberladungen (Hämochromatose, refraktäre Anämie in Remission) gehen schwer mobilisierbares Speichereisen und die residuelle Endothelsiderose nicht als Größe in die quantitative Phlebotomie ein und bleiben demzufolge bei den genannten Verhältniszahlen unberücksichtigt.

Eine möglichst sichere Zuordnung zu den einzelnen Stadien der Eisenüberladung erfordert die systematische Kombination von Serumferritinwerten mit anderen Parametern des Eisenstatus, wobei in Zweifelsfällen der histochemischen Beurteilung eines Leberbiopsats wohl die größte Aussagekraft zukommt.

Nicht repräsentative Hyperferritinämien sind bei der diagnostischen Bewertung bestimmter Befundkonstellationen zu berücksichtigen. So kommt es beispielsweise bei refraktären Anämien und bei hämolytischen Anämien (Abb. 2) zu einer Umverteilung des Hämoglobineisens zugunsten von Speichereisen und damit zu einer „Umverteilungs-Hyperferritinämie" mit Ferritinwerten bis etwa 1000 µg/l. Im akuten hämolytischen Schub (Abb. 2)

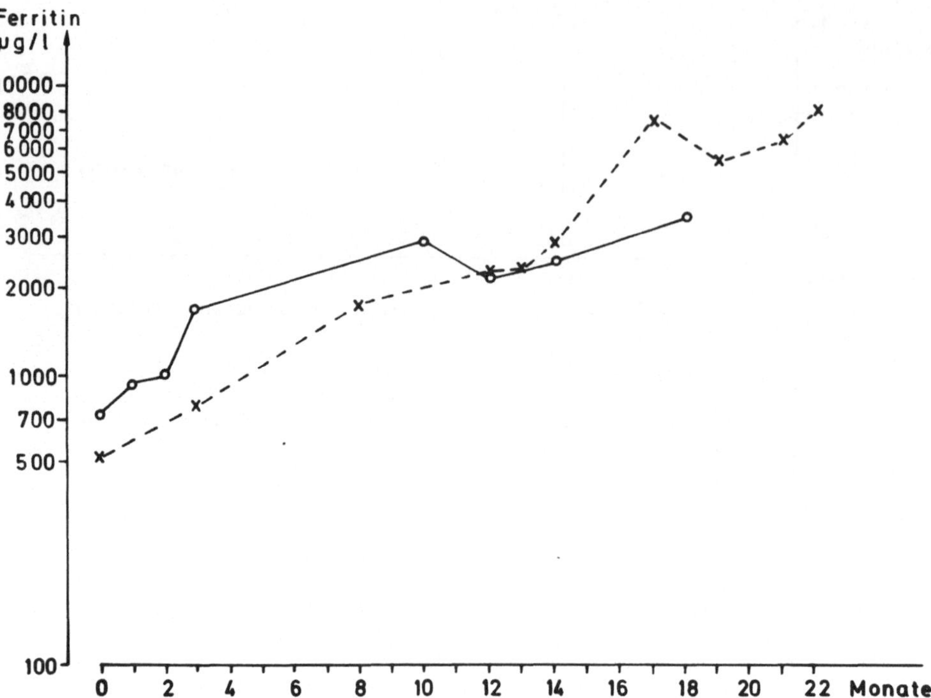

Abb. 4. Anstieg der Serumferritinspiegel bei zwei Patienten mit Panmyelopathie unter kontinuierlicher Transfusionsbehandlung (4 Transfusionseinheiten pro Monat)

können auch Werte um 6000 µg/l erreicht werden. Bei sideroblastischen Anämien müssen initial durch gesteigerte Resorption bedingte prälatente und latente Eisenüberladungen in Betracht gezogen werden. Bei Hyperferritinämien während einer Aderlass- oder
Transfusionsbehandlung [29] (Abb. 4, 5, 6) ergibt sich die Frage, inwieweit sie repräsentativ sind.

Bei bestimmten Grunderkrankungen kann der Serumferritinspiegel für die Beurteilung
des Speichereisengehalts nicht mit herangezogen werden. Nicht mit einer Eisenüberladung
in Zusammenhang stehende erhöhte Serumferritinwerte wurden bei entzündlichen Lebererkrankungen [30, 33, 34, 39], bei chronischen Entzündungskonstellationen wie rheuma-
toider Polyarthritis oder Morbus Hodgkin im B-Stadium [5, 30, 38], bei akuten Infekten
oder künstlich erzeugten Fieberreaktionen [11, 36], bei soliden Tumoren [19, 31, 33,
37] und bei Patienten mit Leukämien und malignen Lymphomen [7, 8, 21, 26, 32, 36,
37] beobachtet.

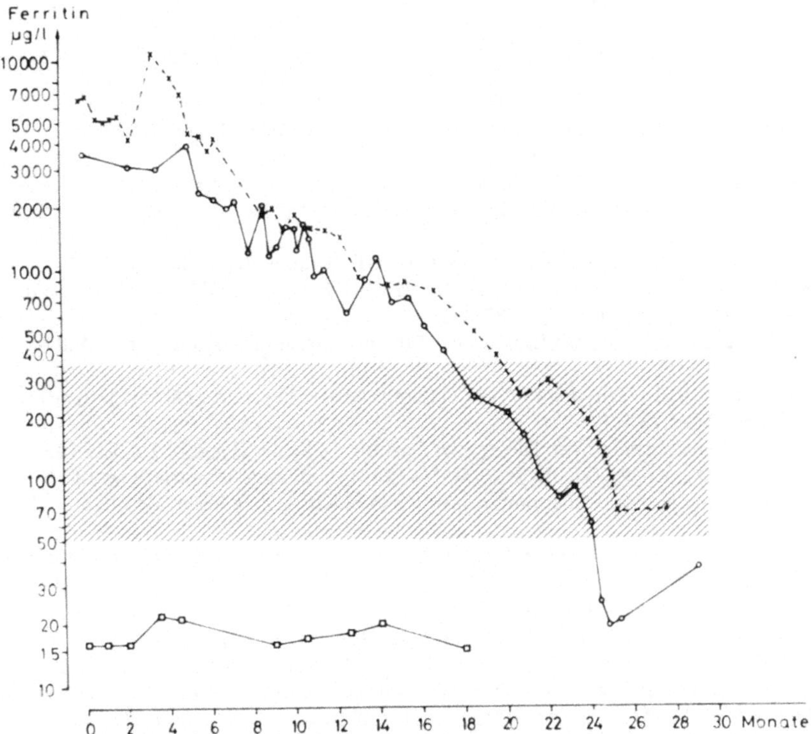

Abb. 5. Serumferritinspiegel von 3 Patienten mit Hämochromatose. o und x = 2 Patienten unter Eisenentzugsbehandlung mit Aderlässen von 400 ml pro Monat, □ 1 Patient nach Entleerung der physiologischen Speicher, aber mit noch nachweisbarem Endotheleisen

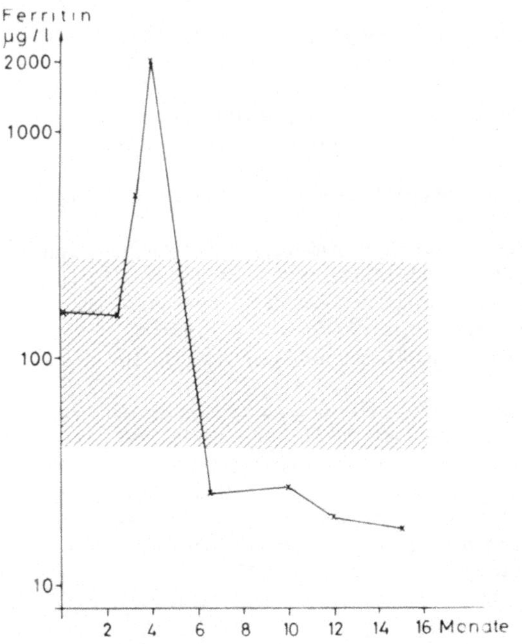

Abb. 6. Serumferritinspiegel bei einem Patienten mit Polycythaemia vera unter Aderlaßbehandlung (2 x 400 ml/Woche)

Literatur

1. Addison GM, Beamish MR, Hales CN, Hodgkins M, Jacobs A, Llewellin P (1972) An immunoradiometric assay for ferritin in the serum of normal subjects and patients with iron deficiences and iron overload. J Clin Pathol 25: 326-329
2. Beamish MR, Walker R, Miller F, Worwood M, Jacobs A, Williams R, Corigall A (1974) Transferrin iron, chelatable iron and ferritin in idiopathic haemochromatosis. Br J Haematol 27: 219-228
3. Charlton RW, Dorman D, Skikne B, Lynch SR, Sayers MH, Torrance JD, Bothwell TH (1977) Iron storage, serum ferritin and iron absorption. In: Brown BB, et al. (eds) Problems of iron metabolism. Grune & Stratton, New York, pp 387-392
4. Cook JD, Finch CA, Smith NJ (1976) Evaluation of the iron status of a population. Blood 48: 449-455
5. Craft AW, Eastham EI, Bell JJ, Brigham K (1977) Serum ferritin in juvenile chronic polyarthritis. Ann Rheum Dis 36: 271-273
6. Crosby WH (1977) Hemochromatosis: The unsolved problems. Semin Hematol 14: 135-143
7. Dempster WS, Steyn DL, Knight GJ, Heese H, De V (1977) Immunoradiometric assay of serum ferritin as a practical method for evaluation iron stores in infants and children. Med Lab Sci 34: 337-344
8. Drews J, Hausmann K, Kuse R, Düllmann J (1976) Serumferritin in der Diagnostik der Störungen des Eisenstoffwechsels. Blut 33: 202
9. Drews J, Hausmann K, Düllmann J, Kuse R (1978) Serumferritin bei verschiedenen Formen und Schweregraden der Eisenüberladung. Verh Dtsch Ges Inn Med 84: 125-128
10. Düllmann J, Wulfhekel U, Hausmann K (1977) Differences between Kupffer cells and endothelial cells of human liver in iron storage and release under normal conditions, after i.v. iron administration and iron overload. In: Wisse E, Knook DL (eds) Kupffer cells and other liver sinusvidal cells. Elsevier, North-Holland, Biomedical Press, Amsterdam New York Oxford, pp 233-241
11. Edwards CQ, Carrol M, Bray P, Cartwright GE (1977) Hereditary hemochromatosis diagnosis in siblings and children. N Engl J Med 297:7-13
12. Elin RJ, Wolff Sh M, Finch CA (1977) Effect of induced fever on serum iron and ferritin concentrations in man. Blood 49: 147-153
13. Feller R, Pont A, Wands JR, Carter EA, Foster G, Kourides JA, Isselbacher KJ (1977) Familial hemochromatosis. Physiologic studies in the precirrhotic stage of disease. N Engl J Med 296: 1422-1426
14. Halliday JW, McKeering LV, Tweedale R, Powell LW (1977) Serum ferritin in haemochromatosis: changes in the isoferritin composition during venesection therapy. Br J Haematol 36: 395-404
15. Halliday JW, Russo AM Cowlishhaw JL, Powell LW (1977) Serumferritin in diagnosis of haemochromatosis. Lancet 1: 621-624
16. Hausmann K (1978) Eisenverwertungsstörungen: chronische Anämie, sideroblastische Anämie und residuelle Endothelsiderose. In: Löhr GW, Arnold H, Engelhardt R, Möbius W, Mähr G, Schmalzl F, Sauter C (eds) Probleme der Erythrocythopoese, Granulocytopoese und malignen Melanome. Hämatologie und Bluttransfusion. Springer, Berlin Heidelberg,S 145-161
17. Hausmann K (1978) Klinik der Störungen des Eisenstoffwechsels. Verh Dtsch Ges Inn Med 84: 55-72
18. Hausmann K, Wulfhekel U, Düllmann J, Kuse R (1976) Iron storage in macrophages and endothelial cells. Histochemistry, ultrastructure and clinical significance. Blut 32: 289-295
19. Hazard JT, Drysdale JW (1977) Ferritinaemia in cancer. Nature 265: 755-756
20. Heinrich HC (1975) Clinical aspects of iron absorption and turnover. In: Kief H, et al. (eds) Workshop conferences Hoechst, vol 3. Excerpta Medica, Amsterdam Oxford, pp 34-58
21. Jacobs A (1977) Iron overload − clinical and pathologic aspects. Semin Haematol 14: 89-113
22. Jacobs A (1977) Serum ferritin and iron stores. Fed Proc 36: 1024-1027
23. Jacobs A, Worwood M (1975) Ferritin in serum: clinical and biochemical implications. N Engl J Med 292: 951-956

24. Jacobs A, Miller F, Worwood M, Beamish MR, Wardrop CA (1972) Ferritin in the serum of normal subjects and patients with iron deficiency and iron overload. Br Med J 4: 206-208
25. Jacobs A, Slater A, Whittaker JW, Canellos C, Wiernick PH (1976) Serum ferritin concentration in untreated Hodgkins disease. Br J Cancer 34: 162-166
26. Jones PAE, Miller FM, Worwood M, Jacobs A (1973) Ferritinaemia in leukaemia and Hodgkin's disease. Br J Cancer 27: 212-217
27. Kaltwasser JP, Werner E (1977) Die radioimmunologische Messung von Ferritin im Serum und ihre klinische Bedeutung. Klin Wochenschr 55: 1103-1107
28. Leyland MJ, Ganguli PC, Blower D, Delamore JW (1975) Immunoradiometric assay for ferritin in human serum. Scand J Haematol 14: 385-392
29. Leyland MJ, Brown PJ, Walker RJ, Bomford A, Williams R (1977) Serum ferritin in diagnosis of haemochromatosis. Lancet 2: 1030-1031
30. Lipschitz DA, Cook JD, Finch CA (1974) A clinical evaluation of serum ferritin as an index of iron stores. N Engl J Med 290: 1213-1216
31. Marcus DM, Zinberg N (1975) Measurement of serum ferritin by radioimmunoassay: results in normal individuals and patients with breast cancer. J Nat Cancer Inst 55: 791-795
32. Parry DH, Worwood M, Jacobs A (1975) Serum ferritin in acute leukaemia at presentation and during remission. Br Med J 1: 245-247
33. Powell LW, Halliday JW, McKeering LV (1975) Studies of serum ferritin with emphasis on its importance in clinical medicine. In: Coichton RR (ed) Proteins of iron storage and transport in biochemistry and medicine. North-Holland, Amsterdam, pp 215-221
34. Prieto J, Barry M, Sherlock S (1975) Serum ferritin in patients with iron overload and with acute and chronic liver diseases. Gastroenterology 68: 525-535
35. Saab GA, Green R, Crosby WH (1978) Serum ferritin in diagnosis of haemochromatosis. Lancet 1: 103-104
36. Siimes MA, Dallmann PR (1974) New kinetic role for serum ferritin in iron metabolism. Br J Haematol 28: 7-18
37. Siimes MA, Wang WC, Dallmann PR (1977) Elevated serum ferritin in children with malignancies. Scand J Haematol 19: 153-158
38. Smith RJ, Davis P, Thomsen ABR, Wadsworth LD, Fackre P (1977) Serum ferritin levels in the anaemia of rheumatoid arthritis. J Rheumatol 4: 389-392
39. Valberg L, Ghent CN, Lloyd DA, Frei JV, Chamberlain MJ (1978) Diagnostic efficacy of tests for detection of iron overload in chronic liver disease. CMAJ 119: 229-236
40. Walters GO, Miller FM, Worwood M (1973) Serum ferritin concentration and iron stores in normal subjects. J Clin Pathol 26: 770-772
41. Wands JR, Rowe JA, Mezey St E, Waterbury LA, Wright JR, Halliday JW, Isselbacher KJ, Powell LW (1976) Normal serum ferritin concentrations in precirrhotic haemochromatosis. N Engl J Med 294: 302-305

Diskussion

Worwood

Die niedrigen Serumferritinkonzentrationen bei Patienten im Frühstadium der Hämochromatose sind ein weiterer Beweis für meine Annahme daß die Leberparenchymzellen normalerweise keine wichtige Quelle für das zirkulierende Ferritin im Serum darstellen. Andererseits geben Beaumont et al. [(1979) N Engl J Med 301: 169-174] an, daß das Serumferritin für die Diagnose der Hämochromatose bei Verwandten von Patienten mit nachgewiesener Erkrankung ein besserer Parameter als das Serumeisen ist.

Zuyderhout

Sie haben über Steigerungen der Serumferritinkonzentration während der Aderlaßtherapie berichtet. Wir fanden dasselbe Verhalten bei normalen Ratten, die durch Orbitapunktion anämisch gemacht wurden. Im Verlauf der Aderlässe stieg das Serumferritin manchmal um den Faktor 2 bis 5 an. Vielleicht verhält sich das Serumferritin wie ein Akutphasenprotein.

Heinrich

Zur diagnostischen Relevanz des Serumferritins bei der Hämochromatose ist noch einiges nachzutragen, was vielleicht wegen der Kürze der Zeit nicht angesprochen werden konnte. Ähnlich wie beim Eisenmangel kann heute auch bei der idiopathischen Hämochromatose zwischen einem prälatenten, latenten und manifesten Stadium unterschieden werden. Die Ergebnisse der von den Arbeitsgruppen um Cartwright in Salt Lake City und Halliday und Powell in Brisbane durchgeführten Studien haben gezeigt, daß in dem ersten Entwicklungsstadium, das man als prälatente Hämochromatose bezeichnen kann, parallel zur Akkumulation des Speichereisens in den Hepatozyten auf das 10fache der Norm zunächst nur das Serumeisen und die Transferrin-Fe-Sättigung über die obere Grenze der Normalbereiche hinaus ansteigen. Erst wenn das Leberzellspeichereisen dann schon auf etwa das 32-123fache der Norm angestiegen ist, kommt es dann — wohl infolge Übertritts des Hepatozytenferritins in das Serum — im Stadium der latenten (präzirrhotischen) Hämochromatose auch zu einem diagnostisch verwertbaren Anstieg des Serumferritins und der Desferrioxamin-induzierten Eisenausscheidung im Harn bei den meisten Patienten (vgl. Tabelle 7, S. 77 sowie S. 75). Bei der latenten Hämochromatose ist meist auch die ^{59}Fe-Erythrozyteninkorporation von 70-90% auf 30-60% herabgesetzt, da etwa die Hälfte des absorbierten ^{59}Fe gleich in den Eisendepots abgelagert wird. Im Stadium der manifesten Hämochromatose sind Serumferritin und Desferal-induzierte Eisenurinexkretion noch weiter angestiegen (Tabelle 7, S. 77) und die bekannten klinischen Symptome nachweisbar. Die durch eine voreilige Publikation und dadurch ausgelöste überflüssige Spekulationen verursachte Verwirrung hinsichtlich des diagnostischen Wertes des Serumferritins bei der Frühdiagnose der entstehenden Hämochromatose ist damit befriedigend erledigt. Wie bei der Diagnostik des prälatenten und latenten Eisenmangels hat die Serumferritinbestimmung auch bei der Hämochromatosediagnostik keinen bevorzugten Stellenwert, sondern ist nur eine wertvolle Ergänzung der anderen meßbaren Parameter des Eisenstoffwechsels.

Eine zuverlässige Berechnung der Gesamtkörper-Eisenreserven aus dem Serumferritin ist auch bei der latenten bzw. manifesten Hämochromatose nicht möglich, da die Relation mobilisierbares Reserveeisen zu Serumferritin in einem Bereich R = 2,3-17 ($\overline{x}_g$= 6,25) im Einzelfall extrem schwankt (Tabelle 5, S. 67). Bei Verwendung des geometrischen Mittelwertes von 6,25 für R haben wir bei einer latenten und einer manifesten Hämochromatose Gesamtkörper-Eisenreserven berechnet, die mit 11,3 bzw. 25,8 g fast doppelt so hoch waren wie die tatsächlich durch erschöpfende Phlebotomien mobilisierten Reserveeisenmengen von 6,6 bzw. 13,2 g (Tabelle 1 bzw. 2). Auch bei der Erfolgsbeurteilung der üblichen Aderlaßbehandlung der latenten und manifesten Hämochromatose ist das Serumferritin bestenfalls nur ein semiquantitativer Indikator der noch verbliebenen Reserveeisenmenge und entsprechend vorsichtig zu beurteilen.

Bei einem Patienten mit bisher *unbehandelter manifester idiopathischer Hämochromatose* (Leberzirrhose, Diabetes etc.) war die initiale mittlere Serumferritinkonzentration von 4125 ng/ml nach insgesamt 72 Aderlässen ($\sim$ 28,5 Liter Blut $\hat{=}$ 14,8 g Fe) auf 15 ng/ml abgefallen. Die Erschöpfung der mobilisierbaren Eisenreserven wurde durch die entstandene leichte hypochrome Eisenmangelanämie, die auf 100% gesteigerte ^{59}Fe-Erythrozyteninkorporation und den Abfall von Serumeisen und Transferrin-Fe-Sättigung auf 21 μg/100 ml bzw. 6% bewiesen (Tabelle 1, S. 209). Unter Berücksichtigung der bei diesem Patienten schon vor der Therapie erhöhten Eisenabsorption (Tabelle 1) entsprach die phlebotomierte Gesamt-Eisenmenge von 13,2 g Fe einem initialen Quotienten R = 3,2 mg . Reserveeisen pro ng Ferritin/ml Serum. Die Verwendung des von Beamish et al. (1974) nach erschöpfenden Phlebotomien ermittelten mittleren Quotienten R = 6,25 (vgl. Tabelle 5 auf S. 67) hätte bei diesem Patienten zu einer mit 25,8 g Fe etwa doppelt so hohen Schätzung der mobilisierbaren Reserveeisenmenge geführt.

Bei einem Patienten mit *unbehandelter latenter (präzirrhotischer) Hämochromatose* und im Normalbereich liegender diagnostischer ^{59}Fe^{2+}- und Nahrungseisenabsorption war das Serumferritin nach Aderlässen von insgesamt 8 Litern von 1810 auf ca. 910 ng/ml abgefallen. Unter Berücksichtigung der vor Beginn der Aderlaßbehandlung noch nicht erhöhten Nahrungseisenabsorption von $\sim$ 1,5 mg Fe/d ließ sich ein Quotient von 4,2 mg mobilisiertem Reserveeisen pro 1 ng/ml Serumferritinabfall berechnen (Tabelle 2, S. 210). Während der daran anschließend in meist 2wöchigen Abständen durchgeführten Aderlaßbehandlung fiel zunächst das Serumferritin in den Normalbereich und wesentlich später dann auch das Serumeisen und die Transferrin-Fe-Sättigung in den Normalbereich ab (Tabelle 2). Einer mobilisierten Reserveeisenmenge von $\sim$ 2765 mg entsprach ein weiterer Serumferritinabfall um 888 ng/ml, so daß ein Quotient R = 3,1 mg Fe pro 1 ng/ml Serumferritinabfall berechnet wurde. Auch bei diesem Patienten hätte die Verwendung eines Umrechnungsfaktors von 6,25 mg Reserveeisen pro 1 ng/ml Serumferritin zu einem mit 11,3 g Reserveeisen etwa um den Faktor 2 zu hohen Wert für das mobilisierbare Speichereisen geführt.

Da nicht sichergestellt ist, daß eine Aderlaßbehandlung, die zur Normalisierung des Serumferritins und des Serumeisens geführt hat, in jedem Falle auch zu einem vollständigen Abbau der Eisenüberladung geführt hat, sollten die Phlebotomien bei latenter und manifester Hämochromatose mindestens solange fortgesetzt werden, bis das Serumferritin unter 30 ng/ml *und* das Serumeisen unter 80 μg/100 ml abgefallen sind. Die Hämoglobinkonzentration liegt dann meist noch im unteren Normalbereich, da die während der Erschöpfung der RES-Eisenreserven sich verdoppelnde Nahrungseisenabsorption bei normaler Mischkosternährung etwa 2 mg Fe/d mehr für die Hämoglobinregeneration bereitstellt als für die Kompensation der physiologischen Eisenverluste ($\sim$ 1,3 mg Fe/d beim Mann) benötigt wird.

Tabelle 1. Parameter des Eisenstoffwechsels bei manifester idiopathischer Hämochromatose (Kun., 61m, 76-78) vor und nach erschöpfender Phlebotomie-therapie

Datum	^{59}Fe^{2+}-Absorption (%)	Serum-ferritin (ng/ml)	Serum-eisen (μg/100 ml)	TEBK	Transferrin-Fe-Sättigung (%)	Hämoglobin (g/100 ml)	MCH (pg)	BSG (mm)	Sonstiges
31.5.76	-	4200	234	278	84	14,9	32		^{59}Fe-Absorption aus
5.8.76	67	4950	245	259	95	14,8	31		200g Fleisch (^{59}Fe) = 31%
19.8.76	-	3750	224	266	99	14,3	33	30/64	25g Leber (^{59}Fe) = 13%
23.8.76	73	3600	236	243	97	14,2	33	9/25	1,4g Hämoglobin (^{59}Fe) = 8%

18.11.76-26.4.78: 72 Aderlässe a. 400 ml = 28.500 ml = 14,8 g Fe
Nahrungseisenabsorptionskorrektur (23.8.76-30.4.78) 3 mgFe/d $\cong$ 1,6 g Fe

d.h. in 605 Tagen $\sim$ 13,2 g Fe durch Aderlässe eliminiert

Datum	^{59}Fe^{2+}-Absorption (%)	Serum-ferritin (ng/ml)	Serum-eisen (μg/100 ml)	TEBK	Transferrin-Fe-Sättigung (%)	Hämoglobin (g/100 ml)	MCH (pg)	BSG (mm)	Sonstiges
14.4.78	94	33	225	276	82	12,3	30	13/34	
28.4.78	90	22	35	314	11	10,8	30	25/57	^{59}Fe-Erythr.Inkorp. = 100%
12.5.78	-	15	21	335	6	9,6	28	24/52	
1.6.78	-	15	26	353	7	10,1	26	19/43	

13,2 g Fe durch Phlebotomie eliminiert = Serumferritinabfall von 4110 ng/ml
3,2 mg mobilisiertes Reserveeisen pro 1 ng/ml Serumferritinabfall

Tabelle 2. Parameter des Eisenstoffwechsels bei latenter (präzirrhotischer) Hämochromatose (Glei., 42m, 76-79) vor und während der erschöpfenden Phlebotomietherapie

Datum	Durch Phleboto- mien entfernte Eisenmenge (mg)	$^{59}Fe^{2+}$- Absorption (%)	Serum- ferritin (ng/ml)	Serum- eisen (μg/100 ml)	TEBK	Transferrin- Fe- (%)	Hämoglobin (g/100 ml)	MCH (pg)	BSG (mm)	Sonstiges
19.10.76		20		255	255	100	14,3	29	3/11	Nahrungs-^{59}Fe-Absorp-
4.11.76		21								tion aus 200 g Fleisch:
14. 1.77			1810	233	233	100	15,7	31	6/20	37 %, 25g Leber: 8,6%
										1,4g Hämoglobin: 14%

Mai 77-Jan.78: Phlebotomien, insges. 8000 ml Blut $\sim$ 4160 mg Fe
Nahrungs-Fe-Absorptionskorrektur: 245d zu 1,5mg Fe/d $\sim$ 368 mg Fe
($\sim$ 10% Absorption) eliminiert in 245 Tagen $\sim$ 3792 mg Fe = 900 ng/ml Serumferritinabfall
      mobilisiertes Reserveeisen: 4,2 mg Fe pro 1 ng/ml Serumferritinabfall

Datum	Eisenmenge (mg)	$^{59}Fe^{2+}$-Absorption (%)	Serumferritin (ng/ml)	Serumeisen (μg/100 ml)	TEBK	Transferrin-Fe- (%)	Hämoglobin (g/100 ml)	MCH (pg)	BSG (mm)	Sonstiges
14. 4.78	3792	43	790	231	231	100	16,2	32	6/17	^{59}Fe-Erythrozyteninkorp.:
28. 4.78		41	1030							43%
12. 5.78	4010		818							
1. 6.78	4242		587	267	353	80	14,0	32	13/37	
7. 9.78	4812	79	607							
21. 9.78		73	330	205	288	71	16,5	33	6/13	
16.10.78	4952		290	272	292	92	14,0	32	16/33	
26.10.78			276	274	304	90	14,9	33	10/33	
9.11.78	5403		231	271	275	98	14,1	33	15/37	
23.11.78	5621		173	239	255	94	14,0	33	7/21	
27.11.78	5869		139	164	254	64	13,1	28	14/25	
14.12.78			119	169	256	66	15,0	34	9/21	
18.12.78	6066		87	---	---	--	13,3	34	7/18	
11. 1.79			49	134	293	46	16,0	34	7/20	
15. 1.79	6242		48	149	265	56	13,5	33	9/24	
8. 2.79	6430		29	111	295	38	14,5	32	9/25	
12. 2.79	6678		22	52	---	--	13,2	33	10/24	

Mai 78-Febr.79: 13 Phlebotomien insges. 6500 ml Blut $\sim$ 3380 mg Fe $\sim$ 3380 mg Fe
Nahrungs-Fe-Absorptionskorrektur 200 d zu 10% Absorpt. 1,5 mg Fe/d $\sim$ 300 ''
      105 d zu 20%   ''   3,0   '' $\sim$ 315 ''

      in 305 Tagen eliminiert $\sim$ 2765 mg Fe = 888 ng/ml Serumferritinabfall
      mobilisiertes Reserveeisen: 3,1 mg Fe pro 1 ng/ml Serumferritinabfall

Diagnostischer Wert der Serumferritinbestimmung bei der chronischen Infektanämie*

E. P. Frenkel, R. G. Sheehan, M. J. Newton

Zusammenfassung

Die Beziehungen von Serumferritin zu anderen klinischen Laborparametern wurden für verschiedene pathophysiologische Zustände, die mit Defekten in der Häm- oder Globinsynthese einhergehen, untersucht. Eine der untersuchten Personengruppen erfüllte alle klassischen Kriterien für eine Anämie aufgrund einer chronischen Erkrankung. Die Patienten wiesen die entsprechende Grunderkrankung auf, außerdem ein vermindertes Serumeisen, einen verminderten Transferringehalt im Serum, das Vorhandensein von Eisen im Knochenmark, und in ausgewählten Fällen bei der Ferrokinetik das Ausbleiben der Reutilisation des gemauserten Erythrozyteneisens. Bei diesen Patienten mit einer definierten Anämie aufgrund einer chronischen Erkrankung waren die Serumferritinkonzentrationen normal oder erhöht (60-450 μg/l). Obgleich eine allgemeine Beziehung zwischen der Serumferritin-konzentration und den Gewebeeisenspeichern, charakterisiert durch semiquantitative Bestimmung des Knochenmarkeisengehalts, für die meisten klinischen Zustände nachgewiesen werden kann, waren die Serumferritinwerte bei den Patienten mit einer Anämie aufgrund einer chronischen Erkrankung höher als auf der Basis des Knochenmarkeisengehalts zu erwarten war. Zwei besondere Untergruppen von Patienten mit einer Anämie aufgrund einer chronischen Erkrankung können unterschieden werden: Für Patienten mit den klinischen Laborzeichen einer Anämie aufgrund einer chronischen Erkrankung, die Grenzwerte der Ferritinkonzentration (12-68 μg/l aufweisen, konnten fehlende Eisenspeicher nachgewiesen werden. Bei den meisten kam es durch eine orale Eisentherapie zu einer Erhöhung der Zahl der zirkulierenden Erythrozyten, jedoch nur zu einer unvollständigen Behebung der Anämie. Diese Patienten haben eine Anämie aufgrund einer chronischen Erkrankung, die jedoch durch einen Eisenmangel zusätzlich kompliziert wird. Für eine zweite Untergruppe von Patienten mit dem klassischen Bild der Anämie aufgrund einer chronischen Erkrankung mit Leberzellschädigung ergaben sich merklich erhöhte Serumferritinkonzentrationen (450-2000 μg/l) im Vergleich zu den vorhandenen Eisenspeichern.

Das Serumferritin hat also besonderen Wert bei der Differentialdiagnose von hyposiderämischen Zuständen. Ebenso scheint die Serumferritinkonzentration für die Identifikation von Anämien aufgrund einer chronischen Erkrankung besonders anwendungsfähig zu sein. Die hier vorgelegten Untersuchungen haben den Nachweis erbracht, daß bei vielen Patienten mit einer Anämie aufgrund einer chronischen Erkrankung die Knochenmarkuntersuchung durch eine Serumferritinbestimmung ersetzt werden kann.

Die häufigste Anämieform in der ganzen Welt ist jene, die durch verschiedene chronische Erkrankungen hervorgerufen wird. Dennoch ergibt sich für diese Form der Anämie kein Anteil an den bemerkenswerten Forschungserfolgen, die in den letzten zwei Jahrzehnten bei den Störungen der Erythropoese erzielt wurden. Unser gegenwärtiges Verständnis der dieser Störung zugrunde liegenden Mechanismen ist so rudimentär, daß jede pathophysiologische Beobachtung oder labormäßige Charakterisierung die betroffene Patientenuntergruppe vollständig definieren muß, da es keinen einfachen Einzeltest (bzw. kein Kriterium) gibt, womit die Patienten mit einer Anämie aufgrund einer chronischen Er-

* Mit Unterstützung durch NIH Grant 1 P01 CA 23115-01, the Veterans Administration and the McDermott Foundation

krankung in einfacher Weise identifiziert werden können (Cartwright 1966; Cartwright
u. Lee 1971).

Die Charakterisierung und Differentialdiagnose von Anämien, die zu einer Mikrozytose
und/oder Hypochromie der Erytrozyten führen, hängt weitgehend von den Daten ab, die
den Körpereisenstatus betreffen. Die Entwicklung eines empfindlichen radioimmunome-
trischen Assays für Ferritin im Serum durch Jacobs und Mitarbeiter (Addison et al. 1972)
hat die nicht-invasive Kennzeichnung der Körpereisenspeicher in bemerkenswerter Weise
ausgeweitet (Lipschitz et al. 1974; Jacobs u. Worwood 1975a, b; Jacobs 1977; Munro
u. Linder 1978). Neuere Untersuchungen mit einem verfügbaren Assay-Kit für die Bestimmung der Serumferritinkonzentration haben gezeigt, daß dieses Verfahren für den
klinischen Routinegebrauch verwendbar ist. Unsere vorläufigen Ergebnisse haben den
großen Wert dieses Assays für die Erkennung von Patienten mit einer Anämie aufgrund
einer chronischen Erkrankung gezeigt (Sheehan et al. 1978).

Für die vorliegende Studie wurden die Ergebnisse der routinemäßigen Labormethoden
für den klinischen Nachweis der Körpereisenspeicher, nämlich Serumeisen, totale Eisenbindungskapazität (TEBK), prozentuale Sättigung der TEBK und unmittelbare Untersuchung von Knochenmarkproben nach Eisenfärbung sowie die Bestimmung der Serumferritinkonzentration für die klinische Erfassung einer Anämie aufgrund einer chronischen
Erkrankung verwendet. Die klinischen und Laborkriterien, die für die Differentialdiagnose „Anämie aufgrund einer chronischen Erkrankung" benutzt wurden, sind in Tabelle 1 angegeben. Da diese Kriterien nicht immer alle erfüllt sind, waren die hauptsächlichen
Bedingungen für diese Einordnung: Anämien, die sich beim Nachweis einer Infektion,
einer entzündlichen Erkrankung (insbesondere einer rheumatoiden Arthritis oder einer
Bindegewebsschädigung) oder einer Krebserkrankung entwickelten. Außerdem gehörte
zu den Grundforderungen der Nachweis einer unvollständigen Reutilisation des gemauserten Erythrozyteneisens (Abb. 1 u. 2).

Krankengut

Normalwerte. Bei 90 männlichen und weiblichen freiwilligen Krankenhausangestellten
(Altersbereich 22 bis 63 Jahre) wurden bestimmt: Serumferritinkonzentration, Hämoglobin, Hämatokrit, Erythrozytenzahl, Serumeisen und totale Eisenbindungskapazität.
Diese Personen hatten an einer ausführlichen Studie zur Standardisierung der Normalwerte des Klinikzentrums teilgenommen. Umfangreiche Laborprofile und klinische Untersuchungen erwiesen diese Personen als normal.

Die Daten dieser Gruppe sind in Tabelle 2 aufgeführt (Sheehan et al. 1978). Für diese
Personen ergab sich eine log-normal-Verteilung der Serumferritinkonzentrationen. Für
die Definition des Normalbereiches wurde zusätzlich eine sorgfältig untersuchte Untergruppe von Patienten herangezogen, die außer den vorher angegebenen Laboruntersuchungen bei einer aus anderen klinischen Gründen vorgenommenen Knochenmarkpunktion keinerlei nachweisbare Abweichungen von Normalstatus aufwiesen (Galen 1977).
Die Werte (Tabelle 2) weisen eine geometrische Verteilung auf. Dabei werden für Frauen
vor der Menopause geringere Werte als für Frauen nach der Menopause gefunden.

Tabelle 1. Charakterisierung der chronischen Tumor- und Infektanämie

Pathophysiologie	Die mangelhafte Reutilisation des gemauserten Erythrozyteneisens nach der „Aufbereitung" durch die reticuloendothelialen Zellen
Klinischer Hintergrund	
Umstände für das Auftreten	Infektion Entzündung Krebs
Art der Behebung der Anämie	Nur nach Kontrolle oder Behebung der Grunderkrankung; blutbildende Medikamente ohne Wert
Laborkriterien	
Blut	
Zellen	— Anämie: Im Frühstadium normochrom-normozytär; im Spätstadium hypochrom-microzytär — Retikulozytopenie
Serum	— Vermindertes Serumeisen — Erniedrigte totale Eisenbindungskapazität (Transferrin) — Prozentuale Transferrinsättigung $> 10\%$
Plasma	— Verminderte Plasmaerythropoetinaktivität
Knochenmark	— Unzureichende Erythron-Hyperplasie im Vergleich zum Schweregrad der Anämie — Verzögerte Hämoglobinbildung der Erythron-Zellen — Normale Eisenvorräte
Ferrokinetik	— normaler ^{59}Fe-Transferrin-Stoffwechsel — veränderter Stoffwechsel von ^{59}Fe-markiertem Erythrozytenhämoglobin

Patienten mit einer Anämie aufgrund einer chronischen Erkrankung. Insgesamt wurden 103 Patienten untersucht, die das o.a. Kriterium einer unvollständigen Reutilisation des Eisens bei der Erfassung einer chronischen Erkrankung aufwiesen. Die Serumferritinbestimmungen wurden gleichzeitig mit der Untersuchung des Serumeisens und der Eisenbindungskapazität vorgenommen.

Labormethoden

Bestimmung der Serumferritinkonzentration. Alle Serumferritinbestimmungen wurden mit dem Fer-Iron-Kit (Ramco Laboratories, Houston, Texas/USA) ausgeführt. Es handelt sich um einen Doppelantikörper-radioimmunometrischen Assay in einer Modifikation nach der Technik von Miles et al. (1974). Das Testprinzip beruht darauf, daß in einer ersten Reaktion das Serumferritin mit an Plastikkugeln gebundenem Antihumanferritin reagiert. Nach dem Waschen wird das an das Festphasen-Antiserum gebundene Serumferritin mit ^{125}J-markiertem Antihumanferritin-Antikörper inkubiert. Nach

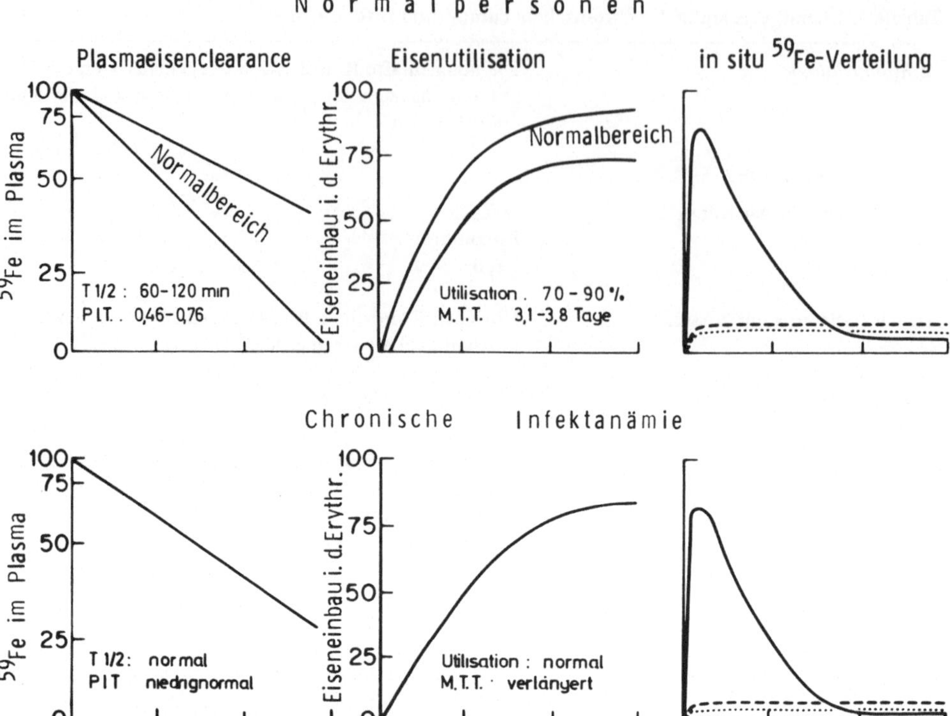

Abb. 1. Ferrokinetische Analyse unter Verwendung von ^{59}Fe-markiertem Transferrin (autologes Patientenserum). Die bei Patienten mit einer Anämie aufgrund einer chronischen Erkrankung (unterer Teil) beobachteten Muster werden mit denen bei Normalpersonen (oberer Teil) verglichen. Die T1/2 gibt die Plasmaclearance nach der Injektion des mit Radioeisen markierten Transferrins an; P. I. T. ist die berechnete Plasmaeisenumsatzrate (mg/100 ml Blut/Tag); M. T. T. bedeutet die Knochenmarkpassagezeit (Frenkel u. McCall 1978); rechter Teil der Abbildung— Sacrum, — Leber, ····Milz

einem weiteren Waschvorgang wird das an die Festphase gebundene radioaktiv markierte Antiserum im Gammazähler gemessen. Die Menge des gebundenen markierten Antikörpers ist proportional zur Serumferritinkonzentration. Diese wird berechnet durch Vergleich mit der Zählrate bei einer Standardkurve, die in der gleichen Weise aufgenommen wurde.

Es wurde das vom Hersteller angegebene Verfahren mit folgenden Abänderungen verwendet:

1. Beim ersten Assay wurden 25 μl des Patientenserums mit 0,5 ml Probenverdünnungspuffer verdünnt (1:21 Verdünnung). (Damit wurde jedoch keine Veränderung des Reaktionsvolumens von 0,2 ml bewirkt, wie es für den Assay beschrieben wird).
2. Beide Inkubationsschritte wurden so ausgeführt, daß die Reaktionsröhrchen verschlossen wurden und anschließend über 2 h bei Raumtemperatur in einem Rotator geschüttelt wurden.

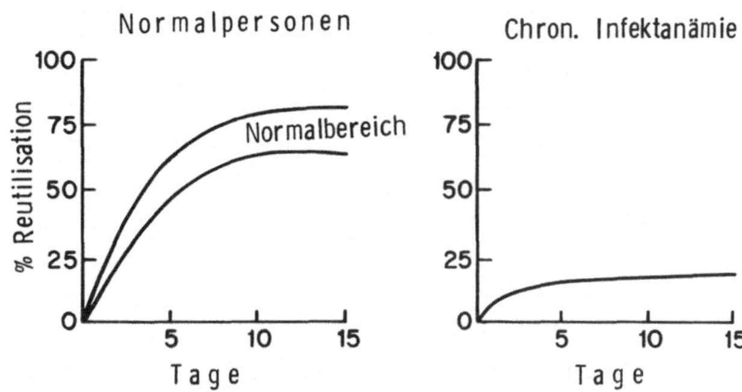

Abb. 2. Ferrokinetische Analyse unter Verwendung von ^{59}Fe-markiertem Hämoglobin (gemauserte Erytrozyten). Es ist der Prozentsatz der Reutilisation des markierten Hämoglobins bei Normalpersonen (linke Seite) und Patienten mit Anämie aufgrund einer chronischen Erkrankung (rechte Seite) dargestellt (Frenkel u. McCall.1978)

Tabelle 2. Serumferritinkonzentrationen bei Normalpersonen

Gruppe		Alter (Jahre)	Ferritin (ng/ml)
Männer	(25) [a]	$45,3^{\pm}11,3$ [b]	88 (33-236) [c]
Frauen [d]	(55)	$44,1^{\pm}13,7$	49 (11-211)
Alter $<$ 40 Jahre	(27)	$29,4^{\pm}\ 4,7$	37 (11-122)
Alter $>$ 40 Jahre	(28)	$55,0^{\pm}\ 5,5$	55 (12-263)

[a] Die Werte in Klammern geben die Anzahl der untersuchten Personen an

[b] Mittelwert $^{\pm}$ Standardabweichung

[c] Geometrisches Mittel und 95%-Vertrauensbereich

[d] Die Werte für Frauen sind sowohl für die Gesamtgruppe wie nach einer willkürlichen Einteilung in Frauen unter bzw. über 40 Jahre angegeben

3. Anstelle der Herstellung eines separaten 100%-Kontrollröhrchen wurden mehrere Reaktionsgefäße nach der 1. Inkubation gemessen und die Werte gemittelt.

4. Für die Standardkurve wurden Ferritinkonzentrationen von 0,25, 0,5, 1,0, 10,0 und 100,0 μg/l in Doppelproben in den Assay eingesetzt.

5. Das Verhältnis von gebundenen zu freien Antikörpern (F_b/1-F_b) wurde auf log-log-Papier gegen die Ferritinkonzentration aufgetragen. Zur Bestimmung der Serumferritinwerte wurde für jede Probe das Verhältnis F_b/1-F_b berechnet, die Ferritinkonzentration aus der Standardkurve abgelesen und mit dem Verdünnungsfaktor von 21 multipliziert. Wenn der Wert von F_b/1-F_b nicht in den linearen Teil der Standardkurve

fiel, konnten genauere Werte durch weitere Verdünnung des Serums mit dem Probenverdünnungspuffer solange, bis die Ablesung im linearen Teil der Kurve möglich war,
erzielt werden.

Die typische Standardkurve in der log-log-Darstellung von $F_b/1$-F_b gegen die Ferritinkonzentration ergab eine Linearität über den Konzentrationsbereich von 0,25-10,0 µg/l.
Damit fallen Serumferritinkonzentrationen zwischen 5 und 210 µg/l in den linearen Teil
der Kurve, wenn das Serum 1:21 verdünnt war.

Zusätzlich wurden bei 43 Messungen Paralellbestimmungen mit einem zweiten Kit
(GammaDab[125]J Ferritin Radioimmunoassay Kit, Clinical Assays, Division of Travenol
Laboratories, Cambridge, Massachusetts/USA) ausgeführt.

Weitere hämatologische Untersuchungen. Das Blutbild wurde routinemäßig mit einem
Coulter-Counter (Modell S) bestimmt. Serumeisen und totale Eisenbindungskapazität
wurden mit einer automatisierten Methode (Giovaniello et al. 1968) unter Verwendung
des Ferro-Zine-Reagenz (Stookey 1970) gemessen. Der Eisengehalt von Knochenmark-
ausstrichen wurde nach Anfärbung mit Preußischblau (Dacie u. Lewis 1969) in die Kate-
gorien 0-4+ eingeteilt (Beutler et al. 1958). Die Beurteilung des Knochenmarkeisengehalts wurde ohne Kenntnis des klinischen Status und der Laborwerte des Patienten vorgenommen. Die Durchführung der ferrokinetischen Untersuchungen wurde früher beschrieben (Frenkel u. McCall 1978).

Ergebnisse

Bemerkungen zur Methodik des Ferritinassays. Über die technischen Aspekte des Assays
wurde früher ausführlich berichtet (Sheehan et al. 1978). Der Variationskoeffizient bei
Mehrfachbestimmung von Proben betrug etwa 3%, ausgenommen im sehr niedrigen Bereich, wo er etwa 10% betrug. Tiefgefrorene Proben (min. 20°C) waren über mindestens
6 Monate stabil. Die Spezifizität des Assays und das Fehlen von interferierenden Substanzen im normalen Serum zeigte sich auch an der Proportionalität der Werte bei Ver-
dünnungsreihen.

Beziehung zwischen Serumferritin und Gewebeeisengehalt. Die Beziehung zwischen der
Serumferritinkonzentration und der Menge an färbbarem Eisen in Knochenmarkproben
wurde untersucht. Aus Abb. 3 kann man entnehmen, daß bei diesen klinischen Untersuchungen der Mittelwert der Serumferritinkonzentration (dargestellt durch die Querbalken) mit dem färbbaren Knochenmarkeisengehalt korreliert.

In dieser Abbildung sind die Patienten mit einer Anämie aufgrund einer chronischen
Erkrankung durch das quadratische Symbol ■ dargestellt. Diese Patienten wiesen alle die
o.a. klinischen Merkmale auf. Ihr Knochenmarkeisengehalt war unterschiedlich, jedoch
entsprach die Serumferritinkonzentration diesem Gehalt. Diese Gruppe von insgesamt
103 Patienten kann in Untergruppen eingeteilt werden (s. Tabelle 3). Für eine dieser
Gruppen mit Patienten, die die klassischen Zeichen einer Anämie aufgrund einer chronischen Erkrankung aufwiesen, ergaben sich Serumferritinkonzentrationen im Bereich
zwischen 60 und 450 µg/l, wobei diese Werte im allgemeinen mit dem Knochenmarkeisengehalt korrelieren. Eine andere Untergruppe von 14 Patienten, die ebenfalls alle die klas-

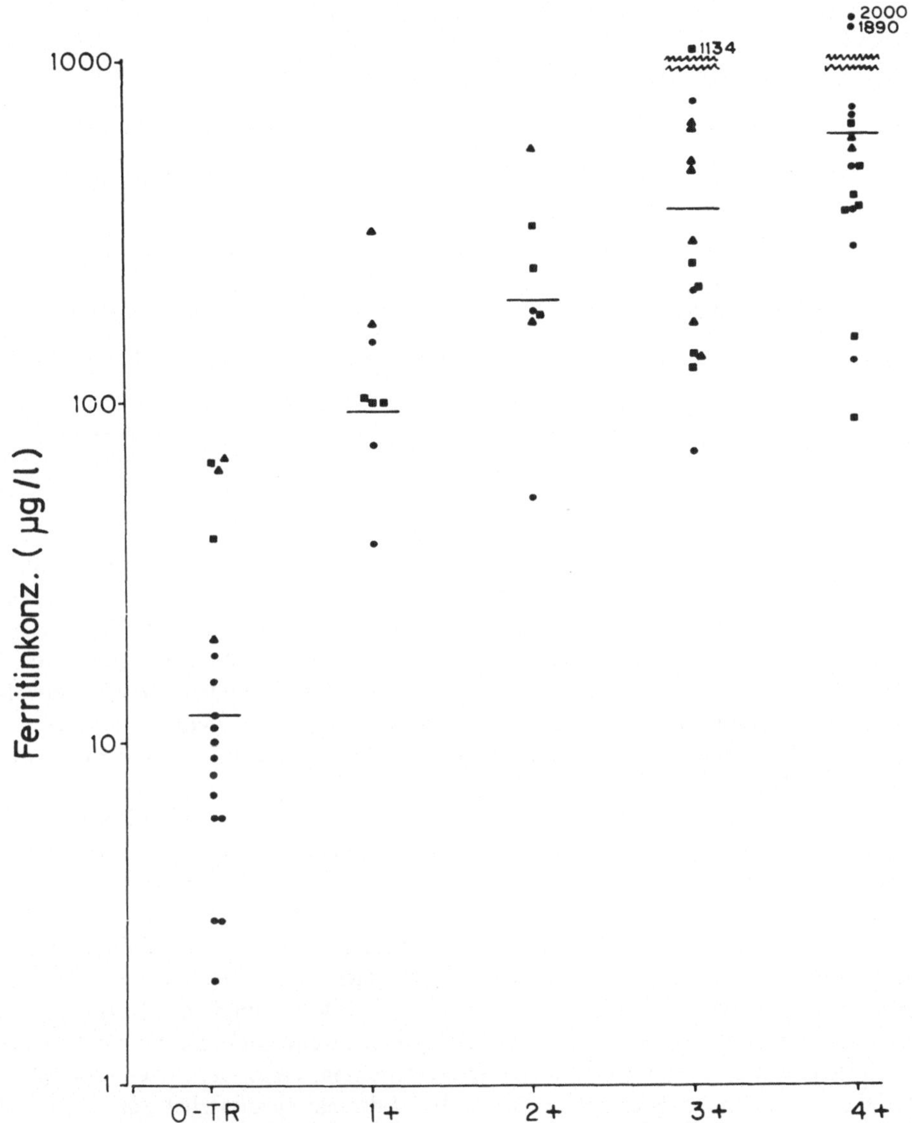

Abb. 3. Beziehung zwischen Serumferritinkonzentration und dem abgestuften Knochenmarkeisengehalt. Die Querbalken stellen die arithmetischen Mittelwerte dar. Die Symbole (■) entsprechen Patienten mit einer klinisch als Anämie bei chronischen Erkrankungen charakterisierten Anämie. Patienten mit akuter Leberzellschädigung (▲) sind besonders gekennzeichnet. [Mit Genehmigung des Herausgebers aus (1978) Am J Clin Pathol 70:79-84]

sischen Zeichen einer Anämie aufgrund einer chronischen Erkrankung hatten, bei denen jedoch Knochenmarkeisen ganz fehlte oder nur als Spur vorhanden war, wies Serumferritinkonzentrationen im Bereich zwischen 12 und 68 µg/l auf. Drei dieser Patienten zeigten unter Eisentherapie eine geringe, jedoch unvollständige Behebung ihrer Anämie.

Tabelle 3. Serumferritinkonzentrationen bei Patienten mit einer Anämie aufgrund einer chronischen Erkrankung

	Bereich
	ng/ml
„Unkomplizierte Fälle" (Eisen im Knochenmark nachweisbar; keine Leberzellnekrose)	60-450
„Kompliziert" – kein Eisen im Knochenmark nachweisbar	12-68
„Kompliziert" – Leberzellnekrose nachweisbar	450-2000

Diese Untergruppe zeigte einen deutlichen Gegensatz zu allen Patienten mit einer unkomplizierten Eisenmangelanämie (definiert durch eine Anämie, vermindertes Serumeisen und verminderte Sättigung der TEBK von weniger als 20%). Bei den Patienten mit der unkomplizierten, d.h. klassischen Eisenmangelanämie (Abb. 3 u. 4) war kein färbbares Eisen im Knochenmark nachweisbar. Die Diagnose wurde darüber hinaus durch die Behebung der Anämie durch die Eisentherapie bestätigt. Diese Patienten hatten alle Serumferritinwerte unter 12 μg/l. Dies ergab sich sogar bei den Patienten mit einer „frischen" Eisenmangelanämie, bei denen die Erythrozytenindizes noch auf eine Normochromie und Normozytose hinwiesen.

Bei akuter Leberzellschädigung korrelierten die Serumferritinkonzentrationen nicht mit dem Knochenmarkeisengehalt (Abb. 3 u. 4). Unabhängig vom Knochenmarkeisengehalt ergaben sich bei dieser Gruppe einheitlich hohe Serumferritinwerte.

Serumferritin bei Krankheitszuständen. Weitere Aussagen über das Verhalten der Serumferritinkonzentration ergeben sich aus Abb. 4. Im allgemeinen fallen die Werte für Patienten mit einer Anämie aufgrund einer chronischen Erkrankung in den Normalbereich oder oberen Normalbereich. Die Abbildung zeigt eine zweite Untergruppe von Patienten mit Werten zwischen 450 und 2000 μg/l. Diese Patienten wiesen neben den klassischen Befunden einer Anämie aufgrund einer chronischen Erkrankung zusätzlich zum primären Schädigungsmechanismus eine sekundäre Leberzellschädigung auf. Sie können mit anderen Patienten verglichen werden, die verschiedene Arten von Lebererkrankungen hatten (Abb. 4). Bei beinahe allen unseren Patienten mit akuter Leberzellschädigung ergaben sich Serumferritinkonzentrationen größer als 150 μg/l unabhängig vom Status ihrer Knochenmarkeisenspeicher. In einigen Fällen, bei denen die Leberschädigung reversibel war, ergab sich innerhalb weniger Tage nach Normalisierung der Leberfunktion eine Abnahme der Ferritinwerte bis in den Normalbereich.

Beziehung zwischen den anderen Eisenparametern und dem Gewebeeisenstatus. Die nicht invasive Routinelabordiagnostik der hypochromen mikrozytären Anämie bezieht sich klassischerweise auf die Bestimmung von Serumeisen, totaler Eisenbindungskapazität

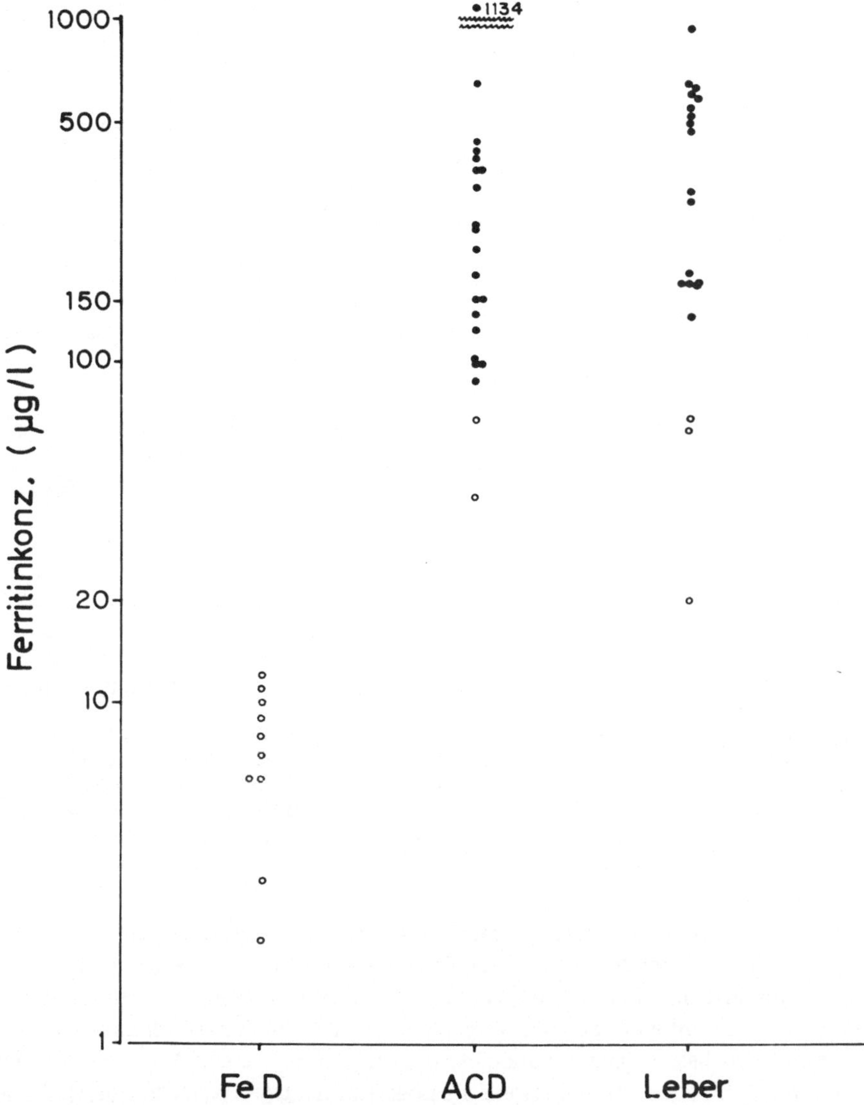

Abb. 4. Verteilung der Serumferritinkonzentrationen bei ausgewählten klinischen Zuständen.
FeD = Fälle mit unkomplizierter Eisenmangelanämie; ACD = Anämie aufgrund einer chronischen
Erkrankung; „Leber" = Fälle mit akuter Leberzellschädigung; (o) kein Eisen oder nur Spurenmengen
von Eisen im Knochenmark nachweisbar; (●) der Knochenmarkeisengehalt wurde in die Gruppen 1+
bis 4+ eingestuft. [Mit Genehmigung des Herausgebers aus (1978) Am J Clin Pathol 70:79-84]

(TEBK) und prozentualer Sättigung der TEBK. In Abb. 5 ist die Beziehung dieser Messungen zum Gewebeeisenstatus dargestellt, wie er sich durch die semiquantitative Bestimmung des färbbaren Knochenmarkeisengehalts ergibt. Für die Patienten mit verminderten und normalen Knochenmarkeisenspeichern ergab sich eine signifikante Überlappung sowohl beim Serumeisen wie bei der prozentualen Sättigung.

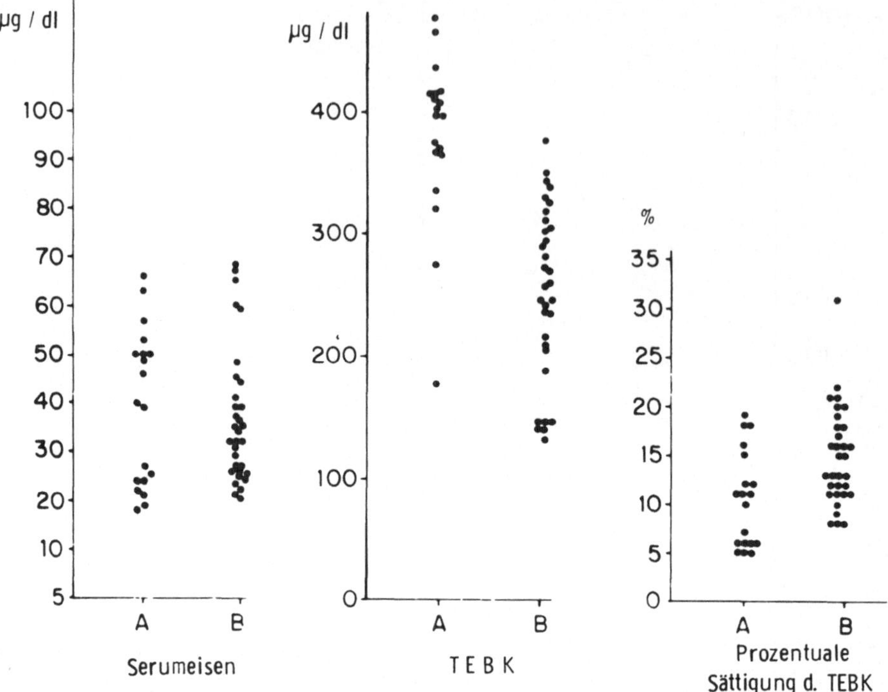

Abb. 5. Beziehungen zwischen Knochenmarkeisengehalt und Serumferritin, totaler Eisenbindungskapazität (TEBK) und prozentualer Sättigung der TEBK bei Patienten mit Anämie und Hyposiderämie. Teilgruppe A enthält Patienten mit fehlendem oder nur Spurenmengen von anfärbbarem Eisen im Knochenmark, Teilgruppe B enthält Patienten mit einem färbbaren Knochenmarkeisengehalt der Stufen 1+ bis 4+. [Mit Genehmigung des Herausgebers aus (1978) Am J Clin Pathol 70:79-84]

Vergleich zweier Methoden zur Ferritinbestimmung. Unter Berücksichtigung des Wertes, den die Serumferritinbestimmung für die Differentialdiagnose von Zuständen mit vermindertem Serumferritin hat, wurde die bei dem größeren Teil dieser Untersuchungen angewendete Methode mit einer anderen verglichen, die auf einem kürzlich auf den Markt gekommenen Kit basiert. Die in Parallelbestimmungen mit beiden Assays erhaltenen Datenpaare von 43 Proben wurden jeweils als Logarithmen der Konzentration (μg/l) aufgetragen. Für diese Datenpaare wurden die Regressionskoeffizienten berechnet. Die loglog-Beziehung ergab die beste Angleichung an die bestimmten Werte. Die Regressionsanalyse ist in Abb. 6 dargestellt. Der Regressionskoeffizient beträgt 0,99 (für den GammaDab-Wert ergibt sich $Y = 1,38 \cdot X^{0,98}$). Die einzelnen Grenzwerte der Serumferritinkonzentration (Bereich 8 bis 37 μg/l) wurden getrennt nacheinander bestimmt. In jedem Fall war der GammaDab-Wert (signifikant) um etwa 10-12% höher als der entsprechende mit der Fer-Iron-Methode bestimmte Wert. [1]

---

[1] Die GammaDab-Methode (Clinical Assay) ist eine Standard-Radioimmunoassay-Methode. Es wird menschliches Leberferritin verwendet, um in Kaninchen einen Antiferritin-Antikörper zu erzeugen und einen Ziegen-Anti-Kaninchen-Antikörper für die Präzipitation des Antikörpers.

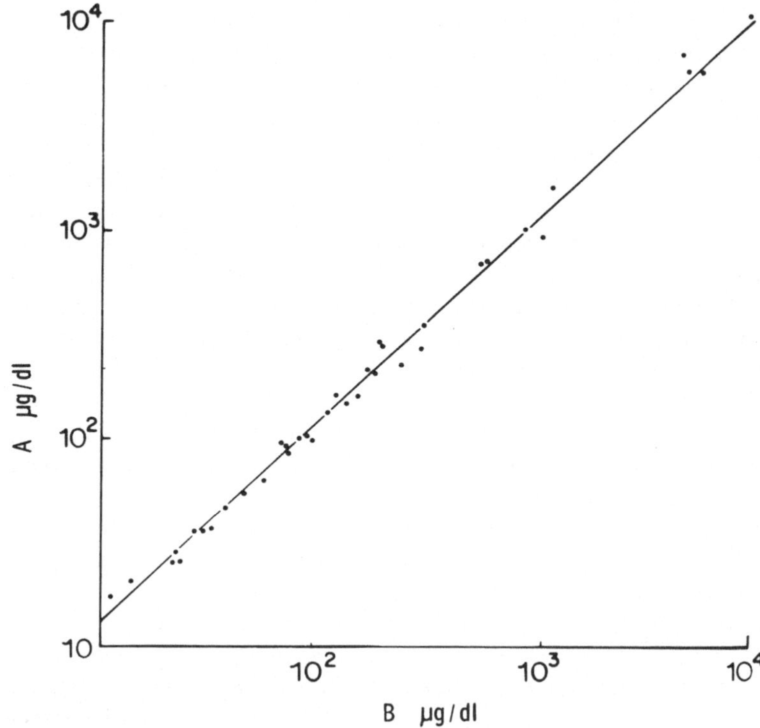

Abb. 6. Regressionsanalyse für den Vergleich zweier Serumferritinbestimmungsmethoden. Die horizontale Achse stellt den Maßstab für die Ergebnisse der Fer-Iron-Methode (RAMCO) und die vertikale Achse für die Ergebnisse des GammaDab-^{125}J-Ferritin-Radioimmunoassay-Kit (Clinical Assay) dar

Diskussion

Bei der vorliegenden Studie wurde die Anwendung einer Kit-Methode für die Bestimmung der Serumferritinkonzentration eingesetzt. Dabei konnte eine sehr gute Reproduzierbarkeit der Bestimmungen dieser Konzentration sowohl für Normalbereiche wie für verminderte Werte nachgewiesen werden. Die Werte für normale Männer und Frauen waren vergleichbar mit den Werten, die mit anderen Methoden gemessen wurden (Addison et al. 1972; Cook et al. 1974).

Die vorliegenden Untersuchungen erwiesen die Anwendbarkeit der Methode für die Bestimmung von Serumferritin in der Diagnostik von anämischen Zuständen, bei denen es auf eine Differentialdiagnose zwischen Eisenmangelzuständen bzw. Zuständen mit verminderter Proliferation ankommt. Obgleich andere Untersuchungen darauf hindeuten, daß normale Serumferritinwerte auch dann vorkommen, wenn kein färbbares Eisen in den Knochenmarkproben vorhanden ist (Lipschitz et al. 1974) und gelegentlich auch niedrige Serumferritinwerte gefunden werden, wenn keine anderen Hinweise auf eine eisendefizitäre Erythropoese existieren (Cook et al. 1976), scheinen dies doch ungewöhnliche „Ausnahmen" bei der allgemeinen Anwendbarkeit zu sein.

Diese Daten bekräftigen den Wert der Serumferritinmessungen für die Bewertung von hypochromen mikrozytären Zuständen. Im allgemeinen wurde diese Differentialdiagnose klassischerweise abgeleitet aus den nichtinvasiven Methoden, wofür die Bestimmung von Serumeisen, totaler Eisenbindungskapazität (TEBK) und prozentualer Sättigung der TEBK zur Verfügung stehen, oder der invasiven und kostenaufwendigeren direkten Bestimmung des Knochenmarkeisens mit Hilfe eisenspezifischer Färbung (Berliner-Blau-Reaktion). Die Verwendung von Serumeisen bzw. Messungen der Eisenbindungskapazität ergeben nur indirekt Auskunft über den Eisenspeicher und setzen einen Gleichgewichtszustand von Erythropoese und Erythrozytendestruktion für die Befundinterpretation voraus. Anhand dieser Daten kann jedoch selbst im Gleichgewichtszustand nicht zwischen verminderten Eisenreserven und einer unnormalen Reutilisation des gemauserten Erythrozyteneisens als Ursache für vermindertes Serumeisen und Anämie (Cartwright 1966; Bainton u. Finch 1964) differenziert werden. Unter diesen Umständen ist für klinische Zwecke die Differenzierung des Eisenmangels gegenüber der Anämie aufgrund einer chronischen Erkrankung oder der Erkennung einer Kombination von diesen beiden Zuständen besonders wichtig. Dieses sind weltweit die zwei häufigsten Ursachen für eine Anämie. Wie erwähnt zwingt die Schwierigkeit in der Erkennung des spezifischen Mechanismus den Kliniker häufig dazu, eine Knochenmarkpunktion zur Untersuchung der Eisenspeicher vorzunehmen.

Unsere bis jetzt vorliegenden Erfahrungen mit dem Serumferritinassay haben ergeben, daß Serumferritin einen sehr wichtigen Parameter für diese Differentialdiagnose darstellt. Bei unseren Untersuchungen stellen niedrige Serumferritinwerte ($< 12\,\mu g/l$) einen eindeutigen Hinweis auf eine unkomplizierte Eisenmangelanämie (oder eisendefizitäre Erythropoese) dar. Dies stimmt mit den Befunden Anderer für verschiedene Altersverteilungen überein (Lipschitz et al. 1974; Jacobs et al. 1972; Siimes et al. 1974). Noch zufriedenstellender waren die Daten von Patienten mit allen klinischen und laborchemischen Symptomen einer Anämie aufgrund einer chronischen Erkrankung. Wie gezeigt werden konnte, lagen unter diesen Umständen die Serumferritinwerte im Normbereich oder waren erhöht, gerade wie es im Hinblick auf ihre normalen Eisenreserven erwartet wurde. Das Serumferritin scheint zusätzlich wertvolle Dienste zu leisten bei der Lösung des klinischen Dilemmas, wo nämlich gleichzeitig mit der Anämie aufgrund einer chronischen Erkrankung ein Eisenverlust auftritt oder sie sogar überlagert. Unter diesen Umständen, daß beide Mechanismen gleichzeitig bestehen, stellen niedrig normale Serumferritinkonzentrationen einen zutreffenden Schlüssel für die später erhobenen Daten über die Gewebeeisenspeicher und das Ansprechen auf eine Eisentherapie dar (Walters et al.1973; Bentley u. Williams 1974; Jones et al. 1973; Thomas et al. 1977). Die Serumferritinbestimmung stellt also einen der aussagefähigsten und am besten praktikablen Tests für die Differentialdiagnose von Zuständen mit vermindertem Serumeisen dar.

In der Literatur haben bestimmte Untergruppen von Patienten Interesse hervorgerufen, die sehr hohe Serumferritinkonzentrationen aufweisen, jedoch bei weiteren Untersuchungen nicht den erwarteten Nachweis einer Eisenüberladung zeigten. Wie hier gezeigt werden konnte, führen Leberzellschädigungen unabhängig von ihrem Mechanismus zu solchen Werten. Allgemein wird eine Abgabe von Leberferritin aus den geschädigten Hepatozyten in die Zirkulation angenommen (Reissman u. Dietrich 1956; Prieto et al. 1975). Ähnliche Veränderungen wurden auch für die akute Leukämie beschrieben (Parry et al. 1975), hauptsächlich hervorgerufen durch Synthese und Abgabe von großen Mengen von

Ferritin aus den neoplastischen Zellen (White et al. 1974; Hazard et al. 1977). Unser Labor ist Teil einer großen klinischen Hämatologie- Onkologieeinheit, jedoch zeigt unsere Erfahrung, daß solche Erhöhungen des Serumferritins bei neoplastischen Erkrankungen nur dann gesehen werden, wenn gleichzeitig die Leber betroffen ist. Bei der klinischen Erfassung von Leberzellschädigungen hat sich sogar gezeigt, daß niedrignormale Serumferritinwerte immer eine gleichzeitige Verminderung der Eisenspeicher anzeigen.

Literatur

1. Cartwright GE (1966) The anemia of chronic disorders. Semin Hematol 3: 351
2. Cartwright GE, Lee GR (1971) The anemia of chronic disorders. Br J Haematol 21: 147
3. Addison GM, Beamish MR, Hales CN, Hodgkins M, Jacobs A, Llewellin P (1972) An immunoradiometric assay for ferritin in the serum of normal subjects and patients with iron deficiency and iron overload. J Clin Pathol 25: 326
4. Lipschitz DA, Cook JD, Finch CA (1974) A clinical evaluation of serum ferritin as an index of iron stores. N Engl J Med 290: 1213-1216
5. Jacobs A, Worwood M (1975a) The biochemistry of ferritin and its clinical implications. Prog Hematol 9: 1
6. Jacobs A, Worwood M (1975b) Ferritin in serum. N Engl J Med 292: 951
7. Jacobs A (1977) Serum ferritin and iron stores. Fed Proc 36: 2027
8. Munro HN, Linder MC (1978) Ferritin: Structure, biosynthesis and role in iron metabolism. Physiol Rev 58: 317
9. Sheehan RG, Newton MJ, Frenkel EP (1978) Evaluation of a packaged kit assay of serum ferritin and application to clinical diagnosis of selected anemias. Am J Clin Pathol 70: 79-84
10. Galen RS (1977) The normal range. Arch Pathol Lab Med 101: 561-565
11. Milcs LEM, Lipschitz DA, Bieber CP (1974) Measurement of serum ferritin by a 2-site immunoradiometric assay. Anal Chem 61: 209-224
12. Giovaniello TJ, DiBenedetto G, Palmer DN (1968) Fully automated method for the determination of serum iron and total iron binding capacity. Automation in analytical chemistry. Medical, New York, pp 185-188
13. Stookey LL (1970) FerroZine − A new spectrophotometric reagent for iron. Anal Chem 42: 779-784
14. Dacie JV, Lewis SM (1969) Practical hematology, 4th edn. Churchill, London, p 102
15. Beutler E, Rokson MJ, Buttenweise EA (1958) A comparison of the plasma iron, iron binding capacity, sternal marrow iron and other methods in the clinical evaluation of iron stores. Ann Intern Med 48: 60-82
16. Frenkel EP, McCall MS (1978) Radioisotope techniques in hematology, Chapt 29. In: Race CJ (ed) Laboratory medicine, 5th edn, vol 4. Harper & Row, Hagerstown, pp 1-43
17. Cook JD, Lipschitz DA, Miles LEM, Finch CA (1974) Serum ferritin as a measure of iron stores in normal subjects. Am J Clin Nutr 27: 681
18. Cook JD, Finch CA, Smith NJ (1976) Evaluation of the iron status of a population. Blood 48: 449-455
19. Bainton DF, Finch CA (1964) The diagnosis of iron deficiency anemia. Am J Med 37: 62-70
20. Jacobs A, Miller F, Worwood M (1972) Ferritin in the serum of normal subjects and patients with iron deficiency and iron overload. Br Med J 4: 206-208
21. Siimes MA, Addiego JE Jr, Dallman PR (1974) Ferritin in serum: Diagnosis of iron deficiency and iron overload in infants and children. Blood 43: 581-590
22. Walters GO, Miller FM, Worwood M (1973) Serum ferritin concentration and iron stores in normal subjects. J Clin Pathol 26: 770-772
23. Bentley DP, Williams P (1974) Serum ferritin concentration as an index of storage iron in rheumatoid arthritis. J Clin Pathol 27: 786-788
24. Jones PAE, Miller FM, Worwood M (1973) Ferritinemia in leukemia and Hodgkins disease. Br J Cancer 27: 212-217

25. Thomas WJ, Koenig HM, Lightsey AL (1977) Free erythrocyte porphyrin: Hemoglobin ratios,
    serum ferritin and transferrin saturation levels during treatment of infants with iron deficiency
    anemia. Blood 49: 455-462
26. Reissman KR, Dietrich MR (1956) On the presence of ferritin in peripheral blood of patients
    with hepatocellular disease. J Clin Invest 35: 588
27. Prieto J, Barry M, Sherlock S (1975) Serum ferritin in patients with iron overload and with acute
    and chronic liver diseases. Gastroenterology 68: 525
28. Parry DH, Worwood M, Jacobs A (1975) Serum ferritin in acute leukemia at presentation and
    during remission. Br Med J 1: 245
29. White GP, Worwood M, Parry DH, Jacobs A (1974) Ferritin synthesis in normal and leukemic
    leucocytes. Nature 250: 584
30. Hazard JT, Yokota M, Arosio P, Drysdale JW (1977) Immunological differences in human iso-
    ferritins: Implications for immunologic quantitation of serum ferritin. Blood 49: 139

Diskussion

Heinrich

Es wird davor gewarnt, mit der Einführung der Serumferritinbestimmung auf die bewähr-
ten Serumeisen- und UEBK- oder TEBK-Bestimmungen gerade bei sideroachrestischen
Anämien im Rahmen chronischer Erkrankungen zu verzichten; das würde zu einem Ansteigen der Fehldiagnosenquote führen. Serumferritin muß zusätzlich zu Serumeisen und
TEBK gemessen werden und kann bestenfalls in den meisten Fällen die Knochenmark-
biopsie und zytochemische Darstellung des Reserveeisens ersetzen. Die Mehrkosten durch
die Ferritinbestimmung stehen in keiner Relation zu dem Risiko einer Fehldiagnose und
langfristigen Fehltherapie.

Frenkel

Wir stimmen darin überein, daß die Bestimmung des Serumeisens ohne die totale Eisenbindungskapazität zu Fehlschlüssen führen kann. Tatsächlich erlaubt ein niedriges Serumeisen nicht, eine echte Hypoferrinämie nachzuweisen, da es auch niedrige oder niedrignormale Werte bei sideroblastischen Anämien gibt. Wir halten das für so wesentlich, daß
in unserem Labor bei einer Anforderung des Serumeisens die TEBK automatisch mitbe-
stimmt wird.

Es soll hier nicht als therapeutische Methode angegeben werden, bei den Patienten mit
eindeutigem Nachweis einer chronischen Infektanämie und Werten an der Untergrenze
Eisen versuchsweise zu verabreichen. Tatsächlich glauben wir nicht, daß es mehr als ein
Beispiel dafür sein kann, um zu dokumentieren, daß beide Schäden nebeneinander bestehen können, nämlich der Eisenverlust überlagert von der chronischen Infektanämie.

Wir gehen immer davon aus, daß im allgemeinen der wichtige Grund für den Einsatz
eines Laborverfahrens ist, eine diagnostische oder therapeutische Methode in einer möglichst einfachen Weise zu erhalten. Nach unserer Meinung stellt das Serumferritin die
beste, „nicht-invasive" Methode für den Körpereisenstatus dar. Das bedeutet nicht, daß
unter Umständen das Serumeisen oder noch mehr die totale Eisenbindungskapazität
(ein Wert über 400 μg/dl bedeutet immer Eisenmangel) ohne Wert sind. Es ist nur von

geringerem Wert, wenn man die Art und Zahl der durchzuführenden Tests, jeweils angepaßt an die Bedingungen, auswählen muß.

Heike/Ingelheim

Da bei Leberzellschädigungen die Bestimmung des Speichereisens aus Serumferritinmessungen wesentlich gestört wird, möchte ich nach den Kriterien in dieser Patienten-Untergruppe Ihres Referates fragen. Gibt es quantitative Beziehungen zwischen klinisch-chemischen Parametern für Leberzellschädigungen und dem Austritt aus den Zellen von Ferritin? Ist es richtig, daß bei Ihrer Gruppe von Tumorpatienten die Erhöhung des Ferritins einen Hinweis auf Lebermetastasen darstellt?

Frenkel

Die Kriterien für einen Leberzellschaden waren hauptsächlich ein Anstieg der Enzyme, die zum Leberschaden in Beziehung stehen (d.h. Anstieg von SGOT und/oder SGPT) und in den meisten Fällen ein Anstieg der alkalischen Phosphatase im Serum. Anerkanntermaßen kommt es bei einigen Patienten noch zu weiteren Veränderungen, z.B. erhöhten Bilirubinspiegeln und 5'Nukleotidase, Proteinsynthesestörungen wie z.B. verminderte Prothrombinsynthese usw. Es gibt absolut keine Beziehung zwischen dem Grad oder der Art der Leberschädigung und der Höhe der Serumferritinkonzentration. Das ist sicherlich nicht überraschend, da das Serumferritin bei diesen Patienten zu verschiedenen Zeiten und in unterschiedlichen Raten aus dem „Leberzellpool" austritt. Anders ausgedrückt, verhält es sich wie die Werte der erhöhten Leberzellenzyme: diese korrelieren auch nicht mit der Schwere des Leberschadens.
Ich habe nicht gesagt, daß ein erhöhter Serumferritinwert bei einem Patienten mit einer malignen Geschwulst bedeutet, daß der Patient Lebermetastasen hat. Ich habe gesagt, daß wir bei unseren Tumorpatienten, bei denen das Serumferritin leicht erhöht war ($< 500 \mu g/l$), nicht nachweisen konnten, daß das Ferritin seinen Ursprung im Tumor selbst hatte. Unsere Patienten hatten oft Leberfunktionsstörungen, die entweder durch Arzneimittelschädigung, Hepatitis usw. oder Tumorinvasion mit möglichen lokalen Schädigungen hervorgerufen waren. Deshalb könnte Leberferritin eher als Ferritin aus Tumorzellen selbst zum Serumferritinwert beigetragen haben. Da ich aus einer onkologischen Abteilung komme, würde ich gern glauben, daß Serumferritin als Marker der Tumoraktivität verwendet werden kann; als wir jedoch einige der Patienten mit hohen Initialwerten überwacht haben, waren wir nicht in der Lage, den Verlauf bezüglich Tumorstatus oder Wirksamkeit der Therapie zu beurteilen. Bis jetzt konnte das Serumferritin nicht als „Neo-Antigen"-Typ von Tumor-Marker verwendet werden, vielleicht weil eine Leberfunktionsstörung so oft seine Verwendung beeinträchtigt.

Diagnostische Bedeutung des Serumferritins
bei entzündungs- oder tumorbedingter Hypoferrämie

H. Wohlenberg, N. Panitz

In der täglichen Praxis wird ein niedriges Serumeisen gemeinhin immer noch als Ausdruck
eines Eisenmangels gedeutet und entsprechend behandelt. Daß diese Interpretation in
vielen Fällen, besonders bei chronischen entzündlichen Prozessen und anderen konsumie-
renden Erkrankungen, nicht zutrifft, ist Hämatologen seit langem geläufig. Die definitive
differentialdiagnostische Abgrenzung zwischen reaktiver und Eisenmangelhypoferrämie
war bisher nur durch die morphologische Untersuchung der Knochenmarkeisenspeicher
mit Bestimmung des Sideroblastenindex möglich, wobei die Knochenmarkentnahme von
den betroffenen Patienten als unangenehmer Eingriff empfunden wird. Wir sind deshalb
der Frage nachgegangen, ob die Bestimmung des Serumferritins bei der gegebenen Pro-
blematik als diagnostische Alternative in Frage kommt. Als Auswahlkriterien galten ein
Serumeisen unter 50 μg/dl und eine BSG-Beschleunigung von über 25 mm/h nach Wester-
gren. Es wurden 32 Patienten mit verschiedenen entzündlichen Erkrankungen und malignen Tumoren untersucht. Die Untersuchungsergebnisse sind in Abb. 1 wiedergegeben,
woraus zu entnehmen ist, daß sich bei reaktiver Hypoferrämie Serumferritin einerseits
und latente EBK sowie Sideroblastenindex und RES-Speichereisengehalt im Knochenmark andererseits einander entsprechend verhielten, d.h. bei einer Eisenverteilungsstörung
im Knochenmark zwischen Erythrozytopoese und RES und normaler bzw. erniedrigter
EBK wurden normale bzw. erhöhte Ferritinwerte gemessen. Unsere Ergebnisse erlauben
die Schlußfolgerung, daß sich das Serumferritin verglichen mit latenter Eisenbindungskapazität und morphologischer Knochenmarkdiagnostik bei der für die Belange der Praxis
wichtigen Unterscheidung zwischen reaktiver und Eisenmangelhypoferrämie als zuverlässiger diagnostischer Parameter erwiesen hat. Sofern es die wirtschaftlichen Aspekte erlauben, die man heute notwendigerweise berücksichtigen muß, könnte man u.E. im Rahmen der hier diskutierten Fragestellung auf die latente EBK und die morphologische
Knochenmarkdiagnostik zugunsten der Serumferritinbestimmung verzichten.

Reaktive Hypoferrämie
N = 31
ng/ml
500
400
300
200
100
Ferritin
(RIA-gnost)
%
100
50
% Sideroblasten bei
+++ bis ++++ RES Fe
µg/dl
300
200
100
LEBK
µg/dl
200
100
Fe
mm/h
200
100
BSG

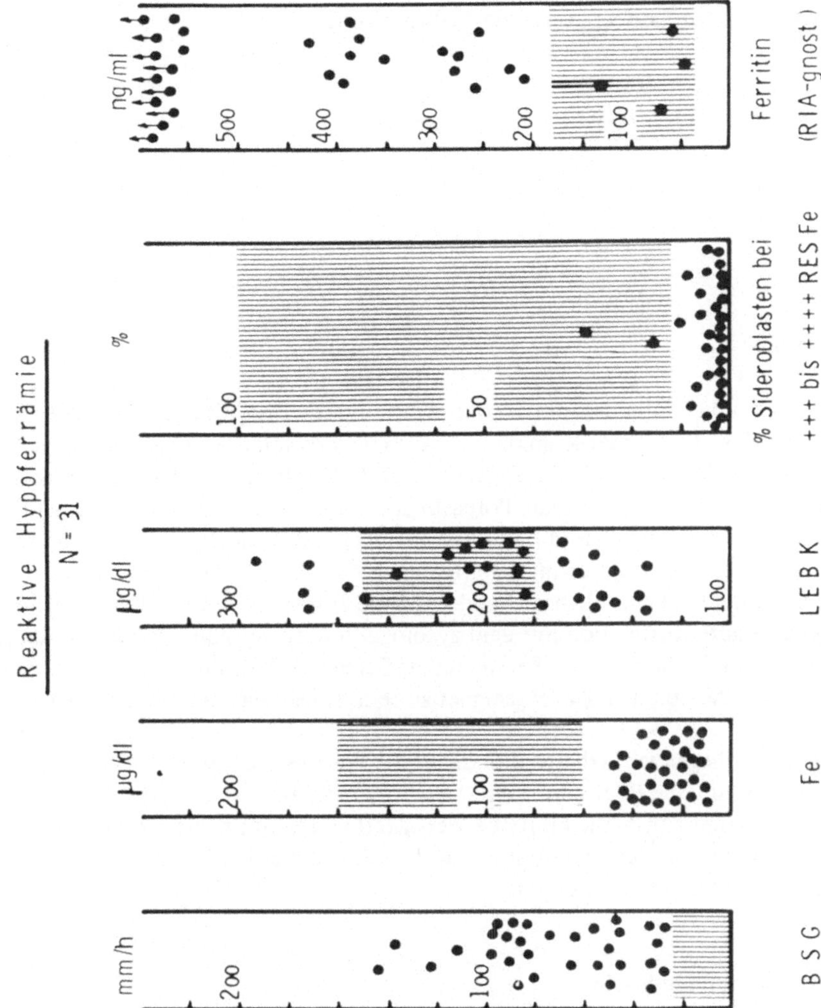

Abb. 1

Serumferritin und chronische Polyarthritis

W. Linkesch, O. Scherak

Einleitung

Die Anämie bei Patienten mit chronischer Polyarthritis (cP) gilt als häufige extraartikuläre Manifestation dieser Krankheit. Indirekte Parameter des Eisenstatus wie Serumeisen, Transferrin, Transferrinsättigung, Hämoglobin, Erythrozyten oder Erythrozyten-Indizes geben aber bei der chronischen Polyarthritis keinen exakten Hinweis für den Füllungszustand der Eisenspeicher [1]. Ein Eisenmangel, z.B. bedingt durch subklinisch verlaufende, chronische, gastrointestinale Blutverluste nach Langzeittherapie mit verschiedenen Antirheumatika, kann die bestehende Anämie zusätzlich komplizieren. Serumferritin zeigt eine gute Korrelation mit dem zytologisch nachweisbaren Speichereisen [2, 3]. Aus diesem Grund scheint dieser Parameter als Screening-Test für die Indiaktionsstellung einer Eisentherapie bei der cP geeignet zu sein. Diesbezügliche Studien liegen bisher nicht vor.

In der vorliegenden Arbeit sollte daher der Wert der Serumferritinbestimmung für die Indikation und die Beurteilung einer Eisentherapie bei Patienten mit cP näher untersucht werden. Weiter wurde die klinische Wertigkeit von Serumferritin für die Beurteilung und Objektivierung der Krankheitsaktivität der cP, wie dies bei Patienten mit juveniler cP beschrieben wurde [4], überprüft.

Patienten und Methodik

In die Studie wurden 54 Patienten mit einer klassischen oder eindeutigen cP aufgenommen [5]. Alle Patienten standen unter einer Langzeittherapie mit nichtsteroidalen Antirheumatika. Keiner der Patienten hatte in den letzten 3 Monaten vor Beginn der Studie eine orale oder parenterale Eisentherapie erhalten. Patienten mit Malignomen, Hepatopathien oder anderen entzündlichen Erkrankungen wurden nicht in die Studie aufgenommen. Die Krankheitsaktivität der cP wurde mittels Lansbury-Gelenkindex bestimmt [6]. Ein Gelenkindex größer als 120 wurde als aktives Krankheitsstadium gewertet. Serumferritin wurde immunoradiometrisch mit einem heterologen Antikörper-System bestimmt (Behringwerke, Hoechst, Frankfurt). Für die Messung der hämatologischen Parameter wurden Standardmethoden herangezogen, für die Transferrinbestimmung die radiale Immunodiffusion gewählt. Die Knochenmarkeisenfärbungen (Berliner-Blau-Reaktion) wurden nach Gale et al. [7] von zwei unabhängigen Befundern nach einer Graduierung von 0-6 beurteilt. 6 Patienten mit niedrigen Serumferritinwerten ($\leq$ 30 μg/l) erhielten nach Messung der Radioeisenabsorption im Ganzkörperzähler [8] über 4 Monate täglich

111 mg Fe-II in Form von Ferrosulfat-Bernsteinsäure (Resoferon). Bei diesen Patienten
wurden monatlich die hämatologischen Parameter, Serumferritin sowie die Krankheitsaktivität klinisch beurteilt. Die statistische Auswertung erfolgte mittels Student's-t-Test.

Ergebnisse

Von den 54 untersuchten cP-Patienten hatten 35 mit aktivem Krankheitsstadium einen
durchschnittlichen Serumferritinwert von 300 μg/l, während die inaktiven cP-Patienten
einen Mittelwert von 75 μg/l aufwiesen (Abb. 1). Der Unterschied zwischen diesen beiden Gruppen war statistisch signifikant (p ⟨ 0,01). Zwischen dem Lansbury-Gelenkindex
und den Serumferritinwerten bestand eine statistisch signifikante lineare Korrelation
(r = 0,313, p⟨ 0,02; Abb. 2). Bei den 29 Patienten mit positivem Rheumafaktor (durchschnittlicher Serumferritinwert 220 μg/l) zeigte sich kein signifikanter Unterschied gegenüber den 25 seronegativen Patienten (mittleres Serumferritin 134 μg/l).
   Bei insgesamt 8 Patienten lag der Serumferritinwert nicht über 30 μg/l, 5 dieser Patienten zeigten in der Beurteilung des Gelenkindex einen Wert ⟨ 120.Drei weitere Patienten mit
aktivem Krankheitsstadium hatten einen Serumferritinwert unter 50 μg/l. Eine Radioeisenabsorption wurde bei 6 Patienten mit einem Serumferritinwert ⟨̲ 30 μg/l durchgeführt, wobei eine durchschnittliche Absorption aus der Testdosis von 52,6% (28,3 bis
91,9%; Normalwert ⟨ 25%) gemessen wurde. In der Knochenmarkeisenfärbung wurde bei
diesen Patienten Grad 0-1 ermittelt. Nach peroraler Eisengabe über 4 Monate — in diesem
Zeitraum war keine Änderung der cP-Aktivität zu beobachten — zeigte sich bei den 6
Patienten ein durchschnittlicher Anstieg des Serumferritins von 19,6 auf 76,5 μg/l, sowie ein mittlerer Anstieg des Hämoglobins von 108 auf 132 g/l (Tabelle 1). Weiter konnte
im Sinne einer Normalisierung des Eisenstatus ein leichter Anstieg des Serumeisens, des
Hämatokrits und der Erythrozytenwerte sowie ein Abfall des Transferrins beobachtet
werden.

Diskussion

Die Sideropenie bei der chronischen Polyarthritis — bedingt durch einen Blutverlust oder
als Folge der chronisch entzündlichen Erkrankung — ist mit den üblichen hämatologischen
Parametern nicht eindeutig zu differenzieren. Andere mögliche Zusatzuntersuchungen
zur Erfassung des Eisenstatus sind nur bedingt für den Routinebetrieb einsetzbar: So ist
die Knochenmarkeisenfärbung eine semiquantitative Methode und für Verlaufsbeobachtungen nicht ideal geeignet. Die Messung der Radioeisenabsorption mittels Ganzkörperzähler ist schon aufgrund des erforderlichen technischen Aufwandes nur wenigen Zen-
tren vorbehalten. Aus diesen Gründen war es bisher nur schwer möglich die Indikation
zur Eisentherapie bei Patienten mit cP zu stellen. Die immunoradiometrische Bestimmung von Ferritin im Serum, als einfache, gut reproduzierbare, den Patienten nicht belastende Methode eignet sich auch bei Patienten mit cP zur Bestimmung der Eisenspeicher,
wenngleich bestimmte Einschränkungen berücksichtigt werden müssen.
   Wie aus unserer Untersuchung hervorgeht, welche die Ergebnisse anderer Autoren bestätigt [4, 10], werden bei cP-Patienten mit einem aktiven Stadium höhere Serumferritin-

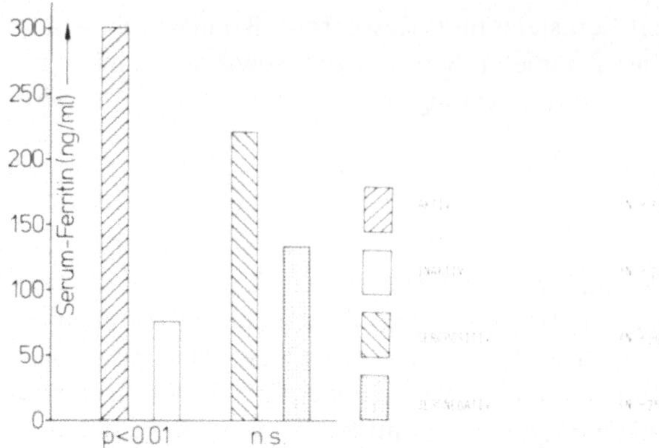

Abb. 1. Serumferritinwerte bei Patienten mit chronischer Polyarthritis und aktivem (Lansbury-Gelenkindex ⟩ 120) bzw. inaktivem Krankheitsstadium, sowie seropositiven (Latex-Test: +++) und seronegativen Fällen

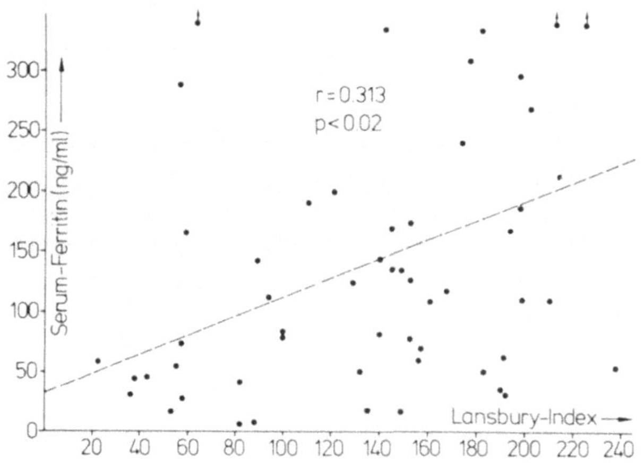

Abb. 2. Verhalten der Serumferritinwerte bei Patienten mit chronischer Polyarthritis (n=54) im Vergleich zur Krankheitsaktivität (Lansbury-Gelenkindex)

werte beobachtet. Dieser erhöhte Wert des Serumferritins kann aber nun nicht mehr als repräsentativ für den Füllungszustand der Eisenspeicher gelten. Im aktiven Krankheitsstadium liegen dabei die Serumferritinwerte von cP-Patienten mit Eisenmangel offenbar unter denen von cP-Patienten mit gefüllten Eisenspeichern. In unserer Studie hatten drei Patienten mit aktiver cP Serumferritinwerte zwischen 30 bis 50 μg/l. Bei solchen Patienten dürfte ein Eisenmangel vorliegen [10], wobei die Serumferritinwerte, bedingt durch die Krankheitsaktivität, im unteren Normalbereich zu liegen kommen. Aufgrund unserer Ergebnisse scheint bei cP-Patienten mit Serumferritinwerten unter 30 μg/l eine Eisentherapie sinnvoll zu sein, da wir eine deutliche Besserung der hämatologischen Parameter beobachten konnten. Unter der Voraussetzung, daß keine wesentliche Änderung des klinischen Zustandes der cP eintritt, genügt die einfache Bestimmung des Serumferritins

Tabelle 1. Serumferritin und hämatologische Parameter von Patienten mit chronischer Polyarthritis vor und nach 4 Monaten peroraler Therapie mit 111 mg Fe II/d (Ferrosulfat-Bernsteinsäure); $\overline{x}$ = Mittelwert, δ = Standardabweichung

	Serumferritin (μg/l)		Serumeisen (μg/dl)		Transferrin (μg/dl)		Hämatokrit (%)		Ery (10^{12}/l)		Hb (g/l)	
	vor	nach	vor	nach	vor	nach	vor	nach	vor	nach	vor	nach
Pat.1	30	41	32	37	232	250	30	36	3,5	3,8	78	100
2	8	73	22	59	465	322	28	42	3,9	4,5	77	125
3	30	112	103	97	310	285	46	45	4,1	4,5	126	143
4	5	78	70	59	300	260	35	44	4,1	4,6	121	142
5	28	67	41	69	330	285	39	37	4,4	4,6	120	122
6	17	88	46	140	370	325	47	49	5,2	5,7	126	160
$\overline{x}$	19,6	76,5	52,3	76,8	334,5	287,8	37,5	42,1	4,2	4,6	108	132
δ	11,3	23,4	29,6	36,5	78,2	30,8	7,9	4,9	0,5	0,6	23	20

für die Verlaufsbeobachtung und Beurteilung der Eisentherapie. Bei cP-Patienten mit aktivem Krankheitsprozeß und Serumferritinwerten im unteren Normbereich muß aber zusätzlich die Knochenmarkeisenfärbung für die Indikationsstellung einer Eisentherapie herangezogen werden.

Ob die Bestimmung des Serumferritins auch als Parameter zur Beurteilung der klinischen Aktivität, vor allem des Krankheitsverlaufs, verwendet werden kann [4], läßt sich derzeit noch nicht sicher entscheiden. Wir konnten zwar eine lineare Korrelation zwischen Serumferritin und dem Lansbury-Gelenkindex finden, auffallend war aber doch die große Streuung der Werte. Möglicherweise müssen Einflüsse von ACTH, Kortikosteroiden und antirheumatischen Medikamenten berücksichtigt werden, worüber bisher jedoch keine Untersuchungen vorliegen.

Literatur

1. Cartwright GE (1966) Anemia of chronic disorders. Semin Hematol 4: 351
2. Lipschitz DA, Cook JD, Finch CA (1974) A clinical evaluation of serum ferritin as an index of iron stores. N Engl J Med 290: 1213
3. Mam Ali, Luxton AW, Walker WHC (1978) Serum ferritin concentrations and bone marrow iron stores: a prospective study, CMA Journal 118: 945
4. Craft AW, Eastham EJ, Bell JI, Brigham K (1977) Serum ferritin in juvenile chronic polyarthritis. Ann Rheum Dis 36: 271
5. Ropes MW, Bennett GA, Cobbs (1958) Revision of diagnostic criteria for rheumatoid arthritis. Bull Rheum Dis 9: 175
6. Lansbury J (1958) Report of a three-year study on the systemic and articular indexes in rheumatoid arthritis. Theoretic and clinical considerations. Arthritis Rheum 1: 505
7. Gale E, Torrance J, Bothwell T (1963) The quantitative estimation of total iron stores in human bone marrow. J Clin Invest 42: 7
8. Price DC, Cohn SH, Wasserman LR, Reizenstein PG, Cronkite EP (1962) The determination of iron absorption and loss by whole body counting. Blood 20/5:517
9. Bentley DP, Williams P (1974) Serum ferritin concentration as an index of storage iron in rheumatoid arthritis. J Clin Pathol 27: 786
10. Smith RJ, Davis P, Thomson ABR, Wadsworth LD, Fackre P (1977) Serum ferritin levels in the anemia of rheumatoid arthritis. J Rheumatol 4/4: 389

Ferritinbestimmung bei Lungen- und Ovarialtumoren

R. Lamerz

Zusammenfassung

Gepoolte Proben von Adenokarzinomen des Ovars und Plattenepithelkarzinomen der Lunge wurden durch verschiedene Extraktionsmethoden extrahiert und die entsprechenden Extrakte mittels Gelfiltration (Sepharose 6 B, Sephadex G 200) fraktioniert. Kaninchen wurden mit Gesamt-Extrakt oder chromatographierten Fraktionen immunisiert und die erhaltenen Antiseren nach Absorption mit Normalserum, A/B-Erythrozyten und normalem Ovarial- bzw. Lungenextrakt auf tumorassoziierte Antigene untersucht. Neben anderen Antigenen konnte in salinen Extrakten von Ovarial-(OCAA-1) und Lungenkarzinom (LCAA-1) und bestimmten entsprechenden Fraktionen (Molekulargewichtsbereich zwischen 2×10^5-10^6) je ein Protein mit im Ouchterlony-Doppeldiffusionstest nachweisbarer antigenetischer Verwandschaft zum Ferritin entdeckt werden.

Die aufgrund dieses Befundes durchgeführten Serumferritinbestimmungen mittels eines handelsüblichen immunoradiometrischen Tests (RIA-Gnost Ferritin, Fa. Behringwerke) ergaben bei 88 Patienten mit verschiedenen Ovarialtumoren eine Erhöhung des Ferritinspiegels über 250 ng/ml bis 4500 ng/ml in 66%. Bei 27 Fällen mit gesichertem Staging und Grading lagen die Ferritinkonzentrationen bei Patienten mit benignen oder „Borderline-case"-Tumoren sowie Ovarialkarzinomen Stadium I/II und Stadium III mit lokal begrenztem Tumor im normalen oder unteren pathologischen Bereich, bei Stadium-III/IV-Fällen deutlich höher. Bei 105 Patienten mit verschiedenen Lungentumoren fanden sich in 77% Ferritinspiegelerhöhungen über 250 bis 7000 ng/ml (21% über 1000 ng/ml). Diese Ergebnisse werden mit eigenen vergleichenden Befunden für andere Tumormarker wie AFP und CEA verglichen und durch Ferritinbefunde anderer Untersuchergruppen ergänzt. Vor allem die Langzeitergebnisse einer Untersuchergruppe beim Lungenkarzinom sprechen für die Brauchbarkeit der Serumferritinbestimmung als Kontrollparameter des Krankheitsverlaufs unter zytostatischer und Radiotherapie.

Einleitung

Seit den Erstuntersuchungen von Richter [20] im Jahre 1965 über den Vergleich von Ferritin in neoplastischen und nicht-neoplastischen menschlichen Zellen war man bemüht, Unterschiede zwischen normalen und Tumorferritinen zu entdecken und diagnostisch auszunutzen. 1966 entdeckte Buffe in der fetalen humanen Leber ein Antigen, das sie alpha$_2$-H-Protein nannte [13]. Es wurde als 17 S-Eisenspeicherndes Glykoprotein mit einem Molekulargewicht um 600 000, einer elektrophoretischen alpha$_2$-Beweglichkeit und als besonders hitzestabil charakterisiert. Alpha$_2$-H-Protein gewann klinische Bedeutung durch seinen Nachweis im Serum von Patienten mit verschiedenen malignen Erkrankungen. Weitere Untersuchungen deckten eine immunologische Identität von Alpha$_2$-H-Protein mit Ferritin trotz gewisser physiko-chemischer Unterschiede auf; heute wird es als ein Isoferritin angesehen. Durch die Weiterentwicklung analytischer Elektropho-

reseverfahren als auch von empfindlichen radioimmunologischen bzw. immunoradiometrischen Ferritinnachweismethoden nahm in den folgenden Jahren die Zahl der veröffentlichten Untersuchungen auf diesem Gebiet weiter zu. Im vorliegenden Referat
wird über eigene und Fremduntersuchungen bei Lungen- und Ovarialtumoren berichtet.

Material und Methodik

Tumorextrakte. Gepoolte Proben von histologisch gesicherten Adenokarzinomen des
Ovars und Plattenepithelkarzinomen der Lunge wurden einer Perchlorsäure-(+ 1 Vol.
1,2 m PCA), salinen isotonen (NaCl) und hypertonen KCl-Extraktion mit anschließen-
der Ammoniumsulfatfällung (Lungen-Ca) unterzogen. Bei der salinen Extraktion wurden
die Proben nach Auftauen und Zerkleinern mit dem Virtis-Homogenisator und durch
Pottern weiter aufbereitet und anschließend in 0,9%iger NaCl-Lösung bzw. 3,0 m KCl-
Lösung über einige Stunden extrahiert. Nach einem Zentrifugationsschritt (50 000 g,
60_s, 4°C) wurde der KCl-Extrakt gegen Leitungswasser dialysiert, bis zu einer 50%-Sät-
tigung mit Ammoniumsulfat versetzt und wieder zentrifugiert. Danach wurden alle salinen Überstände einer Dialyse gegen Leitungswasser (30h, 4°C) und dest. Wasser, Konzentration (Amicon PM 10) und Endzentrifugation (10 000 g, 1h, 4°C) unterworfen.
Der freie Überstand wurde filtriert (3,0; 0,6; 0,2µ) und lyophilisiert. Die salinen Lyo-
philisate wurden als OES (Ovarial-Ca), LCES (Lungen-Ca), LCEAS (KCl/AS, Lungen-
Ca), die Perchlorsäurelyophilisate als OEP (Ovar) und LCEP (Lunge) bezeichnet. Nor-
malgewebe wurden als saline Extrakte hergestellt (ONES= Ovar, NLE/LNE= Lunge).

Chromatographie. Die salinen Extrakte wurden in 0,05 m Tris-HCl-Puffer+0,1 n Na Cl
pH 6,0 aufgelöst und einer Sequenz-Gelfiltration mit Sepharose 6B, Sephadex G200
und Sephadex G 100 (Lunge) unterzogen.
  Die analytische Untersuchung der Tumor- und Normalgewebsextrakte erfolgte mittels
Ouchterlony-Doppeldiffusions- bzw. Immunelektrophorese-Technik nach Standardverfahren.

Antiseren. 5-6 kg schwere weibliche weiße Neuseeländer Kaninchen wurden mit Tumor-
extrakt oder -fraktionen durch zweimalige Fußsohleninjektion und spätere i.v.-Booster-
Injektionen über 6-8 Wochen nach dem Verfahren von Hijmans et al. [9] immunisiert.
Die Antiseren wurden ausgiebig mit normalem Humanserum, A/B-Erythrozyten und par-
tiell mit normalem Ovarial- bzw. Lungengewebsextrakt absorbiert. Die meisten Antiseren wurden anschließend mittels DEAE-Zellulose (0,01 m Na-Phosphatpuffer pH 8,0)
chromatographiert und die erste IgG-Fraktion auch für Immunadsorptionsversuche ver-
wandt. Zusätzlich wurden neben Antiseren gegen verschiedene Serumproteine noch Re-
ferenzseren gegen Ferritin, Laktoferrin, $beta_1$-SP 1, humanes $alpha_2$-PA-Glykoprotein
(SP3) (alle Fa. Behringwerke), Lysozym (Fa. LKB), CEA, AFP und NCA (eigene Herstellung) benutzt.

Radioimmunoassays. Serumferritin wurde mit einem kommerziellen immunoradiometrischen Assay (RIA-Gnost Ferritin, Fa. Behringwerke) mit einem Arbeitsbereich zwischen 5 und 150 ng/ml nach Anleitung des Herstellers bestimmt. Die Seren wurden alle

mindestens 1:10 mit speziellem Serum verdünnt. AFP und CEA wurden zum Vergleich mit einem eigenen ^{125}J-Radioimmunoassay bestimmt (Doppelantikörpertest, direkte Serumbestimmungen) [15, 14]. Die Normalgrenzen wurden aufgrund von Untersuchungen an gesunden Probanden für AFP bei 15 ng/ml und CEA bei 3 ng/ml, für Ferritin trotz niedrigerer Normalwertangaben des Assay-Herstellers willkürlich auf 250 ng/ml festgesetzt.

Serumproben. Serumproben von 109 unselektierten Patientinnen mit Ovarialtumoren (Alter 15-81 J., 78% zwischen 45 und 70 J.) und 111 unselektierten Patienten mit verschiedenen Lungentumoren (89m./22 w., Alter zwischen 36 und 87 J.) wurden untersucht.

Ergebnisse

Eigenuntersuchungen

Tumorextrakte und -fraktionen

Die Ergebnisse der Tumoruntersuchungen sind an anderer Stelle ausführlich dargestellt [13, 15]; sie werden hier auf die Ferritin-relevanten Ergebnisse beschränkt.

Ovarialkarzinom. Durch Gelfiltration wurden folgende Fraktionen erhalten: Sepharose 6B/I und 6 B/Σ; diese letzte Fraktion ergab auf Sephadex G200 4 Fraktionen (G200/I-IV). Mittels Ouchterlony-Technik konnten neben zahlreichen Serumproteinen wie Albumin, verschiedenen alpha 1/2-Globulinen, Transferrin und IgG folgende zusätzliche Proteine nachgewiesen werden: Antiserum Pollux (gegen OES), Franzl und Balduin (gegen OES/G200/I) bildeten eine Präzipitationslinie gegen OES und ONES mit kompletter immunologischer Identität im Vergleich zu einem Referenz-Antiferritinserum (Abb. 1, 2). Nach Absorption von Antiserum Balduin mit ONES blieb die Reaktion gegen OES erhalten, war aber gegenüber ONES aufgehoben (Abb. 2). Dieses „Ferritin-like antigen" — als ovarian cancer associated antigen 1 (OCAA-1) bezeichnet — war auf die Unterfraktion OES/G200/I entsprechend einem Molekulargewichtsbereich zwischen 2×10^5-10^6 beschränkt und in OEP nicht nachweisbar. Immunelektrophoretisch zeigte es $alpha_2$-Mobilität. Als OCAA-2 wurde ein mit CEA kreuzreagierendes, als OCAA-4 ein mit NCA verwandtes Antigen nachgewiesen. Schließlich gelang noch der Nachweis eines weiteren Antigens (OCAA-3; Abb. 2) in OEP mit einem Molekulargewichtsbereich von $\geq 10^6$. Dieses Antigen konnte bisher noch nicht identifiziert werden; es unterscheidet sich aber von AFP, CEA, NCA, Ferritin, Lactoferrin, $beta_1$SP1, $alpha_2$-PAG und Lysozym.

Lungenkarzinom. LCES und LCEAS ergaben in der Gelfiltration folgende Fraktionen: Sepharose 6B/I, II und 6BΣ; diese letzte Fraktion gliederte sich in Sephadex G200 in weitere 3 Fraktionen (G200/I-III). Die letzte Fraktion ergab noch 2 weitere Fraktionen auf Sephadex G100. Neben zahlreichen Serumproteinen konnten folgende zusätzliche Proteine mittels Ouchterlony-Analyse nachgewiesen werden: Antiserum Annick (gegen LCES) ergab eine Präzipitationslinie gegen LCES und LCEAS, welche auf die Unter-

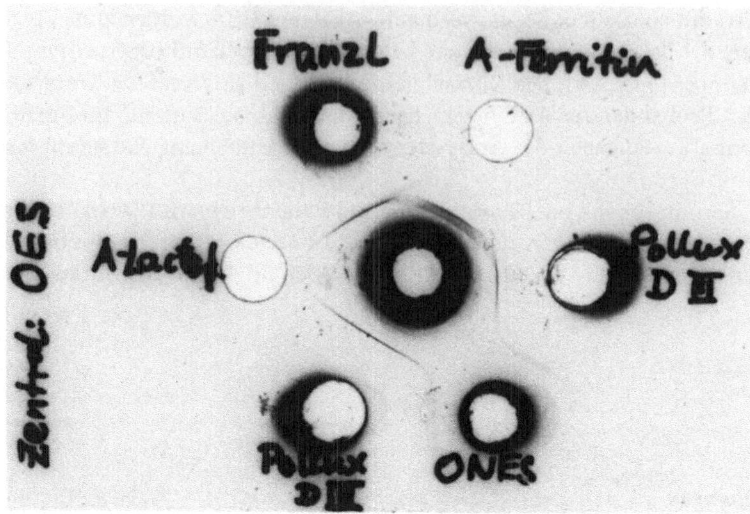

Abb. 1. Nachweis von Ovarialkarzinom-assoziierten Antigenen in der Ouchterlony-Doppeldiffusions-Analyse (s. Text). *OES* saliner Ovarialkarzinomextrakt; *ONES* normaler Ovarialgewebsextrakt (salin); Antiferritin; Antilactoferrin-Referenz-Antiserum; *Pollux* Anti-OES-Antiserum; *Franzl* Anti-OES/G200/I-Antiserum

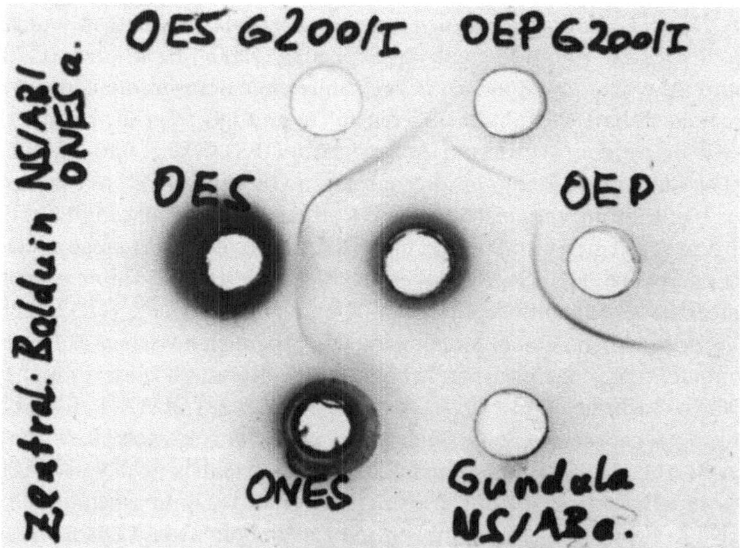

Abb. 2. Nachweis von Ovarialkarzinom-assoziierten Antigenen in der Ouchterlony-Doppeldiffusions-Analyse (s. Text). *OES* saliner Ovarialkarzinomextrakt, OES/G200/I (Unterfraktion); *OEP* Perchlorsäure-Ovarialkarzinomextrakt, OEP/G200/I (Unterfraktion); *ONES* saliner normaler Ovarialgewebsextrakt. *Balduin NS/A/B/ONES a* Anti-OES/G200/I-Antiserum, absorbiert mit Normalserum, A/B-Erythrozyten und ONES; *Gundula* Anti-OEP-Antiserum, absorbiert mit Normalserum und A/B-Erythrozyten

fraktionen LCES/6B/II und /G200/I beschränkt war (Abb. 3). Diese Linie war identisch
mit einer von 2 Präzipitationslinien von Antiserum Peter (gegen LCES/G200/I) und
Xaver (gegen LCES/6B/II) (Abb. 4), die eine komplette Identitätsreaktion mit Referenz-
Antiferritinserum zeigte. Dieses „Ferritin-like antigen" wurde als lung cancer-associated
antigen 1 (LCAA-1) bezeichnet und konnte mittels Referenz-Antiserum ebenfalls nur
in den Fraktionen LCES 6B/II und G200/I entsprechend einem Molekulargewichtsbereich
zwischen $2 \times 10^5 - 10^6$ und nicht in LCEP nachgewiesen werden, wohl jedoch in NLE (Abb.
5). Absorption des starken Antiserums Peter mit NLE (bis 70 mg/ml) schwächte diese
Reaktion deutlich ab, ohne die Reaktion gegen LCES zu beeinflussen. LCAA-1 war auch
in LCEAS 6B/II und G200/I, zusätzlich aber noch in G200/III nachweisbar, weshalb eine
partielle Degradation des Moleküls in Untereinheiten durch das Extraktionsverfahren angenommen wurde. Ein Antiserum gegen LCEAS G200/III zeigte eine starke Identitätsreaktion mit dem Referenz-Antiferritinserum. Immunelektrophoretisch zeigte LCAA-1
alpha$_2$-Mobilität. Als zweites wichtiges Protein wurde ein mit Laktoferrin kreuzreagierendes Antigen (LCAA-2) nachgewiesen (Abb. 4), das ebenfalls auf LCES oder LCEAS/6B/II
und G200/I beschränkt war. Als LCAA-4 wurde ein mit NCA verwandtes Antigen, als
LCAA-3 CEA radioimmunologisch in LCEP nachgewiesen.

Serumuntersuchungen

Von 109 Patienten mit verschiedenen Ovarialtumoren konnten in 67% erhöhte Ferritinspiegel (17% über 1000 ng/ml), in 20% pathologische CEA-Spiegel und in allen Fällen
normale AFP-Konzentrationen im Serum bestimmt werden (Abb. 6). Von 33 Fällen mit
exaktem Staging und Grading schienen die Ferritinspiegel bei Patientinnen mit benignen
oder „Borderline-case"-Erkrankungen, Ovarialkarzinom Stadium I/II und III mit lokal
begrenztem Tumor normal oder im unteren pathologischen Bereich, während sie bei
Stadium III/IV-Fällen mit ausgedehnter Erkrankung deutlicher pathologisch waren (Abb.
7). Nach Operation schienen sie bei Patienten mit vollständiger Tumorentfernung in Rich-
tung auf den Normbereich abzusinken, während sie bei den wenigen Fällen mit Progre-
dienz persistierten oder weiter anstiegen. Nur diese Fälle hatten auch pathologische CEA-
Spiegel. (Abb. 7, Tabelle 1).
   Von den 111 Patienten mit Lungentumoren zeigten 77% einen pathologischen Ferritinspiegel (22% über 1000 ng/ml), 53% erhöhte CEA-Spiegel und alle normale AFP-Spiegel.
Für CEA ergab sich ein signifikanter Unterschied zwischen der Gruppe mit gesicherter
und ohne Metastasierung (p < 0,001). Für Ferritin zeigten die Metastasen-Fälle signifikant
häufiger Spiegel über 1000 ng/ml (Abb. 8).

Fremduntersuchungen

Tumoruntersuchungen

Beim Ovarialkarzinom haben andere Untersucher [2, 10, 12] kein Ferritin-ähnliches Antigen beschrieben, wenn auch unsere Befunde bezüglich CEA und NCA mit den Untersuchungen von Imamura et al. [10] übereinstimmen. Demgegenüber konnten wir die Befunde von Veltri et al. [22] über das Vorkommen von 2 mit Ferritin bzw. Laktoferrin
kreuzreagierenden Antigenen in Lungentumoren voll bestätigen.

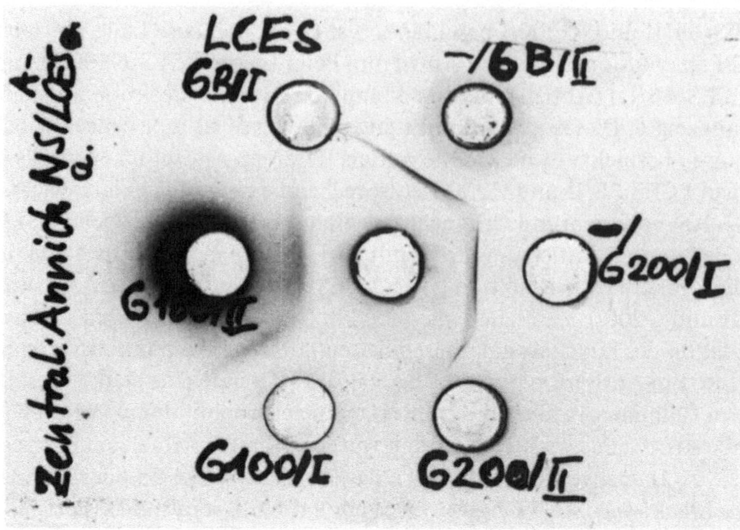

Abb. 3. Nachweis von Lungenkarzinom-assoziierten Antigenen in der Ouchterlony-Doppeldiffusions-Analyse (s. Text). *LCES/6B/I, II, G200/I, II, G100/I, II* saliner Lungenkarzinomextrakt (Unterfraktionen); *Annick NS a,* Anti-LCES-Antiserum, absorbiert mit Normalserum

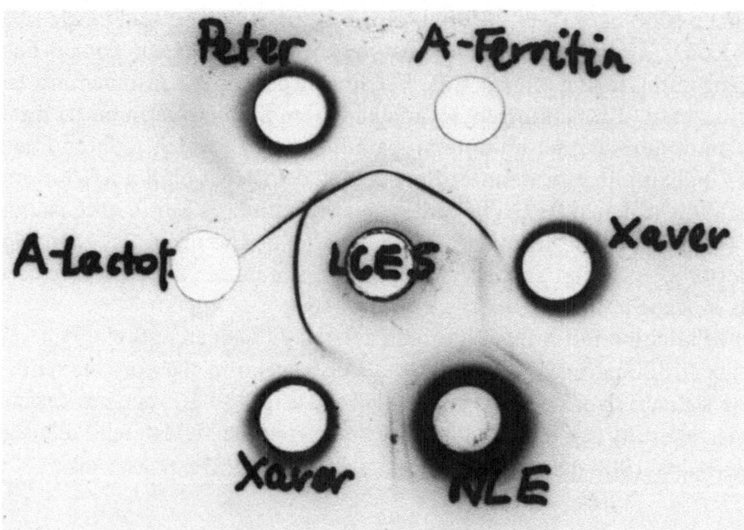

Abb. 4. Nachweis von Lungenkarzinom-assoziierten Antigenen in der Ouchterlony-Doppeldiffusions-Analyse (s. Text). *LCES* saliner Lungenkarzinomextrakt; *NLE* normaler Lungengewebsextrakt; Antiferritin-, Antilactoferrin-Referenz-Antiseren; *Peter* Anti-LCES/G200/I-, *Xaver* Anti-LCES/6B/II-Antiserum

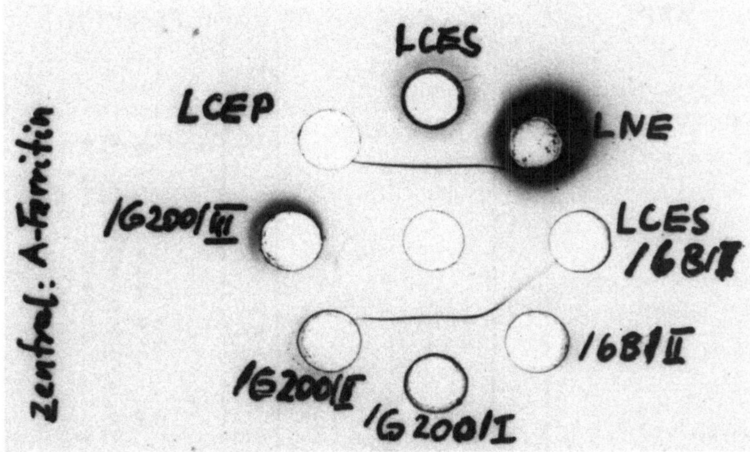

Abb. 5. Nachweis von Lungenkarzinom-assoziierten Antigenen in der Ouchterlony-Doppeldiffusions-Analyse (s. Text). *LCES* saliner, *LCEP* Perchlorsäure-Lungenkarzinomextrakt, Untertraktionen LCES/6B/I, II, G200/I, II, III. Antiferritin-Referenz-Antiserum. *NLE=LNE* normaler Lungengewebsextrakt

Serumuntersuchungen

Über Serumferritinbestimmungen bei Patientinnen mit Ovarialkarzinom liegen u.W. bisher keine Angaben aus der Literatur vor. Beim Lungenkarzinom gehen die ersten Angaben auf die Bestimmung des Alpha$_2$-H-Proteins zurück, das in einem hohen Prozentsatz bei Patienten mit verschiedenen malignen, aber auch benignen Erkrankungen (Magen/Darm/ Lunge: 38% positive Ergebnisse bei malignen, 18% bei benignen Erkrankungen/Brust/ HNO/Leber) mit im allgemeinen höheren Positivitätsraten bei kindlichen Tumoren nachgewiesen werden konnte [13]. Nach einer Zusammenstellung von Rimbaut [21] aus dem Jahre 1973 fand sich unter Verwendung der Radioimmunodiffusion (Empfindlichkeit bei 200 ng/ml) bei 39% von 72 Patienten mit Lungenkarzinom ein positiver Befund.

Niitsu et al. [19] berichteten auf der 6. Tagung der International Research Group for Carcinoembryonic Proteins (IRGCP) in Marburg 1978 über Ferritinbestimmungen bei Patienten mit verschiedenen malignen und benignen Erkrankungen (pathol. Spiegel über 250 ng/ml). Sie fanden neben akuter Hepatitis und Leberzirrhose die häufigsten pathologischen Befunde bei Pankreaskarzinom (75%, N=32), Magenkarzinom (80%, N=5), akuter und chronischer myeloischer Leukämie, Myelom, M. Hodgkin. Beim Lungenkarzinom (N=34) lagen in 62% pathologische Spiegel vor, davon in 35% über 500 ng/ml.

Gropp et al., die schon 1977 [5] über die Bedeutung von Ferritinuntersuchungen beim Lungenkarzinom berichtet hatten, stellten auf der 6. IRGCP-Tagung ihre neuen erweiterten Befunde vor [6]. Sie bestimmten Ferritin mittels Elektroimmunodiffusion (eindimensionale Laurell-Elektrophorese) unter Verwendung von Antigen und Antiserum aus bzw. gegen ein Plazenta-Ferritin, das einem elektrophoretisch mehr sauren Ferritin entsprechen soll (Empfindlichkeit der Methode zwischen 0,5 und 1 μg/ml). Von 100 untersuchten Fällen zeigten 68% pathologische, d.h. messbare Ferritinspiegel, darunter alle Fälle mit Metastasen (davon 67% über 10 μg/ml), während bei 32% der metastasenfreien

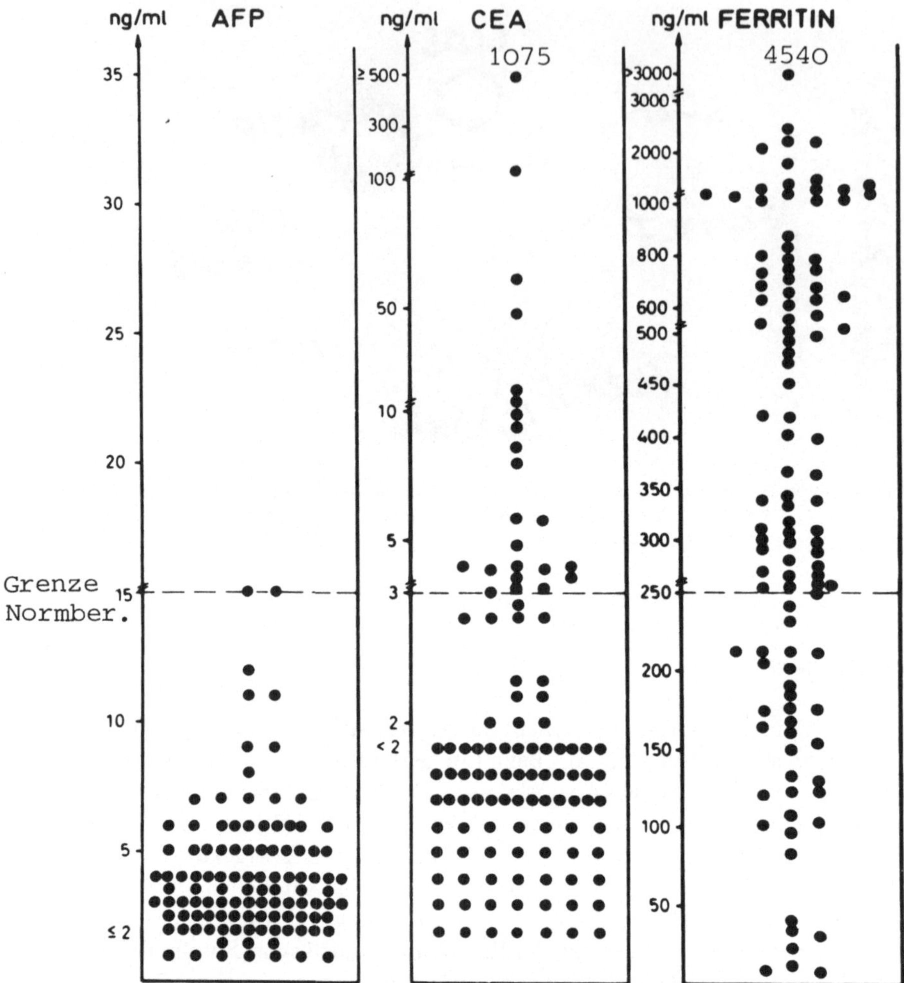

Abb. 6. AFP-, CEA- und Ferritin-Serumspiegel bei Patienten mit Ovarialtumoren

Fälle keine Konzentrationen gemessen werden konnten. Im Verlauf zeigten die Regressionsfälle unter Radiotherapie mit Ausnahme von vereinzelten vorübergehenden, wahrscheinlich strahlenbedingten Konzentrationszunahmen fallende Serumspiegel, während bei den Rezidiv-Fällen ein erneuter Anstieg festgestellt werden konnte (Abb. 9). Bei den Fällen mit Progression (Abb. 10) zeigte sich ein deutlicher Anstieg der Ferritinspiegel. Im Vergleich zu CEA-Untersuchungen (Fa. IDW, Norm bei 10 ng/ml) ergaben beide Tests falsch-negative Ergebnisse oder niedrige Spiegel bei allen metastasenfreien Fällen (CEA bei 49%, Ferritin bei 32% negativ). Bei Patienten mit Metastasen war CEA in 18,7% im Normbereich gelegen. Zusammenfassend wurden beide Tests als brauchbar für die Erfassung von Metastasen und zur Kontrolle des Behandlungserfolgs empfohlen.

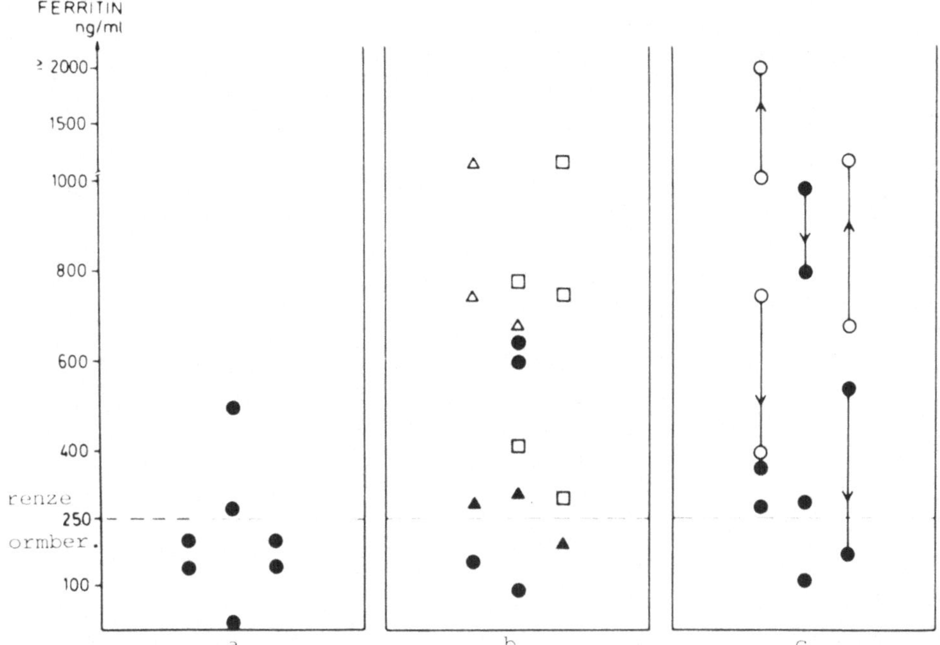

Abb. 7. Ferritin-Serumspiegel bei Patienten mit verschiedenen Ovarialtumoren. **a)** Benigne/,,Border-line-case"-Ovarialtumoren (vor Operation). **b)** Ovarialkarzinome (vor Operation); ● Stadium I/II, ▲ lokal begrenzt, □ inoperabel (Stadium III/IV), △ disseminiert (Stadium III). **c)** Ovarialkarzinome (2-6 Monate nach Operation); ● ohne aktuelle Erkrankung, o Progression

Diskussion

Ferritin ist ein wasserlösliches Makromolekül, das als Hüllenprotein aus 24 symmetrischen Untereinheiten und einem Aggregat-Molekulargewicht von 450 000-490 000 Daltons (Apoferritin) besteht und bis zu 4500 Fe^{3+}-Atome aufnehmen kann (Ferrioxyhydroxid), wobei es ein Molekulargewicht bis zu 900 000 annehmen kann (17S-Apoferritin, 24S-Holoferritin)[18]. Durch Gelisoelektrofokussierung [4] konnte gezeigt werden, daß Ferritin aus einer ganzen Familie von Isoferritinen besteht, wobei Leber- und Milzferritin die basischen Moleküle darstellen, Herz- und Nierenferritine zusätzlich einige saure Ferritine enthalten, während He-La-Zellen und Plazentaferritin sowie andere Tumorferritine die sauersten Ferritinanteile besitzen (ungefähr 20 Ferritinformen, isoelektrischer Punkt zwischen 4,8 und 5,8). Ferner konnten Worwood et al. [23] mit Antikörpern gegen Milz- und Herzferritin durch Isoelektrofokussierung zeigen, daß Isoferritine im basischen Zwischenbereich und im sauren Bereich immunologisch unterschieden werden können. Nach den Untersuchungen von Adelman und Drysdale [1] an Pferde- und Humanferritin variieren die Untereinheiten in den Ferritinmolekülen vom basischen Ende (pI 5,7; 24 Untereinheiten vom MG 19 000) zum sauren Ende des Spektrums (pI 4,6; 24 Untereinheiten vom MG 21 000) mit Mischungen beider Molekülformen in den Zwischenbereichen, während andere Untersucher mehr Unterschiede in der Kohlenhydratzusammensetzung für die unterschiedlichen Ladungen verantwortlich machen. Die

Tabelle 1. Ferritin-Serumspiegel (ng/ml) bei Patienten mit Ovarialkarzinom nach Radikal-Operation unter zytostatischer Behandlung (P = Progression; + = verstorben)

Pat.-Nr. Stadium	Vor OP	Verlauf nach Monaten			
		2	3-4	5-6	7-8
1; III		249		741	392P+
2; III		947		800	
3; IIc	645		1015	2435	P+
4; III	692	1195		570	
5; III	316	535	174	259	
6; III	1182		312	308	
7; III	274		388	255	
12: III				35	53
14; III		355		13	
15; III					645P
16; III				175	
28; III	1357	741			
29; III					2044P+

immunologischen Unterschiede sollen sich ebenfalls auf die Untereinheiten erstrecken. Aus diesem Grunde ist zu erwarten und konnte gezeigt werden, daß radioimmunologische oder immunoradiometrische Ferritinbestimmungen in Abhängigkeit vom verwendeten Antigen- und Antikörpertyp z.T. erhebliche unterschiedliche Ferritinkonzentrationsbestimmungen liefern können, je nachdem ob es sich beispielsweise um ein normales Serumferritin (Leber, Milz) und nur einen geringen Anteil von Herzferritin oder z.B. um besonders saure, dem Herzmuskelferritin nahestehende größere Mengen an Tumorferritin handelt (z.B. He-La-Ferritin), die durch einen normalen Ferritinassay wie dem bei uns verwandten eher zu niedrig bestimmt würden [7, 8, 11]. Bezüglich des Vorkommens von Ferritin in Tumoren ist festzustellen, daß die Arbeitsgruppe von Munro [18] keine wesentlichen Unterschiede zwischen normalem und Tumorferritin unter Verwendung verschiedener Elektrophoresesysteme fand. Trotz der Befunde einzelner Untersucher über mehr saure Ferritine in menschlichen und tierischen Tumoren gibt es z.Z. keinen Anhalt für krebsspezifische Untereinheiten. Bezüglich unserer Tumorextraktbefunde kann bisher noch keine Aussage über die entsprechenden pI-Werte gemacht werden, da noch keine Isoelektrofokussierung durchgeführt wurde. Die bisherigen Ergebnisse der Serumferritinbestimmung selbst unter Verwendung eines kommerziellen Tests, der mehr basische normale Serumferritine mißt, zeigen jedoch, daß die Ferritinbestimmung als zusätzlicher brauchbarer Parameter bei der Therapie- und Verlaufskontrolle zusammen mit anderen Tumormarkern wie CEA eingesetzt werden kann. Ob die Verwendung von speziellen Ferritinassays, die mehr saure Ferritine erfassen, signifikantere Ergebnisse liefern, bleibt noch durch größere Studien zu belegen.

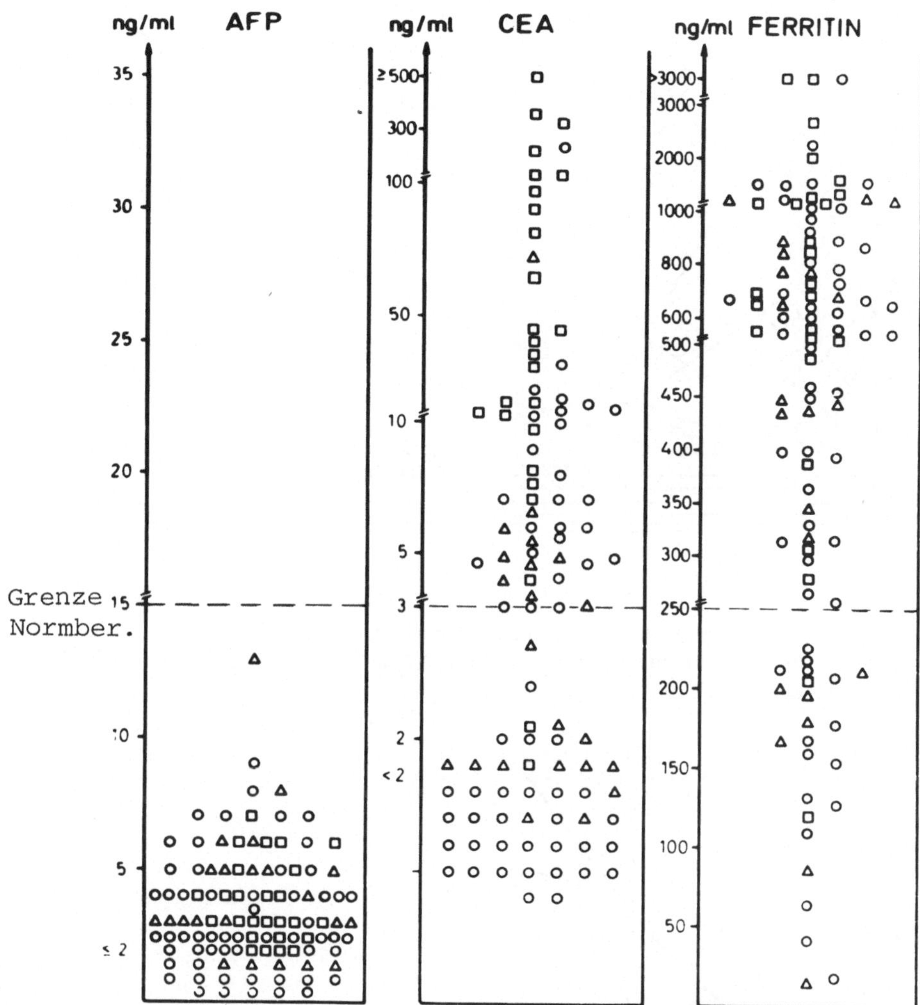

Abb. 8. AFP-, CEA- und Ferritin-Serumspiegel bei Patienten mit Lungentumoren. o unbekannter Metastasierungsgrad, △ ohne Metastasen vor Operation, □ mit Fernmetastasen

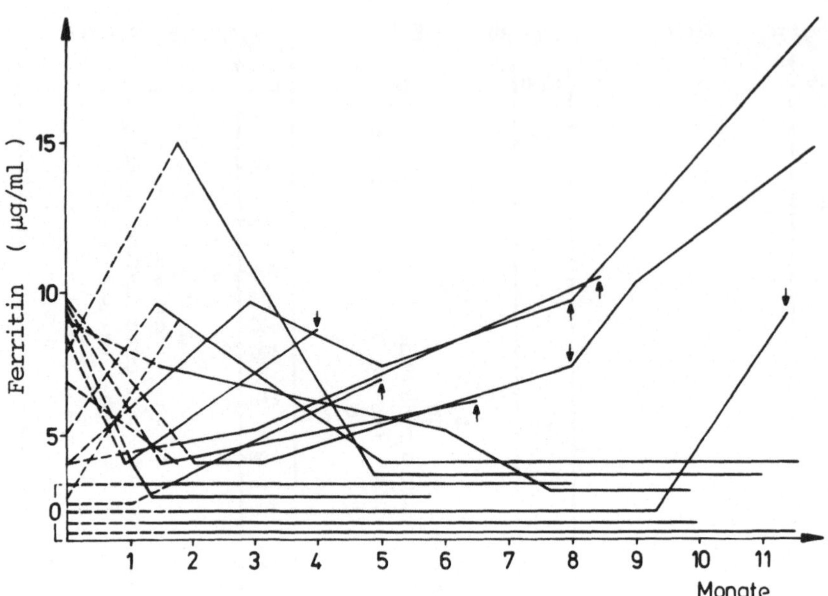

Abb. 9. Ferritin-Serumspiegel bei Patienten mit Lungenkarzinomen im Verlauf (Patienten mit Regression bzw. Rezidiv). (Freundlicherweise zur Verfügung gestellt von Herrn Dr. Gropp, Med. Univ.-Klinik Marburg)

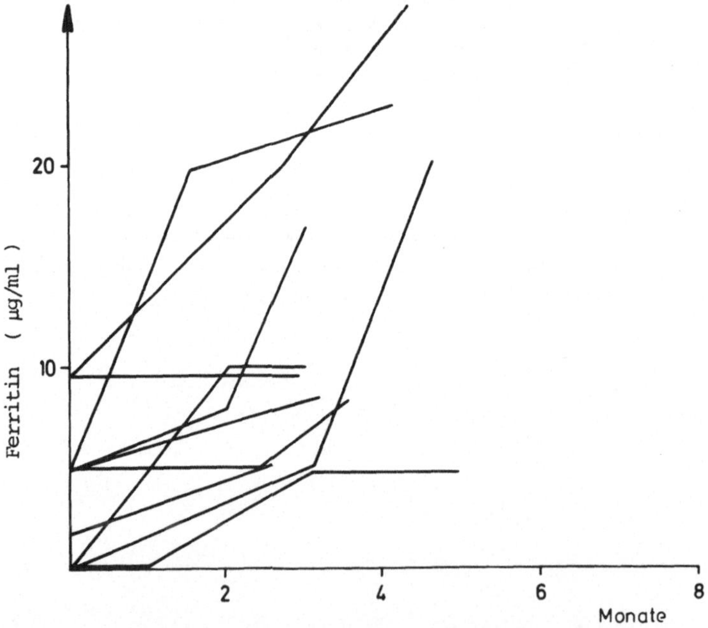

Abb. 10. Ferritin-Serumspiegel bei Patienten mit Lungenkarzinomen im Verlauf (Patienten mit Progression). (Freundlicherweise zur Verfügung gestellt von Herrn Dr. Gropp, Med. Univ.-Klinik Marburg)

Literatur

1. Adelman TG, Drysdale JW (1977) Synthesis of ferritin subunits by free and membrane bound ribosomes. In: Brown EB, Aisen P, Fielding J, Crichton RR (eds) Proteins of iron metabolism. Grune & Stratton, New York, pp 49-65
2. Bhattacharya M, Barlow JJ (1973) Immunologic studies of human serous cystadenocarcinoma of ovary. Cancer 31: 588-595
3. Drysdale JW, Singer RM (1974) Carcinofetal human isoferritins in placenta and Hela cells. Cancer Res 34: 3352-3354
4. Drysdale JW, Arosio P, Adelman T, Hazard JT, Brooke D (1975) Isoferritins in normal and diseased states. In: Crichton RR (ed) Proteins of iron storage and transport in biochemistry and medicine. North-Holland, Amsterdam, pp 359-366
5. Gropp C, Lehmann FG, Bauer H, Havemann K (1977) Carcinoembryonic antigen, alpha$_1$-fetoprotein, ferritin and alpha$_2$-pregnancy-associated glycoprotein in the serum of lung cancer patients and its demonstration in lung tumor tissues. Oncology 34: 267-272
6. Gropp C, Havemann K, Lehmann FG (1979) Serum ferritin levels in patients with lung cancer before and during therapy and in comparison to carcinoembryonic antigen (CEA) determinations. In: Lehmann FG (ed) Carcinoembryonic proteins, vol II. Elsevier, Amsterdam, p 451-454
7. Hazard JT, Arioso P, Drysdale JW (1976) Selective quantitation of „carcinofetal" isoferritins in radioimmunoassay. In: Fishman WH, Sell St (eds) Oncodevelopmental gene expression. Academic Press, New York San Francisco London, pp 749-755
8. Hazard JT, Yokota M, Arioso P, Drysdale JW (1977) Immunologic differences in human isoferritins – implications for immunologic quantitation of serum ferritin. Blood 49: 139-149
9. Hijmans W, Schuit HR, Klein F (1969) An immunofluorescent procedure for the detection of intracellular immunoglobulins. Clin Exp Immunol 4: 457-472
10. Imamura N, Takahashi T, Lloyd KO, Lewis JL, Old LJ (1978) Analysis of human ovarian tumor antigens using heterologous antisera: detection of new antigenic systems. Int J Cancer 21: 570-577
11. Jones BM, Worwood M (1978) An immunoradiometric assay for the acidic ferritin of human heart: application to human tissues, cells and serum. Clin Chim Acta 85: 81-88
12. Knauf S, Urbach GI (1977) Purification of human ovarian tumor-associated antigen and demonstration of circulating tumor antigen in patients with advanced ovarian malignancy. Am J Obstet Gynecol 127: 705-710
13. Lamerz R, Fateh-Moghadam A (1975) Carcinofetale Antigene III. Andere carcino-fetale Antigene. Klin Wochenschr 53: 403-417
14. Lamerz R, Ruider H (1976) Zur Bestimmung des carcinoembryonalen Antigens: Erfahrungen mit einem neuen Radioimmunoassay. Z Anal Chem 279: 105-106
15. Lamerz R, Rjosk H, Schmalhorst U, Fateh-Moghadam A (1976) Alpha-Fetoprotein: Methodik und klinische Erfahrungen mit einem neuen Radioimmunoassay. Z Anal Chem 279: 120-121
16. Lamerz R, Girg R, Henneke H, Horka G, Segura E (1979) Immunological investigations in lung cancer. In: Lehmann FG (ed) Carcinoembryonic proteins, vol II. Amsterdam, Elsevier, North-Holland, Biomedical Press, p 559-564
17. Lamerz R, Schnabl G, Stein G, Kümper HJ, Brandt A (1979) Immunological investigations in ovarian cancer. In: Lehmann FG (ed) Carcinoembryonic proteins, vol II. Amsterdam, Elsevier/North-Holland, Biomedical Press, p 509-514
18. Munro HN, Linder MC (1978) Ferritin: structure, biosynthesis, and role in iron metabolism. Physiol Rev 58: 317-396
19. Niitsu Y, Watanabe N, Koseki J, Oikawa J, Kadono Y, Ishii I, Goto Y, Onodera Y, Urushizaka I (1979) Clinical evaluation of serum ferritin for serodiagnoisis of cancer. In: Lehmann FG (ed) Carcinoemryonic proteins, vol I. Elsevier, North-Holland, Biomedical Press, p 279-285
20. Richter GW (1965) Comparison of ferritins from neoplastic and non-neoplastic human cells. Nature 207: 616-618
21. Rimbaut C (1973) L'alpha$_2$H globuline, glycoproteine reactionelle serique d'origine hepatique, ses rapports avec les affections malignes. Bull Cancer (Paris) 60: 411-420
22. Veltri RW, Mengoli HF, Maxim PE, Westfall S, Gopo JM, Huang CW. Sprinkle PM (1977) Isolation and identification of human lung tumor-associated antigens. Cancer Res 37: 1313-1322

23. Worwood M, Wagstaff M, Jones BM, Dawkins S, Jacobs A (1977) Biomedical and immunological
    properties of human isoferritins. In: Brown EB, Aisen P, Fielding J, Crichton RR (eds) Proteins
    of iron metabolism. Grune & Stratton, New York, pp 79-87

Diskussion

Büber [1]

Bei zwei Patienten mit Hodenkarzinom wurden ß-HCG, AFP und Ferritin postoperativ
parallel im Rahmen der Tumornachsorge bestimmt. Beim Patienten H. P. wurden 1 Jahr
nach der Operation Lungenmetastasen gefunden. Zum gleichen Zeitpunkt war das Serumferritin erhöht. Parallel dazu war es zum Anstieg der AFP gekommen. Unter der Therapie, die zum Rückgang der Metastasen führte, kam es zum Abfall des AFP und des Ferritins (Tabelle 1)..
    Beim Patienten B. R. erfolgte eine postoperative Therapie wegen einer diagnostizier-
ten retroperitonealen Metastase. Es wurde ein kontinuierlicher Abfall des Ferritins unter
der Therapie beobachtet, obwohl es offensichtlich zu einem Wachstum der chorionepithe-
lialen Anteile kam (Tabelle 2). Es stellt sich die Frage, ob das Ferritin beim metastasieren-
den Hodenkarzinom als Tumor-Marker zu verwerten ist.

Tabelle 1

	Datum	β-HCG ml U/ml	AFP ng/ml	Ferritin ng/ml
H. P.	8.5.78	190	6,9	930
	28.7.78	0	149	1150
	14.8.78	8,1	190	-
	22.8.78	0	165	1850
	31.8.78	0	52	1380

Tabelle 2

	Datum	β-HCG ml U/ml	AFP ng/ml	Ferritin ng/ml
B. R.	18.4.78	0	6,3	465
	21.4.78	0	6,5	370
	8.5.78	0	5,7	385
	26.6.78	368	2,0	195
	16.8.78	41	6,8	125

---

[1] Dr. med. V. Büber, Wilhelm-Hauff-Str. 21, D-1000 Berlin

Hausmann

Serumferritinkonzentrationen, die mit Hilfe von Antikörpern gegen basische Ferritine
ermittelt wurden, reflektierten bei eigenen Untersuchungen an zahlreichen Patienten
mit Hämoblastosen und soliden Tumoren vor allem Störungen des Eisenstoffwechsels
durch das Grundleiden, Komplikationen, Komorbidität und therapeutische Maßnahmen.
Bei Lymphogranulomatosen in B-Stadien sanken stark erhöhte Werte unter wirksamer
zytostatischer Kombinationstherapie in den Normalbereich ab. Derartige Befunde schlos-
sen aber spätere Rezidive nicht aus. Erhöhte Serumferritinkonzentrationen bei Tumorpatienten sind in ähnlicher Weise mehrdeutig wie andere unspezifische Serumeiweißver-
änderungen. Die Brauchbarkeit des Serumferritins als indirekter prognostischer Parameter oder Kontrollparameter der Therapie ist zumindest bei Hämoblastosen sehr begrenzt.

Worwood

Bei Kindern mit einer akuten Lymphoblastenleukämie waren die Serumferritinwerte
zum Zeitpunkt der Diagnosestellung hoch und stiegen während der Chemotherapie noch
an. Andererseits gingen die Serumferritinkonzentrationen bei Kindern in Remission,
wenn die Therapie abgesetzt war, im allgemeinen bis in den Normbereich zurück [Parry
et al. (1975) Br Med J]. In einer anderen Studie haben Parry et al. (1978) die Serumferritinkonzentration bei diesen Kindern über mehrere Jahre verfolgt. Sie haben niemals
eine folgerichtige Erhöhung des Serumferritins *vor* dem klinischen Rückfall beobachtet.
Deshalb scheint die Methode für die Früherkennung eines Rückfalls von geringem Wert
zu sein.

Birgegard

Wir haben etwa 250 Proben von 95 Patienten mit Hodentumoren untersucht. Die Patienten wurden vor und nach der Operation überwacht. Die meisten wiesen vor der Operation
erhöhte Serumferritinwerte auf. Bei einigen normalisierten sich die Werte nach der Operation, jedoch hatten andere selbst Jahre nach der Operation noch erhöhte Werte trotz
guter Gesundheit und ohne Zeichen eines Rückfalls. Unter denen, die postoperativ normale Werte zeigten, fanden sich bei einigen vor einem Rückfall wieder erhöhte Werte,
bei anderen blieben die Werte trotz des Rückfalls normal. Wir meinen deshalb, daß der
Ferritinassay (auf der Basis von Milzferritin) zumindest für Hodentumoren kein wirk-
sames Mittel für die Erkennung von Rückfällen darstellt, da er zu unspezifisch ist.

Isoferritine und ihre mögliche Bedeutung als Tumor-Marker

M. Dörner, P. Drings

Zusammenfassung

Die Serumferritinspiegel können bei Patienten mit Tumoren erhöht sein. Bisherige Verlaufskontrollen bei Hodgkin-Patienten weisen darauf hin, daß ein Abfall der Serumferritinspiegel mit einer klinischen Remission einhergeht bzw. ein Anstieg eine Metastasierung oder ein Tumorrezidiv beim Mammakarzinom ankündigen kann.

Mit den zur Zeit verfügbaren Assays kann kein spezifisch Tumor-assoziiertes Ferritin diagnostiziert werden. Immunchemische Gründe werden diskutiert. Für die weitere immundiagnostische Bedeutung der Ferritinbestimmung bei Tumorerkrankungen wird es wesentlich sein, mit spezifischen Antikörpern und genauer analysierten Ferritin-Standards zu arbeiten.

Einflüsse von Ferritin auf zellulär-immunologische Phänomene werden diskutiert.

Das Interesse an Ferritin als einer möglichen Tumor-assoziierten Substanz, stammt im wesentlichen aus zwei Beobachtungen. 1. Die Konzentration von Ferritin kann in vielen menschlichen Tumorgeweben und in Seren von Tumor-Patienten erhöht sein. 2. Tumoren können eventuell Isoferritine enthalten, deren elektrophoretische und immunologische Eigenschaften von den Ferritinen normaler Organe oder normaler Serumferritine abweichen.

Für eine Diskussion um die mögliche Bedeutung von Ferritin als Tumor-Marker ist es erforderlich, die strukturelle und immunologische Heterogenität von Ferritin miteinzubeziehen und ebenso die Vorstellung, daß die Konzentration im Serum durch metabolische Faktoren oder durch die Synthese in Tumorzellen beeinflußt werden kann.

Bevor auf die Isoferritine näher eingegangen wird, soll das Vorkommen von erhöhten Serumferritinspiegeln, insbesondere bei Tumoren, kurz besprochen werden.

1 Serumferritinspiegel bei Tumor-Patienten und Verlaufskontrollen

In Tabelle 1 sind die an Hand der Literatur erhöht gefundenen Serumferritinspiegel bei verschiedenen Tumoren auszugsweise zusammengestellt. Bis zu 97% erhöhte Werte wurden bei der Leukämie und bis zu 92% erhöhte Serumferritinspiegel beim Hepatom diagnostiziert. Unterschiedlich erhöhte Werte wurden bei den übrigen in der Tabelle aufgeführten Tumoren gefunden, die auch eventuell mit den Stadien der einzelnen Erkrankungen in Zusammenhang stehen könnten. Werden mit den z.Z. verfügbaren Assays erhöhte Serumferritinspiegel diagnostiziert, so ergeben sich differentialdiagnostisch Schwierigkeiten, wenn es nicht gelingt, eine Erhöhung auf der Basis einer hämatologischen Erkrankung, einer Infektion oder einer chronischen Entzündung auszuschließen. Für die

Tabelle 1. Serumferritinspiegel bei malignen Erkrankungen

Typ der Erkrankung	Anzahl positiv / Anzahl untersucht	% positiv	Literatur
Leukämie	32/35	92	Jones et al. (1973) Br J Cancer
AML	13/14	93	Yachi et al. (1975) Ann N Y Acad Sci
ALL	38/39	97	Parry et al. (1975) Br Med J
CML	35/59	59	Mori et al. (1975) J Natl Cancer Inst
M. Hodgkin	/125 erhöht bei jedem fortgeschrittenen Stadium		Jacobs et al. (1976) Br J Cancer
Retikulosarkom	30/53	57	Buffe et al. (1975) Ann N Y Acad Sci
Non-Hodgkin-Lymphome	9/32	28	Bieber et al. (1973) Natl Cancer Inst Monogr
Plasmozytom		23-67	In 5 Studien: Martin et al. (1971) Rev. Europ. Etude Clin Biol Jones et al. (1973) Br J Cancer Yachi et al. (1975) Ann N Y Acad Sci Mori et al. (1975) J Natl Cancer Inst Marcus et al. (1975) J Natl Cancer Inst
Brustkrebs	14/38	41	Marcus et al. (1975) J Natl Cancer Inst
	57/229	25	Jacobs et al. (1976) Br J Cancer
	28/54	52	Buffe et al. (1975) Ann N Y Acad Sci
Hepatome	45/49	92	Buffe et al. (1975) Ann N Y Acad Sci
	13/37	35	Yachi et al. (1975) Ann N Y Acad Sci
Verschiedene Tu./Erwachsene	254/496	51	Buffe et al. (1975) Ann N Y Acad Sci
Kinder	369/460	80	Buffe et al. (1975) Ann N Y Acad Sci

Bestimmung von eventuell Tumor-assoziiertem Ferritin ist z.Z. noch kein spezifischer Assay verfügbar. Hierauf wird noch näher eingegangen werden. Es lassen sich jedoch aufgrund der bisher durchgeführten Verlaufskontrollen des Serumferritinspiegels hinsichtlich der Prognose und der Therapie bei einzelnen Tumorerkrankungen positive Aspekte ableiten. Die Untersuchungen von Marcus [1] beim Mammakarzinom ergaben, daß 67% der Patientinnen mit Metastasen oder Tumorrezidiven erhöhte Serumferritinspiegel haben (Abb. 1). Bei Untersuchungen immunologischer Parameter beim M. Hodgkin stießen

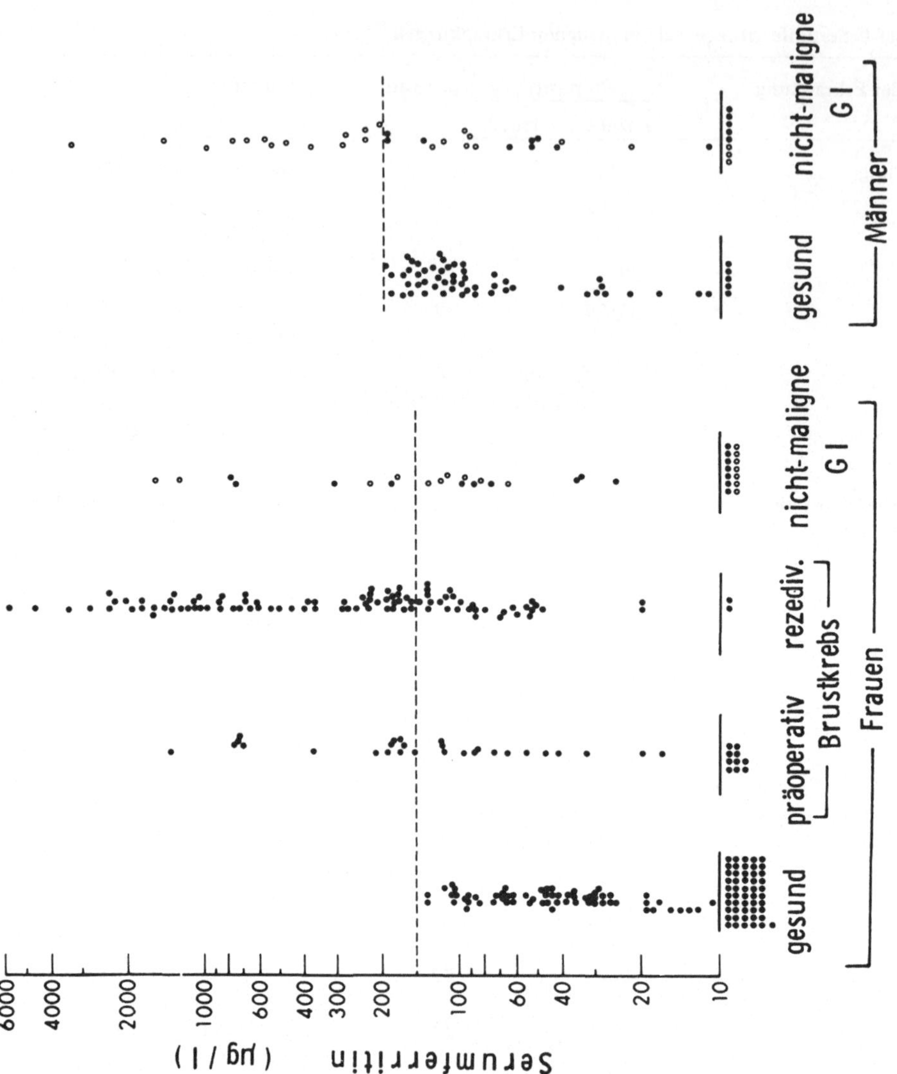

Abb. 1. Serumferritinwerte bei Gesunden, Frauen mit Brustkrebs und Patienten mit nicht-malignen Leber- oder gastrointestinalen (GI-) Erkrankungen. In der Spalte „nicht-maligne GI" bedeuten o Patienten mit Hepatitis oder Zirrhose und ● Patienten mit Colitis ulcerosa oder gastroduodenalen Läsionen. Die gestrichelte Linie gibt die Obergrenze des Serumferritins bei Gesunden an: 146 µg/l für Frauen und 193 µg/l für Männer. (Nach Marcus u. Zinberg [1])

wir bei der Suche nach eventuellen Hodgkin-assoziierten Antigenen unerwarteterweise auf Ferritin. Mit einem eigenen Radioimmunoassay und zwei kommerziellen Immunoradiometrischen Assays führten wir u.a. Verlaufskontrollen der Serumferritinspiegel bei Hodgkin-Patienten bis zu dem jetzt beobachteten längsten Zeitraum von 34 Monaten durch. Bisher konnten 16 Patienten verschiedener Stadien vor und unter Therapie verfolgt werden (Abb. 2). Werte über 1000 ng/ml kommen fast ausschliesslich im Stadium

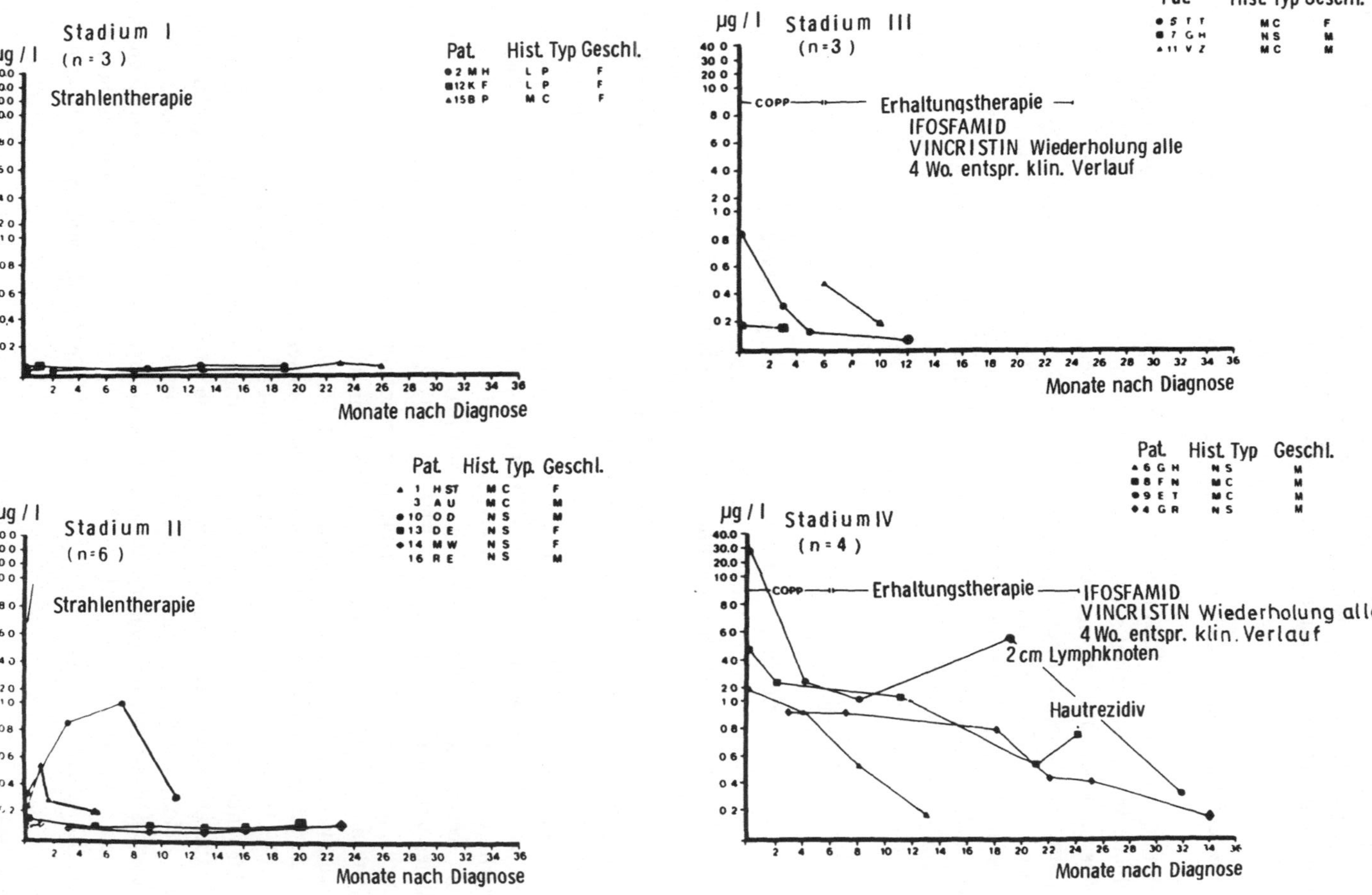

Abb. 2. Serumferritinspiegel bei Patienten mit M. Hodgkin, Stadien I-IV, vor und unter Therapie

IV der Erkrankung vor und fallen unter entsprechender Therapie ab. Dieser Abfall geht auch mit einer klinischen Remission einher. Durch weitere derartige Langzeituntersuchungen muß die klinische Relevanz dieser Bestimmungen noch gestützt werden.

2 Untersuchungen hinsichtlich des Vorkommens eventueller Isoferritine

Richter und Mitarbeiter [2, 3] berichteten zum ersten Mal über elektrophoretische Unterschiede zwischen Ferritin aus normalem Gewebe und dem aus Tumorzellen. Ferritine aus verschiedenen Organen einer einzigen Spezies zeigen Unterschiede in der Aminosäurenzusammensetzung, der Peptidanalyse und der elektrophoretischen Beweglichkeit. Das eigentliche Ausmaß der Mikroheterogenität zeigte sich erst, als Drysdale [4] Ferritine verschiedener Organe isolierte und diese einer isoelektrischen Fokussierung unterzog (Abb. 3). Drysdale postulierte aufgrund bisheriger Analysen ein Modell, bestehend aus zwei oder drei unterschiedlichen Untereinheiten, MW 21000, 19000 bzw. 15000. Die relativen Proportionen dieser Untereinheiten korrelieren mit dem pI der betreffenden Isoferritinbanden. Drysdale [11] stellte ein Modell für die menschlichen Isoferritine auf, mit dem die typische Verteilung in bezug auf Organe oder Tumoren erklärt werden sollte (Abb. 4).

Diese oben besprochene elektrophoretische Heterogenität von Ferritin manifestiert sich auch in einer immunologischen Heterogenität. Infolge ausgedehnter Kreuzreaktion der Antikörper gegen Isoferritine und infolge der größeren Immunogenität der mehr basischen Isoferritine wurden diese immunologischen Unterschiede in der ersten Phase der Untersuchungen übersehen. Denn eine Immunisierung mit Ferritin, das aus einer Mischung saurer und basischer Komponenten besteht, induziert hauptsächlich Antikörper gegen die basischen Komponenten. Antikörper gegen saure Isoferritine sind erfahrungsgemäß sehr schwierig zu produzieren. Marcus u. Zirnberg [1] entwickelten einen Assay, der empfindlicher für die mehr sauren Isoferritine ist, einen sogenannten „heart-type assay" (Abb. 5). Worwood et al. [5] publizierten ebenfalls einen Assay, der die sauren Isoferritine mit einer größeren Empfindlichkeit erfassen soll (Abb. 6). Worwood war bisher mit diesem Assay nicht in der Lage, in Seren von Tumorpatienten erhöhte Konzentrationen von Ferritin nachzuweisen. Ebenfalls gelang es Marcus (persönliche Mitteilungen) nicht, in seinem, für die sauren Isoferritine empfindlicheren Assay erhöhte Serumferritinkonzentrationen bei Patientinnen mit Mammakarzinom nachzuweisen.

In eigenen Untersuchungen haben wir beim M. Hodgkin aus Tumorgeweben von Milzen[1] Ferritine präpariert und gereinigt und diese einer isoelektrischen Fokussierung unterzogen (Abb. 7). Die Ferritine trennen sich innerhalb eines gut reproduzierbaren Musters auf. Wir fanden keine Dominanz einzelner Isoferritine. In Abhängigkeit von den einzelnen Präparaten überwogen einmal basische oder die mehr sauren Isoferritine. Auf der in Abb. 7 gleichzeitig dargestellten schematischen Übersicht sind diese Ferritine so angeordnet, daß eine relative Zunahme der sauren gegenüber den basischen Isoferritinen von links nach rechts erfolgt. Ein Hodgkin-Ferritin (I.B.) stellt sich auch bei wiederholter Aufarbeitung als nur aus sauren Isoferritinen bestehend dar, die einen pI 4,8 bzw. 4,9 zeigen.

---

[1] Herrn Prof. Dr. med. Staib, Direktor der Chirurgischen Klinik der Städtischen Krankenanstalten Darmstadt, sei hiermit für die Operationspräparate herzlich gedankt

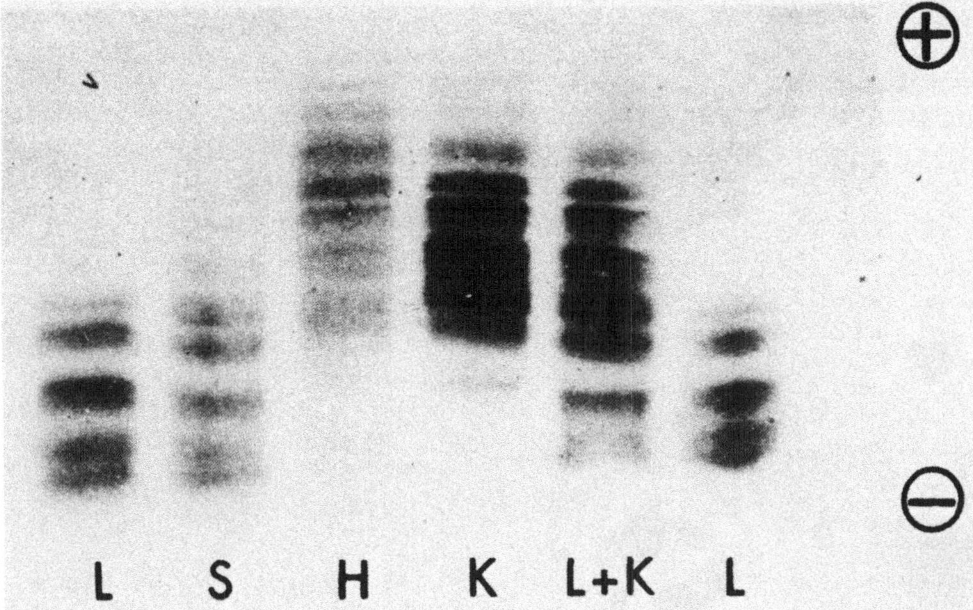

Abb. 3. Isoelektrische Fokussierung von Ferritin in Polyacrylamid-Gel, pH 4-7: (L) Humanleber, (S) Milz, (H) Herz und (K) Niere. (Nach Drysdale [4])

Vergleichen wir diese gereinigten Ferritine aus Hodgkin-Geweben als Inhibitoren in unserem eigenen Radioimmunoassay, so zeigen diese ein unterschiedliches Vermögen, die Bindung des radioaktiv-markierten Ferritins an den Antikörper zu verhindern (Abb. 8). Es ist deutlich eine Relation zwischen einer Zunahme der sauren Isoferritine und einer Abnahme des Inhibitionsvermögens festzustellen.

Die oben analytisch dargestellten Isoferritinbanden wurden mit Hilfe einer isoelektrischen Fokussierung präparativ gewonnen und ebenfalls als Inhibitoren im Radioimmunoassay getestet. Erste Untersuchungen ergaben, daß deren Inhibitionsvermögen im Vergleich mit einem sog. Isoferritinpool, d.h. Inhibitoren, die aus einer Mischung von mehreren Isoferritinbanden bestehen, weitaus schwächer ist. Dieser vorläufige Befund deutet an, daß bei einer Immunisierung unterschiedliche Antikörperkonzentrationen gegen die jeweiligen Isoferritine gebildet werden. Dieses könnte für die klinische Anwendung eines Radioimmunoassays bedeuten, daß, falls Tumorzellen bevorzugt saure Isoferritine produzieren, diese nur in sehr hohen Konzentrationen von einem auch gegen saure Isoferritine gerichteten Antikörper, also einem „heart-type assay", erfasst werden könnten. Bemerkenswert war der Befund, daß ein Isoferritin pI 4,89 von einem bestimmten Antikörper besonders schlecht erkannt wird. Vorläufige Untersuchungen mit einem gegen saure Isoferritine produzierten Antikörper zeigen ebenso Kreuzreaktionen mit den übrigen mehr basischen Ferritinen. Die Antikörperheterogenität ist jedoch eingeschränkt. Dieser Antikörper erkennt das Isoferritin pI 4,89 mit der gleichen Empfindlichkeit wie die mehr basischen Ferritine.

Diese und übrige Untersuchungen lassen den vorläufigen Schluß zu, daß man nur mit Antikörpern, die die einzelnen Isoferritine oder bestimmte Determinanten des Ferritins

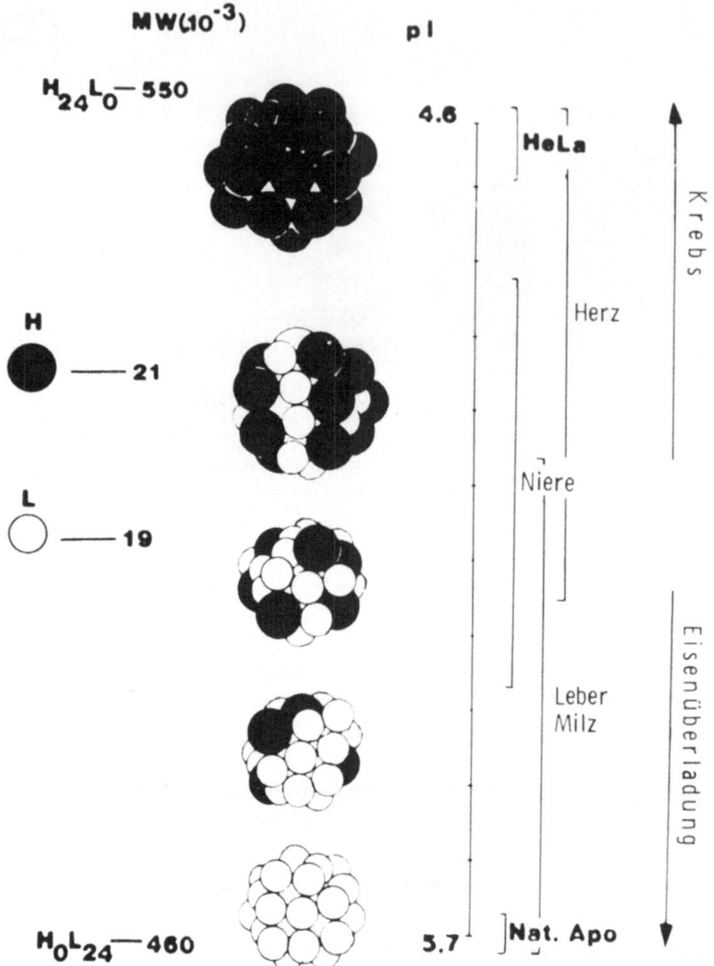

Abb. 4. Modell humaner Isoferritine mit typischer Organverteilung. Zur Verdeutlichung sind die Größenunterschiede bei den multimeren Strukturen überzeichnet. (Nach Drysdale [11])

erkennen, auch aussichtsreich die spezifischen Isoferritine quantitativ bestimmen kann.

Drysdale [6] berichtete über einen Antikörper gegen Ferritin aus He-La-Zellen, der, verglichen mit einem herkömmlichen Assay, nach entsprechender Absorption in der Lage sein soll, Serumferritin bei einzelnen Tumoren empfindlicher nachzuweisen. Weitere Untersuchungen und ausführlichere Daten müssen abgewartet werden.

Für das Vorkommen von Tumor-assoziierten Ferritinen spricht der Befund von Alpert [7], der bei Untersuchungen von isoliertem Ferritin einer Hepatomzellinie und beim Kolonkarzinom 6 unter 27 Peptiden fand, die sich von normal vorkommenden Peptiden unterschieden.

Erhöhte Serumferritinwerte bei Tumoren könnten einmal die Folge erhöhter Eisendepots im retikuloendothelialen System sein oder eine Folge verminderter Erythropoese, einer Entzündung oder Nekrose im Tumorgewebe. Diese pathologischen Werte könnten

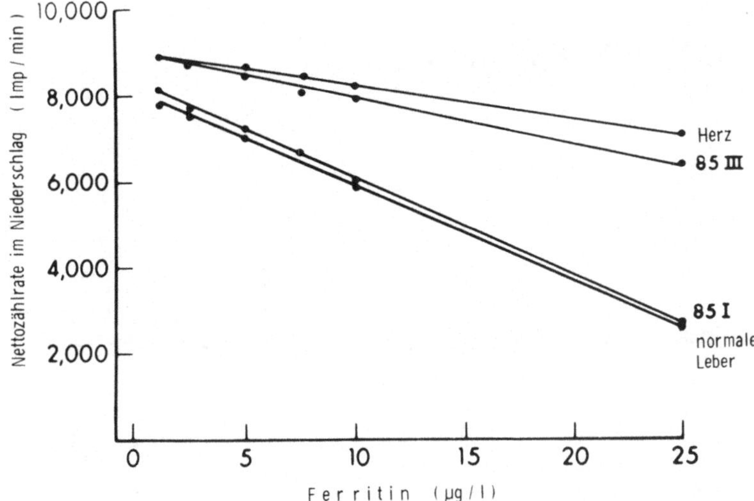

Abb. 5. Vergleich der Hemmaktivitäten von normalen und sauren Isoferritinen im Ferritin-RIA. DEAE 85 I und „normales Leberferritin" entsprechen normalem Ferritin. DEAE 85 III und Herzferritin sind saure Ferritine. Die gezeichneten Geraden wurden mit einem Computerprogramm aus den Punkten berechnet. (Nach Marcus u. Zinberg [1])

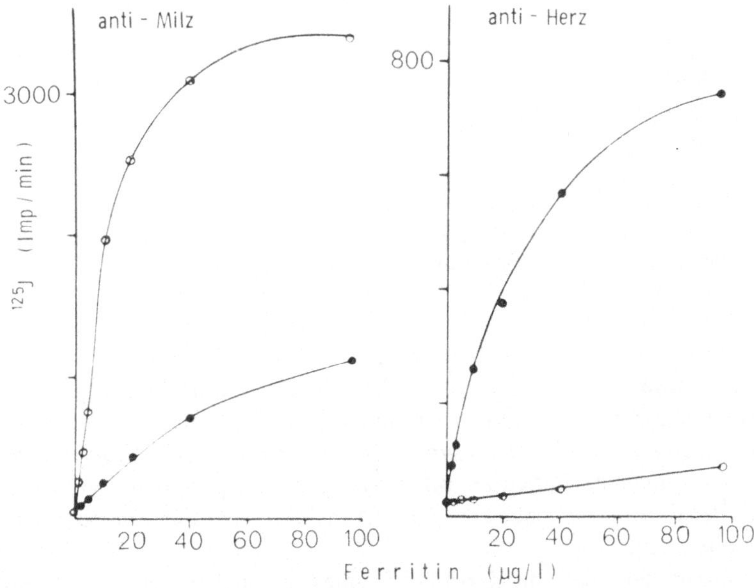

Abb. 6. Immunoradiometrische Assays für Herz- und Milzferritin. Die mit Antimilz- oder Antiherzferritin beschichteten Röhrchen wurden gewaschen und mit Milz- (o−o) oder Herzferritin (●−●) in 200 µl 0,05 M Veronalpuffer über 3 h bei 37°C inkubiert. Nach anschließendem Waschen wurden die Röhrchen über Nacht bei 4°C mit ^{125}J-markierten Antikörpern gegen Milz- oder Herzferritin inkubiert. Die Röhrchen wurden dann nochmals gewaschen und die gebundene Radioaktivität gemessen. (Nach Worwood [5])

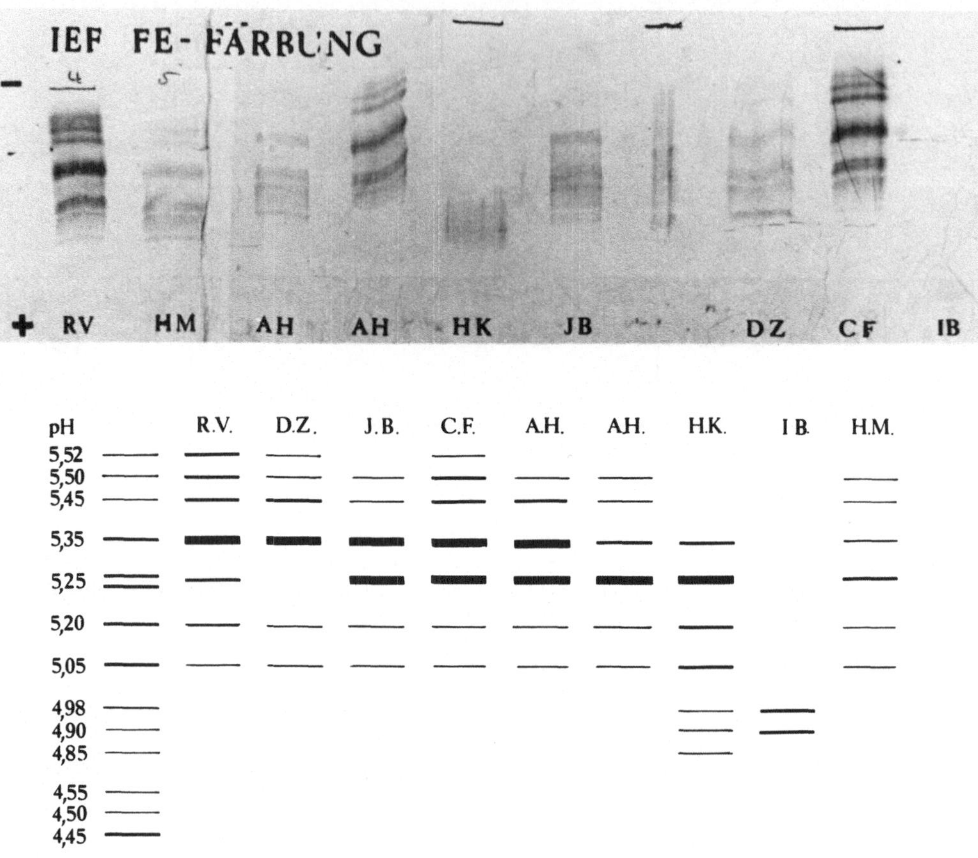

Abb. 7. Isoelektrische Fokussierung gereinigter humaner Ferritine aus Hodgkin-Tumorgeweben (alle außer R. V. und H. M.) und normalen Milzen (R. V., H. M.) in polyacrylamid-Gel. Zur besseren Übersicht sind die aufgetrennten Bandenmuster unten schematisch dargestellt

aber auch eine erhöhte Synthese von Ferritin durch Tumorzellen widerspiegeln. Den besten Hinweis für eine erhöhte Synthese durch Tumorzellen zeigen die Arbeiten der Arbeitsgruppe um Jacobs [8]. Diese fanden, daß Leukozyten von Patienten mit akuter Leukämie 4mal mehr Ferritin synthetisieren als normale Leukozyten. Auch Sarcione et al. [9] fanden bei Patienten mit M. Hodgkin, daß periphere Lymphozyten 4,2 mal schneller Ferritin synthetisieren und 2,4 mal schneller Ferritin freigeben als normale Lymphozyten.

In Zusammenarbeit mit Herrn Dr. Manke untersuchen wir an der hiesigen Klinik auch zelluläre Aspekte des M. Hodgkin. Eine immunologische Dysfunktion wird schon länger bei dieser Erkrankung beobachtet, und es werden Serumfaktoren diskutiert, die mit der Funktion der Lymphozyten interferieren sollen [10]. Wir fanden ebenfalls eine Erniedrigung von Rosetten-bildenden Zellen nach Inkubation mit Ferritin. Erste Untersuchungen zeigen zusätzlich eine Beeinflussung Mitogen-induzierter Stimulierung von Lymphozyten unter Ferritin. Diese Befunde deuten an, daß Ferritin zelluläre immunologische Phäno-

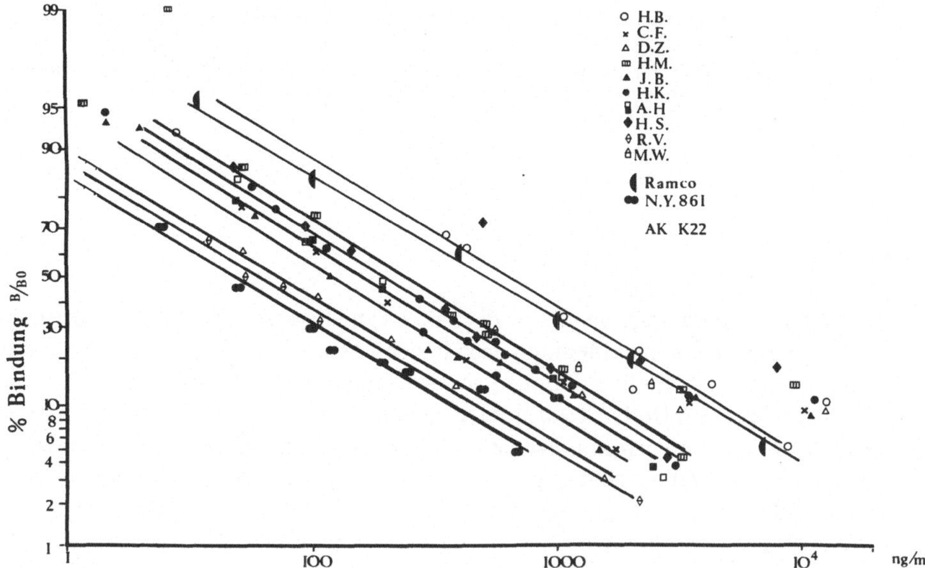

Abb. 8. Vergleiche verschiedener gereinigter Ferritine (s. Abb. 7) als Inhibitoren im Radioimmunoassay

mene zu beeinflussen vermag, was eventuell von weitreichender Bedeutung sein könnte. Es ist auch denkbar, daß spezifische Ferritine, eventuell bestimmte Isoferritine, eine besondere Funktion hinsichtlich der zellvermittelten Immunität ausüben.

Literatur

1. Marcus DM, Zinberg N (1975) Measurement of serum ferritin by radioimmunoassay: Results in normal individuals and patients with breast cancer. J Natl Cancer Inst 55: 791-795
2. Richter GW (1965) Comparison of ferritins from neoplastic and non neoplastic human cells. Nature 207: 616-618
3. Richter GW, Lee JC (1976) A study of two types of ferritin from rat hepatomas. Cancer Res 30: 880-888
4. Drysdale JW (1970) Microheterogeneity of ferritin molecules. Biochem Biophys Acta 207: 256-258 258
5. Worwood M, Wagstaff M, Jones BM, Dawkins S, Jacobs A (1977) Biochemical and immunological properties of human isoferritins. In proteins of iron metabolism. Grune & Stratton, New York, pp 79-88
6. Drysdale JW (1978) Phenotypic expression of ferritin in normal and malignant cells, 6th Meeting I. R. G. C. P. Sept. 17-21, 1978, Marburg, Germany
7. Alpert E, Petcavage L, Quaroni A (1978) Alteration in primary structure of tumor ferritins, 6th Meeting I. R. G. C. P. Sept. 17-21, 1978, Marburg, Germany
8. White GP, Worwood M, Parry DH, Jacobs A (1974) Ferritin synthesis in normal and leukaemic leukocytes. Nature 250: 584-586
9. Sarcione EJ, Smalley JR, Lema MJ, Stutzman L (1977) Increased ferritin synthesis and release by Hodgkin's disease peripheral blood lymphocytes. Int J Cancer 20: 339-346
10. Moroz C, Lahat N, Biniaminov M, Ramot B (1977) Ferritin on the surface of lymphocytes in Hodgkin's disease patients: A possible blocking substance removed by levamisole. Clin Exp

Hodgkin's disease patients: A possible blocking substance removed by levamisole. Clin Exp
Immunol 29: 30-35
11. Drysdale JW (1977) Ferritin phenotypes: structure and metabolism. In: Iron Metabolism.
Elsevier/Excerpta Medica/North-Holland, Amsterdam, pp 41-67

Diskussion

Crichton

Wie sind aus immunologischer Sicht die parallel zueinander verlaufenden Kurven in Abb. 8
zu interpretieren? Meiner Meinung nach handelt es sich nicht um verschiedene Arten von
Antigenen, sondern um Populationen von Antigenen, die in verschiedenen Konzentrationen vorliegen. Im Hinblick auf unterschiedliche immunologische Eigenschaften spielt
die Aggregation von Ferritinmolekülen zu Dimeren, Trimeren etc. eine Rolle. Die Aggregation ist konzentrationsabhängig. Im Konzentrationsbereich der meisten Radioimmunoassays wird es nicht zu Aggregationen kommen. Jedoch können während der Isolierung
von Ferritin, vielleicht in Abhängigkeit vom Eisengehalt oder der Autoxidation, Veränderungen in der Proteinstruktur auftreten, so daß die Antigenität der Moleküle geringer
wird. Damit könnte man Populationen erhalten, die unterschiedlich reagieren.

Die Bedeutung der Serumferritinbestimmung zur Ermittlung der Eisenspeicher in der chronischen Niereninsuffizienz

P.-B. Bechstein, J. P. Kaltwasser, K. M. Koch, E. Werner

Zusammenfassung

Die Anwendbarkeit der Serumferritinbestimmung als Maß für den Füllungszustand der Eisenspeicher wird durch eigene Untersuchungen und Literaturdaten auch für die chronische Niereninsuffizienz belegt. Weiterhin zeigen die Ergebnisse verschiedener Arbeitsgruppen, daß eine schematisch durchgeführte intravenöse Eisentherapie bei Hämodialysepatienten zu deutlich erhöhten Serumferritinkonzentrationen führen kann. Bei der Beurteilung der Einzelwerte müssen jedoch interkurrente Infekte, Bluttransfusionen und Lebererkrankungen berücksichtigt werden. Die Wirksamkeit einer oralen Eisensubstitutionsbehandlung läßt sich anhand der Zunahme der Serumferritinkonzentrationen zeigen.

Die Korrelation zwischen Serumferritinkonzentration und histochemisch nachweisbarem Knochenmarkeisengehalt ist für Normalpersonen belegt [23, 24, 39]. Tumoren [21, 31], Lebererkrankungen [24, 29, 35], Infekte [4, 29] und eine laufende parenterale Eisentherapie [15] führen jedoch zu einem dem Speichereisengehalt nicht adäquaten Anstieg der Serumferritinkonzentration. Diese erlaubt deswegen nur unter Berücksichtigung der Klinik, den Füllungszustand der Eisenspeicher zu überprüfen [2, 21]. Weiterhin läßt sich hieraus die Notwendigkeit ableiten, die Serumferritinkonzentrationen bei verschiedenen Erkrankungen zu untersuchen, um falsche Angaben über die Eisenbeladung der Patienten zu vermeiden.

Um die Anwendbarkeit der beliebig häufig meßbaren Serumferritinkonzentration als Maß für den Füllungszustand des Eisenspeichers auch in der chronischen Niereninsuffizienz mit und ohne Dialysebehandlung darzustellen, wird nachfolgend über eigene Untersuchungsergebnisse im Vergleich zu Literaturdaten berichtet.

Bei 16 niereninsuffizienten Patienten (10 Männer, 6 Frauen) mit einer mittleren Kreatininclearance von 15 ml/min x 1,73 m^2 (Bereich 6-32 ml/min x 1,73 m^2) haben wir die Serumferritinkonzentrationen immunoradiometrisch nach Addison [1] bestimmt und mit dem diffus anfärbbaren Reserveeisen im Knochenmark verglichen (Methode Hausmann [14]). Keiner der Patienten hatte jemals eine Eisentherapie erhalten. Klinisch oder laborchemisch bestanden keine Hinweise auf ein Leberleiden. Die Ergebnisse sind in Abb. 1 dargestellt: Die Serumferritinkonzentrationen sind, ausgehend von einer logarithmischen Normalverteilung, auf der Ordinate gegen den semiquantitativen Bewertungsmaßstab des Knochenmarkeisengehalts von Hausmann auf der Abszisse aufgetragen. Der Mittelwert der Ferritinkonzentrationen beträgt für die Frauen 44 μg/l (MW bei gesunden Frauen: 67 μg/l, 2s-Bereich 21-215 μg/l) und liegt für die Männer mit 79 μg/l signifikant niedriger (p $<$ 0,002) als der des gesunden Kontrollkollektivs (MW 131 μg/l, 2s-Bereich 52-331 μg/l). Die graphische Darstellung der Einzelwerte belegt für niereninsuffiziente Patienten ohne Dialysebehandlung eine direkte Korrelation zum Speichereisengehalt.

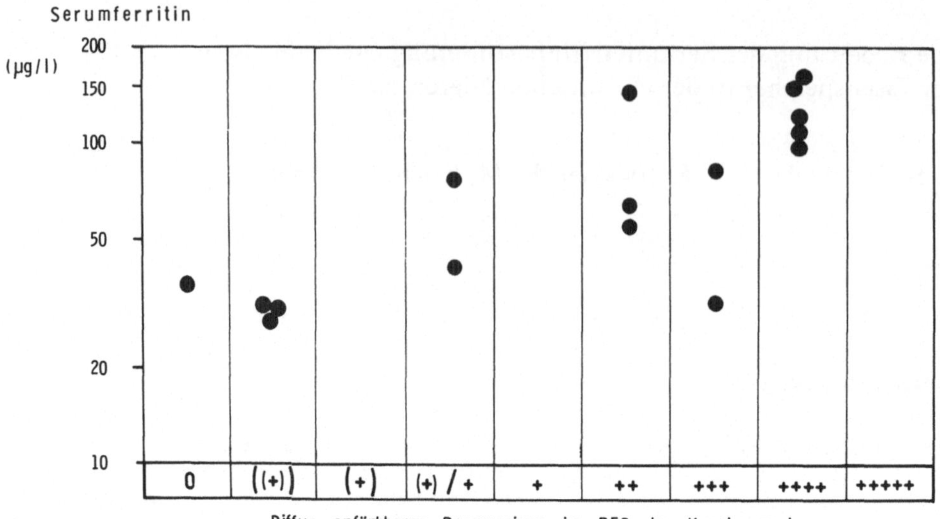

Abb. 1. Beziehung zwischen Serumferritinkonzentration und Knochenmarkeisengehalt bei 16 niereninsuffizienten Patienten mit einer mittleren Kreatininclearance von 15 ml/min x 1,73 m^2

Hussein [20], Mirahmadi [33], Hofmann [19], und Beallo [3] haben die Gültigkeit dieser Korrelation als Voraussetzung für die Anwendbarkeit der Serumferritinbestimmung auch für Dialysepatienten belegt. Eschbach und Mitarbeiter [15] untermauern diese Aussage durch den Vergleich der Serumferritinkonzentrationen von 19 Dialysepatienten mit deren intestinaler Absorption von Nahrungseisen: Sie fanden, wie dies für Normalpersonen bereits von Cook [8] und Kaltwasser beschrieben [24] wurde, eine inverse Korrelation zwischen der intestinalen Absorption, als bekanntem Parameter für den Eisenspeicher [18, 28], und der Ferritinkonzentration im Serum. Die signifikante Erniedrigung der mittleren Serumferritinkonzentration bei den Männern unseres Kollektivs deuten wir als Folge okkulter intestinaler Blutverluste, die wir bei 30 vergleichbar niereninsuffizienten Patienten in einem Ausmaß von durchschnittlich 4,3 ml pro Tag nachweisen konnten [27].

Um Störungen der Eisenbilanz ohne Knochenmarkpunktion zu erkennen, stehen neben den erythropoetischen Indizes (Hb, Hk, MCH, MCHC, MCV), die erst den fortgeschrittenen Eisenmangel anzeigen [17], als Standardparameter die Serumeisenkonzentration, die totale Eisenbindungskapazität (TEBK) und die daraus ableitbare Sättigung der TEBK zur Verfügung. Brozovich und Edwards wiesen auf die fehlende Aussagekraft dieser Parameter im Vergleich zur Knochenmarkhistochemie bei Dialysepatienten hin [6, 10]. Einzelne Probanden hatten z.B. niedrige Transferrinsättigungen bei normalem oder sogar erhöhtem Speichereisengehalt. Abbildungen 2 und 3 zeigen, wie diese Parameter sich bei 26 unserer Patienten (24 Männer, 2 Frauen) am Tag der ersten Dialysebehandlung im Vergleich zu den Serumferritinkonzentrationen verhielten. Die Daten wurden für die Ferritinbestimmung mit Hilfe eines kommerziell erhältlichen immunoradiometrischen Assays (Fer-Iron-Kit, Fa. Ramco Labs.) und für die Serumeisenkonzentrationen [38] bzw. die TEBK [36] mit Standardmethoden ermittelt. Auch in diesem Kollektiv hatte

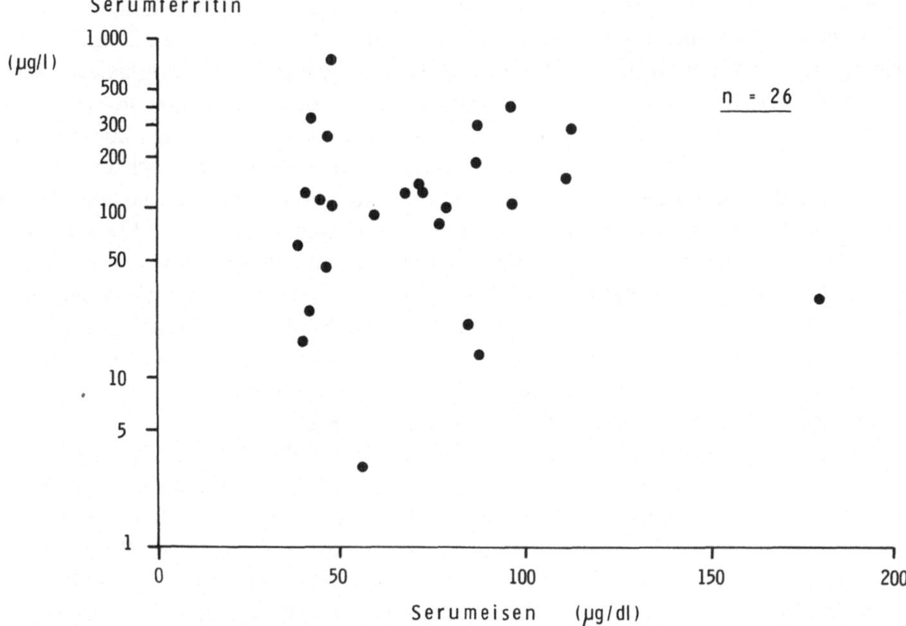

Abb. 2. Darstellung der Beziehung zwischen Serumferritin- und Serumeisenkonzentration bei 26 niereninsuffizienten Patienten am Beginn der chronisch intermittierenden Hämodialysebehandlung

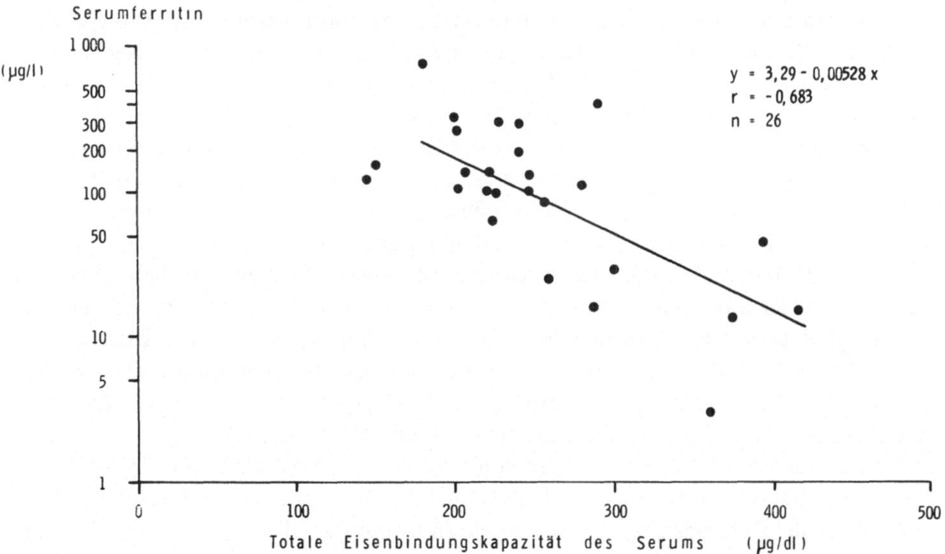

Abb. 3. Korrelation zwischen Serumferritinkonzentration und totaler Eisenbindungskapazität des Serums bei 26 niereninsuffizienten Patienten am Beginn der chronisch intermittierenden Hämodialysebehandlung

keiner der Patienten ein Leberleiden oder eine vorausgegangene Eisentherapie.

Zwischen der Serumeisen- und Ferritinkonzentration fand sich keine erkennbare Beziehung, während sich für die TEBK eine signifikante inverse Korrelation belegen ließ (r = -0,683). Die Bestimmung dieses Parameters ist dennoch nur bedingt anwendbar, da alle gemessenen Konzentrationen der TEBK im Normbereich (2s-Bereich 208-360 μg/dl für Männer und 178-418 μg/dl für Frauen) lagen und eine isolierte Betrachtung der TEBK ohne Berücksichtigung der Serumeisenkonzentration keine Aussage über den Speichereisengehalt erlaubt. Unsere Befunde stehen mit Hussein [20], Beallo [3] und Hofmann [19] in Einklang, die für niereninsuffiziente Patienten keinen Aufschluß aus der Bestimmung vorstehend genannter „einfacher" Parameter über die Speichereisenbeladung erhielten. Die Serumferritinbestimmung stellt demgegenüber einen brauchbaren Parameter für die Beurteilung des Speichereisengehaltes in der chronischen Niereninsuffizienz dar. Sie erlaubt die Differenzierung der renalen Anämie in eine durch die urämische Intoxikation bedingte Komponente und eine Eisenmangelkomponente.

Mit Aufnahme der chronisch intermittierenden Hämodialysebehandlung kommt es obligatorisch zu weiteren Blutverlusten durch Fistelpunktionen, Rückstände im Dialysator und Laboruntersuchungen [26, 30]. Bei 29 Hämodialysepatienten haben wir über eine Meßperiode von 10 Wochen mit Hilfe eines Ganzkörperzählers nach Radioeiseninjektion den täglichen Gesamtblutverlust bestimmt und über die individuellen Hämoglobinkonzentrationen auf einen jährlichen Gesamteisenverlust von im Mittel 2 g extrapoliert [26]. Zwischen den einzelnen Patienten bestanden erhebliche Unterschiede (Bereich 0,6-4,4 g/Jahr). Die renale Anämie wird durch einen Eisenmangel dann verstärkt, wenn keine Substitutionsbehandlung erfolgt [3, 10, 11, 16, 22, 25]. Da über die intestinale Eisenabsorption in der chronischen Niereninsuffizienz kontroverse Ergebnisse vorliegen [5, 12, 25, 27], wurde der parenteralen Eisentherapie zunächst der Vorzug gegeben [5, 7, 9, 22]. Bei den großen Unterschieden im individuellen Eisenbedarf kann eine schematische parenterale Substitutionstherapie, die u.U. von zusätzlichen Bluttransfusionen begleitet wird, einerseits zu einer Überladung des Organismus [6, 20], andererseits zu einer Unterversorgung führen [20]. Mit Hilfe der Serumferritinbestimmung haben mehrere Arbeitsgruppen [3, 19, 20, 33] den Effekt dieses Behandlungsregimes überprüft. Hussein [20] fand bei 36 von 44 chronischen Hämodialysepatienten mit einer Behandlungsdauer von 4 bis 96 Monaten (100 mg Eisendextran intravenös/ 2 Wochen) deutlich erhöhte Serumferritinkonzentrationen. Sie lagen in einem Bereich von 400-6.200 μg/l und entsprachen morphologisch einer vermehrten — histochemisch nachgewiesenen — Eisenspeicherung. Lediglich bei 8 Patienten fand er normale oder erniedrigte Serumferritinkonzentrationen. Die Mittelwerte seines Kontrollkollektivs lagen für die Männer bei 188 μg/l (Bereich 110-330 μg/l) und für die Frauen bei 58 μg/l (Bereich 15-135 μg/l). Diese Befunde finden durch die Untersuchungen von Hofmann [19], Mirahmadi [33] und Beallo [3] ihre Bestätigung und Ergänzung. Schwierigkeiten im Vergleich der Ergebnisse entstehen durch die Heterogenität der untersuchten Kollektive, die aus der Art und Menge der Eisensubstitution, der Zahl der Bluttransfusionen, der Dauer der Dialysebehandlung und der Infektinterkurrenz resultiert. Die unterschiedlichen Häufigkeitsangaben bezüglich normaler, erniedrigter und erhöhter Serumferritinkonzentrationen finden hierin ihre Erklärung. Die Grunderkrankung selbst beeinflußt das Verteilungsmuster nicht [19].

Exemplarisch schlüsselten Beallo und Mitarbeiter [3] die Untersuchungsergebnisse von 39 Hämodialysepatienten auf, die als Ausgangsbefund eine deutlich erhöhte mittlere

Ferritinkonzentration von 996$^\pm$ 131 (SEM) μg/l (Bereich 16-2.500 μg/l) im Vergleich zum Normalkollektiv (Bereich 12-250 μg/l) aufwiesen. Dabei wurden Dauer der Dialysebehandlung, Art der Eisentherapie, Zahl der Bluttransfusionen und Infektart und -häufigkeit berücksichtigt. Die höchsten Serumferritinkonzentrationen wiesen erwartungsgemäß polytransfundierte Patienten [MW 1.650$^\pm$ 140 (SEM) μg/l], Infektkranke [MW 1.357$^\pm$ 330 (SEM) μg/l] und Langzeithämodialysepatienten auf, wobei bei diesen die hohe Serumferritinkonzentration Folge der mit der langen Dialysedauer verbundenen Transfusionen und der Infekte war. Die alleinige intravenöse Eisentherapie erhöhte grundsätzlich die mittlere Ferritinkonzentration des Kollektivs.

Alternativ zur parenteralen wird eine orale Eisensubstitutionstherapie durch mehrere Arbeitsgruppen befürwortet [6, 11, 12, 16, 25, 32, 37]. Sie wandten wiederholte Knochenmarkpunktionen, Messungen der intestinalen Eisenabsorption und erythropoetische Indizes an, um ihre Aussagen zu belegen. Den sichersten Aufschluß über eine erfolgreiche Speichereisenauffüllung erhielt man bisher durch die Beurteilung der Knochenmarkhistochemie [6, 10, 16]. Die Serumferritinbestimmung bietet heute als vergleichbar guter Parameter für diese Fragestellung den Vorteil der fehlenden Patientenbelästigung und der beliebig häufigen Wiederholbarkeit. Eschbach und Mitarbeiter [11] konnten mit Hilfe sukzessiver Serumferritinmessungen bei 5 Hämodialysepatienten über eine Behandlungsperiode von 2-12 Monaten eine Zunahme des Füllungszustandes der Eisenspeicher und bei 4 Patienten des Hämatokrits zeigen. Die applizierte Dosis betrug 168 mg Eisen als Ferrosulphat in drei Einzeldosen pro Tag. Unsere eigenen Untersuchungen bestätigen diese Ergebnisse. Bei 12 terminal niereninsuffizienten Patienten haben wir vor Beginn der chronisch intermittierenden Hämodialysebehandlung die Serumferritinkonzentrationen bestimmt und anschließend unter einer oralen Eisentherapie über einen Zeitraum von im Mittel 300 Tagen kontrolliert (Abb. 4). Den Patienten wurde die tägliche Einnahme von 300 mg zweiwertigen Eisens (als Ferroglykokollsulphat) verordnet. Die Einzeldosis von 100 mg sollte jeweils eine Stunde vor den Mahlzeiten eingenommen werden. Die Dialysefrequenz betrug dreimal 7 h pro Woche. Als Dialysator wurde ein 1 m^2-Plattendialysator benutzt. Unter dieser Therapie ergab sich eine signifikante Zunahme (p ⟨ 0,01) der mittleren Serumferritinkonzentration von 48 auf 128 μg/l. Lediglich bei 2 Patienten kam es zu einem Abfall, den wir ursächlich nicht klären konnten. Der Hämatokritwert stieg ebenfalls an, allerdings nicht signifikant (Abb. 5, 0,1 ⟩ p ⟩ 0,05).

Eschbach [11, 13] sah bei einem Teil seiner Patienten unter engmaschiger Ferritinkontrolle von einer Eisensubstitutionstherapie ab. Er konnte anschließend die Abnahme des Speichereisens verfolgen und die Therapie vor Erreichen erniedrigter Ferritinkonzentrationen wieder beginnen.

Diese Befunde belegen, daß sowohl eine parenterale als auch eine orale Eisensubstitutionstherapie bei Hämodialysepatienten durchgeführt werden kann. Die orale Form der Therapie ist als physiologisch anzusehen, da sie nicht zu einer Eisenüberladung führt. Sie hat jedoch den Nachteil, daß die Patienten, die schon auf mehrere orale Medikamente angewiesen sind, zusätzlich dreimal am Tage auf nüchternen Magen Eisentabletten einnehmen sollen [11]. Hierdruch wird die Kooperationsbereitschaft des Patienten reduziert [34]. Die parenterale Eisentherapie hat diesen Nachteil nicht. Beide Therapieregime können in ihrer Effektivität mit Hilfe der Bestimmung der Serumferritinkonzentration überwacht werden.

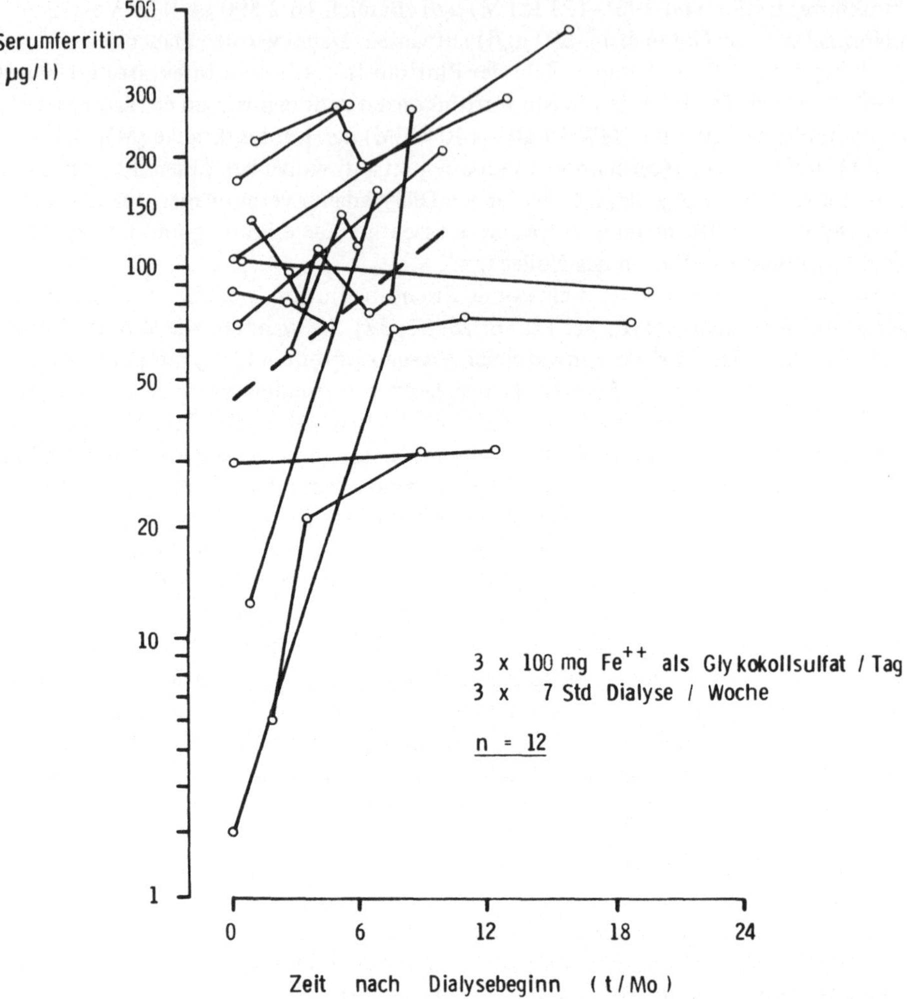

Abb. 4. Verlauf der Serumferritinkonzentrationen unter oraler Eisentherapie bei 12 niereninsuffizienten Patienten vom Beginn der chronisch intermittierenden Hämodialysebehandlung an. Die
durchgezogenen Linien verbinden die Einzelmessungen identischer Patienten, die unterbrochene
Linie verbindet die mittlere Anfangs- und Endkonzentration des Serumferritins des Kollektivs über
die Behandlungsperiode. Der Anstieg ist signifikant: $p < 0{,}02$

Die dargelegten Ergebnisse lassen sich in fünf Punkten zusammenfassen:

1. Die Serumferritinkonzentration korreliert sowohl bei hämodialysierten als auch bei
   nicht hämodialysierten niereninsuffizienten Patienten mit dem histochemisch bestimmbaren Knochenmarkeisengehalt und der intestinalen Eisenabsorption.
2. Bei chronisch niereninsuffizienten Patienten ohne Hämodialysebehandlung kann mit
   Hilfe der Serumferritinkonzentration auf einfache Art und Weise eine negative Eisenbilanz objektiviert werden, die bei diesen Patienten zumeist Folge okkulter Blutverluste ist.

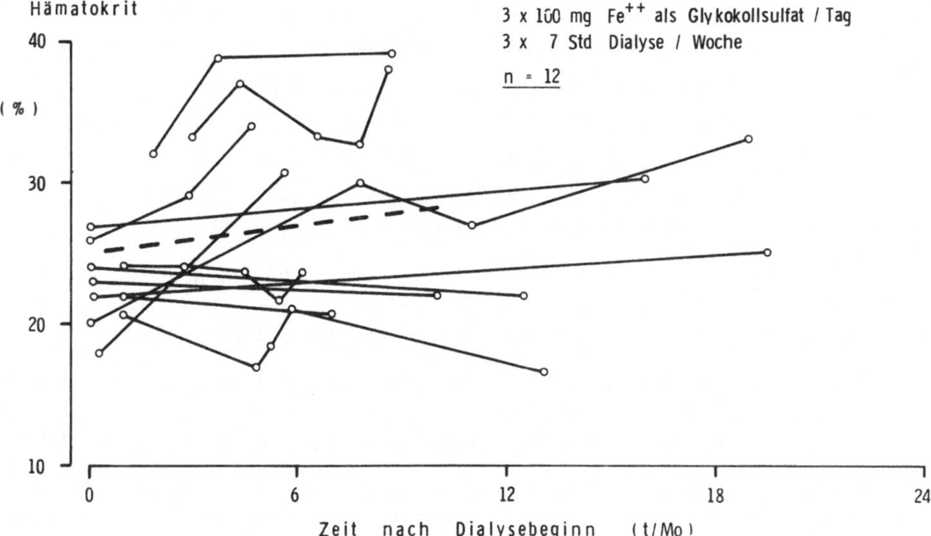

Abb. 5. Verlauf der Hämatokritwerte unter oraler Eisentherapie bei 12 niereninsuffizienten Patienten vom Beginn der chronisch intermittierenden Hämodialysebehandlung an. Die durchgezogenen Linien verbinden die Einzelmessungen identischer Patienten, die unterbrochene Linie verbindet den mittleren Anfangs- und Endwert der Hämatokriten des Kollektivs über die Behandlungsperiode. Der Anstieg ist nicht signifikant (0,05 ⟨ p ⟨ 0,1)

3. Sowohl eine orale als auch eine parenterale Eisensubstitutionstherapie kann in ihrem Effekt bei Hämodialysepatienten überwacht werden. Alternativ kann unter häufigen Ferritinkontrollen auf eine Therapie verzichtet werden.
4. Eine intravenöse Substitutionstherapie sollte bei erhöhten Serumferritinkonzentrationen abgebrochen werden.
5. Die Beurteilung der individuellen Ferritinkonzentrationen muß die Art der Eisentherapie, die Zahl der Transfusionen, interkurrente Infekte und Lebererkrankungen berücksichtigen.

Literatur

1. Addison GM, Beamish MR, Hales CN, Hodgkins M, Jacobs A, Llewellin P (1974) An immunoradiometric assay for ferritin in the serum of normal subjects and patients with iron deficiency and overload. J Clin Pathol 25: 326
2. Ali MAM, Luxton AW, Walker WHC (1978) Serum ferritin and bone marrow iron stores: a prospective study. Can Med Assoc J 118: 945
3. Beallo R, Dallmann PR, Schoenfeld PY, Humphreys MH (1976) Serum ferritin and iron deficiency in patients on chronic hemodialysis. Trans Am Soc Artif Intern Organs 22: 73
4. Birgegard G, Hällgren R, Killander A, Strömberg A, Venge P, Wide L (1978) Serum ferritin during infection. Scand J Haematol 21: 333
5. Blumberg A, Chappuis Ch (1971) Die enterale Eisenresorption bei der chronischen Niereninsuffizienz unter Langzeitdialyse-Behandlung. Klin Wochenschr 49/1: 41

6. Brozovich B, Cattell WR, Cottrall MF, Gwyther MM, McMillan JM, Malpas JS, Salsburg A, Trott NG (1971) Iron metabolism in patients undergoing regular dialysis therapy. Br Med J 1: 695

7. Carter RA, Hawkins JB, Robinson BHB (1969) Iron metabolism in the anemia of chronic renal failure: Effects of dialysis and of parenteral iron. Br Med J 5: 206

8. Cook JD, Lipschitz DA, Miles LEM, Finch CA (1974) Serum ferritin as a measure of iron stores in normal subjects. Am J Clin Nutr 27: 681

9. Crockett RE, Baillod RA, Lee BN, Moorhead JF, Stevensen LM, Varghese Z, Shaldon S (1967) Maintenance of fifty patients on intermittent haemodialysis without blood transfusion. Proc Eur Dial Transplant Assoc 4: 17

10. Edwards MS, Pegrum GD, Curtis JR (1970) Iron therapy in patients on maintenance haemodialysis. Lancet 2: 491

11. Eschbach JW, Cook JD (1977) Quantitating iron balance in hemodialysis patients. Trans Am Soc Artif Intern Organs 22: 54

12. Eschbach JW, Cook JD, Finch CA (1970) Iron absorption in chronic renal disease. Clin Sci 38: 191

13. Eschbach JW, Cook JD, Scribner BH, Finch CA (1977) Iron balance in hemodialysis patients. Ann Intern Med 87/6: 710

14. Hausmann K, Kuse R (1970) Non-heme iron in bone marrow squash preparations and intestinal iron absorption. In: Hallberg L, et al. (eds) Iron deficiency. Academic Press, London New York, p 297

15. Hausmann K, Drews J, Trampe R, Wedekind I, Göltner E, Kuse R (1979) Die Serumferritinbestimmung in der Diagnostik des Eisenmangels. In: Kaltwasser JP, Werner E (Hrsg) Serumferritin, methodische und klinische Aspekte. Springer, Berlin Heidelberg New York

16. Heinecke G, Finke K, Konner K, Rath K, Schulz E (1974) Zur Frage der Wirksamkeit einer oralen Eisensubstitution bei Dauerdialysepatienten. Klin Wochenschr 52: 979

17. Heinrich HC (1968) Nuklearmedizinische Untersuchung des Vitamin-B_{12}-Stoffwechsels und des Eisenhaushaltes. In: Bartelheimer H, Heisig N (Hrsg) Aktuelle Gastroenterologie. Thieme, Stuttgart, S 248

18. Heinrich HC, Bartels H, Heinisch B, Hausmann K, Kuse R, Humke W, Mauss HJ (1968) Intestinale ^{59}Fe-Resorption und prälatenter Eisenmangel während der Gravidität des Menschen. Klin Wochenschr 46: 199

19. Hofmann V, Descoeudres C, Montandon A, Galeazzi RL, Straub PW (1978) Serumferritin bei Niereninsuffizienz, Hämodialyse und nach Nierentransplantation. Schweiz Med Wochenschr 108/47: 1835

20. Hussein S, Prieto J, O'Shea M, Hoffbrand AV, Baillod RA, Moorhead JF (1975) Serum ferritin assay and iron status in chronic renal failure and haemodialysis. Br Med J 1: 546

21. Jacobs A, Slater A, Witthaker JA (1976) Serum ferritin concentration in untreated Hodgkins disease. Br J Cancer 34: 162

22. Junkers K, Jontofsohn R, Klein G, Heinze V (1973) Parenterale Eisensubstitution zur Behandlung der Anämie bei chronisch dialysierten Patienten. Med Welt 24: 1042

23. Kaltwasser JP, Werner E (1978) Assay of serum ferritin by two different immunoradiometric methods and its clinical significance. Radioimmunoassay and related procedures in medicine, vol I. International Atomic Energy Agency, Wien 1978. p 361

24. Kaltwasser JP, Werner E (1978) Die quantitative Beurteilung der Körpereisenspeicher. NucCompact 9: 139

25. Koch KM, Patyna WD, Shaldon S, Werner E (1974) Anemia of the regular hemodialysis patient and its treatment. Nephron 12: 405

26. Koch KM, Werner E, Bechstein PB, Fassbinder W (1974) Die Bedeutung occulter Blutverluste für die Eisenbilanz des chronischen Hämodialysepatienten. In: Dittrich P v (Hrsg) Aktuelle Probleme der Dialyseverfahren und der Niereninsuffizienz. Bindernagel, Friedberg, S 397

27. Koch KM, Bechstein PB, Fassbinder W, Kaltwasser JP, Werner E (1977) Die Eisenbilanz in der chronischen Niereninsuffizienz. Nieren- und Hochdruckkrankheiten 5: 180

28. Kuse R, Hausmann K (1973) Eine neue Einteilung der Eisenmangelzustände und ihre Bedeutung für die Therapie. Med Welt 24: 1974

29. Lipschitz DA, Cook JD, Finch CA (1974) A clinical evaluation of serum ferritin as an index of iron stores. N Engl J Med 290: 1213
30. Longnecker RE, Goffinet JA, Hendler ED (1974) Blood loss during maintenance hemodialysis. Trans Am Soc Artif Intern Organs 20: 135
31. Marcus DM, Zinberg N (1975) Measurement of serum ferritin by radioimmunoassay: Results in normal individuals and patients with breast cancer. J Natl Cancer Inst 55: 791
32. Milman N, Larsen L (1975) Iron absorption in patients with chronic renal failure not requiring dialytic therapy. Acta Med Scand 198: 511
33. Mirahmadi KS, Wellington LP, Winer RL, Dabir-Vaziri N, Byer B, Gorman JT, Rosen SM (1977) Serum ferritin level, determinant of iron requirement in hemodialysis patients. JAMA 238/7: 601
34. Porter AMW (1969) Drug defaulting in general practice. Br Med J 1: 218
35. Prieto J, Barry M, Sherlock S (1975) Serum ferritin in patients with iron overload and with acute and chronic liver disease. Gastroenterology 68: 525
36. Ramsay WNM (1957) The determination of the total iron binding capacity of serum. Clin Chim Acta 2: 221
37. Strickland ID, Chaput de Saintonge DM, Boulton FE, Brain AJS, Goodwin FJ, Marsh FP, Zychova Z (1974) A trial of oral iron in dialysis patients. Clin Nephrol 2/1: 13
38. Trinder P (1956) The improved determination of iron in serum. J Clin Pathol 9: 170
39. Walters GO, Miller FM, Worwood M (1973) Serum ferritin concentration and iron stores in normal subjects. J Clin Pathol 26: 770

Einschränkungen bei der Verwendung des Serumferritin-Assays in der Diagnostik: Differenzierung in Eisenmangel- und andere Anämieformen

C. P. Alfrey

Zusammenfassung

Differenzierung zwischen Eisenmangelanämien und anderen Anämien: Der Mittelwert der Serumferritinkonzentration bei Patienten mit Eisenmangelanämie beträgt weniger als 20% der Werte, die man bei Patienten mit Anämien anderer Ursache findet. Serumferritin erlaubt die Differenzierung in diese beiden Gruppen mit einer Sicherheit von mehr als 95%. Selbst Patienten, die eine Eisenmangelanämie zusammen mit einer anderen Erkrankung haben oder bereits unter oraler Eisentherapie stehen, können von anämischen Patienten ohne Eisenmangel unterschieden werden. Es können allerdings Probleme entstehen, wenn man versucht, eine Eisenmangelanämie nur mittels des Serumferritins zu sichern, d.h. wenn man Hämoglobinkonzentration und Hämatokritwert nicht in Betracht zieht. Verminderte Serumferritinwerte kann man bei Blutspendern und gesunden menstruierenden Frauen auch dann beobachten, wenn sie noch keinen manifesten Eisenmangel aufweisen.

Diagnose und Verlaufsbeobachtung von Patienten mit Hämochromatose: Einige Patienten mit Hämochromatose weisen keine erhöhten Werte des Serumferritins auf. Dies kann darauf zurückgeführt werden, daß diese Patienten kein vermehrtes Eisen im RES haben. Bei Untersuchungen über den Einfluß der Aderlaßtherapie auf die Serumferritinkonzentration konnten wir beobachten, daß das Serumeisen solange nicht abfällt, bis die Serumferritinkonzentration geringer als 20 ng/ml ist. Es hat den Anschein, daß bei behandelten Patienten die Eisenspeicher anhand des Serumferritins unterschätzt werden.

Technische Einschränkungen des Serumferritinassays: Beim Doppelantikörper-immunoradiometrischen Assay (2-site IRMA) kann es infolge des sogenannten „High-dose-hook"-Effekts zu falsch zu niedrig bestimmten Serumferritinkonzentrationen kommen. Dieses Problem kann jedoch bei Anwendung von 2 Arbeitstechniken vernachlässigt werden. Beim ersten Verfahren werden alle Proben, die einen Ferritinwert oberhalb eines vorher festgelegten Grenzwertes aufweisen, verdünnt und nochmals in den Assay eingesetzt. Beim zweiten Verfahren wird der 2-site IRMA so modifiziert, daß die zweite Reaktion in einem gemeinsamen Bad durchgeführt wird. Diese Modifikation vereinfacht das gesamte Verfahren und eliminiert gleichzeitig den Hook-Effekt.

Einleitung

In dieser Arbeit soll ein Überblick über jene Aspekte gegeben werden, die den Serumferritinassay in seiner diagnostischen Anwendbarkeit einschränken. Der hauptsächliche diagnostische Wert des Serumferritinassays liegt in der Differenzierung zwischen Patienten mit Eisenmangelanämie und Patienten, die Anämien anderer Ursache haben. Es ist nachgewiesen worden, daß Serumferritin gut mit den Eisenspeichern korreliert (Cook et al. 1974; Jacobs et al. 1972; Walters et al. 1973) und daß die Ferritinwerte bei Patienten mit Eisenmangelanämie signifikant gegenüber dem Normbereich vermindert sind. Allerdings hat man bei Patienten mit Eisenmangelanämie Werte gefunden, die bis zu einem gewissen Grad mit den Werten bei nicht anämischen Normalpersonen überlappen, insbesondere bei denen, die einen latenten oder prälatenten Eisenmangel aufweisen (Jacobs

et al. 1972; Addison et al. 1972; Lipschitz et al. 1974; Sheehan et al. 1978). Da diese
letzteren beiden Gruppen von Patienten nicht eindeutig als krank bezeichnet werden
können, kann die Überlappung der Ferritinwerte zu Schwierigkeiten bei der Unterscheidung von Patienten mit Eisenmangelanämie von Normalpersonen führen. Zusätzlich ist
darauf hingewiesen worden, daß andere Faktoren wie eine Eisentherapie oder eine entzündliche Erkrankung zu Serumferritinbestimmungen führen können, die möglicherweise
die Identifizierung von Patienten mit Eisenmangelanämie behindern.

Da das klinische Hauptproblem in der Unterscheidung der Patienten mit Eisenmangelanämie von Patienten mit Anämie anderer Ursache liegt, haben wir das Serumferritin bei
einer großen Zahl anämischer Patienten gemessen und die statistische Signifikanz des Serumferritinwertes für die Differenzierung zwischen diesen beiden Anämieformen ermittelt.

Material und Methoden

Bei allen Patienten, bei denen in unserem Labor zwischen 1975 und 1977 Knochenmark-
untersuchungen vorgenommen wurden, wurde gleichzeitig die Serumferritinkonzentration bestimmt. Aus dieser Gruppe haben wir 100 aufeinanderfolgende Patienten heraus-
gesucht, die eine Anämie hatten (Hämatokrit ⟨ 36% bei Frauen und ⟨ 40% bei Männern)
und bei denen die Ätiologie der Anämie bekannt war. Eine Eisenmangelanämie wurde
durch Fehlen von anfärbbarem Eisen im Knochenmarkpräparat nach der Färbung mit
Preußischblau nachgewiesen. Die Serumferritinkonzentration wurde unter Verwendung
einer Doppelantikörper-immunoradiometrischen Methode mittels des Fer-Iron-Kit (Ramco
Labs., Houston, Texas) gemessen.

Ergebnisse

In Abb. 1 sind die Bereiche der Serumferritinwerte für Patienten mit Eisenmangel im
Vergleich zu Patienten mit Anämien anderer Ursache dargestellt. Die 95%-Vertrauens-
grenze der Serumferritinkonzentration bei Eisenmangelanämie waren 2 bzw. 66 μg/l
und bei den Patienten mit Anämien anderer Ursache 70-1800 μg/l. Der höchste Wert
der Serumferritinkonzentration für einen Patienten mit Eisenmangel war 45 μg/l; dieser
Patient hatte einen M. Hodgkin und zusätzlich ein Kolonkarzinom, das einen Blutverlust
und damit eine Eisenmangelanämie zur Folge hatte. Die geringste Serumferritinkonzentration, die bei einem anämischen Patienten mit adäquaten Eisenreserven festgestellt
wurde, war 60 μg/l. Im Gegensatz zu dieser eindeutigen Unterscheidung von Patienten
mit Eisenmangelanämie von denen mit Anämien anderer Ursache gab es eine Überlappung
mit den Bereichen für Normalpersonen. Die 95%-Vertauensgrenzen der Serumferritinkonzentration bei gesunden Männern betragen für unser Labor 31-294 μg/l und für gesunde
Frauen 4-233 μg/l. Es besteht also eine Überschneidung der Normalbereiche mit den
Werten, die bei Eisenmangelanämie wie auch bei Anämien anderer Ursache gefunden
werden.

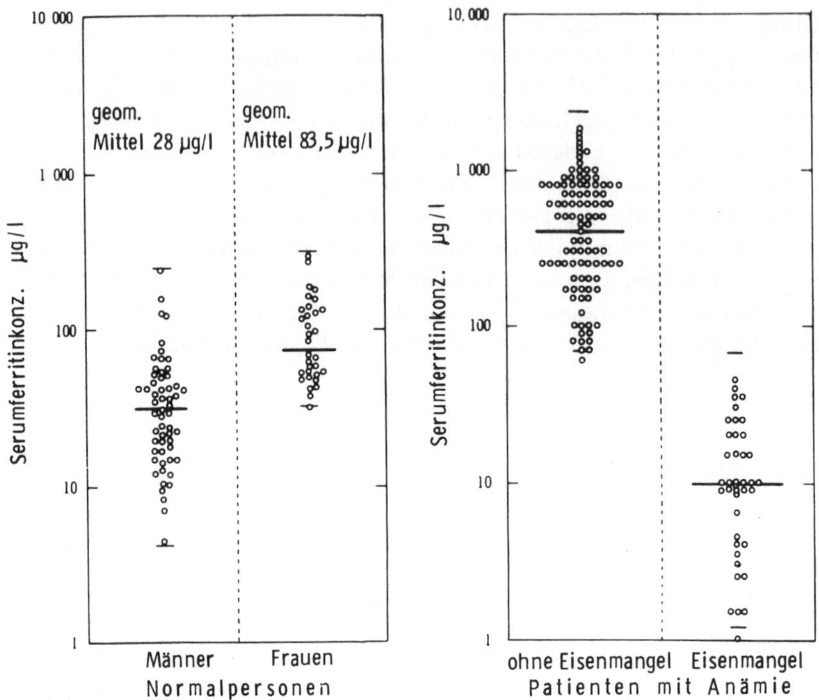

Abb. 1. Serumferritinkonzentration bei gesunden Personen (links) und bei Patienten mit Anämien
(rechts)

Diskussion

Diese Untersuchungen belegen, daß der Mittelwert der Serumferritinkonzentration bei
Patienten mit Anämien anderer Ursache als Eisenmangel 10-20mal höher als bei Patienten
mit Eisenmangelanämie ist. Sie zeigen auch, daß sich die 95%-Vertrauensbereiche für
diese beiden Patientengruppen nicht überschneiden. Damit können Patienten mit einem
hohen Grad an Sicherheit der einen oder der anderen dieser beiden Gruppen zugeordnet
werden.

Unter Verwendung des Serumferritinassays haben andere Autoren ebenfalls wesentliche Unterschiede der Serumferritinkonzentration zwischen Patienten mit Eisenmangelanämie und Patienten mit anderen Anämieformen beobachtet. Addison et al. (1972)
berichten, daß der Mittelwert bei Patienten mit aplastischer Anämie 300 mal höher ist
als bei Patienten mit Eisenmangelanämie. Lipschitz et al. (1974) gaben für Patienten mit
Anämien, die nicht auf Eisenmangel zurückzuführen waren, einen Mittelwert des Serumferritins an, der annähernd doppelt so hoch wie der Wert für Normalpersonen und mehr
als 30mal so hoch wie bei Patienten mit Eisenmangelanämie war.

Für Kinder mit hämolytischen Anämien sind merkliche Erhöhungen der Serumferritinkonzentration angegeben worden (Siimes et al. 1974). Bei Sichelzellanämie und anderen
chronisch-hämolytischen Anämien fanden Siimes et al. (1974) Mittelwerte von 163 bzw.
242 µg/l. In diesen beiden Gruppen lagen die niedrigsten beobachteten Werte bei 49

bzw. 96 μg/l. Selbst diese Werte lagen noch mehr als 10mal höher als der Mittelwert für Eisenmangelanämie.

Hussein et al. (1978) haben die Serumferritinkonzentration bei 27 Patienten mit megaloblastischer Anämie gemessen. Sie fanden für diese Patienten einen Mittelwert, der doppelt so hoch wie für Normalpersonen der gleichen Altersgruppe war. Der niedrigste gemessene Wert bei ihren Patienten mit megaloblastischer Anämie war 49 μg/l. Die chronische Infektanämie ist ebenfalls von einer Erhöhung der Serumferritinkonzentration begleitet. Lipschitz et al. (1974) fanden bei 39 Patienten mit dieser Erkrankung eine mittlere Serumferritinkonzentration von 305 μg/l. Als niedrigsten Wert für einen Patienten mit vorhandenen Eisenspeichern geben sie 48 μg/l an. Bei ähnlichen Untersuchungen fanden Seiler et al. (1978) für Patienten mit Anämien infolge chronischer Erkrankungen eine mittlere Serumferritinkonzentration, die mehr als 50fach über der bei Eisenmangelanämie lag. Für Patienten mit Anämien infolge chronischer Erkrankungen lag der niedrigste Serumferritinwert bei 68 μg/l.

Alle erwähnten Untersuchungen unterstützen die Prämisse, daß die Serumferritinkonzentration bei Patienten, die eine Anämie aus anderer Ursache als aus Eisenmangel entwickeln, zunimmt und daß im Gegensatz dazu die Ferritinkonzentration bei Patienten mit Eisenmangel abnimmt. Da der Serumferritinwert direkt mit den Eisenspeichern korreliert, wie Walters et al. (1973) nachweisen konnten, können die Unterschiede, die beim Serumferritin in diesen beiden Patientengruppen gefunden wurden, vorhergesagt werden (Abb. 2).

Dagegen haben Thomas et al. (1977) und Heinrich (1978) zur Vorsicht gemahnt, daß nämlich eine gleichzeitige Therapie oder gleichzeitig bestehende andere Erkrankungen zu einer Erhöhung der Serumferritinkonzentration führen können und dadurch die Anwendbarkeit des Tests gemindert wird. Thomas et al. (1977) gaben für drei Patienten mit Eisenmangelanämie und einer gleichzeitigen akuten Viruserkrankung Ferritinwerte von 22, 32 bzw. 113 μg/l an. Lipschitz et al. (1974) fanden bei vier anämischen Patienten mit Eisenmangel und einer entzündlichen Erkrankung Ferritinwerte zwischen 9 und 30 μg/l; Sheehan et al. (1978) gaben Ferritinwerte von 40 bzw. 68 μg/l für zwei anämische Patienten mit entzündlichen Erkrankungen und fehlenden Eisenreserven an. Diese Untersuchungen deuten darauf hin, daß Entzündungen bei Patienten mit fehlenden Eisenreserven zu einer Erhöhung der Serumferritinkonzentration führen können, jedoch gewöhnlich nicht in den Bereich von anämischen Patienten mit ausreichenden Eisenreserven (Abb. 3).

Heinrich (1978) hat davor gewarnt, daß bei Patienten mit Eisenmangel die Verabreichung therapeutischer Eisendosen zu einem Anstieg des Serumferritins führt, wodurch die Diagnose einer Eisenmangelanämie erschwert würde. Unsere eigenen Untersuchungen entsprechen denen von Bentley und Jacobs (1975), die bei einer Eisentherapie einen Anstieg des Serumferritins auf Werte zwischen 30 und 40 μg/l feststellten. In diesem Bereich verblieben die Werte bis die Anämie beseitigt war. Dagegen fanden Siimes et al. (1974) einen ganz wesentlichen Anstieg des Serumferritins während der 1. Woche der Eisentherapie. Trotz Fortführung der Therapie gingen bei vier von fünf Patienten anschließend die Werte auf weniger als 100 μg/l zurück. Thomas et al. (1977) geben bei drei Kindern mit Eisenmangel während der Eisentherapie Serumferritinkonzentrationen von 22,27 und 64 μg/l an. Bei Verlaufsuntersuchungen von sechs Kindern ergaben sich bei zweien von ihnen Anstiege auf ungefähr 60 μg/l. Bei den übrigen blieben die Werte unterhalb

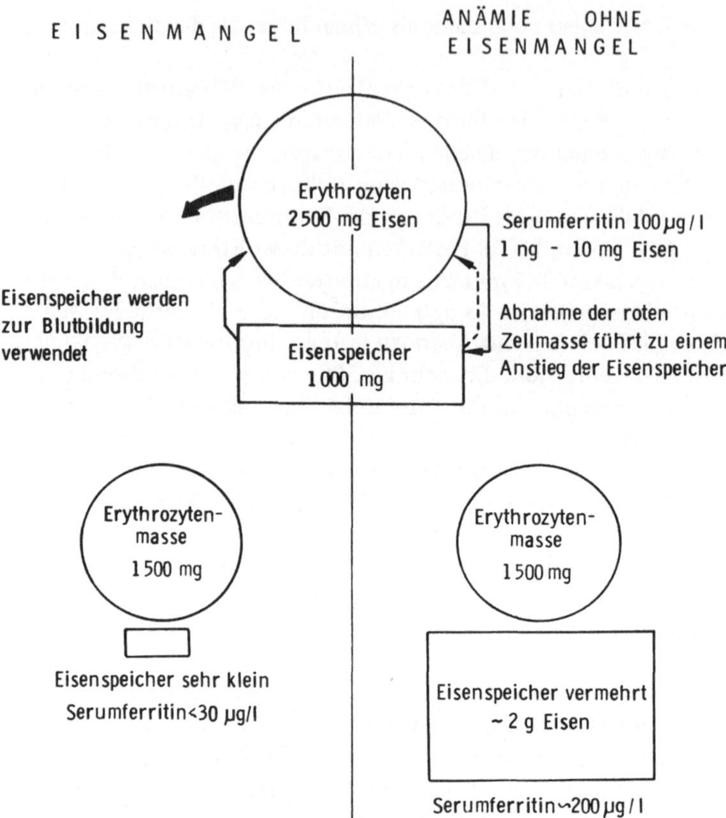

Abb. 2. Schematische Darstellung der quantitativen Veränderungen der Eisenreserven bei Patienten mit Anämien

50 μg/l, sie waren jedoch höher als vor Beginn der Therapie. Folglich führt die Eisentherapie, ebenso wie eine entzündliche Erkrankung, zu einem Anstieg der Serumferritinkonzentration, aber nur selten wird eine Erhöhung in den Bereich der Serumferritinwerte von Patienten gefunden, die eine nicht durch Eisenmangel bedingte Anämie haben (Abb. 3).

Es ist bekannt, daß Lebererkrankungen ebenfalls zu erhöhten Werten des zirkulierenden Ferritins führen, hauptsächlich bedingt durch Zytolyse der Ferritin enthaltenden Hepatozyten. Lipschitz et al. (1974) gaben für Patienten mit Leberzellschädigungen eine mittlere Ferritinkonzentration von 500 μg/l an, in dieser Gruppe waren auch sieben Patienten mit fehlenden Eisenreserven. Die Serumferritinwerte dieser Patienten lagen im Bereich zwischen 15 und 100 μg/l. Der niedrigste Wert des Serumferritins bei Patienten mit normalen oder erhöhten Eisenreserven war 100 μg/l. Sheehan et al. (1978) kommen zu ähnlichen Befunden. Sie fanden bei drei Patienten mit Leberschädigung und verminderten Eisenreserven jeweils Serumferritinwerte von weniger als 100 μg/l.

Jones et al. (1973) haben nachgewiesen, daß bei Patienten mit Leukämie das Serumferritin erhöht ist und nicht mit der Größe der Eisenspeicher korreliert. Parry et al. (1974)

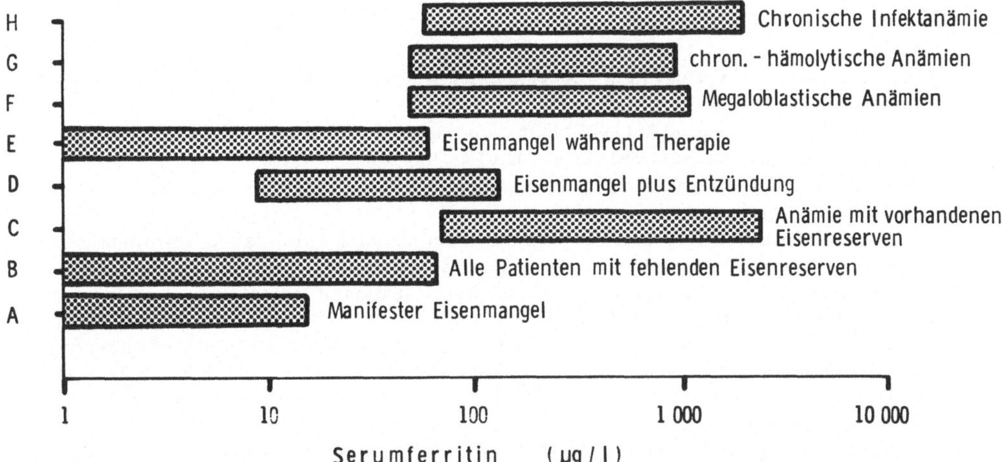

Abb. 3. Bereiche der Serumferritinwerte für anämische Patienten: (A) Patienten mit unkomplizierter Eisenmangelanämie (Lipschitz et al. 1974; Sheehan et al. 1978); (B) Alle Patienten mit Eisenmangel (vorliegende Untersuchung); (C) Anämie mit adäquaten Eisenreserven (vorliegende Untersuchung); (D) Patienten mit Eisenmangel und entzündlichen Erkrankungen (Lipschitz et al. 1974; Sheehan et al. 1978); Thomas et al. 1977); (E) Patienten mit Eisenmangel während der Therapie (Thomas et al. 1977; Bentley u. Jacobs 1975); (F) Patienten mit megaloblastischer Anämie (Hussein et al. 1978); (G) Patienten mit chronischen hämolytischen Anämien (Siimes et al. 1974); (H) Patienten mit chronischen Infektanämien und adäquaten Eisenreserven (Seiler et al., in Vorbereitung)

haben gezeigt, daß bei der Leukämie Ferritin in den weißen Blutkörperchen synthetisiert wird. Es kann erwartet werden, daß bei Patienten mit Eisenmangelanämie und gleichzeitiger Leukämie das Serumferritin erhöht gefunden wird. Über Patienten mit dieser Konstellation liegen bisher jedoch noch keine Daten vor.

Aus diesen Befunden ergibt sich, daß ein Serumferritinwert immer unter Beachtung der klinischen Fragestellung, die den Patienten betrifft, interpretiert werden sollte. Bei Patienten mit Anämie kann der Serumferritinwert zu einer Unterscheidung von Patienten mit fehlenden Eisenreserven von denen mit normalen oder erhöhten Eisenreserven auf einem hohen Vertrauensniveau führen. Patienten mit unkomplizierter Eisenmangelanämie weisen Serumferritinkonzentrationen von weniger als 20 μg/l auf. Wenn eine orale Eisentherapie durchgeführt wird, steigt das Serumferritin bei den meisten dieser Patienten nicht über 60 μg/l an. Bei Patienten mit Eisenmangelanämie und gleichzeitig akuten oder chronischen Entzündungen ergeben sich höhere Serumferritinwerte. Sie fallen jedoch nur selten in den Bereich, der für anämische Patienten mit adäquaten Eisenreserven charakteristisch ist. Bei Patienten mit Leberschäden und gleichzeitigem Eisenmangel werden in der Regel Ferritinwerte von weniger als 100 μg/l gefunden. Nur eine kleine Zahl von Patienten mit Anämien, deren Ursache nicht ein Eisenmangel ist, verfügen über Serumferritinwerte von weniger als 100 μg/l.

Literatur

1. Cook JD, Lipschitz DA, Miles LEM (1974) Serum ferritin as a measure of iron stores in normal subjects. Am J Clin Nutr 27: 681-687
2. Jacobs A, Miller F, Worwood M (1972) Ferritin in the serum of normal subjects and patients with iron deficiency and iron overload. Br Med J 4: 206-208
3. Walters GO, Miller FM, Worwood M (1973) Serum ferritin concentration and iron stores in normal subjects. J Clin Pathol 26: 770-772
4. Addison GM, Beamish MR, Hales CN (1972) An immunoradiometric assay for ferritin in serum of normal subjects and patients with iron deficiency and iron overload. J Clin Pathol 25: 326-329
5. Lipschitz DA, Cook JD, Finch CA (1974) A clinical evaluation of serum ferritin as an index of iron stores. N Engl J Med 290: 1213-1216
6. Sheehan RG, Newton MJ, Frenkel EP (1978) Evaluation of a packaged kit assay of serum ferritin and application to clinical diagnosis of selected anemias. Am J Clin Pathol 70: 79-84
7. Jacobs A, Worwood M (1975) Ferritin in serum. Clinical and biochemical implication. N Engl J Med 292: 951-956
8. Siimes MA, Addiego JE Jr, Dallman PR (1974) Ferritin in serum: Diagnosis of iron deficiency and iron overload in infants and children. Blood 43: 581-590
9. Hussein S, Laulicht M, Hoffbrand AV (1978) Serum ferritin in magaloblastic anemia. Scand J Haematol 20: 241-245
10. Seiler MW, Alfrey CP, Whitley CE (1978) Differentiation of iron deficiency from anemia of chronic disorders: Use of serum ferritin assay. NUC-Compact 9: 160-164
11. Thomas WJ, Koenig HM, Lightsey AL Jr, Green R (1977) Free erythrocyte porphyrin: Hemoglobin ratios, serum ferritin and transferrin saturation levels during treatment of infants with iron deficiency anemia. Blood 49: 455-462
12. Heinrich HC (1978) Normal serum ferritin − another caution. Blood 51: 764
13. Bentley DP, Jacobs A (1975) Accumulation of storage iron in patients treated for iron deficiency anemia. Br Med J 2: 64
14. Jones PAE, Miller FM, Worwood M, Jacobs A (1973) Ferritinaemia in leukemia and Hodgkins disease. Br J Cancer 27: 212-217

Diskussion

Birgegard

Eine der Einschränkungen bei der Anwendung des Serumferritins sind die hohen Werte, die man während einer Infektion erhält. In früheren Untersuchungen sind hohe Ferritinwerte bei akuten Infekten nachgewiesen worden, jedoch sind bisher noch keine Verlaufsuntersuchungen publiziert worden. Bei 17 Patienten mit akuten Infekten haben wir eine lang andauernde Erhöhung der Ferritinwerte gefunden. 5 Wochen nach Beginn der Erkrankung hatten 7 Patienten immer noch erhöhte Werte, der mittlere zeitliche Verlauf des Serumferritins war parallel zu dem von Haptoglobin. Das bedeutet, daß ein Ferritinwert nach einem akuten Infekt über mehrere Wochen nicht als Indikator für die Eisendepots verwendet werden kann.

Alfrey

Bei unseren Untersuchungen und denen von Lipschitz et al. hat sich ergeben, daß die Serumferritinkonzentrationen bei anämischen Patienten, die fehlende Eisenreserven und gleichzeitig einen chronischen Infekt aufwiesen, nur geringfügig höher waren als bei Patienten mit Eisenmangel allein, aber sie waren immer noch wesentlich niedriger als bei Patienten, die eine Anämie mit anderer Ursache als Eisenmangel hatten. Ich glaube, daß Serumferritinwerte auch für die Identifizierung von Patienten mit einer Kombination beider Probleme nützlich sind.

Schlußwort

W. Pribilla

„Qui nescit martem, nescit artem" „Wer das Eisen nicht kennt, kennt die ärztliche Kunst nicht", so lautete eine Maxime der im 9. und 10. Jahrhundert in ganz Europa anerkannten Ärzteschule von Salerno. Damals war Eisen schon ein oft benutztes Medikament, dessen Verwendung sich im übrigen bis zu den Ägyptern, den Griechen und Römern zurückverfolgen läßt. Die Gründe für die Anwendung von Eisen waren zur damaligen Zeit allerdings nicht wissenschaftliche Erkenntnisse, sondern mythische Vorstellungen und die symbolische Bedeutung dieses Metalls: Eisen als Ausdruck der Stärke, der Waffen und des Kriegsgottes Mars. Die wissenschaftliche Eisenforschung im Rahmen der Medizin beginnt erst viel später; sie hat sich langsam entwickelt und erst in den letzten 40 Jahren eine geradezu dramatische Erweiterung erfahren. Es scheint mir sinnvoll zu sein, hier — gewissermaßen als Background zu meiner Zusammenfassung — wenigstens an einige markante Ereignisse aus der so faszinierenden Geschichte der Eisenforschung zu erinnern.

1713 haben Lamery und Geoffroy in der Asche des Blutes Eisen nachgewiesen. Diese, dann von anderen Forschern bestätigte Beobachtung hat eine große Wirkung gehabt; denn es gibt danach viele Berichte über die Bedeutung des Eisens zur Therapie von Anämien, aber auch von vielen anderen Leiden. Bis in unser Jahrhundert handelte es sich dabei überwiegend um empirische, mit vielen Spekulationen beladene Arbeiten. Es gibt aber auch sehr eindrucksvolle frühe Beobachtungen, so z.B. die von Pierre Blaud von 1831 über die Eisenbehandlung von 30 Patienten mit Chlorose. Trotz solcher Arbeiten blieb aber die Bedeutung der Eisentherapie noch lange Zeit umstritten, wie z.B. aus der in erster Auflage 1897 erschienenen Monographie von v. Norden über „Die Bleichsucht" ersichtlich ist. Es ist noch gar nicht so lange her, daß der Wert dieser Therapie, ihre Indikation und die praktische Durchführung in klaren wissenschaftlichen Untersuchungen von Reimann, Heilmeyer, Schulten, Hahn, McCance u.a. erarbeitet wurden. Ich nenne hier als Beispiel nur die 1937 in der Zeitschrift für Klinische Medizin erschienene Arbeit von Reimann, Fritsch und Schick mit dem Titel: „Eisenbilanzversuche bei Gesunden und bei Anämischen. Untersuchungen über das Wesen der eisenempfindlichen Anämien („Asiderosen") und die therapeutische Wirkung des Eisens bei diesen Anämien". Die hier niedergelegten Regeln für die Eisentherapie beendeten eine jahrhundertelange Diskussion und werden von uns heute noch befolgt.

Die Eisenforschung bekam aber ihre Impulse nicht nur aus der Klinik, sondern auch von der Chemie und von der pathologischen Anatomie bzw. der Mikroskopie, also von den Wissenschaften, die in der zweiten Hälfte des 19. Jahrhunderts einen so großartigen Aufschwung nahmen. Eisenbestimmungen in Geweben des Körpers und in Nahrungsmitteln sowie die histologische Darstellung des Hämosiderins, das 1880 von Kunkel beschrieben und benannt wurde, erlaubten bald wichtige Aussagen über das Verhalten des

Eisens im menschlichen Körper und ließen die enge Verbindung zwischen Eisen und Blutbildung unschwer erkennen. Ich verweise hier z.B. auf die umfassende Darstellung von Starkenstein im Handbuch der experimentellen Pharmakologie von 1934 oder die Arbeit von M. B. Schmidt in den Ergebnissen der Pathologie von 1940.

Eine entscheidende Erweiterung und Vertiefung der Eisenforschung ergab sich dann aber aus der Möglichkeit, das im Serum vorhandene Eisen zuverlässig zu bestimmen. Auch hierzu zitiere ich nur eine Arbeit — ebenfalls aus dem Jahre 1937 — nämlich die Monographie von Heilmeyer und Plötner: „Das Serum-Eisen und die Eisenmangelkrankheit". Durch die darin dargestellten Ergebnisse wurde die bis dahin statische Betrachtung des Eisenstoffwechsels von einer dynamischen oder funktionellen Untersuchungsweise abgelöst. Es war dies für die Eisenforschung ein Schritt wie der Übergang von der Fotografie zum Film. Einblicke in den Ablauf des Eisenstoffwechsels waren möglich geworden. Aus dieser dynamischen Betrachtungsweise heraus ist damals schon manche Frage diskutiert worden, die hier auch eine Rolle spielte, so z.B. die Verschiebung des Eisens im Körper bei Infekten oder Probleme des Reserveeisens.

In den folgenden Jahren wurde dann die Eisenforschung durch neue Methoden in eindrucksvoller Weise weiter vertieft. Ich erwähne die Bestimmung der Eisenbindungskapazität des Serums, wobei ich besonders an die Arbeiten von Laurell aus den Jahren 1947-1953 erinnere und die Untersuchungen über das 1937 von Laufberger beschriebene Ferritin, das in den Jahren 1942-1949 so intensiv von Granick untersucht wurde. Besondere Bedeutung hat aber die Verwendung von radioaktivem Eisen für ferrokinetische und erythrokinetische Untersuchungen gewonnen. Hahn hat 1943 in den USA damit begonnen. Huff, Finch, Bothwell, Pollycove sind Namen, die hier zu nennen sind. Die von diesen und anderen Forschern erarbeiteten Modelle des Eisenstoffwechsels sind Ihnen allen bekannt.

Als sehr nützlich für die Bearbeitung bestimmter Fragen hat sich auch der Einsatz des „body-counters" erwiesen; etwa zur Überprüfung der Eisenresorption, zur Erkennung des latenten und — ich verweise hier auf die eleganten Untersuchungen von Heinrich u. Mitarb. — sogar zur Erkennung eines prälatenten Eisenmangels. Mit dem gleichen Gerät können aber auch wertvolle Informationen über Eisenverluste gewonnen werden, wie Kaltwasser, Werner u.a. gezeigt haben.

Trotz dieser tiefgehenden und umfassenden Untersuchungsmöglichkeiten, die allerdings keineswegs überall verfügbar sind, fehlte bisher eine zuverlässige Methode, mit der Informationen über die so wichtige Eisenreserve leicht gewonnen werden konnten. Es ist deshalb verständlich, daß die Mitteilung von Addison u. Mitarb. aus dem Jahre 1972 über das Serumferritin und seine Beziehungen zum Reserveeisen allgemeines Interesse gefunden hat. Sehr viele Forscher haben sich dieser Methode zugewandt. Nach sechs Jahren der Erfahrung ist es nun sicher angebracht, einmal eine Denkpause einzulegen und eine Zwischenbilanz aufzustellen.

Ist nun wirklich durch die Serumferritinbestimmung ein weißer Fleck der Eisenforschung beseitigt worden? Um diese Frage zu beantworten, ist es notwendig, methodische Probleme vergleichend zu erörtern; die neuen Ergebnisse müssen mit anderen Parametern des Eisenstoffwechsels verknüpft werden und nicht zuletzt muß auch der Bezug zur Klinik hergestellt werden. Alles dies ist in den beiden Tagen hier getan worden.

Das logisch aufgebaute Programm begann mit der Chemie des Ferritins, welches Zähringer und Worwood dargestellt haben. Zähringer hat die Struktur des Ferritins behan-

delt und auf einige biologische Funktionen hingewiesen, z.B. die Enttoxifizierung von
freiem Eisen, die Speicherfunktion und die mögliche Rolle beim Resorptionsvorgang
von Eisen. Besonders eindrucksvoll war seine Darstellung der intrazellulären Synthese
bzw. der molekularen Regulation dieses Vorganges. Ich darf daran erinnern, daß Zähringer für seine eigenen Forschungen auf diesem Gebiet von der Deutschen Gesellschaft
für Hämatologie und Onkologie mit dem Arthur-Pappenheim-Preis ausgezeichnet worden
ist.

Worwood hat besonders auf die Differenzen zwischen den aus verschiedenen Organen
gewonnenen Ferritinen hingewiesen und über die biochemischen und immunologischen
Methoden berichtet, mit denen diese Ferritine gewonnen werden können und auch darüber, wie sich Organferritin und Serumferritin unterscheiden. Die diagnostische Wichtigkeit der Isoferritine wurde zurückhaltend beurteilt. Vorstellungen über den Bildungsort
des Serumferritins wurden dargelegt und die sehr schnelle Clearance betont, die möglicherweise vom Kohlenhydratanteil des Moleküls beeinflußt wird. In der Diskussion
wurden die methodischen Schwierigkeiten bei der Darstellung und Isolierung der Ferritine deutlich. Als wünschenswert wurden auch Untersuchungen über die Ferritinclearance
beim Menschen bezeichnet.

In den folgenden methodisch orientierten Vorträgen und in dem Kolloquium spielten
so grundsätzliche Fragen, wie die nach der Vergleichbarkeit der einzelnen Nachweismethoden eine große Rolle. Ich möchte hier auch daran erinnern, daß in der Diskussion
auf eine enzymatische Bestimmungsmethode des Serumferritins hingewiesen wurde. Über
die Normalwerte und ihre Abhängigkeit vom Alter und Geschlecht der Probanden bestand
keine Übereinstimmung. Die Schwierigkeiten bei der Ermittlung der Normalwerte wurden
offen diskutiert. Der „High-dose-hook"-Effekt und seine nach Alfrey offenbar mögliche
Ausschaltung durch methodische Änderungen der Untersuchungstechnik verdienen sicher
allgemeine Beachtung. Der Wunsch nach einem Ferritin-Standard war nicht zu überhören.
Solange dieses Problem noch nicht gelöst ist, sollte jedes Labor seine eigenen Normalwerte
erarbeiten. Kontrollseren wurden als Hilfe vorgeschlagen. Sicher ist, daß leichte Hämolysen das Ergebnis der Serumferritinbestimmung nicht stören und daß die Serumproben
lange aufbewahrt werden können, ohne daß sich der Ferritingehalt ändert. Als Antikoagu-
lanz sollte EDTA vermieden werden.

Zweifellos ist es wünschenswert, diese hier angedeuteten grundsätzlichen Probleme
bald einer Lösung zuzuführen. Das scheint mir eine zwingende Voraussetzung für eine
breite und sinnvolle diagnostische Anwendung der Ferritinbestimmung in der Klinik zu
sein. Aber selbst dann wird es wohl nicht möglich sein, auf die anderen Parameter des
Eisenstoffwechsels — das Serumeisen, die Eisenbindungskapazität, das Eisen im Knochenmark und den klinischen Befund — zu verzichten. Dies wurde besonders von Heinrich
überzeugend dargelegt. Immerhin wurde aus seinen umfassenden Untersuchungen deutlich, daß der Ferritinwert im Serum in etwa der mit Aderlaßversuchen bestimmten Menge
des Reserveeisens entspricht. Andererseits war bei Patienten mit prälatentem Eisenmangel,
der durch Messung im „body-counter" gesichert war, nur in rund 50% der Fälle auch das
Serumferritin vermindert. Sicher wichtig ist seine Feststellung, daß es falsch zu niedrige
Serumferritinwerte nicht gibt, d.h. ein erniedrigter Ferritinwert zeigt immer einen schweren Eisenmangel an; falsch zu hohe Ferritinwerte kommen dagegen aus verschiedenen
Gründen nicht selten vor.

Die klinischen Referate des zweiten Tages haben diese Auffassung weitgehend bestätigt. So etwa der Vortrag von Hausmann, der besonders darauf hinwies, daß bei anbe-

handelter Eisenmangelanämie und bei Patienten mit Eisenmangel und Infekt, Tumor oder Leberleiden falsch zu hohe Ferritinwerte gefunden werden können. Praktisch wichtige Beispiele für die Anwendung der Ferritinuntersuchung haben Birgegard, Weippl und van Eijk vorgetragen. Offenbar ist die Ferritinbestimmung durchaus geeignet, den Eisenstatus von Blutspendern, Kleinkindern und Schwangeren zu erfassen. Da der Eisenmangel bei diesen drei Menschengruppen ein großes und weltweites Problem darstellt, wären überall solche Überwachungen des Eisenstatus mit Hilfe der Serumferritinbestimmung erwünscht. Auch bei Patienten mit terminaler Niereninsuffizienz ist es oft schwierig, die Eisensituation exakt zu erfassen. Hier bietet sich — wie Bechstein gezeigt hat — die Serumferritinbestimmung als Richtschnur für die notwendigen therapeutischen Maßnahmen an.

Ein wichtiges und altes Problem der Eisentherapie hat Kaltwasser angesprochen, nämlich die Frage, wie lange es dauert, bis bei einem Eisenmangelpatienten die Eisendepots wieder aufgefüllt sind oder mit anderen Worten, wie lange ein Patient mit Eisenmangel behandelt werden muß. Wir alle wissen, daß wir weit über die Normalisierung des Hämoglobins hinaus die Therapie fortsetzen müssen. Wann ist aber genug Eisen gegeben worden? Wann kann man aufhören? Wir haben möglicherweise jetzt die Chance, mit dem Serumferritin diesen Zeitpunkt zu bestimmen. In der Diskussion wurden aber Zweifel an der Interpretation der vorgelegten Ergebnisse angemeldet. Sicher sind hier — dies ist ein wichtiges klinisches Thema — weitere Untersuchungen notwendig.

Auch bei der Differenzierung der Tumoranämie oder der Infektanämie und bei ihrer Abgrenzung von anderen Formen der Anämie kann nach Frenkel das Ferritin eine Hilfe sein, welches möglicherweise auch eine Unterteilung dieser Anämieform ermöglicht. Darauf hat auch Alfrey in seinem kritischen Schlußreferat hingewiesen.

Einen ganz anderen Aspekt des Serumferritins haben Lamerz und Dörner besprochen. Erhöhung des Ferritinwertes bei bestimmten Malignomen und die Änderung dieses Wertes unter der Therapie der Tumorkrankheit sind eindrucksvoll dargestellt worden. Wenn es zutrifft, daß in Tumorzellen Ferritin gebildet wird, dann könnten tatsächlich Veränderungen des Serumferritinwertes als Parameter des therapeutischen Erfolges oder aber auch zur Erkennung eines Rezidives benutzt werden. Dies sind interessante Hinweise. Weitere Untersuchungen auf diesem Gebiet sind aber sicher notwendig.

Die Ergebnisse der Serumferritinuntersuchungen bei der so wichtigen, aus verschiedenen Gründen möglichen Eisenüberladung des Körpers wurden von Drews dargestellt, wobei allerdings auch hier die Interpretation der Befunde offenbar noch nicht ganz einheitlich ist.

Ich glaube feststellen zu können, daß wir in diesen eineinhalb Tagen umfassend über das Ferritin informiert worden sind und möchte meine Eindrücke in drei Punkten zusammenfassen:

1. Es ist deutlich geworden, daß Ferritin oder die Ferritine ein wichtiges und interessantes biologisches, chemisches, biochemisches und molekularbiologisches Problem darstellen, dessen weitere Bearbeitung notwendig ist. Dabei werden vermutlich Fragen der Produktion, des Umsatzes und des Abbaus vordringlich bearbeitet werden müssen. Die hier erst in Ansätzen erkennbaren Beziehungen der Ferritine zur Onkologie verdienen sicher eine besondere Beachtung.

2. Die Standardisierung der benutzten Methoden mit dem Ziel einer besseren Vergleichbarkeit der Resultate ist ein dringendes Problem, dessen baldige Lösung erwünscht

ist. Es muß dankbar anerkannt werden, daß die hier bestehenden Schwierigkeiten offen angesprochen wurden.

3. Schon jetzt hat sich die Serumferritinbestimmung in der Klinik in vielfacher Weise als nützlich erwiesen. Dabei sollte aber der Ferritinwert eines Patienten niemals isoliert betrachtet werden. Er muß im Zusammenhang mit den anderen Parametern des Eisenstoffwechsels und dem klinischen Befund interpretiert werden. Besonders aufschlußreich sind offenbar wiederholte Untersuchungen des Ferritinwertes. Grundsätzlich haben niedrige Ferritinwerte eine bessere Aussagekraft als hohe Werte, die nicht selten falsch positiv sind. Bei der Erkennung des prälatenten Eisenmangels ist die Untersuchung mit dem „body-counter" der Serumferritinbestimmung deutlich überlegen. Ob die Serumferritinbestimmung zur Beurteilung des therapeutischen Effektes von Eisen herangezogen werden kann, bedarf offenbar noch weiterer Überprüfung.

Es wurde überzeugend dargelegt, daß schon jetzt die Serumferritinbestimmung zur Beurteilung des Eisenstatus von Blutspendern, Schwangeren, Kindern, Dialysepatienten und auch zur Beurteilung der verschiedenen Formen der Eisenüberladung des Körpers genutzt werden kann.

Sicher ist festzustellen, daß durch die Serumferritinbestimmung das diagnostische Spektrum bei den Störungen des Eisenstoffwechsels erweitert und ergänzt worden ist.

Als letzter Redner dieses Tages möchte ich nicht schließen, ohne den Herren Kaltwasser und Werner für ihre Idee zu diesem Symposion, aber auch für die Gestaltung des Programm und die hervorragende Organisation zu danken.

Sachverzeichnis

Aplastic Anemia

Pathophysiology and Approaches to Therapy

Editors: H. Heimpel, E. C. Gordon-Smith, W. Heit,
B. Kubanek
1979. 81 figures, 71 tables. XIII, 292 pages
DM 66,–
Reduced price for the subscribers of the journal "Blut":
DM 52,80
ISBN 3-540-09772-4

H. Begemann, J. Rastetter

Atlas der klinischen Hämatologie

Begründet von L. Heilmeyer, H. Begemann.
Mit Beiträgen über die Feinstruktur der Blutzellen und
ihrer Vorläufer von D. Huhn und über tropische Krankheiten von W. Mohr.
3., völlig neubearbeitete Auflage. 1978. 228 Abbildungen, davon 194 farbig, 11 Tabellen. XV, 275 Seiten
Gebunden DM 298,–   ISBN 3-540-08702-8
Vertriebsrechte für Japan: Maruzen Co. Ltd., Tokyo

M. Bessis

Blood Smears Reinterpreted

Translated from the French by G. Brecher. 1977.
342 figures, some in color. XV, 270 pages
Cloth DM 96,–   ISBN 3-540-07206-3

Experimental Hematology Today 1979

Editors: S. J. Baum, G. D. Ledney
1979. 123 figures, 86 tables. XVII, 267 pages
Cloth DM 118,–   ISBN 3-540-90308-1

Hämatologie

Physiologie, Pathologie, Klinik

Herausgeber: E. Kleihauer. Unter Mitarbeit von
E. Kohne, D. Niethammer. Mit Beiträgen von
E. Kleihauer, E. Kohne, D. Niethammer, R. Haas,
H. Rasche, A. Olischläger, U. Bienzle
1978. 101 Abbildungen, 235 Tabellen. XIV, 608 Seiten
Gebunden DM 98,–   ISBN 3-540-08620-X

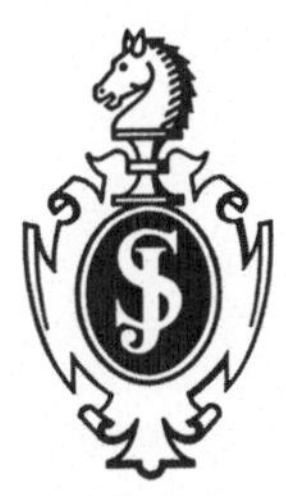

Springer-Verlag
Berlin
Heidelberg
New York

In Vitro Aspects of Erythropoiesis

Editor: M. J. Murphy, Jr.
Co-Editors: C. Peschle, A. S. Gordon, E. A. Mirand
1978. 192 figures, 79 tables. XIX, 280 pages
Cloth DM 78,–
ISBN 3-540-90320-8

E. Kelemen, W. Calvo, T. M. Fliedner

Atlas of Human Hemopoietic Development

Foreword by M. Bessis
1979. 343 figures, 204 in color, 9 tables. XIV, 266 pages
Cloth DM 368,–
ISBN 3-540-08741-9

Preleukemia

Editors: F. Schmalzl, K.-P. Hellriegel
1979. 64 figures, 59 tables. XII, 194 pages
DM 48,–
ISBN 3-540-09698-1

F. Ruzicka

Elektronenmikroskopische Hämatologie

Mit Beiträgen von A. Georgii, J. Thiele, D. Huhn,
E. Morgenstern, H. E. Schaefer
1976. 125 Abbildungen. XIII, 251 Seiten
Gebunden DM 158,–
ISBN 3-211-81391-8

Strategies in Clinical Hematology

Editors: R. Gross, K.-P. Hellriegel
1979. 22 figures, 33 tables. X, 140 pages.
(Recent Results in Cancer Research, Volume 69)
Cloth DM 48,–
ISBN 3-540-09578-0

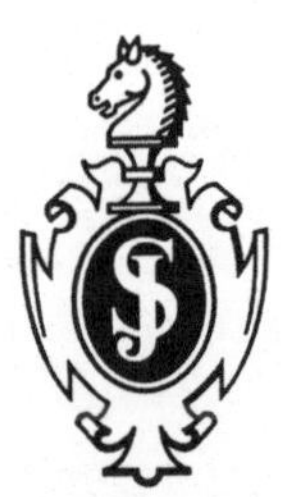

Springer-Verlag
Berlin
Heidelberg
New York